Feindseligkeit unter Pflegenden beenden

Feindseligkeit unter Pflegenden beenden

Sandra Bensch (Hrsg.)

Sandra Bensch
(Herausgeberin)

Feindseligkeit unter Pflegenden beenden

Wege zu Wertschätzung und gegenseitiger Anerkennung

Unter Mitarbeit von

Sandra Bensch
Alexander Bluhm
Sabine Brase
Jutta Busch
Andrea Cascales Martínez
María Diaz Monge
Tanja Dreischer
Michaela Evans-Borchers
Annemarie Fajardo
Karsten Gensheimer
Beatrice Haberger
Martina Hasseler
Ramona Heister
Heidrun Herzberg
Anke Jakobs
Michaela Key
Bernadette Klapper
Caroline Körner
Martina Kramp
Katrin Kubina
Benjamin Kühme
Reyes López-López
Paloma López Ros
Jana Luntz
Vera Lux
Markus Mai
Tobias Mai
Sandra Mantz
Helene Maucher
Constanze Peil
Sylvia Pfefferkorn
David Pina López
Esteban Puente López
German Quernheim
Elisabeth Rappold
Ludger Risse
Susan Rux
Friedrich Sartorius
Stephanie Schierack
Ulrike Schleich
Anna-Henrikje Seidlein
Cindy Steinhöfel
Maria Joao Vidal Alves
Christine Vogler
Katrin Weigelt
Jana Werner

Mit einer Einführung und Geleitworten von
Cynthia Clark, Andreas Westerfellhaus und Angelika Zegelin

hogrefe

Prof.in Dr. rer. cur. Sandra Bensch, Professur für Pflegepraxis und Pflegedidaktik
an der Katholischen Hochschule Mainz, Catholic University of Applied Sciences
Saarstrasse 3
DE-55122 Mainz
E-Mail: sandra.bensch@kh-mz.de
Internet: www.kh-mz.de

Bibliografische Information der Deutschen Nationalbibliothek
Die Deutsche Nationalbibliothek verzeichnet diese Publikation in der Deutschen Nationalbibliografie; detaillierte bibliografische Daten sind im Internet über https://www.dnb.de abrufbar.

Verantwortliche Person in der EU: Hogrefe Verlag GmbH & Co. KG, Merkelstraße 3, 37085 Göttingen, info@hogrefe.de

Anregungen und Zuschriften bitte an den Hersteller:
Hogrefe AG
Lektorat Pflege
Länggass-Strasse 76
3012 Bern
Schweiz
Tel. +41 31 300 45 00
info@hogrefe.ch
www.hogrefe.ch

Lektorat: Jürgen Georg, Tristan Stern, Detlef Kraut
Redaktionelle Bearbeitung: Martina Kasper
Herstellung: René Tschirren
Umschlagabbildung: Getty Images/FatCamera
Umschlag: Hogrefe AG Bern
Satz: Claudia Wild, Konstanz
Druck und buchbinderische Verarbeitung: Multiprint Ltd., Kostinbrod
Printed in Bulgaria

1. Auflage 2026

(E-Book-ISBN_PDF 978-3-456-96309-9)
(E-Book-ISBN_EPUB 978-3-456-76309-5)
ISBN 978-3-456-86309-2
https://doi.org/10.1024/86309-000

Inhaltsverzeichnis

Dank

Mein Dank geht zuallererst an die Autor*innen – alle sind bis auf marginale Ausnahmen Pflegefachpersonen. Sie haben sich darauf eingelassen, ihr Wissen und Können, ihre Projekt- bzw. Studienergebnisse, Erfahrungen und Ansichten mit mir zu teilen. Ich habe viel gelernt, v.a. über positive bzw. klare Sprache und die Macht von Makroebene. Ich bin sicher, dass die Leser*innen auch viel lernen werden.

Glücklich bin ich darüber, dass Dr. Andreas Westerfellhaus, Prof.in Dr. Angelika Zegelin und Prof.in Dr. Cynthia Clark für die einleitenden Worte zur Verfügung standen. Dies ist eine Ehre in mehrfacher Hinsicht für mich.

In den drei Jahren der Fertigstellung habe ich das Feindseligkeits-Thema immer wieder mit in Hochschul-, Fort- und Weiterbildungsseminare genommen und dort mit den Teilnehmenden diskutiert. Ist das ein relevantes und allgemeines Phänomen? Arbeiten wir in die richtige Richtung, beruflich Pflegende mit diesem Buch zu unterstützen? Die Antwort war immer wieder: Ja und Ja. Ihr Vertrauen bedeutet mir viel.

Auf „Feindseligkeit in der beruflichen Pflege" bin ich nicht allein gekommen. Eine Absolventin der Katholischen Hochschule Mainz kam während der Corona-Pandemie auf mich zu und wollte das Thema in ihrer Bachelor-Thesis bearbeiten, auch um ihre eigenen Erfahrungen in der beruflichen Pflege zu verarbeiten. Ich habe das unterstützt. Sie sehen, verehrte Leser*innen, es geht um Zuhören und Ermöglichen an exponierten Stellen.

Das Buch selbst ist entstanden, da Prof.in Dr. Angelika Zegelin davon überzeugt war, dass es dieses Buch braucht und dies mit ihrer besonderen und sympathischen Art verdeutlichte.

Gleichwohl brauchte es aber auch Jürgen Georg vom Hogrefe-Verlag, der die Idee aufnahm und dem Buchprojekt den entsprechenden Rahmen gab. Erst mit der Zeit und insbesondere zum Buchprojektabschluss habe ich verstanden, wie wichtig Befürworter*innen auch an dieser Stelle sind. Danke!

Die Buchform ist Martina Kasper zu verdanken. Bei einem Sammelband kein einfaches Spiel. „Wir kriegen das hin!", sagte sie. Heute halten Sie das Buch in den Händen.

Weiterentwicklung entsteht durch Ermöglichung und Menschen, die Prozesse befürworten und unterstützen. Dieses Buch ist allen beruflich Pflegenden gewidmet. Als Pflegefachfrau bin ich Teil von etwas ganz Großem und Unverzichtbaren.

Mainz, September 2025
Prof.in Dr. Sandra Bensch

Geleitwort von Andreas Westerfellhaus

Die Thematik „Pflege“ gilt in der öffentlichen Wahrnehmung als Inbegriff von Fürsorge, Empathie und selbstlosem Engagement. Pflegeexpert*innen erbringen professionelle Pflegeleistungen in den unterschiedlichsten Sektoren – in der häuslichen Pflege, in der stationären Langzeitversorgung, in Reha-Einrichtungen bis hin zu Krankenhäusern der Maximalversorgung. Dieses erfolgt in meist herausfordernden Situationen – allein, in Teams und häufig professionsübergreifend. Dabei wird selten diskutiert, was zwischen den beruflich Pflegenden untereinander und im Austausch mit anderen Professionen geschieht. Zur Kehrseite von Idealvorstellungen gehören oft Feindseligkeit, Konkurrenz, Abwertung und Isolation. Diese Phänomene sind häufig leise, oft verdeckt, manchmal aber auch offen und zerstörerisch. Sie passieren im Alltag, beginnend mit Ausbildung oder Studium, in der täglichen Routine in Einrichtungen und machen selbst vor Engagement im berufspolitischen bzw. gesamtpolitischen Raum nicht halt.

Dieser Sammelband befasst sich daher mit einem Thema, das im pflegerischen Alltag allgegenwärtig ist. Allerdings wird Feindseligkeit unter beruflich Pflegenden kaum öffentlich benannt. Es ist ein Thema, das vielen unangenehm ist, weil es nicht zur idealisierten Erzählung vom „Pflege-Team“ passt. Es kratzt am Selbstbild eines Berufes, der auf Solidarität, Kooperation und Menschlichkeit fußt. Gleichwohl ist es Teil der Realität – einer Realität, die für viele beruflich Pflegende belastend, kräftezehrend und verletzend ist.

Dabei ist es wichtig, diese Dynamiken nicht zu individualisieren bzw. als individuelles Versagen einzustufen. Feindseligkeit unter beruflich Pflegenden ist eine systemische Folge einer Pflegepolitik, die Menschen an ihre Belastungsgrenzen treibt. Sie entsteht in einem Arbeitsumfeld, das von chronischer Unterbesetzung, gefühlter fehlender Wertschätzung, zunehmender Ökonomisierung und struktureller Ungerechtigkeit geprägt ist. In einem solchen Umfeld bleibt wenig Raum für echtes Miteinander. Stattdessen wächst das Bedürfnis, sich selbst zu schützen, sich zu behaupten oder gegen andere durchzusetzen. Ziele von beruflich Pflegenden im Kontext von feindseligem Verhalten sind, die eigene Position zu sichern bzw. die gefühlte Identität zu wahren.

Die Profession „Pflege“ leidet nicht nur an Personalmangel – sie leidet an einem politischen System, das Fürsorge als Kostenfaktor behandelt. Die Folgen sind gravierend. Zu wenig Personal ist zuständig für zu viele Patient*innen, Pflegebedürftige und Angehörige. Es existieren überlange Dienste, kaum Zeiten für Übergaben sowie permanente physische und psychische Überlastungen. Der eigene Anspruch an dem Berufsethos verschärft Situationen im beruflichen und privaten Umfeld. Er verbleibt oft im Versuch, trotz mangelhafter Rahmenbedingungen, unter denen Berufsausübung stattfindet, zu „funktionieren“ und eine qualifizierte Versorgung der Menschen mit ihren unterschiedlichsten Erwartungen halbwegs sicherzustellen. In einem solchen Klima entsteht Konkurrenz fast zwangsläufig. Es geht um Anerkennung, Einfluss, Dienstpläne, Fortbildungen, Urlaubszeiten, Besserstellung in der Vergütung und Suche nach Anerkennung bei anderen Professionen.

Hinzu kommen geschlechtsspezifische, hierarchische und kulturelle Spannungen. Sie erschweren das Miteinander zusätzlich. Wer wird gehört – und wer nicht? Wessen Meinung zählt? Wer übernimmt Verantwortung? Wer bleibt dauerhaft unsichtbar? Das ist ebenfalls Teil der berufspflegerischen Realität: Der Pflegeberuf ist weiblich, aber oft männlich kontrolliert. Er ist zunehmend migrantisch geprägt, aber selten interkulturell gleichberechtigt. Feindseligkeit kann auch Ausdruck tiefsitzender systemischer Ungleichheiten sein.

Dieser Sammelband benennt keine Schuldigen, sondern macht Strukturen sichtbar. Er analysiert, warum Feindseligkeit entsteht, wie sie sich äußert, welche psychologischen und sozialen Mechanismen dahinterstehen und welche Rolle das politische und wirtschaftliche Umfeld dabei spielt. Das Buch will aber auch Räume für Veränderung öffnen: für Solidarität, kollektive Reflexion, eine berufsständische Entwicklung und Selbstverwaltung. Es ist geschrieben für eine berufliche Pflege, die sich nicht gegeneinander richtet, sondern füreinander einsteht.

Beruflich Pflege ist in unserer Gesellschaft zunehmend hochpolitisch – häufig aus Gründen der Ökonomie und Finanzierbarkeit. Selten stehen Leistungen und Leistungsfähigkeit der größten Gesundheitswesen-Berufsgruppe und deren Ressourcen für die bundesdeutsche Gesellschaft im Zentrum politischer Debatten. Es ist unumgänglich, dass die beruflich Pflegenden aus Eigeninitiative mehr politisches Engagement entwickeln. Berufspflege muss aus sich heraus versuchen, politischen Einfluss zu gewinnen, mit der Gesellschaft als Partnerin. Ein Gesundheitsminister aus Nordrhein-Westfalen äußerte vor einiger Zeit, er wünsche sich von der Profession „Pflege" etwas mehr „Lokführermentalität". Das ist ein Hinweis auf die große Geschlossenheit einer anderen Berufsgruppe, die für ihre Interessen eintritt. Politisches Engagement betrifft jedoch nicht nur Tarifverträge und Arbeitszeiten. Es geht auch um zu entwickelnde berufliche Eigenständigkeit und Berufsautonomie mitsamt Weiterentwicklung beruflicher Kompetenzen durch Aus-, Fort- und Weiterbildungen sowie differenzierten Studienangeboten und deren ausreichender Verfügbarkeit und Finanzierung. Zentral steht die Frage: Wie kann der zwischenmenschliche Umgang im Team und mit Kolleg*innen in allen Berufsfeldern gestaltet werden? Wie wir miteinander umgehen, ist keine Privatsache. Es ist ein Spiegel der Bedingungen, unter denen wir arbeiten.

Wer echte Veränderung will, muss nicht nur für bessere Bezahlung und mehr Personal kämpfen – sondern auch für eine Kultur des Respekts, der Offenheit und des gegenseitigen Vertrauens.

Mit diesem Buch soll dazu animiert und eingeladen werden, genauer hinzusehen, gemeinsam zu verstehen – und nicht zuletzt: solidarische Wege aus der Konkurrenz zu finden. Für eine Pflegeprofession, die sich selbst nicht länger – auch nicht politisch – bekämpft, sondern stärkt. Ich hoffe persönlich, dass dieser Sammelband den Beginn einer nachhaltigen Diskussion in dieser Thematik eröffnet.

Dr. h.c. Andreas Westerfellhaus
Staatssekretär und Pflegebevollmächtigter
der Bundesregierung a. D.
Lüneburg, Juli 2025

Geleitwort von Angelika Zegelin

In 50 Jahren Tätigkeit in Pflegezusammenhängen ist mir die Missachtung unter beruflich Pflegenden immer wieder begegnet – aber es gab auch stets beliebte Teams mit gegenseitiger Wertschätzung.

Ich bin davon überzeugt, dass auch Patient*innen und Angehörige etwas von den Situationen mitbekommen haben. Schlechte Stimmung wirkt sich oft auf die Versorgung aus.

Im Jahr 2006 erschien in den USA das Buch „Ending Nurse-to-Nurse Hostility" von Kathleen Bartholomew. Ich habe es in einer New Yorker Buchhandlung gefunden. Der Huber Verlag hat es unter dem Titel „Feindseligkeit unter Pflegenden beenden" übersetzt und herausgebracht (Bartholomew, 2009). Um das Buch bekannt zu machen, habe ich 2009 den Artikel „Horizontale Feindseligkeit: wenn Kollegen zu Feinden werden" veröffentlicht (Abt-Zegelin, 2009). Das Buch war nach kurzer Zeit vergriffen, ein Hinweis auf das hohe Interesse.

Vermutlich kommt Schikane häufig in der beruflichen Pflege vor, in ganz unterschiedlichen Formen. Etwa subtil durch Vorenthalten von Informationen bis hin zum „Anschwärzen" oder lautem Kampf. Manchmal steuern einzelne Personen die Ärger-Prozesse. Eigentlich braucht jeder Mensch Beachtung. Er kommt mit einer Geschichte, die zu einem bestimmten Verhalten führt. Diese Einsichten sind Grundlage einer besseren Zusammengehörigkeit. Ein menschliches Grundmotiv ist, dass jede Person Teil von etwas sein möchte. Feindseligkeit arbeitet direkt dagegen.

Ich freue mich, dass es nun wieder ein Werk zu diesem wichtigen Thema gibt. Es geht vorrangig um Übergriffe auf gleicher Ebene, d.h. Feindseligkeit unter beruflich Pflegenden. Gewaltbereitschaft nimmt allgemein in einer aufgehetzten Gesellschaft zu. Das führt dazu, dass neue Begriffe wie Bullying u.a. in Studien benutzt und untersucht werden.

Mich erinnert das Ganze an die Arbeiten von Paulo Freire, einem brasilianischen Humanisten. In den 70er Jahren wollte er mit seiner „Pädagogik der Unterdrückten" durch Bildung für bessere Verhältnisse bei Armut sorgen.

Berufliche Pflegearbeit ist komplex und die Arbeitsbedingungen sind oft schwierig: Es gibt Überlastung und Pflegenotstand. Beruflich Pflegende erleben, dass sie nur wenig Zeit für Wesentliches haben. Sie gehen unzufrieden nach Hause. Tatsächlich gibt es wenig Mitbestimmung, deutliche Hierarchie und oft ein geringes Selbstwertgefühl bei den Berufsangehörigen. Dadurch nährt sich die Konkurrenz untereinander. Teams zerfallen in verschiedene Gruppen. Manchmal führt ein höherer Arbeitsdruck auch zu mehr Solidarität in den Teams. Hier wäre interessant, mehr über die Konstellationen zu erfahren. Es fehlt an Studien, speziell in der beruflichen Pflege.

In den letzten Jahren beschäftige ich mich mit Berufsstolz. Er ist besonders in der deutschen Pflege unterentwickelt – die Feindseligkeit ist ein Hinweis darauf. Auf jeden Fall ist ein funktionierendes Team ein Magnet für beruflich Pflegende. Das zeigt auch das Projekt der Bremer Arbeitnehmerkammer „Ich pflege wieder, wenn ..." (Auffenberg et al., 2022). Dort spielt die Qualität der Teamarbeit eine große Rolle. Das gegenseitige Sich-Fertigmachen führt vermutlich zu mehr Krankheitstagen, Fluktuation, Ausstieg – all dies könnte viel besser beachtet und gecoacht werden.

Feindseligkeit unter Pflegenden ist ein Tabu-Thema und kann lange verdeckt bleiben, auch gegenüber Klinikleitungen. Sie wird in Personalvertretungen, in der Arbeitsmedizin, der betrieblichen Gesundheitsförderung und Berufsgenossenschaften bisher zu wenig thematisiert.

Das vorliegende Buch versammelt unterschiedlichste Perspektiven, auch internationale Erfahrungen. Vor allem werden sehr viele hilfreiche Ideen vorgetragen. Team-Klima ist eine Führungsaufgabe, eigentlich müssten Leitungen im mittleren Management viel besser als heute vorbereitet und begleitet werden. Insgesamt erscheint es wichtig, das Thema überall in der beruflichen Pflege aufzugreifen, in Ausbildung, Studium bzw. Fortbildungen.

Unsere Berufsgruppe braucht insgesamt mehr „Wir". Beruflich Pflegende definieren sich oft zu eng durch ihren Arbeitsort. Es gibt Vorbehalte zwischen Stationen, zwischen Akut- und Langzeitpflege, den Lernorten und Misstrauen gegenüber beruflich Pflegenden aus dem Ausland. Die Akademisierung der Pflege in Deutschland ist relativ neu. Sie bleibt weit hinter den Möglichkeiten zurück. Dabei brauchen wir dringend Pflegewissenschaft in und für die Pflegepraxis.

Wir sind eine riesige und unverzichtbare Berufsgruppe und könnten selbst vieles positiv ändern. Es geht um unsere Arbeitsbedingungen und unser Image – in einem Beruf, der überall mit Menschlichkeit verbunden wird.

Ich wünsche mir eine breite Diskussion, die hoffentlich mit diesem Buch angestoßen wird.

Prof.in Dr. Angelika Zegelin, Krankenschwester und Pflegewissenschaftlerin
Dortmund, Juli 2025
(www.angelika-zegelin.de)

Literatur

Abt-Zegelin, A. (2009). Horizontale Feindseligkeit: Wenn Kollegen zu Feinden werden. *Die Schwester Der Pfleger, 48*(11), 1048–1052.

Auffenberg, J., Becka, D., Evans, M., Kokott, N., Schleicher, S. & Braun, E. (2022). *„Ich pflege wieder, wenn …"*. Arbeitnehmerkammer Bremen. https://www.arbeitnehmerkammer.de/fileadmin/user_upload/Downloads/Politik/Rente_Gesundheit_Pflege/Bundesweite_Studie_Ich_pflege_wieder_wenn_Langfassung.pdf

Bartholomew, K. (2009). *Feindseligkeit unter Pflegenden beenden* (R. Müller, Hrsg.; H. Bröger, Übers.). Huber.

Einleitung

Ein Interview mit Cynthia Clark

Sandra Bensch: Dr. Clark, Sie sind Gründerin von Civility Matters™, emeritierte und preisgekrönte Professorin an der Boise State University in Idaho (USA), Wissenschaftlerin und Autorin. Seit vielen Jahren beschäftigen Sie sich damit, *Civility* und gesunde Arbeits- und Lernumgebungen zu schaffen. Ins Deutsche ist Zivilität am treffendsten mit Anständigkeit, gegenseitiger Anerkennung und wertschätzendem Umgang mit- und füreinander zu beschreiben. Es ist eine Haltung und damit viel mehr als reine Höflichkeit. Ihr jüngstes und vielbeachtetes Buch heißt „*Core Competencies of Civility in Nursing & Healthcare*". Sie sind Pflegefachfrau und spezialisiert auf die psychische Gesundheit von Jugendlichen mit Gewalt-, Suizid- und Drogenerfahrungen. Viele Jahre haben Sie zu Vorbeugung und Bewältigung feindseligen Verhaltens im akademischen Bildungsbereich und in beruflichen Praxisfeldern geforscht und Messinstrumente entwickelt. Sie beraten Organisationen im Gesundheitswesen zur Entwicklung gesunder Arbeitsumgebungen und insbesondere Pflegeteams bei der Entwicklung von effektiver Kommunikation und Konfliktkompetenz. Weltweit erreichen Sie Menschen, bei sich und anderen sowie in Organisationen feindselige Verhaltensweisen zu erkennen und diese zu modifizieren. Ihnen liegen die Pflegefachpersonen am Herzen, besonders die Pflegeauszubildenden und „frisch Examinierten". Danke, dass Sie uns ein Interview geben und damit den Auftakt des vorliegenden Buches gestalten.

Cynthia Clark: Dr. Bensch, vielen Dank für die Gelegenheit, zu den Pflegefachpersonen im deutschsprachigen Raum zu sprechen. Ich möchte Ihnen ein Lob dafür aussprechen, dass Ihre Kolleg*innen und Sie sich auf den Weg gemacht haben, Zivilität zu fördern und feindselige Verhaltensweisen in der Pflegeausbildung und -praxis zu verhindern und zu bekämpfen. Es bringt Respekt in die deutschsprachige Pflege und ihre Ausbildung. Ihre Bemühungen haben nachhaltige Wirkungen, insbesondere im Bildungsbereich. Ich möchte mich bei den Leser*innen für all die Beiträge bedanken, die sie jeden Tag leisten, um die Auszubildenden auf ihren beruflichen Karrierewegen zu begleiten und auf die Praxis vorzubereiten. Diese Arbeit ist bedeutsam und sehr wichtig.

Sandra Bensch: Wie kam es dazu, dass Sie begannen, sich mit diesen Themen zu beschäftigen? Haben Sie Erfahrungen mit Feindseligkeit in der Pflege gemacht? Ihre Publikationsliste enthält in frühen Jahren Begriffe wie Gewalt, Schikane und Unehrlichkeit. Später ändert sich das und Sie sprechen von Kultur, Kommunikation und Zivilität. Wie kam es zu dieser Entwicklung?

Cynthia Clark: Das stimmt. Um Ihre Fragen zu beantworten, werde ich eine Geschichte erzählen. Sie stammt aus meiner Erfahrung als Pflegeauszubildende, die Jahrzehnte zurückliegt. Ich war 18 Jahre alt. Wenn ich darüber spreche, merke ich wieder, wie aufgeregt ich damals war. Ich dachte: „Oh, ich werde Pflegefachfrau." Ich freute mich riesig. Leider währte diese Freude nicht lange, denn ich begegnete Professorin Sour. Das ist natürlich nicht ihr richtiger Name, aber ich nenne sie so, um die Geschichte zu erzählen. Professorin Sour hatte große Freude daran, Auszubildende zu schikanieren und ihnen Angst einzuflößen. Wir alle wurden zur Zielscheibe ihrer herabsetzenden Bemerkungen und ihres Mobbingverhaltens. Aus irgendeinem Grund hegte Professorin Sour eine besondere Abneigung gegen mich. Ich war jung und sehr unerfahren im Umgang mit demütigenden Lehrer*innen. Ich hielt es für das Beste, ihr aus dem Weg zu gehen. Das war leichter gesagt als getan, denn sie leitete mehrere meiner Kurse. Es gelang nicht wirklich. Sie beschimpfte mich vor Auszubildenden, Pflegefachpersonen, Ärzt*innen und manchmal, zu meinem Entsetzen, sogar vor Patient*innen. Sie schien es wirklich zu genießen, mich zu quälen. Meine Klassenkamerad*innen unterstützten mich. Sie mochten Professorin Sour nicht besonders und versuchten auch, ihr aus dem Weg zu gehen. Ich beschloss, mich durchzuschlagen und sie zu ignorieren. Die Erfahrung war so schrecklich, dass ich dachte: „Ich werde gehen. Ich kann das nicht. Wenn sich so Pflegefachpersonen verhalten, dann will ich nichts damit zu tun haben." Aber ich änderte meine Meinung und dachte: „Ich werde es gut machen. Ich werde lernen und mich auf meinen Abschluss konzentrieren. Ich werde eine erfolgreiche Pflegefachfrau." Dann geschah etwas Unglaubliches. Eines Tages saß ich allein in der Cafeteria. Eine Lehrerin sprach mich an – ich nenne sie Professorin Sweet. Sie war immer freundlich und stets ansprechbar. Sie setzte sich neben mich und fragte: „Wie geht es Ihnen?" Professorin Sweet schien sehr interessiert und es fühlte sich echt an. Ich blieb zunächst sehr zurückhaltend. Sie sprach weiter und weiter und überzeugte mich schließlich, dass ich ihr vertrauen konnte. Ich nahm all meinen Mut zusammen. Dabei sprachen wir nicht über Professorin Sour an sich. Stattdessen sprachen wir über unsere gemeinsame Liebe zur Pflege. Wir sprachen über meine Hoffnungen und Träume für die Zukunft. Mit der Zeit half sie mir, mein Selbstwertgefühl wieder aufzubauen. Sie half, mein Selbstvertrauen wiederherzustellen. Professorin Sweet ermutigte mich, in der Pflegeausbildung zu bleiben und meine Träume weiterzuverfolgen. Sie sagte zu mir: „Wenn du Pflegefachfrau wirst, möchte ich, dass du eine Vorreiterin wirst." Und hier bin ich nun. Sie hat mich bestärkt. Ich heilte, wuchs und entwickelte mich. Letztendlich glaube ich, dass ich die Pflegefachfrau, die ich heute bin, vor allem durch die Unterstützung von Professorin Sweet und anderen wie ihr wurde. Diese Erfahrungen haben mich nicht nur als Pflegefachfrau, sondern auch als Mensch geprägt.

Sandra Bensch: Danke, dass Sie diese Geschichte mit uns teilen. Es scheint, dass sie unseren Erfahrungen in Deutschland ähnelt. Was ist in der Pflege, dass wir das erleben? Ich denke, das liegt nicht an der Pflegefachperson an sich, sondern an der Persönlichkeit des Menschen. Wir brauchen starke Führungspersönlichkeiten, starke Lehrende in der Ausbildung und in der Pflege. Wir brauchen Vorbilder und Orientierung, vor allem, wenn wir jung sind.

Cynthia Clark: Das sehe ich auch so. Es gibt ein Sprichwort: Verletzte Menschen verletzen Menschen. Ich denke, dass Professorin Sour in meinem Fall wirklich verletzt war und nicht in der Lage, das Einfühlungsvermögen, die Freundlichkeit und das Mitgefühl zu zeigen, das junge Pflegeauszubildende brauchen. Gleichzeitig passieren derartige Situationen nicht nur in der Pflege bzw. im Ausbildungskontext, sondern auch zwischen Mitgliedern der Gesundheitsfachberufe. Ein anderes Beispiel trug sich viele Jahre später im psychiatrischen Setting zu. Ich war Pflegedienstleiterin einer stationären Jugendabteilung und zu meinen zahlreichen Aufgaben gehörte die Organisation und Moderation von Behandlungsplanungssitzungen. Jede Woche trafen wir uns im Team und sprachen über die Behandlungen und Fortschritte der Patient*innen. Zu meinen Aufgaben gehörte es, die Sitzungen so zu organisieren, dass das gesamte

Team vorbereitet war. An einem besonders arbeitsreichen Tag fiel mir auf, dass es einer unserer Patient*innen – ich nenne sie Anna – nicht gut ging. Sie schien Symptome zu haben, die von einer zu hohen Dosierung der ihr verschriebenen Medikamente herrührten. Ihr war übel. Sie war unruhig. Sie war schweißgebadet. Ich war sehr besorgt um sie. Gleichzeitig war ich froh, dass wir in Kürze mit ihrem Psychiater über den Behandlungsplan sprechen konnten. Bis dahin hielt ich, wie wir Pflegefachpersonen es tun, ihre morgendliche Medikamentendosis fest und zeichnete ihre Vitalzeichen auf. Wir überwachten ihren Zustand genau. Sehr bald kam ihr Arzt auf die Station. Ich nenne ihn Dr. Crude. Ich war froh, als er kam, denn Anna ging es nicht gut. Ich sagte Dr. Crude, dass Anna vielleicht unter den Nebenwirkungen ihrer Medikamente leidet und fragte, ob wir das so schnell wie möglich besprechen könnten. Unvermittelt packte er mich an den Schultern und warf mich gegen eine Wand. Er rammte mir den Finger in die Brust und beschuldigte mich, Doktor zu spielen. Er fragte mit wütender Stimme: „Was glaubst du, wer du bist? Praktizierst Du hier die Medizin?“ Er beschimpfte mich weiter vor den anwesenden Kolleg*innen, Sozialarbeiter*innen, Psycholog*innen und anderen. Sie saßen da in fassungslosem Schweigen mit Entsetzen in den Augen. Nach einer gefühlten Ewigkeit ließ Dr. Crude von mir ab und stürmte aus dem Raum. Fast unmittelbar nachdem er gegangen war, kamen mir die Tränen. Meine Kolleg*innen eilten herbei. Ich sagte: „Warum habt ihr mir nicht geholfen? Warum habt ihr nicht eingegriffen?“ Sofort fingen sie an, sich zu entschuldigen und sagten, dass sie fassungslos und erstarrt gewesen seien. Ich glaube, das passiert oft, wenn eine solche Situation eintritt und wir noch nicht die Erfahrung mit so etwas Dramatischem gemacht haben. Später habe ich den Vorfall dokumentiert und meiner Vorgesetzten gemeldet. Ich wurde gebeten, die Geschichte nicht an andere weiterzugeben und die Sache auf sich beruhen zu lassen. Mir wurde gesagt, dass der Arzt einfach einen schlechten Tag gehabt hatte. Das war eine unglaubliche Lektion für mich. Ich wusste es damals und ich weiß es heute: Ich werde zu den Menschen gehören, die den Schleier lüften werden, auch wenn das, was darunter ist, ziemlich dramatisch ist. Es hat mich so verändert, dass wir heute über dieses Thema sprechen. Ich glaube, dass wir Geschichten, die Pflegefachpersonen und Auszubildenden passieren, miteinander teilen müssen. Wir müssen das tun, um auf die Folgen dieser Formen von Aggression und Misshandlungen hinzuweisen. Das erfordert Mut. Wenn wir schweigen, dulden wir genau die Verhaltensweisen, die wir zu ändern versuchen.

Sandra Bensch: Ich bin erschüttert von Ihrer Geschichte. Was hat Ihnen geholfen? Was war hilfreich für Sie in dieser Situation?

Cynthia Clark: Ich hatte starke und mutige Mentor*innen, die mich auf diesem Weg begleitet haben. Ihre unerschütterliche Unterstützung hat mich gerettet. Ich heilte durch ihren festen Glauben daran, dass Pflegefachpersonen etwas verändern können, wenn sie zusammenarbeiten.

Sandra Bensch: Ist es eigentlich so, dass die Gewalt, die Gesundheitsmitarbeitende untereinander erleben, an Patient*innen weitergegeben wird? Oder umgekehrt – führt die Gewalt, die Patient*innen stellenweise an Pflegenden verüben, dazu, dass diese Erfahrungen aufs Kollegium übertragen werden?

Cynthia Clark: Ich glaube nicht, dass es ein einzelnes Problem, einen einzelnen Umstand oder einen einzelnen Faktor gibt. Ich denke, es ist ein Mosaik von Faktoren. Verschiedene Erfahrungen passieren in unterschiedlichen Kontexten. Diese Feindseligkeit unter den Menschen geschieht auf unterschiedlichen Machtebenen. Es ist nicht nur horizontale Gewalt oder laterale Feindseligkeit von Pflegefachperson zu Pflegefachperson oder von Pflegedienstleiter*in zu Pflegedienstleiter*in oder von Ärzt*in zu Ärzt*in. Es geht vor allem um

Ungleichheit und Ungleichgewicht von Macht. Aber das ist nicht alles; es viel komplizierter ist als das. Die Verhaltensweisen und ihre Auswirkungen sind vielschichtig und werden häufig von Personen gezeigt, die tatsächlich oder vermeintlich Macht über andere haben. Ich neige dazu, diese Probleme eher in einem globalen Sinne zu sehen als in einem lateralen oder horizontalen, auch wenn es natürlich solche Probleme gibt. Wenn ich über Patient*innen nachdenke, stelle ich fest, dass die Pandemie in unserem Land eine Schlüsselrolle oder einen Faktor für den unglaublichen Stress gespielt hat, den wir alle erlebt haben. Das Ergebnis war, dass auch Patient*innen und Besuchende, die sich sonst nicht so wütend oder missbräuchlich verhalten würden, feindseliges Verhalten zeigten. Wir haben festgestellt, dass das feindselige Verhalten von Patient*innen gegenüber dem Gesundheitspersonal zugenommen hat, zumindest laut Studien in den Vereinigten Staaten.

Sandra Bensch: Sie sind der Pflege stets treu geblieben. Können Sie uns Ihre Liebe zur Pflege beschreiben?

Cynthia Clark: Meine frühen Jahre in der Jugendpsychiatrie haben meine Leidenschaft für die Forschung entfacht und für den Versuch, Feindseligkeit mit ihren vielen Facetten zu verstehen, zu dekonstruieren und zu versuchen, ziviles Verhalten zu fördern. Meine Jahre in der klinischen Pflege waren eine wunderbare und erfüllende Zeit in meinem Berufsleben. Es war ein goldener Moment; ein Augenblick, der lange anhielt. Ein goldener Moment ist die Zeit in unserer Karriere, in der wir uns inspiriert, bestätigt, unaufhaltsam und erfüllt von einem Gefühl der Freude fühlen. Ich hatte das große Vergnügen, Mitglied eines Hochleistungsteams zu sein. Wir haben gut zusammengearbeitet. Wir haben uns gegenseitig respektiert. Wir schätzten die einzigartigen Talente, die wir in das Team einbrachten. Wir erlebten die unglaubliche Freude und Befriedigung, Teil eines Teams zu sein, obwohl und vielleicht gerade, weil wir mit einer sehr anspruchsvollen und herausfordernden Arbeit beschäftigt waren. Aber es war auch eine sehr lohnende und sinnvolle Arbeit. Eine andere Beschreibung meiner Liebe zur Pflege ist, dass ich es absolut genieße, mit Menschen zu sprechen und mit ihnen zu interagieren. Ich möchte ihre Geschichten hören. Ich möchte wissen, welche Erfahrungen sie gemacht haben. Daher habe ich mich für die psychiatrische Pflege entschieden. Warum entscheiden sich Menschen für eine bestimmte Vorgehensweise, während andere einen anderen Weg einschlagen? Warum neigen manche Menschen zu bedrohlichem Verhalten, während andere eindeutig nicht dazu neigen? Vor allem aber wollte ich wissen, wie wir problematisches und potenziell gewalttätiges Verhalten verhindern und bekämpfen können. Meine Erfahrungen in der Pflegepraxis haben schon früh den Ton für mein späteres Forschungsprogramm angegeben. Es wurde zu einer leidenschaftlichen, lebenslangen Verpflichtung.

Sandra Bensch: Ihre Leidenschaft ist sehr deutlich zu spüren und ich freue mich sehr, das erleben zu dürfen. Lassen Sie uns einen Blick auf die Vorbilder in Ihrem Berufsleben werfen. Eines davon war vermutlich Professorin Sweet. Welche anderen Vorbilder haben Sie gehabt?

Cynthia Clark: Ich hatte das Glück, einige wirklich erstaunliche Mentor*innen zu haben. Einige meiner frühesten Vorbilder, von Geburt bis in die Kindheit, waren meine Mutter und meine Großmutter sowie andere weise Frauen. Natürlich gab es auch Männer. Aber ich erinnere mich, dass mich die Lektionen meiner Mutter und meiner Großmutter angezogen haben. Sie ermutigten mich dazu, ein sinnvolles und hinterfragtes Leben zu führen. Sie ermutigten mich, mehr zu lächeln, mehr zu lieben und ein bleibendes Vermächtnis zu hinterlassen. Wir waren nicht wohlhabend im finanziellen Sinne, aber wir waren reich an Beziehungen und Unterstützungen in der Familie. Sie haben mich dazu gebracht, darüber nachzudenken, wie ich etwas bewirken kann und diese Welt besser zu verlassen, als ich sie vorgefunden habe. Ich glaube, dass meine Mentor*innen mir geholfen haben, zu verstehen, dass es meine Aufgabe ist, die nächste Generation zu unterstützen, Weisheit weiterzugeben, andere zu motivieren und zu inspirieren. Im Beruflichen hatte ich das Privileg, einige unglaubliche Vorbilder zu haben. Auf meinem Weg als Pflegefachfrau haben Mentor*innen mir immer wieder das geboten, was ich einen sicheren Ort zum Ankommen nenne. Ein weicher Ort, an dem es sicher ist, Feindseligkeit zu diskutieren, tiefgreifende Gespräche zu führen und Wege zu finden, deren schwerwiegende Folgen anzugehen. Ich bin von der Kraft positiver Mentor*innenschaft und professioneller Vorbilder überzeugt. Das Leben ist kein Alleingang. Vieles von dem, was in meinem Leben gut ist, verdanke ich den Menschen, die mich unterstützt haben. Wir alle sind Vorbilder. Aber wir müssen uns fragen: Was leben wir vor? Das verlangt von uns Mut und Engagement, ehrlich einzuschätzen, wer wir sind und wie wir auf andere Menschen wirken. Wenn wir Zivilität vorleben wollen, müssen wir selbstreflektierend und offen für Feedback sein. Das erfordert auch, dass wir prüfen, wie wir uns präsentieren, wie wir interagieren, wie wir uns kleiden, und wie wir kommunizieren. Wir müssen darüber nachdenken, ob wir uns so verhalten, wie wir wollen, dass es uns andere nachmachen, z. B. unsere Studierenden und Kolleg*innen. Ich konzentriere mich sehr auf den introspektiven Aspekt als Führungs- und Pflegefachperson. Es ist eher eine dienende Führung, indem sie alle anspricht. Gemäß dem Zitat: „Eine steigende Flut hebt alle Boote." Wenn ich eine Person ehren kann und sie mich, dann bringt uns das auf ein höheres Niveau, anstatt dass wir uns gegenseitig herabsetzen oder um irgendwelche Aspekte konkurrieren, von denen wir glauben, dass wir sie brauchen. Es geht darum, den Geist der Zusammenarbeit und der Kollegialität zu fördern.

Sandra Bensch: Ich glaube, zu verstehen, was Sie meinen, und dennoch treibt mich eine Frage um: Was ist, wenn eine Person, die Pflegefachperson werden will, keine Vorbilder wie Eltern, Großmutter oder Großvater hatte? Kann sie lernen, ein reflektierender und selbstbewusster Mensch zu werden, wenn sie in der Kindheit keine entsprechenden Vorbilder hatte?

Cynthia Clark: Ich denke, die Antwort ist „Ja", weil wir später hoffentlich auf positive Vorbilder treffen, wie Professorin Sweet. Durch sie verändert sich das Leben. Gute Vorbilder helfen uns, die Welt anders zu sehen und ihr zu begegnen. Professorin Sweet hat viel gefragt und einige meiner Vorannahmen über die Welt in Frage gestellt. Das ist meiner Meinung nach die Macht der Mentor*innenschaft. Mentees müssen den Mut und die Weitsicht haben, die Hand auszustrecken und nach dieser Art von Mentor*innenschaft, Unterstützung und Weisheit zu fragen.

Sandra Bensch: Hat es bei Ihnen auch dazu beigetragen, dass Sie Ihre Perspektive von Feindseligkeit auf Wertschätzung und gegenseitige Anerkennung gewechselt haben und Zivilität in Ihren Forschungen und Arbeiten in den Vordergrund trat?

Cynthia Clark: Es hat auf alle Fälle mein Vorgehen beeinflusst. In meiner frühen Arbeit sah man in einigen Artikeln und Präsentationen Wörter wie Feindseligkeit, Problemverhalten und so weiter. Es war absolut notwendig, diese Begriffe und Verhaltensweisen zu definieren und zu beschreiben, für ein gemeinsames und grundlegendes Verständnis dazu. Doch schon bald darauf verlagerte ich den Schwerpunkt auf die Ziele und Ergebnisse, die wir wirklich erreichen wollen – in meinem Fall auf das Erreichen von Zivilität und die Schaffung bzw. Aufrechterhaltung eines gesunden Arbeits- und akademischen Umfelds. Wir müssen unsere Ziele definieren und Maßnahmen ergreifen, um sie zu erreichen, anstatt uns in einem Sumpf der Negativität zu verfangen. Sprache spielt eine wichtige Rolle. Nicht nur, was wir sagen, bestimmt unsere Denkweisen und unser Handeln, sondern auch wie wir es sagen. Tonfall und Nonverbales sagen oft mehr aus als Worte. Das spielt im von mir entwickelten *Continuum of Workplace Aggression* eine Rolle. Schädliche Verhaltensweisen am Arbeitsplatz sind aufsteigend auf diesem Kontinuum angeordnet. Am linken Ende des Kontinuums befinden sich die weniger störenden Verhaltensweisen am Arbeitsplatz, z.B. nonverbales Verhalten wie Augenrollen oder Weggehen, bevor ein Gespräch beendet ist, sowie beleidigende Verhaltensweisen wie Beschimpfungen, vulgäre Sprache oder sarkastische Bemerkungen. Das Kontinuum geht über zu Beleidigungen, Belästigungen, Einschüchterungen und Ausgrenzung. Der äußerste rechte Teil des Kontinuums umfasst Drohungen, Gewalttaten und Tragödien wie Schießereien auf dem Campus oder in Krankenhäusern. Die auf dem Kontinuum dargestellten Verhaltensweisen können kulturell variieren. In meiner Kultur gelten zum Beispiel Augenrollen, Fingerzeigen und das Zuschlagen von Türen als respektlose Verhaltensweisen am Arbeitsplatz. Das Verbreiten von Gerüchten, Klatsch und beleidigenden Kommentaren in den sozialen Medien wird ebenfalls als feindseliges Verhalten betrachtet. Und noch etwas ist zu bedenken: Es geht nicht nur darum, was wir tun, sondern auch darum, was wir nicht tun. Wenn ich Sie zum Beispiel nicht anerkenne oder unterstütze, wenn ich Sie ignoriere oder ausschließe oder wenn ich Ihnen wichtige Informationen vorenthalte, kann das sehr ernste Folgen haben. Vor allem im Bereich der Patient*innenversorgung, wo das Zurückhalten wichtiger Informationen über Leben und Tod entscheiden kann.

Sandra Bensch: Das ist ein sehr wichtiger Hinweis, den Sie uns geben. Die Folgen für die Patient*innensicherheit passieren unabhängig vom Schweregrad der Arbeitsplatzaggression. Durch Beschimpfungen, beispielsweise verbunden mit abruptem Gesprächsabbruch und Weggehen, können wichtige Informationen zur Gesundheitsversorgung verloren gehen, mit sehr ernsthaften Konsequenzen für die Patient*innen. Damit Aggressionen im Umgang mit Menschen frühzeitig erkannt werden beziehungsweise präventiv gehandelt werden kann, haben Sie einige Instrumente entwickelt. Ich nenne erst einmal drei, den *Clark Workplace Civility Index©*, den *Clark Everyday Civility Index©* und den *Clark Civility Index for Faculty©*. Mit Blick auf die Auszubildenden als besondere Zielgruppe von Feindseligkeit unter Pflegenden möchte ich den *Clark Civility Index for Students and Classmates©* ansprechen.

Cynthia Clark: Es stimmt, ich habe im Laufe der Jahre mehrere Instrumente entwickelt. Das habe ich getan, weil ich der festen Überzeugung bin, dass wir Menschen einen Mangel an Selbsterkenntnis und an echtem Verständnis dafür haben, wie wir aufeinander wirken. Es ist wichtig zu verstehen, wie wir uns verhalten und wie unsere Interaktionen zu einem gesunden oder feindlichen Arbeitsumfeld beitragen. Das hat mich dazu veranlasst, diese Assessmentinstrumente zu entwickeln. Ziel ist es, das Bewusstsein für die Verhaltensweisen der Menschen zu schärfen, Gespräche anzuregen und festgestellte Probleme zu lösen oder zu verhindern, dass sie überhaupt entstehen. Interessanterweise ist feindseliges Verhalten kulturabhängig. In einer Umfrage vor mehr als zehn Jahren akzeptierten beispielsweise chinesische Pflegestudierende Verhaltensweisen ihrer Lehrenden, die ihre amerikanischen Kommiliton*innen zur gleichen Zeit als sehr feindselig empfanden. Andere Dinge waren kulturell ähnlich. So sprachen die chinesischen Pflegestudierenden von einer „Kollision des Stresses". Das bedeutet, dass Stress und Angst entstehen, wenn Lehrende und Lernende unter Druck stehen. Das Gleiche wurde in den USA festgestellt. Stress spielt eine Schlüsselrolle dabei, dass es in einem Umfeld zu Feindseligkeit kommt.

Sandra Bensch: Die Pflegefachpersonen im deutschsprachigen Raum, zumindest für

Deutschland und Österreich kann ich das sagen, stehen unter einem enormen Stress, denn die Arbeitsbedingungen werden zunehmend restriktiver. Es gibt oft wenig Handlungsspielraum für die Umsetzung pflegeprofessionellen Handelns. Das wirkt sich auf die Patient*innensicherheit, auf die Qualität der Pflegeausbildung und auf die Gesundheit der Teammitglieder aus. Was für Lösungen bieten Sie an, wenn die Umfragen störende Verhaltensweisen am Arbeitsplatz feststellen?

Cynthia Clark: Ich habe mehrere evidenzbasierte Strategien und konzeptionelle Modelle entwickelt, um Pflegestudierende und Pflegelehrende an Schulen, Universitäten und in der praktischen Pflegeausbildung zu befähigen, ein Umfeld der Wertschätzung und Anerkennung zu schaffen. Die COVID-Pandemie hat mich dazu veranlasst, das *Conceptual Model to Foster Civility in Nursing Education©* 2021 zu überarbeiten. Im Kern geht es dabei um die Interaktionen zwischen Lehrenden und Lernenden. In der Mitte des Modells gibt es einen Überschneidungsbereich, der ein hohes Maß an Stress bei Lehrenden und Lernenden darstellt. Das ist auf übermäßige Arbeitsanforderungen, gesundheitliche Belastungen sowie politischen und finanziellen Druck zurückzuführen. Die hohe Arbeitsbelastung und die schlechte Personalausstattung in unseren beiden Ländern verschärfen das Problem noch. Ein effektiver Umgang mit Konflikten ist ein zentrales Element des Modells. Wenn wir uns Konflikten auf ungesunde Weise stellen, tragen wir weiterhin zu einem ungesunden Arbeitsumfeld bei. Wenn wir hingegen gut kommunizieren, Stress bewältigen, unsere Kommunikationsfähigkeiten verbessern und Konflikte konstruktiv bewältigen, tragen wir zu einer Kultur der Wertschätzung und gegenseitigen Anerkennung bei.

Sandra Bensch: Lassen sich die Modelle auch auf andere Gesundheitsfachberufe übertragen?

Cynthia Clark: Auf jeden Fall. Arbeitsplätze sind stressig. Selbst Bibliothekar*innen nehmen Stressoren am Arbeitsplatz wahr. Der springende Punkt ist, als Kollegium unabhängig von Ausmaß und Art der Stressoren, diese effektiv miteinander zu bewältigen, zu kommunizieren, Probleme zu lösen und gemeinsame Entscheidungen zu treffen. Damit wird ein gesünderes Arbeitsumfeld geschaffen.

Sandra Bensch: Sie empfehlen den Teams auch, Konfliktkompetenz zu entwickeln. Wie geht das?

Cynthia Clark: Mit der Idee der Konfliktkompetenz verbringe ich einen großen Teil meiner Zeit. Meine Arbeit besteht darin, Teams und Einzelpersonen dabei zu helfen, ihre Kommunikations- und Konfliktverhandlungsfähigkeiten zu verbessern, damit wir ein zivilisierteres, produktiveres, gesünderes Arbeitsumfeld schaffen können. Dafür verwende ich den Begriff der Power Skills – anstatt des Begriffs der Soft Skills. Power Skills sind schwer in den Griff zu kriegen, weil jede Begegnung mit einer Person anders ist. Umgebung, Personen, Kontakte, Ton, Ausdrucksweisen – es ist jedes Mal anders. Um wertschätzend zu sein und zu bleiben, bedarf es Übung und noch mehr Übung. Um dies zu erreichen, lasse ich die Pflegefachpersonen gerne Rollenspiele machen, nachspielen und üben, wie man mit schwierigen Situationen umgeht, die von einer geschulten Person nachbesprochen werden können. Das Ziel ist, Erfahrungen zu sammeln und ein gewisses Vertrauen in den Umgang mit feindseligen Situationen zu gewinnen, die jenen an den Arbeitsplätzen oder in den Pflegeschulen ähneln.

Sandra Bensch: Was hat es in diesem Kontext mit der Selbstfürsorge auf sich, die Sie so wichtig für Mitglieder der Gesundheitsfachberufe erachten?

Cynthia Clark: Stress spielt eine so wichtige Rolle für unser Verhalten. Wenn ich als Pflegefachperson sehr gestresst bin, verhalte ich mich vielleicht so, wie ich mich sonst nicht verhalten würde. Pflegefachpersonen arbeiten in einem sehr stressigen Umfeld und verhalten sich mitunter feindselig, ohne dass sie das wirklich wollen. Stressbewältigung und Selbstfürsorge sind unerlässlich. Ich weiß, dass Ihr und mein Land ein unglaubliches und noch nie dagewesenes Ausmaß an Stress und Burnout erleben. In den USA steigen die Selbstmordraten und das Ausmaß der moralischen Belastung. Zunehmender Drogenkonsum und -missbrauch stellen ein erhebliches Problem für die körperliche und geistige Gesundheit dar. Auf sich selbst aufzupassen ist entscheidend, und die Notwendigkeit, ein gesundes Arbeits- und Lernumfeld zu fördern, war noch nie so groß wie heute. Beides gehört zusammen. Einerseits kann ich mich gut um mich selbst kümmern und einen wunderbaren Plan zur Stressbewältigung haben. Andererseits brauche ich ein gesundes Arbeitsumfeld, denn wenn ich in einem toxischen Arbeitsumfeld arbeite, bin ich weniger in der Lage, Stress auf gesunde Weise zu bewältigen. Einrichtungen des Gesundheitswesens spielen eine Schlüsselrolle bei der Bereitstellung von Ressourcen und der Reaktion auf die gesundheitlichen Bedürfnisse der Mitarbeitenden.

Sandra Bensch: Ich stimme Ihnen zu. Die Verantwortung an die Einzelperson abzugeben, führt nicht dazu, dass die erwerbstätige Bevölkerung gesünder lebt und sich als gesund empfindet. Wir erleben momentan in Deutschland, dass viele Pflegefachpersonen ihren Beruf verlassen. Nach der Pandemie viel mehr als früher. Die Stimmungen in den Teams haben sich verändert. Die einen sind näher zusammengerückt, andere auseinandergebrochen. Wie ist Ihre Wahrnehmung in den USA?

Cynthia Clark: Es gibt einige Parallelen, denn auch in den Vereinigten Staaten scheiden immer mehr Pflegefachpersonen aus dem Beruf aus. Die American Nurses Association berichtete kürzlich, dass viele Pflegefachpersonen den Beruf ganz aufgeben. Einige nehmen besser bezahlte Stellen an, andere verlassen den Beruf aufgrund von Burnout, unzureichender Personalausstattung und einem insgesamt stressigen Arbeitsumfeld. Weitere Gründe sind Feindseligkeit am Arbeitsplatz und mangelnde Unterstützung durch die Führungsebene. All diese Faktoren tragen zur allgemeinen Erschöpfung bei. Die USA haben auch mit den hohen Kosten für *Travel Nurses,* das heißt für Zeitarbeitskräfte zu kämpfen, die für die Patient*innenversorgung eingesetzt werden. Diese ausleihbaren Pflegefachpersonen wünschen sich flexiblere Arbeitszeiten und höhere Gehälter. Sie werden oft besser bezahlt als die Pflegefachpersonen, die schon lange in der Einrichtung beschäftigt sind und ihre Loyalität unter Beweis gestellt haben. Hinzu kommt, dass die Zeitarbeitskräfte nicht unbedingt in das Team integriert sind und es zu Spannungen kommen kann.

Sandra Bensch: Das Thema der Leiharbeit in der Pflege beschäftigt auch verschiedene Berufs- und Politikebenen in der Bundesrepublik Deutschland. Es wird sehr kontrovers und teilweise leidenschaftlich diskutiert. Zusammenfassend kann man sagen, die einen argumentieren, wofür sie diesen Schritt getan haben und die anderen fühlen sich hängen gelassen, von den eigenen Kolleg*innen und von der Führungsebene. Diese Diskussion löst aber das Grundproblem der prekären Arbeitsbedingungen im Gesundheitswesen und der bedrohten Patient*innensicherheit nicht.

Cynthia Clark: Aber nicht nur die Pflegefachpersonen verlassen den Beruf, sondern auch die Pflegelehrenden. Das führt dazu, dass es weniger Personen gibt, die Pflegelernende zu neuen Pflegefachpersonen ausbilden können. In den USA gibt es zu wenig Plätze für die praktische Ausbildung. Wir setzen für die Ausbildung von Pflegestudierenden Präzeptor*innen, das sind praktizierende Pflegefachpersonen als Anleitende in der Pflege. Vielen von ihnen fehlt es an Erfahrung und sie sind Mangelware. Wie ich hörte, haben Sie vergleichbare Entwicklungen mit Ihren Praxisanleitenden in der Pflege.

Sandra Bensch: Ich habe mit einigen US-amerikanischen Pflegefachpersonen gesprochen, die gerade mitten in ihren Zwölf-Stunden-Schichten waren. Sie schienen daran gewöhnt zu sein. Ist das eine Lösung? Längere Schichten, damit sich die Patient*innen bei ihrer Versorgung an weniger Pflegefachpersonen gewöhnen müssen und diese wiederum weniger Arbeitstage in der Woche haben?

Cynthia Clark: Einige Studien zeigen, dass Pflegefachpersonen, die zwölf Stunden arbeiten, sehr müde wirken. Das kann sich negativ auf die Sicherheit der Patient*innen und die Qualität der Pflege auswirken. Allerdings bevorzugen die Pflegefachpersonen in den USA Zwölf-Stunden-Schichten, weil sie dann drei statt fünf Tage pro Woche arbeiten. Das ist ein echtes Dilemma. Wenn wir mit Patient*innensicherheit argumentieren, müsste es eigentlich kürzere Schichten geben. Das heißt für Arbeitgebende, bei kürzeren Schichten so viele Pflegefachpersonen einzustellen, dass das Verhältnis von Pflegefachperson zu Patient*innen angemessen bleibt. So ist es zum Beispiel möglich, Pflegefachpersonen für vier-, drei- oder zweistündige Dienste zu beschäftigen, insbesondere bei Schichtwechseln. Dabei kann es sich um Pflegefachpersonen im Ruhestand handeln, die sich etwas dazuverdienen wollen oder die zwar noch arbeiten möchten, aber nicht mehr zwölf oder acht Stunden Dienst leisten können.

Sandra Bensch: Das sind interessante Ideen, die ich gerne mitnehme. Wir haben ältere Pflegefachpersonen kurz vor oder nach der Rente, die die acht Stunden Schichtdienst nicht mehr arbeiten können. Die körperlichen und psychischen Belastungen sind zu groß. Es ist eine Lösung, damit diese nicht abrupt aus dem Beruf aussteigen. Davon müssten vermutlich vor allem die Arbeitgebenden überzeugt werden.

Cynthia Clark: Ich wünsche Ihnen hierfür viel Erfolg.

Sandra Bensch: Ich komme zu meiner letzten Frage und die bezieht sich auf Ihre Aussage: *Stop the Silence.* Diese Aufforderung, zu kommunizieren und auf sich aufmerksam zu machen, braucht Initiative auf Makro-, Meso- und Mikroebene. Welche Hinweise geben Sie uns dafür mit auf den Weg?

Cynthia Clark: In meinem Buch empfehle ich Strategien sowohl für die individuelle als auch für die organisatorische Ebene. Ich werde mich zunächst auf die individuelle Ebene konzentrieren. Zuerst – jeder von uns kann etwas zu einem gesunden Arbeitsumfeld beitragen. Eines der wichtigsten Dinge ist, die Selbstwahrnehmung zu verbessern. Dies kann durch verschiedene Reflexionsmethoden geschehen, z. B., indem man andere um ein Feedback bittet. Was bewirkt unser Verhalten bei den Menschen um uns herum? Professionelles Vorbildverhalten ist ebenfalls wichtig. Führungspersonen auf allen Ebenen der Organisation tragen eine entscheidende Verantwortung für die Schaffung psychischer Sicherheit. Menschen müssen sich am Arbeitsplatz wohl fühlen und die Gewissheit haben, dass sie ihre Meinung frei äußern können. In den USA nennen wir dies die Förderung der psychischen Sicherheit und die Schaffung einer gerechten Kultur. Das Pflegepersonal muss für Probleme eintreten und sie ansprechen, vor allem wenn sie die Sicherheit der Patient*innen gefährden. Wenn mir ein Fehler unterläuft, muss ich sofort zu Ihnen kommen, Sie davon in Kenntnis setzen und gemeinsam nach einer Lösung suchen können, anstatt zu schweigen. Empathie bedeutet, die Standpunkte und Perspektiven anderer Menschen zu erkennen und zu würdigen, indem wir uns in ihre Lage versetzen. Als Pflegefachpersonen müssen wir über unsere eigenen Belange hinausdenken. Ich bin davon überzeugt, dass Einfühlungsvermögen in der Pflegepraxis eine zentrale Rolle spielt und für Team- und Zusammenarbeit unerlässlich ist. Ich bin sicher, dass unsere Lesenden uns da zustimmen. Außerdem können wir guten Willen voraussetzen, indem wir die Vorstellung zurückweisen, dass jemand eine versteckte Absicht hat und uns bewusst bemühen, andere in einem positiven Licht zu sehen. Das ist kognitive Umstrukturierung. Es handelt sich um eine Technik, bei der wir unsere Überzeugungen neu formulieren, um negative Emotionen abzuschwächen oder fehlerhafte Annahmen, die wir über eine Person haben, zu minimieren. Bevor ich zum Beispiel ein Gespräch mit einem Teammitglied führe, könnte ich mich fragen, was diese Person wohl gerade erlebt? Wie mag das Leben für sie im Moment aussehen? Das hilft uns dabei, eine Haltung der Kollegialität und der Unterstützung einzunehmen und Wohlwollen zu zeigen. Wir müssen auch unsere Fähigkeit zum Zuhören verbessern. Ich glaube, Zuhören ist ein Akt der Liebe. Es ist eines der schönsten Geschenke, die wir einer Empfänger*in machen können und gleichzeitig eine der am schwierigsten zu beherrschenden Kommunikationsfähigkeiten. Nicht zuallerletzt ist es wichtig, Dankbarkeit ausdrücken. Ein aufrichtiges „Danke" hilft, Verbindungen und positive Beziehungen aufzubauen. Es kostet uns nichts, schafft aber echte Kollegialität. Letztendlich läuft es auf die bereits erwähnten Power Skills hinaus. Es ist unerlässlich, an den eigenen Kommunikations- und Konfliktmanagementfähigkeiten zu arbeiten.

Sandra Bensch: Welche Führungspersonen benötigen Pflegefachpersonen für ein gesundes Arbeitsumfeld und wie unterstützen die Institutionen dabei?

Cynthia Clark: Das Ziel ist die Förderung von Gesundheit und des Wohlbefindens einer Organisation. Das gilt für alle Institutionen, unabhängig ihrer Strukturen bzw. Rahmenbedingungen. Ich habe dafür einen *Pathway for Fostering Organizational Civility* (PFOC) entwickelt, der aus acht Schritten besteht. Mein Buch geht sehr ins Detail; ich werde diese Schritte hier kurz umreißen. Der erste Schritt besteht darin, die Unterstützung der Führungspersonen für die Umwandlung von Arbeitsplätzen in gesunde Umgebungen zu gewinnen. Führungspersonen haben ein echtes Interesse an den Einrichtungen und können wichtige Ressourcen bereitstellen, die zur Förderung eines gesunden Arbeitsumfelds erforderlich sind. In den Schritten zwei und drei geht es darum, ein Team zu entwickeln und zu befähigen, die Initiative für ein gesundes Arbeitsumfeld zu leiten und dessen Kultur evidenzbasiert zu bewerten. Ziel ist, besser zu verstehen, was in der Arbeitskultur vor sich geht. Diese Daten fließen im Schritt vier in einen Aktionsplan ein, der wiederum die Prioritäten für die notwendigen Interventionen festlegt und Maßnahmen benennt, die ergriffen werden müssen, um ein gesundes Arbeitsumfeld zu gewährleisten. Die Schritte fünf und sechs umfassen die Umsetzung und Bewertung des datengesteuerten Aktionsplans. Schritt sieben beinhaltet die Verankerung der Veränderungen in der Unternehmenskultur durch Richtlinien, Verfahren und Leitlinien. Im achten Schritt geht es darum, große und kleine Erfolge zu feiern, Errungenschaften anzuerkennen und Erreichtes zu festigen.

Sandra Bensch: Lassen Sie uns abschließend auf die politische Ebene blicken. Welche Erfahrungen und Hinweise geben Sie uns mit für die Arbeit der Berufsverbände in der Pflege, den Pflegekammern bzw. Gewerkschaften und für den Gesetzgeber auf Bundesebene allgemein?

Cynthia Clark: Die Weltgesundheitsorganisation (WHO) verfügt über ausgezeichnetes Material zum gesunden Arbeitsumfeld, das frei verfügbar ist. Ich denke, wir sollten diese Ressource mehr nutzen, denn hierüber lassen sich auch internationale Netzwerke schaffen. Der Internationale Pflegerat (ICN) befasst sich mit unserer ethischen Verantwortung als Pflegefachpersonen. Der ICN-Ethikkodex fordert, ein gesundes Arbeitsumfeld für alle Beschäftigten und alle Patient*innen zu schaffen und zu erhalten. Das ist ein globales Thema. Alle Pflegefachpersonen sollten diesen Kodex kennen und entsprechend danach handeln. Pflegefachpersonen können sich nationalen und internationalen Berufsverbänden und Initiativen anschließen, sich in Gesundheits- und Bildungssystemen engagieren und gemeinsam Positionspapiere und politische Erklärungen erarbeiten. Wir brauchen mehr Pflegefachpersonen in Gremien und Ausschüssen in allen Staaten und Ländern. Wissenschaft, Bildung, Management und Praxis gehören dafür an einen Tisch, in einen gemeinsamen Austausch.

Sandra Bensch: Vielen Dank, Dr. Clark, für dieses Interview. Wir wünschen Ihnen viele schöne Momente der Selbstfürsorge und wunderbare Zeiten mit Ihrer Familie, Ihren Hunden und Ihren Freund*innen sowie viele weitere berufliche Erfolge. Herzlichen Dank.

Cynthia Clark: Vielen Dank, Dr. Bensch, nochmals herzlichen Glückwunsch zu Ihrem wunderbaren Buch. Es hört sich nach einer sehr gemeinschaftlichen Anstrengung an und ich bin beeindruckt von Ihrem Mut, das Projekt umzusetzen.

Boise (Idaho), Juli 2023

Weiterführende Literatur

Clark, C. M. (2022). *Core competencies of civility in nursing & healthcare*. Sigma Theta Tau International.
Clark, C. M. (2025). *Creating & sustaining civility in nursing education* (3rd ed.). Sigma Theta Tau International.

1 Moralisches Belastungserleben in der Pflege

Anna Henrikje Seidlein und Tobias Mai

Abstract. Der Beitrag führt in moralisches Belastungserleben von Pflegefachpersonen und den Zusammenhang mit horizontaler Feindseligkeit ein. Moralisches Belastungserleben wird dabei als Ausgangspunkt oder Folge horizontaler Feindseligkeit betrachtet. Exemplarisch werden zwei Konstrukte moralischer Belastung näher betrachtet – Moral Distress und Moral Injury. Im Kontext von Organisations- und Führungsverantwortung erfolgt eine Annäherung an Ursachen einerseits und an Maßnahmen zur Prävention sowie zur Aufarbeitung moralisch belastender Situationen andererseits.

Schlüsselbegriffe
- Moral Distress
- Moral Injury
- Moralische Verletzung
- Moralisches Belastungserleben.

1.1 Einleitung

Neben den im Kontext der Pflege schon lange untersuchten Fragen nach körperlichen und psychischen Herausforderungen bzw. Belastungen durch u. a. muskuloskelettale (Über-)beanspruchung und Schlafstörungen durch Schichtarbeit (Winnand et al., 2023), erlangt seit einigen Jahren nun auch ein anderer Stressfaktor von Pflegefachpersonen Aufmerksamkeit: Das *moralische* Belastungserleben. In der jüngsten Vergangenheit wuchs das Interesse an diesem Thema im Zuge der COVID-19-Pandemie – nicht zuletzt aufgrund der damit einhergehenden, schwerwiegenden Konsequenzen sowohl für die einzelnen Betroffenen als auch für das Team, die Institution und das Gesundheitssystem.

Definition: Moralisches Belastungserleben. Der Terminus „moralisches Belastungserleben" dient als Oberbegriff für verschiedene Formen von – durch ihre inhärente ethische Dimension – als distinkt geltenden Belastungsformen. Ihnen allen ist mindestens die durch das betroffene Individuum wahrgenommene Diskrepanz zwischen „Soll-" und „Ist-Zustand" angesichts persönlicher Moralvorstellungen und/oder professionsethischer Ansprüche gemein.

Kasten 1-1: Ursachen moralischen Belastungserlebens

Die Ursachen moralischen Belastungserlebens können sehr unterschiedlich sein und umfassen u. a. moralische Ungewissheit (d. h. Unsicherheit bzgl. der angemessenen Reaktion auf eine Situation), moralische Konflikte (interpersonell) und moralische Dilemmata (d. h. Zwangslage durch divergierende Ansprüche, die sich aus zwei gleichermaßen gültigen moralischen Verpflichtungen ergeben, sodass sich aus jeder Alternative eine moralische Schuld ergibt) (Morley et al., 2023).

Im Folgenden zeigen wir am Beispiel von „Moral Distress" (MD) und „Moral Injury" (MI) als zwei Formen moralischen Belastungserlebens, dass diese im Zusammenhang mit horizontaler Gewalt von außerordentlicher Bedeutung sind, da sie sowohl durch horizontale Gewalt entstehen können als auch deren Bewältigung durch horizontale Gewalt verhindert werden können.

Unter „horizontaler Gewalt“ bzw. „horizontaler Feindseligkeit“ verstehen wir in diesem Zusammenhang belästigende Verhaltensweisen zwischen Kolleg*innen mit gleichem Status, dic körperliche und/oder verbale Gewalt umfassen können (Bensch, 2022). International wird dieses Phänomen, das sowohl Belästigung, Beleidigung als auch soziale Ausgrenzung, das Vorenthalten von Informationen, um Fehler zu provozieren uvm. umfassen kann, auch als „lateral violence“ bezeichnet. Konzeptuell ist die horizontale Gewalt von „Bullying“ (dt. „Mobbing“) abzugrenzen. Da konsentierte Definitionen, Klassifikationen und damit klare Abgrenzungen dieser missbräuchlichen Verhaltensweisen immer noch fehlen, sind Prävalenzbestimmungen und Vergleiche der Phänomene erschwert (Bambi et al., 2018).

1.2 Moralisches Belastungserleben: Erscheinungsformen

Moralisches Belastungserleben entsteht durch die Konfrontation mit einer Situation, deren individuelle Deutung während des Erlebens oder im Nachgang durch eine Diskrepanz zwischen moralischem Anspruch und Realität gekennzeichnet ist (Goldbach et al., 2023; Riedel et al., 2023). Die zwei prominentesten Formen moralischen Belastungserlebens werden durch die Konstrukte des MD und MI repräsentiert.

Definition: Moral Distress. Moral Distress (MD) als genuin pflegeethisches Konzept, das bereits 1984 von Andrew Jameton eingeführt wurde, wird in seiner ursprünglichen (engen) Definition als das Auftreten „negativer Gefühle, die entstehen, wenn man die moralisch richtige Reaktion auf eine Situation kennt, aber aufgrund von institutionellen oder hierarchischen Zwängen nicht entsprechend handeln kann“, verstanden (Jameton, 1984, S. 5; Übers. d. Aut.).

Die Beobachtung von MI hingegen stammt aus dem Kontext des Militärs und der medizinisch-psychosozialen Begleitung von Kriegsveteran*innen und wird erst jüngst auf den Kontext der Pflege und weiterem Gesundheitspersonal übertragen (Griffin et al., 2019; Mewborn et al., 2023; Wilson et al., 2024).

Definition: Moral Injury. Jonathan Shay, der als Vorreiter in der Entwicklung dieses Konzeptes gilt, definierte Moral Injury (MI) als „Verrat an dem, was richtig ist; von jemandem, der legitime Autorität besitzt (...) in einer Situation, in der viel auf dem Spiel steht“ (Shay, 2014, S. 183; Übers. d. Aut.).

Verstoß gegen tief verwurzelte moralische Überzeugungen und Erwartungen hinsichtlich dessen, was gut und richtig ist, kann nicht nur durch Zeugenschaft (d.h. die Beobachtung bei anderen und die Unfähigkeit das Fehlverhalten zu verhindern), sondern auch durch eigenes Tun oder Unterlassen des*der Betroffenen selbst, ausgelöst werden (Litz et al., 2009).

Neben den vielfältigen psychischen (Stress-) Reaktionen bzw. emotionalen Antworten auf die moralische Belastung – wie bspw. Wut, Scham- und Schuldgefühle, die auf die moralische Sensibilität der Betroffenen verweisen – steht sowohl bei MD als auch bei MI die *zerstörte moralische Integrität* im Zentrum (Čartolovni et al., 2021; Wilson et al., 2024). (Anm. d Aut: Die „Moralische Integrität“ bezeichnet die moralische Unversehrtheit und damit Ganzheit durch den Einklang zwischen moralischen Überzeugungen bzw. Prinzipien und Handeln; Seidlein & Kuhn, 2023; Wicclair, 2019).

Kasten 1-2: Zusammenspiel von moralischer Integrität und moralischer Vulnerabilität

Im komplexen Zusammenspiel von moralischer Integrität und moralischer Vulnerabilität von Pflegefachpersonen kommt es zu MD oder MI, wenn die Intensität der moralischen

An- bzw. Herausforderung die Fähigkeit der individuellen Person übersteigt, sich mit Hilfe der moralischen Resilienz und dazu nötigen Ressourcen zu stabilisieren und unversehrt zu bleiben (Rushton et al., 2021; Seidlein & Kuhn, 2023). Sowohl MI als auch MD können in ihrer Folge zu psychischen Erkrankungen wie PTBS, Depression und Substanzabusus führen (Jovarauskaite et al., 2022; Levi-Belz & Zerach, 2022).

Es ist wesentlich, dass das moralische Belastungserleben als eine *normale* Reaktion auf eine bedrohliche Verletzung des Gewissens und der moralischen Integrität verstanden werden muss und deshalb weder pathologisiert noch als eine persönliche Schwäche oder Versagen interpretiert werden darf.

Trotz zahlreicher Untersuchungen zu den Phänomenen MD und MI sind diese nicht zweifelsfrei voneinander abgrenzbar und werden in neueren Untersuchungen auch in einem *Kaskadenmodell* der Kumulation als Eskalationsstufen betrachtet (Čartolovni et al., 2021; Seidlein, 2023; Wilson et al., 2024). In jedem Fall sind MD, MI und horizontaler Gewalt jedoch gemein, dass sowohl die Konsequenzen auf individueller Ebene (psychische und physische Gesundheit) als auch auf der Systemebene (v. a. Absicht, den Beruf zu verlassen, Verlust von Fachkräften) (Zhang et al., 2022), Dimensionen vereinen, die auf der Führungsebene zum Tragen kommen und berücksichtigt werden müssen.

1.3 Moralische Belastung im Kontext horizontaler Feindseligkeit

Moral Distress (MD) kann u. a. als Resultat eines Konflikts zwischen zwei oder mehr Personen bezüglich dessen, welche Handlungsweise in einer Situation ethisch angemessen ist, entstehen – ein sog. „Moral-Conflict Distress" (Morley et al., 2023, S. 2).

Beispiel: Moral Distress als Folge horizontaler Feindseligkeit.

MD kann aus horizontaler Feindseligkeit resultieren,

- indem Pflegefachpersonen sich bei divergierenden ethischen Einschätzungen und zugleich in unterschiedlichen Machtverhältnissen (bspw. neu im Team vs. erfahrenes Teammitglied) gegenseitig daran hindern, entsprechend ihren Moralvorstellungen handeln zu können.
- wenn Pflegefachpersonen das Gefühl haben, die eigenen Überzeugungen das angemessene Handeln betreffend nicht mit anderen teilen zu können, sog. „Moral-Tension Distress" (Morley et al., 2023, S. 2)

Kasten 1-3: Risiken horizontaler Feindseligkeit

Horizontale Feindseligkeit steht dem sachlichen Austausch von Argumenten entgegen und gefährdet damit nicht nur eine qualitativ hochwertige, sichere Patient*innenversorgung, sondern ebenso die moralische Integrität der Pflegefachpersonen.

Auch für die Entstehung und Bewältigung von MD, der durch Unsicherheit bzgl. der ethisch am besten vertretbaren Handlung hervorgerufen wird – sog. „Moral-Uncertainty Distress" (Morley et al., 2023, S. 2) –, hat horizontale Feindseligkeit Bedeutung. So suchen Pflegefachpersonen angesichts moralischer Unsicherheitserfahrung in der Regel Unterstützung im Team, um sich in ihrer Einschätzung zu vergewissern und zugleich zu entlasten (Morley & Sankary, 2023). Dieser Prozess ist bei horizontaler Gewalt unter Teammitgliedern gehemmt und kann ggf. aufgrund von Angst vor Marginalisierungserfahrungen der Betroffenen gar nicht zum Tragen kommen.

Für die unterschiedlichen Auslöser und Bewältigungsmechanismen von Moral Distress im Zusammenspiel mit horizontaler Gewalt wird die *Führungsverantwortung* ersichtlich: Fühlen sich Pflegefachpersonen angesichts dieser Erfahrungen – bspw. durch Ignoranz, Ausblenden der Zuständigkeit oder Verstärkung der Diskrepanzerfahrung auch von der Leitungsebene verraten, kann daraus MI resultieren. Sowohl für die Prävention als auch für die Bewältigung von MD bedarf es folglich einer *organisationsethischen Perspektive,* die Individuen und Teamdynamiken einbezieht, um vermeidbare moralische Belastungen durch frühzeitige Intervention zu verhindern oder die Integritätsbedrohung durch unvermeidbare moralische Belastungen zumindest abzuschwächen.

1.4 Horizontale Feindseligkeit: Organisationsethik und Führungsverantwortung

Ethik im Pflegemanagement adressiert in der Regel die oberste Führungsebene: Pflegedirektionen und Pflegedienstleitungen. Die Rolle der Stationsleitungen mit unmittelbarer Führungsverantwortung bleibt in dieser Betrachtung oft wenig berücksichtigt (Suermann, 2020). Insbesondere auf der Mikroebene, als klassische Sandwichposition, ist die Führungsperson jedoch gezwungen, in den Abhängigkeiten gegenüber Patient*innen, Mitarbeitenden und der Organisation zu agieren (Miller et al., 2023). Demnach ist „eine Ethik im Pflegemanagement als Verantwortungsethik" zu betrachten (Suermann, 2020, S. 23). Letztlich wird meist nur die Verantwortung für Qualität und Fürsorge gegenüber den Patient*innen im Kontext ökonomischer Zwänge herausgegriffen.

Kasten 1-4: Macht in Führungsverantwortung

Die Wirkung von Macht und deren Folgen auf den*die einzelne*n Beschäftigte*n – der*die sich ebenso in diesem Spannungsfeld befindet – bleibt mit Blick auf Führungsverantwortung häufig unangetastet (* = divers).

Letztlich wird durch Außerachtlassen der Beschäftigten die angestrebte Personzentrierung, wie sie in zahlreichen Klinikleitbildern als Anspruch gegenüber Leistungsempfänger*innen verankert ist, vernachlässigt. Die Reflektion über die Auswirkungen von Machtausübung seitens der Führungskräfte auf die Mitarbeiter*innen ist ein integraler Bestandteil der Führungsverantwortung. Diese Machtausübung kann sich bspw. in Weisungsbefugnis, Sanktionen, Lob und Tadel, Expertenwissen und Informationsvorsprung manifestieren und somit unterschiedliche Auswirkungen auf jede einzelne Person haben. Diese Machtdynamik steht im Kontext von Mitarbeitenden mit individuellen Erwartungen an ihr eigenes Handeln und ihre Entwicklungsperspektiven, an das Feedback der Führungskräfte sowie an das Bedürfnis nach Sicherheit, Schutz und sozialer Einbindung. Es handelt sich in diesem Sinne um die Humanverantwortung der Führungsperson gegenüber den Geführten. Hinzukommend steht die Verantwortung für ökonomische Ziele und für die Qualität der Patient*innenversorgung im Sinne der Organisationsführung als zweite Dimension von Führung. Beide stehen für den „Verantwortungsdualismus" der Personalführung (Kuhn & Weibler, 2012, S. 23).

Definition: Führungsethik. Führungsethik ist als ein Instrument für die Führungspersonen auf der untersten Hierarchieebene zu verstehen (Suermann, 2020), um dem Dualismus aus Humanverantwortung und Verantwortung für ökonomische Ziele gerecht zu werden.

Diese Sichtweise geht über die ökonomisch-funktionale Organisationsethik hinaus, bleibt mit dieser aber eng verknüpft. So bilden Normen und Gesetzmäßigkeiten einer Institution die Bedingungen für das Führungshandeln, sind aber grundsätzlich veränderbar (Suermann,

2020). Systemische Ursachen sollten von Führungspersonen entsprechend wahrgenommen und aktiv gestaltet werden.

Kasten 1-5: Verantwortung für wertschätzende Unternehmenskultur

Klotz und Riedel (2023) betonen, dass die Bearbeitung moralischer Belastungssituationen in der Pflege die Einrichtungen und Träger in Verantwortung nimmt und nicht allein bei den Pflegefachpersonen und Führungspersonen liegt. Dazu gehört auch die Verantwortung aller, auf Teamangehörige und Führungspersonen mit horizontal feindseligen Verhaltensweisen hinzuweisen. So können Normalisierungsprozesse von horizontaler Feindseligkeit unterbrochen oder besser präventiv rechtzeitig unterbunden werden. Ziele müssen eine „aufgehellte" Führung (Kuhn & Weibler, 2022), ein gutes „ethisches Klima" und in der Folge eine positive und sichere Arbeitsumgebung sein.

Das in **Kasten 1-5** angeführte Konzept des „ethischen Klimas" verweist auf Normen, die den Rahmen für ethisch angemessenes Verhalten in Teams und andere Organisationseinheiten sowie ganzen Institutionen der Gesundheitsversorgung bilden, nachzulesen z. B. bei Dalmolin und Autor*innenteam (Dalmolin et al., 2022). Sie umfasst eine Einschätzung des Arbeitsumfeldes hinsichtlich des Umgangs mit ethisch relevanten Entscheidungen, der Reflexion über moralische Fragen und die Praxis sowie gemeinsame Werte und Ziele.

Nicht alle potenziellen Auslöser moralischen Belastungserlebens, mit denen Pflegefachpersonen in ihrer Professionsausübung konfrontiert werden, lassen sich (vollständig) beseitigen. Jedoch darf horizontale Feindseligkeit als ein Auslöser von MD/MI nicht toleriert werden und sie steht immer in unmittelbarem Zusammenhang mit der Haltung der Führungsperson, die nicht wahrnimmt, die wegschaut und die nicht eingreift. Egal, ob horizontale Feindseligkeit im Einzelfall Ursache oder Folge moralischen Belastungserlebens ist; in jedem Fall ist die Führungsperson involviert oder sollte involviert werden.

1.5 Perspektiven im Umgang mit moralischer Belastung

Für eine Arbeitsumgebung, die durch ein gutes ethisches Klima gekennzeichnet ist, stehen verschiedene Instrumente zur Verfügung. Dazu gehören – in ein umfassendes Konzept der Organisationsethik eingebunden (Woellert, 2022) – Formate der Klinischen Ethik wie Ethikberatung, Ethik-Cafés, Ethik-Visiten und partizipative Entwicklungsarbeit von Ethikleitlinien. Diese Instrumente bieten nicht nur Potential für die Reflektion und Bearbeitung moralischen Belastungserlebens, sondern lassen sich auch proaktiv-präventiv einsetzen.

Neben diesen spezifisch klinisch-ethischen Instrumenten müssen zeitgleich Auslöser für moralische Belastung in Folge von horizontaler Gewalt aufgespürt und verhindert werden. Teams sind nicht nur durch persönliche Werte heterogen, sondern auch aufgrund unterschiedlicher Berufserfahrungen und Qualifikationen. Bringen etwa neue Beschäftigte aktuelles Wissen aus Aus- und Weiterbildung oder Studium auf Station, *stören* sie womöglich die durch Routinen gewonnene Sicherheit der Kolleg*innen. Um Ablehnung und Feindseligkeit vorzubeugen, bedarf es Gelegenheiten für einen moderierten und wertschätzenden Diskurs. So kann etwa in Journal Clubs oder Pflegevisiten Wissen, welches in die Routinen einer Station überführt werden könnte, gemeinsam und moderiert im Team bearbeitet werden.

So verstandene Führungsverantwortung umfasst Achtsamkeit, ermöglicht angstfreie Kommunikation und kann eine stressarme und gewaltfreie Arbeit im Team ermöglichen, die zugleich moralisches Belastungserleben reduziert.

1.6 Literatur

Bambi, S., Foà, C., De Felippis, C., Lucchini, A., Guazzini, A. & Rasero, L. (2018). Workplace incivility, lateral violence and bullying among nurses. A review about their prevalence and related factors. *Acta Bio Medica Atenei Parmensis, 89*(6-S), 51–79.

Bensch, S. (2022). Horizontale Feindseligkeit in der Pflege: Steig' aus (oder fang' gar nicht erst damit an). *PADUA, 17*(4), 203–208. https://doi.org/10.1024/1861-6186/a000689

Čartolovni, A., Stolt, M., Scott, P.A. & Suhonen, R. (2021). Moral injury in healthcare professionals: A scoping review and discussion. *Nursing Ethics, 28*(5), 590–602. https://doi.org/10.1177/0969733020966776

Dalmolin, G.D.L., Lanes, T.C., Bernardi, C.M.S. & Ramos, F.R.S. (2022). Conceptual framework for the ethical climate in health professionals. *Nursing Ethics, 29*(5), 1174–1185. https://doi.org/10.1177/09697330221075741

Goldbach, M., Riedel, A. & Lehmeyer, S. (2023). Entstehung und Wirkung moralischen Belastungserlebens bei Pflegefachpersonen: Ein deskriptives Modell der Zusammenhänge eines komplexen Phänomens. In A. Riedel, S. Lehmeyer, & M. Goldbach (Hrsg.), *Moralische Belastung von Pflegefachpersonen* (S. 35–68). Springer. https://doi.org/10.1007/978-3-662-67049-1_2

Griffin, B.J., Purcell, N., Burkman, K., Litz, B.T., Bryan, C.J., Schmitz, M., Villierme, C., Walsh, J. & Maguen, S. (2019). Moral Injury: An Integrative Review. *Journal of Traumatic Stress, 32*(3), 350–362. https://doi.org/10.1002/jts.22362

Jameton, A. (1984). *Nursing practice: the ethical issues*. Prentice-Hall.

Jovarauskaite, L., Murphy, D., Truskauskaite-Kuneviciene, I., Dumarkaite, A., Andersson, G. & Kazlauskas, E. (2022). Associations between moral injury and ICD-11 post-traumatic stress disorder (PTSD) and complex PTSD among help-seeking nurses: a cross-sectional study. *BMJ Open, 12*(5), Article e056289. https://doi.org/10.1136/bmjopen-2021-056289

Klotz, K. & Riedel, A. (2023). Moralisches Belastungserleben von Pflegefachpersonen im Lichte des ICN-Ethikkodex. *EthikJournal, 9*(1), 1–19.

Kuhn, T. & Weibler, J. (2012). *Führungsethik in Organisationen*. Kohlhammer.

Kuhn, T. & Weibler, J. (2022). Die „dunkle Seite" der Führung. In B. Badura, A. Ducki, M. Meyer, & H. Schröder (Hrsg.), *Fehlzeiten-Report 2022* (S. 225–236). Springer. https://doi.org/10.1007/978-3-662-65598-6_14

Levi-Belz, Y. & Zerach, G. (2022). The wounded helper: moral injury contributes to depression and anxiety among Israeli health and social care workers during the COVID-19 pandemic. *Anxiety, Stress, & Coping, 35*(5), 518–532. https://doi.org/10.1080/10615806.2022.2035371

Litz, B.T., Stein, N., Delaney, E., Lebowitz, L., Nash, W.P., Silva, C. & Maguen, S. (2009). Moral injury and moral repair in war veterans: A preliminary model and intervention strategy. *Clinical Psychology Review, 29*(8), 695–706. https://doi.org/10.1016/j.cpr.2009.07.003

Mewborn, E.K., Fingerhood, M.L., Johanson, L. & Hughes, V. (2023). Examining moral injury in clinical practice: A narrative literature review. *Nursing Ethics, 30*(7–8), 960–974. https://doi.org/10.1177/09697330231164762

Miller, P.H., Epstein, E.G., Smith, T.B., Welch, T.D., Smith, M. & Bail, J.R. (2023). Moral distress among nurse leaders: A qualitative systematic review. *Nursing Ethics, 30*(7–8), 939–959. https://doi.org/10.1177/09697330231191279

Morley, G., Bena, J.F., Morrison, S.L. & Albert, N.M. (2023). Sub-categories of moral distress among nurses: A descriptive longitudinal study. *Nursing Ethics, 30*(6), 885–903. https://doi.org/10.1177/09697330231160006

Morley, G. & Sankary, L.R. (2023). Nurturing moral community: A novel moral distress peer support navigator tool. *Nursing Ethics, 31*(5), 980–991. https://doi.org/10.1177/09697330231221220

Riedel, A., Goldbach, M. & Lehmeyer, S. (2023). Moralisches Belastungserleben und moralische Resilienz: Begriffliche Darlegungen und theoretische Einordnungen zur Hinführung. In A. Riedel, S. Lehmeyer, & M. Goldbach (Hrsg.), *Moralische Belastung von Pflegefachpersonen* (S. 3–33). Springer. https://doi.org/10.1007/978-3-662-67049-1_1

Rushton, C.H., Turner, K., Brock, R.N. & Braxton, J.M. (2021). Invisible Moral Wounds of the COVID-19 Pandemic: Are We Experiencing Moral Injury? *AACN Advanced Critical Care, 32*(1), 119–125. https://doi.org/10.4037/aacnacc2021686

Seidlein, A. & Kuhn, E. (2023). When nurses' vulnerability challenges their moral integrity: A discursive paper. *Journal of Advanced Nursing, 79*(10), 3727–3736. https://doi.org/10.1111/jan.15717

Seidlein, A.-H. (2023). Moral Distress: Allgegenwärtig, erschöpfend erforscht und nun? *Pflege, 36*(4),

187–188. https://doi.org/10.1024/1012-5302/a000945

Shay, J. (2014). Moral injury. *Psychoanalytic Psychology, 31*(2), 182–191. https://doi.org/10.1037/a0036090

Suermann, J. (2020). *Ethikorientierte Führung in der Pflege: Analyse und Empfehlungen für die Praxis.* Springer. https://doi.org/10.1007/978-3-658-28916-4

Wicclair, M. R. (2019). Conscientious Objection, Moral Integrity, and Professional Obligations. *Perspectives in Biology and Medicine, 62*(3), 543–559. https://doi.org/10.1353/pbm.2019.0032

Wilson, M. A., Shay, A., Harris, J. I., Faller, N., Usset, T. J. & Simmons, A. (2024). Moral Distress and Moral Injury in Military Healthcare Clinicians: A Scoping Review. *AJPM Focus, 3*(2), Article 100173. https://doi.org/10.1016/j.focus.2023.100173

Winnand, P., Fait, Y., Ooms, M., Bock, A., Heitzer, M., Laurentius, T., Bollheimer, L. C., Hölzle, F., Priebe, J. A. & Modabber, A. (2023). Assessment of psychological and physical stressors among nurses in different functional areas before and during the COVID-19 pandemic: a cross-sectional study. *BMC Nursing, 22*(1), Article 257. https://doi.org/10.1186/s12912-023-01424-4

Woellert, K. (2022). Klinische Ethik systemisch betrachtet – Vom Einfluss systemischer Grundannahmen und Methoden auf die Gestaltung einer effektiven Ethikberatung. *Ethik in der Medizin, 34*(4), 529–548. https://doi.org/10.1007/s00481-022-00710-0

Zhang, Y., Yin, R., Lu, J., Cai, J., Wang, H., Shi, X. & Mao, L. (2022). Association between horizontal violence and turnover intention in nurses: A systematic review and meta-analysis. *Frontiers in Public Health, 10*, Article 964629. https://doi.org/10.3389/fpubh.2022.964629

Weiterführende Literatur

Blackstock, S., Salami, B. & Cummings, G. G. (2018). Organisational antecedents, policy and horizontal violence among nurses: An integrative review. *Journal of Nursing Management, 26*(8), 972–991. https://doi.org/10.1111/jonm.12623

Nicholson, J. & Kurucz, E. (2019). Relational Leadership for Sustainability: Building an Ethical Framework from the Moral Theory of ‚Ethics of Care'. *Journal of Business Ethics, 156*(1), 25–43. https://doi.org/10.1007/s10551-017-3593-4

Riedel, A. & Seidlein, A.-H. (2024). Moralisches Belastungserleben. In *socialnet Lexikon*. https://www.socialnet.de/lexikon/29976

Vidal-Alves, M. J., Pina, D., Puente-López, E., Luna-Maldonado, A., Luna Ruiz-Cabello, A., Magalhães, T., Pina-López, Y., Ruiz-Hernández, J. A. & Jarreta, B. M. (2021). Tough Love Lessons: Lateral Violence among Hospital Nurses. *International Journal of Environmental Research and Public Health, 18*(17), Article 9183. https://doi.org/10.3390/ijerph18179183

2 Definition und Ursachen horizontaler Feindseligkeit

German Quernheim

Abstract. In diesem Kapitel werden erste Definitionen zum Begriff gegeben und voneinander abgegrenzt. Im Mittelpunkt steht aggressives Verhalten unter Beschäftigten auf gleicher Befugnisebene. Obwohl Mitarbeitende und Arbeitgeber*innen gesetzlich zur Rücksichtnahme und Wahrung des Betriebsfriedens verpflichtet sind, entwickelt sich eine Dynamik der Machtlosigkeit. Gezielte Machtdemonstrationen führen bei Betroffenen zu Frustrationen. Studienergebnisse zur Häufigkeit werden aufgeführt.

Zu den multifaktoriellen Ursachen gehören geringes Selbstwertgefühl, eine Strategie des „Unter-den-Teppich-Kehrens", starre Hierarchien und fehlende Mitbestimmungsmöglichkeiten, unzureichende Arbeitsorganisation und Arbeitsverhalten.

Einigen Pflegefachpersonen ist nicht bewusst, oder sie wollen es nicht wahrhaben, dass andere Teammitglieder, auf einem aktuelleren Stand sind als sie. Einige Pflegefachpersonen investieren nur unzureichend in ihre eigene Fort- und Weiterbildung. Sie nehmen ihre mangelnden Kompetenzen bewusst oder unbewusst wahr, verdrängen ihre Unvollkommenheit und fokussieren die Feindseligkeit auf die Wissensträger*innen.

Versagt dann die Führung und nimmt ihre wichtige regulierende Rolle nicht wahr, tritt oftmals Feindseligkeit auf. Die Bedeutung von Einarbeitungs- und Anleitungskonzepten und der eigene Wissensstand spielen wichtige Rollen. Berufsstolz und der Aufbau eines professionellen Berufsstandes führen zur Abnahme des destruktiven Phänomens. Die Unkenntnis horizontaler Feindseligkeit bei Führungspersonen verstärkt das Problem. Abschließend werden erste Verhinderungsmaßnahmen beschrieben.

Schlüsselbegriffe

- Feindseligkeit
- Lästern
- Selbstwertgefühl
- Machtdemonstration.

2.1 Einleitung

In den USA erschien von Pflegemanagerin Kathleen Bartholomew (2006) die Monografie „Ending Nurse-to-Nurse Hostility". Das englische Wort „Hostility" bedeutet im Deutschen Feindseligkeit und beschreibt abwertendes und konfliktbelastetes Verhalten zwischen Kolleg*innen auf derselben hierarchischen Ebene (**Kasten 2-1**). In der Veröffentlichung dieser Arbeit werden erstmals die Zusammenhänge von horizontaler Feindseligkeit in der Pflege in deutschsprachigen Ländern dargestellt (Bartholomew, 2009). Trotz zahlreicher Hinweise in der Literatur für Pflegemanagement und -pädagogik hat sich der Begriff bis heute unzureichend etabliert und ist kaum in der Berufspraxis oder in Schulsälen angekommen. Selbst in den Anlagen 1 bis 5 PflAPrV (2018) und in den Rahmenplänen nach § 53 Pflegeberufegesetz wird horizontale Feindseligkeit nicht aufgeführt (PflBG, 2017). Laut Bensch (2022) gehört das Thema als Querschnittsthema direkt ab Ausbildungsbeginn an den Lernort „Schule".

Kasten 2-1: Horizontale vs. laterale Feindseligkeit

In der englischsprachigen Literatur finden sich die Begriffe „horizontal“ und „lateral“, wenn von Feindseligkeit zu lesen ist. Nach dezidierter Rückfrage bei Bartholomew sind beide englischsprachigen Begriffe synonym zu verwenden (K. Bartholomew, persönliche Kommunikation, April 2024). Das Fachlexikon definiert Feindseligkeit als Persönlichkeitsdisposition mit negativ getönten Annahmen über die soziale Umwelt, welches häufig auf die eigene Person bezogen und als vorsätzlich schädigend erlebt wird (Wirtz, 2021).

Bartholomew (2009) sichtete zunächst Literatur über Aggressivität unter den Beschäftigten im Gesundheitswesen und fand unterschiedlichste Termini für feindselige Verhaltensweisen, wie u.a. Übergriffe, Schikane, Sabotage und rücksichtslose Handlungen. Ihr fehlte ein allgemein akzeptierter Begriff, um die Erkenntnisse der Forschung zusammenzufügen. Horizontale Feindseligkeit bezieht sich nach Definition von Bartholomew auf aggressives Verhalten unter Beschäftigten auf gleicher Befugnisebene (Bartholomew, 2009). Es ist „ein andauerndes Verhaltensmuster, das einen Kollegen (oder eine Gruppe davon), kontrollieren, herabwürdigen oder abwerten soll und eine Gefahr für die Gesundheit und/oder Sicherheit darstellt“ (Bartholomew, 2009, S. 22). Das schikanöse Verhalten wird von den ausführenden Personen als normal angesehen und durch äußere Umstände begründet und gerechtfertigt (Huhn, 2024) (**Kasten 2-2**).

Definition: Feind bzw. Feindin. Mit dem Begriff *„Feind“* bzw. *„Feindin“* werden Gegner und Widersacher bezeichnet. Dieser Ausdruck stammt ursprünglich aus der Militärsprache (Adelung, 1775) und deklariert eine gestörte soziale Beziehung zwischen Individuen, Gruppen oder Staaten. Es mündet in Feindbildern, was stellvertretend für eine Vorstellung vom Gegner steht, die oft wenig oder kaum etwas mit dem eigentlichen Objekt zu tun hat (Luhmann, 1989).

Meist ist den Täter*innen nicht bewusst, in welchem Kontext und Bezug sie zu ihrem Opfer stehen. Opfer gelten zuweilen gesellschaftlich als sozial und moralisch überlegen und verdienen soziale Achtung (Armaly & Enders, 2022). So ist die Opferrolle attraktiv und beinhaltet auch psychologische und soziale Vorteile (Armaly & Enders, 2022; Tobore, 2023). Pflegewissenschaftlerin Sandra Thomas verwendet ebenfalls eine militärische Bezeichnung „an vorderster Front zu stehen“, welche häufig von Pflegefachpersonen benutzt wird, um zu beschreiben, was sie in direktem Patienten- oder Angehörigenkontakt erleben (Thomas, 2009, zit. nach Bartholomew, 2009, S. 14). Im Gegensatz zum Feind steht der *Freund* oder die *Freundin.* Pflegeeinrichtungen sind bestrebt, durch z.B. partizipatorische Führungsstile ein partnerschaftliches oder sogar freundliches Klima aufzubauen bzw. aufrechtzuerhalten. Ebenso sind Mitarbeitende und Arbeitgeber*innen laut § 242 BGB bzw. BetrVG § 74 zur Rücksichtnahme und Wahrung des *Betriebsfriedens* verpflichtet (BetrVG, 2001).

Definition: Aggression (lateinisch, sich auf etwas zubewegen). Der Begriff beschreibt feindselige und angreifende Verhaltensweisen. Ursachen dafür werden bei Menschen in der Persönlichkeit oder Umwelt ausgelöst, aktiviert oder gehemmt und durch verschiedene Emotionen motiviert (Wahl & Wahl, 2013).

Kasten 2-2: Feindseligkeit unter Pflegefachpersonen

Horizontale Feindseligkeit unter Pflegefachpersonen kann jeden treffen, niemand ist gegen diese Art von Feindseligkeit geschützt (Bensch, 2022). Während sich beim Phänomen „Mobbing“ (**Kap. 3.2**) mehrere Teammitglieder auf eine Person „einschießen“, zeigt sich bei der horizontalen Feindseligkeit die Tendenz, dass sich Kleingruppen bilden, diese gegeneinander lästern und Personen gegen andere kämpfen, um ihre Interessen durchzusetzen. Lästern und Tratschen bedeutet, hinter dem Rücken über Probleme mit einem nicht anwesenden Teammitglied zu sprechen und eine direkte Konfrontation zu vermeiden. Stattdessen wird versucht, die Kollegin auf die eigene Seite zu bringen (Möller, 2010). Wer lästert, übt Macht aus, schafft Gerüchte, hält diese aufrecht und zeigt feindseliges Verhalten anderen gegenüber.

Mitarbeitende in der Pflege sind vielen Formen von Feindseligkeit ausgesetzt. Dabei wirken Aggressionen, verursacht von den eigenen Kolleg*innen, am belastendsten (Roche et al., 2010; Winter, 2019), weil Betroffene vom eigenen Team viel mehr Verständnis, Fürsorge und ein gutes Miteinander als von Außenstehenden erwarten. *Macht* ist eine allgegenwärtige und grundlegende Kraft in Teams und bietet neben Vorteilen auch die Gefahr von Bestechung und unmoralischen Abkommen. Im Dorsch-Lexikon der Psychologie (Wirtz, 2021) wird sie als eine asymmetrische Relation zwischen einem Machthaber und einem „Beherrschten" beschrieben und kann sich auf das Verhältnis von Individuen oder Gruppen beziehen. Ziel ist das Verhalten und Erleben anderer Gruppenmitglieder zu kontrollieren. Jedoch wünschen sich Menschen, autonom Entscheidungen treffen zu können. Eine allgemeinverbindliche Definition von horizontaler Feindseligkeit ist notwendig, um Opfer zu schützen und Täter*innen zu enttarnen (Bensch, 2022).

Definition: Horizontale Feindseligkeit. Sie beschreibt innerhalb der Pflegefachberufe ein kollektives Problem. Es zeigen sich destruktive Verhaltensweisen von Einzelpersonen oder Kleingruppen innerhalb eines Teams mit dem Ziel, mehr Macht auf andere ausüben zu können. Mittels rigidem Teamklima werden andere manipuliert, sich gruppenkonform zu verhalten. Vorzeichen und Symptome werden von der Leitung nicht beachtet oder ignoriert. Starke Persönlichkeiten steigern ihren Einfluss und setzen ihre Interessen gegenüber schwächeren Einzelpersonen oder Kleingruppen durch. Betroffene beschreiben eine vergiftete Arbeitsatmosphäre.

2.2 Dynamik der Machtlosigkeit

Machthierarchien und Pyramidenführungsformen sind integraler Bestandteil von Kliniken und Pflegeeinrichtungen, um Stabilität und Ordnung zu schaffen. Allerdings ziehen diese Organisationen narzisstische Individuen an und können zu schädlichen Auswirkungen führen (Tobore, 2023). Ebenso können sich Personen mit narzisstischen Prägungen unter Teammitgliedern oder Vorgesetzten („Bossing", **Kap. 3.4**) finden. Berufsangehörige hingegen, die selbst kaum Autonomie erleben und sich manchmal an unterster Stelle einer Hierarchie wie ein Spielball erleben, machen sich gegenseitig auf gleicher Ebene das Leben schwer (Leiper, 2005). In einem solchen Umfeld als Individuum Machtlosigkeit zu erleben, kann zu Ohnmacht mit Selbstentmenschlichung und Gefühlen der Wertlosigkeit führen (Tobore, 2023). Stärkere Berufsgruppen setzen so am Arbeitsort ihren Willen durch.

Beispiel: Machtdemonstrationen

Chefärzte, die lautstark fordern, dass jetzt sofort der Verbandwechsel gemacht werden muss und die Pflegefachfrau aus diesem Grund ihre Körperpflege unmittelbar unterbrechen soll – auch wenn dadurch im Patientenzimmer der nackte Patient offengedeckt liegen bleibt (Quernheim & Zegelin, 2025).

Indem sich Teammitglieder *machtlos* fühlen, üben sie Druck auf andere aus. Wer bei Angriffen kaum Rückendeckung von Vorgesetzten verspürt oder jegliche Wertschätzung vermisst, steigert die eigene *Frustration* und erlebt Erniedrigung. Die persönliche Stimmung wird schlechter, es unterbleibt eine klärende, sachliche Situationsanalyse (Huhn, 2024) und die Negativität überträgt sich im Verlaufe der Zeit auf weitere Teammitglieder. Pflegepädagogin Claudia Winter (2019) beschreibt ebenso feindseliges Verhalten machtloser Pflegender. Druck und Frust wird bei anderen, meist Schwächeren, abgelassen (**Kasten 2-3**). Die innere Unzufriedenheit bahnt sich ihren Weg (Winter, 2019).

Kasten 2-3: Machtgefälle von Medizin zu Pflege.

Das unausgewogene Machtgefälle zwischen Ärzt*innen und Pflegefachpersonen (Schlote, 2019; Skledar & Kröll, 2020) ist hinreichend bekannt. Obwohl es sich um zwei eigenständige Berufsprofessionen der Heilberufe handelt, fühlen sich manche ärztliche Kolleg*innen den Pflegenden überlegen. Macht kann Entmenschlichung fördern und erhöht die Tendenz, andere herabzuwürdigen und ihnen gegenüber schädliches Verhalten an den Tag zu legen, einschließlich Mobbing, Autokratie und Manipulation (Fast & Chen, 2009). Einige Ärzt*innen ignorieren vorbehaltene Pflegemaßnahmen und treffen ihre medizinischen Anordnungen, die die Autonomie der Pflegenden begrenzt. Pflegende erleben sich in einer untergeordneten Gruppe, sie fühlen sich dadurch minderwertig, weil sie gezwungen sind, ihre eigenen Werte aufzugeben (Lehwald, 2019). Dazu zählen u.a. Werte wie Respekt, Verlässlichkeit und Fürsorge in Bezug zu ihren Pflegeempfänger*innen.

Leiper (2005) beschreibt, dass horizontale Feindseligkeit vermehrt passiv, fast subtil, selten laut bzw. aktiv und mit Schreien oder Schlagen einhergeht. Als Vorbote ist eine Eintrübung der teaminternen Stimmung zu bemerken. Zunehmend treten meist verdeckte Konflikte auf. Neue Kolleg*innen verlassen schnell wieder das Team. Aus Angst vor unerwünschten Konsequenzen äußern die verbleibenden Teammitglieder ihre Meinung nicht. Die leitende Person ignoriert obige Situationsänderung und greift nicht ein oder hat Angst, es anzusprechen (Leiper, 2005).

2.3 Häufigkeit horizontaler Feindseligkeit

Eine internationale Recherche zu Häufigkeit von horizontaler bzw. lateraler Feindseligkeit (engl. horizontal or lateral hostility) bringt nachfolgende Studienergebnisse zutage. Es erfolgt eine Abgrenzung zu den Begriffen „Unhöflichkeit“ (engl. incivility), „Mobbing“ (engl. bullying) und „Belästigung“ (engl. harassment).

- Xie und Autor*innenteam (2024) schließen in einer Literaturrecherche qualitativer Studien zu Einflussfaktoren lateraler Gewalt zwischen Pflegenden 25 Studien mit insgesamt 882 Teilnehmenden ein. Die Ergebnisse der thematischen Analyse zeigen, dass die Gewalt zwischen Pflegefachpersonen u.a. durch das Krankenhausmanagement und soziodemografische Faktoren beeinflusst wird (Xie et al., 2024).
- Ein australisches systematisches Review nutzt einen Studienabgleich, um die Anzahl gemeldeter horizontaler Gewalt gegen frisch ausgebildete Pflegefachpersonen abzuschätzen (Kiprillis et al., 2022). Die Prävalenzschätzungen weisen Durchschnittswerte zwischen 7 % im Minimum und 73 % im Maximum auf. Diese erhebliche Spannweite erklären die Autor*innen mit den unterschiedlichen Untersuchungszeitpunkten (z. B. nach sechs Monaten, zwölf Monaten), den verwendeten Maßen und unterschiedlichen Definitionen zum Begriff „horizontale Gewalt“ und dessen Bedeutung (Kiprillis et al., 2022).
- Der Ergebnisbericht für das Bundesministerium für Gesundheit zur Arbeitsplatzsituati-

on in der Akut- und Langzeitpflege (Braeseke et al., 2022) beschreibt als einen von 18 Indikatoren „Konflikte am Arbeitsplatz" und erwähnt dezidiert Feindseligkeit unter Pflegenden (Braeseke et al., 2022, S. 106).
- Rowe und Sherlock (2005) kommen in ihrer Studie zum Ergebnis, dass 80 % der von ihnen befragten Pflegefachpersonen Erfahrungen mit verbalen Feindseligkeiten erlebten.

2.4 Multifaktorielle Ursachen

Die Entstehung von horizontaler Feindseligkeit in der Pflege ist komplex und lässt sich auf verschiedene Faktoren zurückführen.

2.4.1 Geringes Selbstwertgefühl

Manche Personen gehen schon zu Beginn der Pflegefachausbildung mit einem defizitär-erlebtem Selbstwertgefühl an den Start (Bensch, 2022). Sie legen den Fokus auf ihre eigenen Unzulänglichkeiten und fokussieren sich oftmals auf die Fehler der anderen. Ein Kreislauf an negativen Zuschreibungen startet und das unzureichend ausgeprägte Selbstwertgefühl sowie die Frustrationstoleranz reduzieren sich weiter. Betroffene passen sich an, trauen sich nicht, ihre eigene Meinung zu vertreten und lassen sich leicht manipulieren. Im Gegensatz dazu kennen selbstbewusste Personen ihre Stärken, Fähigkeiten und Fehler. Auf solche Lernenden treffen obige Aussagen nicht zu. Beide Gruppen, jene Pflegelernende mit niedrigem bzw. jene mit hohem Selbstwertgefühl, treffen auf Praxisanleitende und Führungspersonen, die sie begleiten. Es bedarf hohe Kompetenzen bei den Lernbegleitenden, damit Lernende im Spannungsfeld professioneller Pflege bestehen.

Kasten 2-4: Strategie des „Unter-den-Teppich-Kehrens"

Menschen mit ausgeprägtem Selbstwertgefühl wissen um ihren eigenen Wert, stehen für ihre Werte ein und sind konfliktfreudig. Leider sprechen aufgrund von fehlendem Mut nur wenige Betroffene das unerwünschte Verhalten gegenüber ihren Vorgesetzten, Lehrenden und Praxisanleitenden an. Von den Führungspersonen oder Lehrenden erfahren sie ungenügende Unterstützung. Stattdessen kommt es ihnen so vor, als ob Abschirmen und Verdecken wichtiger als Handeln wäre (Bensch, 2018; Falckner & Deike, 2019).

2.4.2 Hierarchische Strukturen am Arbeitsort

Starre Hierarchien und fehlende Mitbestimmungsmöglichkeiten können zu Unzufriedenheit und Demotivation führen, die sich in feindseligem Verhalten äußern. Die Entstehung lässt sich mit Freires Unterdrückungstheorie (Freire, 1972) erklären: Stehen sich zwei unterschiedlich mächtige Gruppen gegenüber, wird demnach von der stärkeren Gruppe die unterlegene Gruppe unterdrückt. Beobachtende im Team oder deren Leitungspersonen sind schweigende Zeug*innen und greifen nicht ein. Im Laufe der Zeit wehren Betroffene sich nicht mehr gegen die Unterdrückung und gewöhnen sich aufgrund „erlernte[r] Hilflosigkeit" (Seligman, 2000, zit. nach Abt-Zegelin, 2009, S. 1050) daran. Die Opfer stehen nicht zu ihren eigenen Prinzipien und übernehmen die Normen der „Starken".

2.4.3 Unzureichende Arbeitsorganisation

Fehlende Ressourcen, z. B. Fachpersonalmangel, führen zu Nichtanpassung. Anstelle von Bettenschließungen oder Reduktion der Leistungen müssen Mitarbeitende den gleichen Umfang des Arbeitsspektrums erbringen. Die

Aufrechterhaltung des Dienstplans hat Priorität, d.h., Mitarbeitende werden aus der Freizeit und dem Urlaub angefordert. Zur Kompensation wird nicht rechtzeitig ein Personalpool aufgebaut. Diese Anspannung durch chronisch hohe Arbeitsbelastung, Zeitdruck und ständigen Überforderungen entlädt sich oft in Feindseligkeit gegenüber Kolleg*innen.

2.4.4 Unprofessionelles Arbeitsverhalten

Immer noch gibt es zahlreiche Gesundheitsinstitutionen, die sich nicht an Pflegemodellen oder an verbindlichen Ethikkodizes (International Council of Nurses, 2021) (**Kap. 33**) orientieren. Stattdessen herrscht Uneinigkeit bezüglich der Pflegemethoden, gleichzeitig wird ungenügend kommuniziert. Konkurrenzdenken und Cliquenwirtschaft ist an der Tagesordnung (Abt-Zegelin, 2009). Dies führt zu Missverständnissen, mangelnder Transparenz und unzureichenden Konfliktlösungsmechanismen. Diese sind wiederum Auslöser für Spannungen (*Kaskadenmodell* für Moral Distress und Moral Injury, **Kap. 1.1–1.2**). Werden währenddessen zur Klärung nur ineffiziente oder keine Teamsitzungen durchgeführt, entwickelt sich Feindseligkeit innerhalb des Kollektivs.

2.4.5 Führungsverhalten und Teamkultur

Die vorher beschriebenen dargestellten ursächlichen Zusammenhänge werden von zuständigen Führungsmitarbeitenden nicht erkannt bzw. nicht aktiv angegangen. Manchmal haben sie Angst, die Ursachen klar anzusprechen und/oder sie solidarisieren sich mit den Täter*innen. Viele führen keine regelmäßigen Mitarbeitendengespräche und kennen kaum die Bedürfnisse und Besonderheiten der einzelnen Personen. Sie sorgen nur unzureichend für Rollenklarheit mittels Stellenbeschreibungen mit eindeutigen Kompetenzprofilen und Abgrenzungen. Sie werden ihrer Vorbildrolle insbesondere im Bereich der sozialen Kompetenzen nicht gerecht und manchen fehlt das Know-how, mittels professioneller Kommunikation Missverständnisse auszuräumen. Sie ignorieren eine als ungerecht empfundene Arbeitsverteilung. Ebenso merken ungeeignete Führungsmitarbeitende nicht, wenn sich schlechte Stimmungen ausbreiten und das Teamklima eintrübt. Erst wenn „das Kind in den Brunnen gefallen ist“, d.h., wenn Fluktuation eingesetzt hat, werden mit Zeitarbeitsfirmen Löcher gestopft, ohne etwas am fehlerhaften Führungsprinzip zu ändern. Während in der Betriebswirtschaft Gruppengrößen von unter zehn Personen üblich sind, agieren Pflegeteams im Gesundheitswesen mit bis zu 80 Teammitgliedern. Zudem sind oft Leitungen in der pflegerischen Versorgung voll eingeplant und erhalten keine Freistellung für ihre Führungstätigkeiten wie Coaching, Durchführung von Mitarbeiter*innengesprächen, Zielvereinbarungen und so weiter.

Kasten 2-5: Effekte von Einarbeitungs- und Anleitungskonzepten

Durch gute Einarbeitungs- und Anleitungskonzepte von Praxisanleitenden, die für ihre Aufgaben im ausreichenden Maße freigestellt sind, werden junge und neue Mitarbeitende idealerweise schnell im Team integriert und erleben dadurch nicht nur Loyalität, sondern entwickeln diese (Quernheim, 2022). Damit spüren Teammitglieder Sicherheit in ihrer eigenen Berufsrolle. Leitungspersonen sollten die Selbstpflege ihrer Mitarbeitenden fördern. Das setzt wiederum voraus, dass die direkten Vorgesetzten den gleichen Mut aufweisen und ihrer Geschäftsführung rechtzeitig rückmelden, wenn Arbeitsbelastungssituationen nicht mehr akzeptierbar sind. Sie sorgen vorbildhaft für eine fehlerfreundliche Kultur.

2.4.6 Inkompetenz aufgrund zu geringer eigener Pflegefortbildung

Einigen Pflegefachpersonen ist nicht bewusst, oder sie wollen es nicht wahrhaben, dass andere Teammitglieder, selbst Auszubildende und Studierende, auf einem aktuelleren Stand sind als sie. Die gemeinten Pflegefachpersonen abonnieren selten Fachzeitschriften, lesen keine Fachbücher, besuchen keinerlei Pflegefort- oder -weiterbildungen bzw. Pflegekongresse und sind nicht organisiert. Sie bemerken be- oder unbewusst ihre Inkompetenz, verdrängen ihre Unvollkommenheit und fokussieren die Feindseligkeit auf die Wissensträger*innen, d.h. auf kompetente Lernende, Pflegefachpersonen mit ausländischen Berufsabschlüssen (engl. international educated nurses, IEN), Führungspersonen oder Kolleg*innen mit absolvierten Fortbildungen, Praxisanleitende und Lehrende. Auch Auszubildende oder neue Mitarbeitende mit Migrationshintergrund berichten ähnliches (Anleiten2Go, 2023, Kursmodul „Kultursensible Lernbegleitung [Tag 12 Teil 2]“). In weiterer Folge steigert sich ihre chronische Unzufriedenheit und sie spüren „Genugtuung“, wenn ihr feindseliges Verhalten kompetente Teammitglieder trifft.

2.4.7 Geringer Berufsstolz und wenig professionelles Standing

Manche Pflegefachpersonen besitzen wenig ausgeprägten Berufsstolz, stellen ihr berufliches Selbstwertgefühl zurück und treten nicht selbstbewusst auf, anstatt ihre gesetzlich zugeschriebenen Kompetenzen in die Waagschale zu werfen (Quernheim & Zegelin, 2025). Im „Mutmach-“ und Arbeitsbuch „Berufsstolz in der Pflege“ (Quernheim & Zegelin, 2025, S. 271) beschreibt dies die Pflegewissenschaftlerin Hanna Mayer in einem Statement: „Die eigene Abwertung (ich bin ‚nur‘ eine Krankenschwester), das damit verbundene Gefühl der Machtlosigkeit (‚Ich kann ja eh nichts tun‘, ‚Ich bin nur ein kleines Rädchen im System‘) und die daraus resultierende Unterordnung oder Resignation“ (Mayer, 2005, zit. nach Quernheim & Zegelin, 2025, S. 271). Hier schließt sich der Kreis der subjektiv erlebten Machtlosigkeit zum Phänomen der horizontalen Feindseligkeit.

> **Kasten 2-6: Aufbau eines Berufsstandes**
>
> Der Blick der Gesellschaft auf das Gesundheitswesen ist zu stark von der medizinisch-diagnostischen Versorgung geprägt. Pflegefachpersonen verzichten selbst darauf, den Anteil ihrer Profession entsprechend wertzuschätzen und darzustellen. Hält dieser Zustand lange an, reduziert sich die pflegefachliche Vitalität inklusive des Selbstwertgefühls. Betroffene verlieren ihre Motivation und Arbeitszufriedenheit. Eine stärkere berufspolitische Organisation mit entsprechender Vertretung könnte dagegen mittels Fortbildungen und Infokampagnen für die Gesellschaft für ein anderes Standing sorgen.

2.4.8 Unkenntnis horizontaler Feindseligkeit

Obwohl das Phänomen horizontaler Feindseligkeit spätestens seit 2009 in deutscher Sprache vorliegt, hat es kaum Eingang in Weiterbildungen zur Stationsleitung oder im Sektor Pflegemanagement gefunden. Selbst im aktuellen Lehrbuch „Pflege Heute“ (Menche et al., 2023) oder in Standardliteratur für Führungsmitarbeitende (Prölß et al., 2020) ist über dieses Phänomen nichts zu finden. Gleichzeitig weist Diplom-Psychologin und Pflegewissenschaftlerin Renate Tewes (2009) darauf hin, dass der größte Teil der Führungsaufgaben aus Beziehungsmanagement, professioneller Kommunikation und Netzwerkarbeit besteht. Darin scheint das Management bis heute nicht ausreichend qualifiziert zu werden (Tewes, 2009).

2.4.9 Unzureichende Supervision und Begleitung

Vonseiten der Geschäftsführungen und Pflegedirektionen bzw. -dienstleitungen werden kaum Teamsupervisionen angeboten. Belastende Situationen, die zahlreiche Praxisanleitende, Pflegelehrende und Pflegelernende in Bildungssituationen erleben, werden nicht systematisch und umfassend reflektiert. Folglich können Gefühle nicht verarbeitet werden. Die Betroffenen glauben, dass sie mit ihrer Wahrnehmung allein sind.

2.4.10 Mitgefühlserschöpfung

Je länger belastende Arbeitssituationen bestehen, desto wahrscheinlicher kommt es zur Mitgefühlserschöpfung. Seit der letzten Jahrtausendwende belegen Studien die beschriebenen strukturellen Belastungen der Pflegenden. Sie führen zu sehr spezifischen Phänomenen wie Coolout (Kersting, 2024) und moralischem Stress (Klotz et al., 2022), auch bereits beschrieben von Seidlein und Mai (**Kap. 1**). Auch anstrengende persönliche Konflikte wie Antipathie, Meinungsverschiedenheiten und die immer gleichen Differenzen können zu Spannungen und Feindseligkeiten führen.

2.5 Verhinderung horizontaler Feindseligkeit

Das Bewusstmachen von Folgen horizontaler Feindseligkeit sind wichtige Gegenmaßnahmen. Mut und eine Null-Toleranzpolitik (Fowler, 2016; Hubbard, 2014; Leiper, 2005) sind notwendig, d.h., jedes feindselige Verhalten wird nicht nur von den Teamleitungen, Lehrenden und Praxisanleitenden, sondern bestenfalls von allen aufgedeckt. Die Täter*innen werden unmittelbar zur Rede gestellt. Teaminterne Diskussionen sollten die zuvor festgelegten Teamregeln oder den ICN-Kodex (International Council of Nurses, 2021) berücksichtigen (Kap. VI.4). Es sollten *angemessene negative Konsequenzen* geschaffen werden, um Machtmissbrauch zu verhindern.

Beispiel: Lästern

Die erkrankte Pflegefachfrau befürchtet zuhause, dass in ihrer Abwesenheit auf Station über sie hergezogen wird. Bei der Teamsitzung wird diese Problematik bearbeitet.

Beispiel: Diskrepanzen im OP

Das Team der Anästhesie konterkariert die Pausenregelung des Teams OP-Fachpflege. Das führt zu permanenten Verzögerungen sodass störungsfreie Pausen für die Kolleg*innen des OP kaum möglich werden. Eine klärende Besprechung mit beiden Teams deckt die dahinter liegenden Motivatoren und falschen Annahmen auf. Es werden neue Regeln vereinbart – ebenso die Konsequenzen, wenn beispielsweise ein Teammitglied dennoch negativ über eine nicht anwesende Person spricht. Im Ampelsystem wird die lästernde Person einmal mündlich (gelb) angesprochen/erinnert und bei Wiederholung (rot) schriftlich arbeitsrechtlich abgemahnt.

Auch die Auswahl und Schulung von Personen, die Einfluss auf Menschen mit geringer Macht haben, sollte mit Sorgfalt stattfinden (Tobore, 2023). Es wird deutlich, dass neben der institutionellen Verantwortung für gute Arbeitsbedingungen nicht nur Arbeitgebende „schuld“ und Mitarbeitende „machtlos“ sind. Vielmehr zeichnet sich ab, dass Mitarbeitende selbst für den Kreislauf der horizontalen Feindseligkeit eine Rolle spielen. Darum sollte jedes Teammitglied in der Lage sein, das eigene Verhalten teamintern so zu verändern, dass sich eine harmonische und wertschätzende Kultur entwickeln kann.

2.6 Literatur

Abt-Zegelin, A. (2009). Horizontale Feindseligkeit: Wenn Kollegen zu Feinden werden. *Die Schwester Der Pfleger, 48*(11), 1048–1052.

Adelung, J. C. (1775). Der Feind. In *Versuch eines vollständigen grammatisch-kritischen Wörterbuches Der Hochdeutschen Mundart* (Bd. 2). Bernhard Christoph Breitkopf und Sohn. https://www.digitale-sammlungen.de/de/view/bsb10523233

Anleiten2Go. (2023). *Kultursensible Lernbegleitung (Tag 12 Teil 2)* [Webinar]. https://myablefy.com/s/Anleiten2Go/kultursensible-lernbegleitung-tag-12

Armaly, M. T. & Enders, A. M. (2022). ‚Why Me?' The Role of Perceived Victimhood in American Politics. *Political Behavior, 44*(4), 1583–1609. https://doi.org/10.1007/s11109-020-09662-x

Bartholomew, K. (2006). *Ending nurse-to-nurse hostility: why nurses eat their young and each other.* HCPro.

Bartholomew, K. (2009). *Feindseligkeit unter Pflegenden beenden* (R. Müller, Hrsg.; H. Bröger, Übers.). Huber.

Bensch, S. (2018). Krankenhauspflege: Eine Pflege ohne Plan? *PADUA, 13*(5), 315–320. https://doi.org/10.1024/1861-6186/a000456

Bensch, S. (2022). Horizontale Feindseligkeit in der Pflege: Steig' aus (oder fang' gar nicht erst damit an). *PADUA, 17*(4), 203–208. https://doi.org/10.1024/1861-6186/a000689

BetrVG (2001). https://www.gesetze-im-internet.de/betrvg/

Braeseke, G., Wentz, L., Lingott, N., Beikirch, E., Koch, A., Sippli, K., Becker, C., Kämmer, K., Bruns, W., Lowin, O., Nitsch-Musikant, D., Palm, G. & Reinhardt, S. (2022). *Arbeitsplatzsituation in der Akut- und Langzeitpflege.* Bundesministerium für Gesundheit. https://www.bundesgesundheitsministerium.de/fileadmin/Dateien/3_Downloads/K/Konzertierte_Aktion_Pflege/Abschlussbericht_Studie_Ermittlung_sowie_modellhaften_Implementierung_von_Indikatoren_fuer_gute_Arbeitsbedingungen_in_der_Langzeitpflege_barrierefrei.pdf

Falckner, Y. & Deike, P.-D. (2019). Mehr als nur das fünfte Rad am Wagen: Warum sich professionell Pflegende endlich von Fremdinteressen emanzipieren müssen. Dr. med. *Mabuse, 44*(5), 52–54.

Fast, N. J. & Chen, S. (2009). When the Boss Feels Inadequate: Power, Incompetence, and Aggression. *Psychological Science, 20*(11), 1406–1413. https://doi.org/10.1111/j.1467-9280.2009.02452.x

Fowler, S. B. (2016). DID YOU KNOW? What Direction Are You Heading? Horizontal Violence in the Workplace. *Insight (American Society of Ophthalmic Registered Nurses), 41*(1), 28–29.

Freire, P. (1972). *Pädagogik der Unterdrückten* (2. Aufl.). Kreuz-Verlag.

Hubbard, P. (2014). What can be done about horizontal violence? *Alberta RN, 69*(4), 16–18.

Huhn, S. (2024). Sticheln & Schikanieren. *Heilberufe, 76*(4), 40–41. https://doi.org/10.1007/s00058-024-3595-4

International Council of Nurses. (2021). *Der ICN-Ethikkodex für Pflegefachpersonen.* DBfK, ÖGKV, SBK [Übersetzung & Herausgabe]. https://www.dbfk.de/media/docs/newsroom/publikationen/ICN_Code-of-Ethics_DE_WEB.pdf

Kersting, K. (2024). Den Widerspruch strukturiert reflektieren. *Die Schwester Der Pfleger, 57*(1), 66–70.

Kiprillis, N., Gray, R., Robinson, E. & McKenna, L. (2022). Prevalence of horizontal violence of nurses in their first year of practice: A systematic review. *Collegian, 29*(2), 236–244. https://doi.org/10.1016/j.colegn.2021.12.001

Klotz, K., Haug, P., Riedel, A., Lehmeyer, S. & Goldbach, M. (2022). Wenn Berufsethik zu moralischer Belastung führt. *Pflegezeitschrift, 75*(10), 54–57. https://doi.org/10.1007/s41906-022-1936-y

Lehwald, A. (2019, Oktober 18). *Pflegekräfte kündigen aufgrund mangelnder Anerkennung.* https://www.andrea-lehwald.de/2019/10/18/pflegekr%C3%A4fte-k%C3%BCndigen-aufgrund-mangelnder-anerkennung/

Leiper, J. (2005). Nurse against nurse: How to stop horizontal violence. *Nursing, 35*(3), 44–45. https://doi.org/10.1097/00152193-200503000-00037

Luhmann, N. (1989). Theorie der politischen Opposition. *Zeitschrift für Politik*, 36(1), 13–26. JSTOR.

Menche, N., Keller, C. & Teigeler, B. (Hrsg.). (2023). *Pflege Heute* (8. Aufl.). Elsevier.

Möller, S. (2010). *Einfach ein gutes Team: Teambildung und -führung in Gesundheitsberufen.* Springer. https://doi.org/10.1007/978-3-642-12673-4

PflAPrV (2018). https://www.gesetze-im-internet.de/pflaprv/

PflBG (2017). https://www.gesetze-im-internet.de/pflbg/

Prölß, J., Lux, V. & Bechtel, P. (Hrsg.). (2020). *Pflegemanagement: Strategien, Konzepte, Methoden.* Medizinisch Wissenschaftliche Verlagsgesellschaft.

Quernheim, G. (2022). *Spielend anleiten und beraten: praktische Pflegeausbildung kompetent gestalten* (6. Aufl.). Elsevier.

Quernheim, G. & Zegelin, A. (2025). *Berufsstolz in der Pflege: Das Mutmachbuch* (3. Aufl.). Hogrefe. https://doi.org/10.1024/86364-000

Roche, M., Diers, D., Duffield, C. & Catling-Paull, C. (2010). Violence Toward Nurses, the Work Environment, and Patient Outcomes. *Journal of Nursing Scholarship, 42*(1), 13–22. https://doi.org/10.1111/j.1547-5069.2009.01321.x

Rowe, M. & Sherlock, H. (2005). Stress and verbal abuse in nursing: do burned out nurses eat their young? *Journal of Nursing Management, 13*(3), 242–248. https://doi.org/10.1111/j.1365-2834.2004.00533.x

Schlote, I. (2019). Kommunikation im Krankenhaus revisited. In C. Linke & I. Schlote (Hrsg.), *Soziales Medienhandeln* (S. 133–143). Springer. https://doi.org/10.1007/978-3-658-27902-8_11

Skledar, R. & Kröll, W. [Interview]. (2020). Kommunikation und Hierarchie im Krankenhaus. Problemdiagnose aus der Sicht der Pflege- und Patientenombudschaft (PPO). In W. Schaupp & W. Kröll (Hrsg.), *Spannungsfeld Pflege* (S. 129–144). Nomos.

Tewes, R. (2009). *Führungskompetenz ist lernbar: Praxiswissen für Führungskräfte in Gesundheitsfachberufen*. Springer.

Tobore, T. O. (2023). On power and its corrupting effects: the effects of power on human behavior and the limits of accountability systems. *Communicative & Integrative Biology, 16*(1), Article 2246793. https://doi.org/10.1080/19420889.2023.2246793

Wahl, K. & Wahl, M. R. (2013). Biotische, psychische und soziale Bedingungen für Aggression und Gewalt. In B. Enzmann (Hrsg.), *Handbuch Politische Gewalt* (S. 15–42). Springer. https://doi.org/10.1007/978-3-531-18958-1_1

Winter, C. (2019). *Emotionale Herausforderungen Auszubildender während der praktischen Pflegeausbildung: empirische Grundlegung eines persönlichkeitsstärkenden Praxisbegleitungskonzepts* [Dissertation, Gottfried Wilhelm Leibniz Universität Hannover]. Institutionelles Repositorium der Leibniz Universität Hannover. https://www.repo.uni-hannover.de/handle/123456789/9221 https://doi.org/10.5771/9783863215248-217

Wirtz, M. A. (Hrsg.). (2021). *Dorsch – Lexikon der Psychologie* (20. Aufl.). Hogrefe.

Xie, Q., Xu, H., Luo, Z., Gong, A., Wang, L. & Zhou, J. (2024). Influencing factors of inter-nursing lateral violence: A qualitative systematic review. *Journal of Clinical Nursing*, Article jocn.17120. https://doi.org/10.1111/jocn.17120

3 Begriffsdifferenzierungen: Feindseligkeit vs. Mobbing, Bullying, Bossing

German Quernheim

Abstract. Verschiedenen Formen von negativen Interaktionen zwischen Kolleg*innen in der Pflegepraxis werden dargestellt. Die vier Phasen der Mobbingentwicklung beinhaltet Schuldzuweisungen, Ausgrenzung, Unsicherheit und kann bis zum Aufgeben des Opfers führen. Zugleich werden auch kritische Seiten der inflationären Verwendung des Mobbingbegriffs aufgezeigt.

Straining bezeichnet Verhaltensweisen die zwar nur einmal, aber mit durchschlagender Wirkung zur Schädigung des Opfers ausgeführt wird. *Bullying* beschreibt direkte und offene Aggressionen in Form von Drohungen, körperlicher Gewalt oder Belästigungen von Teammitgliedern, die sich nicht ausreichend verteidigen können. *Bossing* beschreibt den Missbrauch von Macht durch Vorgesetzte gegenüber ihren Untergebenen. Dabei werden destruktive Anweisungen erteilt, die beispielsweise gegen arbeitsrechtliche Vorschriften verstoßen oder Teammitglieder werden öffentlich gedemütigt und gezielt benachteiligt.

In einer tabellarischen Übersicht werden obige Phänomene sowie horizontale Feindseligkeit nach der Art ihres Verhaltens, der beteiligten Personen, Kennzeichen, Frequenz und Ort differenziert (s. Tab. 3-1, S. 56).

Alle dargestellten Formen von feindlichem Verhalten können schwerwiegende gesundheitliche Folgen für betroffene Personen haben. Das Arbeits- und Strafrecht verbietet solche Verhaltensweisen. Opfer haben die Möglichkeit, sich dagegen zur Wehr zu setzen und ihre Möglichkeiten werden aufgezeigt. Das Hinweisgeberschutzgesetz (HinSchG, 2023) schafft erstmals verbindliche rechtliche Sicherheit. Arbeitgebende müssen mittels Beweislastumkehr darlegen, dass zwischen der Repressalie und dem Hinweis kein Kausalzusammenhang besteht.

Einrichtungen und Vorgesetzte sind verpflichtet, den Mobbingvorwürfen nachzugehen und Schikanen abzustellen. Unter Umständen können Betroffene vor Gericht Schmerzensgelder erstreiten.

Schlüsselbegriffe
- Mobbingentwicklung
- Bullying
- Straining
- Bossing.

3.1 Einleitung

In Pflegeberufen, die durch hohe Arbeitsbelastung, Zeitdruck und emotional fordernde Situationen gekennzeichnet sind, kann es zu verschiedenen Formen von negativen Interaktionen zwischen Kolleg*innen kommen. bei denen die Opfer ihren Angreifer*innen nicht einfach entfliehen können. Diese werden als Mobbing, Bullying oder Bossing bezeichnet und unterscheiden sich in ihren Ausprägungen sowie den rechtlichen Konsequenzen.

3.2 Mobbing

Mobbing beschreibt subtile, wiederholte und negative Handlungen, die darauf abzielen, die Würde, Integrität oder die berufliche Position einer anderen Person zu schädigen, wie im Dorsch-Lexikon der Psychologie (Wirtz, 2021) angeführt. Es zählt als systematische Persönlichkeitsverletzung, die von einer Gesundheitsbeeinträchtigung bis zu massiver Erkrankung oder Suizid führen kann. Etymologisch kommt der Begriff aus dem Englischen und wurde erstmals in Skandinavien in den 1970er Jahren verwendet (Wirtz, 2021). Mobbing kann sich durch verschiedene Verhaltensweisen manifestieren, z. B. Beleidigungen, Ausgrenzung, Verbreitung von Gerüchten oder gezielte Sabotage. Wenn Vorgesetzte oder andere Teammitglieder nicht entschlossen gegensteuern, entwickelt sich Mobbing am Arbeitsplatz meist in vier typischen Phasen (Leymann, 1993).

1. Im Rahmen eines kaum lösbaren Konfliktes kommt es zu *Schuldzuweisungen.* Aus der sachlichen Streitursache wird eine persönliche Auseinandersetzung.
2. Der betroffenen Person soll durch *Ausgrenzung* und Schikanen geschadet werden. Alle Beteiligten zeigen zunehmend unfreundliches und abwertendes Verhalten. Das Opfer reduziert im Laufe der Zeit ihr Selbstwertgefühl und wirkt wirkt häufig zurückgezogen und niedergeschlagen.
3. Das Verhalten einer gedemütigten Person weist *Unsicherheit* auf. Es entstehen vermehrt Fehler. Durch psychosomatische Beschwerden können Fehltage entstehen. Bislang neutrale Führungspersonen sind gezwungen, aufgrund der Fehler mit arbeitsrechtlichen Sanktionen wie z. B. Abmahnung, Versetzung oder Kündigungsdrohung zu reagieren.
4. Schließlich mündet das Mobbingverhalten in ein *Aufgeben des Opfers* oder führt zur *Kündigung* auf Arbeitgeberseite. Oft willigen Betroffene in einen Auflösungsvertrag ein.

Die inflationäre Verwendung des Begriffs „Mobbing" ist kritisch zu sehen. Bei unsachgemäßer Deklaration kann es zu einer Anspruchsgrundlage gegenüber Team und Arbeitgeber*in führen. Daraus resultieren Krankmeldungen bzw. Anstrengungen, sich vom Arbeitsort zu entziehen oder Schadensersatzansprüche gegen die Beteiligten zu stellen. Verschiedentlich bezeichnen sich Teammitglieder selbst als „Mobbing-Opfer", wenn es nicht so läuft wie sie wollen, sie keine Lust haben in einer Arbeitsgruppe mitzuwirken oder ihnen die Arbeit zu anstrengend wird. In diesem Zusammenhang wird berechtigte Kritik „insbesondere von jammernden Egoisten, Verwöhnten oder Sensibelchen" (Möller, 2010, S. 91) gelegentlich als Mobbing uminterpretiert.

Kasten 3-1: Mobbing vs. Straining

Straining (engl. Übersehen, Entziehen von Aufgaben) grenzt sich von Mobbing ab (Schreiber, 2015). Während Mobber*innen häufig, manchmal sogar täglich agieren, planen Strainer*innen eine Maßnahme nur einmal, dann aber mit durchschlagender Wirkung (Schreiber, 2015). Die Opfer sind bei beiden in unterlegener Position. Bei Straining gibt es meist eine böse Tat mit der klaren Absicht, das Teammitglied loszuwerden. Täter*innen entziehen dem Opfer Aufgaben und Verantwortungsbereiche, es werden Informationen vorenthalten und bei Entscheidungen werden die Opfer übergangen. Folglich fühlt sich die betroffene Person degradiert und missachtet. Auch Straining führt zu Frustration, Krankheit bis hin zum Suizid (Schreiber, 2015).

3.3 Bullying

Bullying (engl. Schikane) fokussiert sich mehr auf direkte und offene Aggressionen, die darauf abzielen, Macht auszuüben und die andere Person zu dominieren. Gebräuchlicher ist diese Begriffsverwendung im *Kontext der Schule.* Gemäß dem Dorsch-Lexikon der Psychologie zeigt sich dies in Formen von Drohungen, Einschüchterung, körperlicher Gewalt oder sexueller Belästigung von Kolleg*innen, Vorgesetzten oder

Schüler*innen gegenüber schwächeren Kolleg*innen bzw. Mitschüler*innen, die sich nicht ausreichend verteidigen können (Wirtz, 2021).

3.4 Bossing

Bossing bezeichnet einen gezielten und systematischen Missbrauch von Macht durch Vorgesetzte (engl. Boss) gegenüber ihren Untergebenen. Es werden destruktive Anweisungen erteilt, die beispielsweise gegen arbeitsrechtliche Vorschriften verstoßen. Ebenso zählen öffentliche Demütigungen, gezielte Benachteiligung und permanentes (öffentliches) Kritisieren dazu. Auch gehört das Delegieren von Arbeitsaufgaben, die nicht der Qualifikation entsprechen, zu typischen Verhaltensweisen. Ineffektives Führungsverhalten kann großen Schaden bei Arbeitnehmenden anrichten (**Kap. 2.4.5**). Die süchtig machende Wirkung auf den Machtinhaber fördert das Bedürfnis, Anstrengungen zu unternehmen, um Macht zu behalten und anzuhäufen (Tobore, 2023). Tobore (2023) zufolge neigen mächtige Menschen dazu, andere zu verurteilen und strenge moralische Standards durchzusetzen, während sie selbst heuchlerisches oder weniger strenges moralisches Verhalten zeigen. Die Chefin kann beim Auftreten des Phänomens z.B. bestrafen oder belohnen, sie kann tun und lassen, was sie will – selbst, wenn sie inkonsequent handelt, dient sie damit ihren Interessen. Eine weitere Erkenntnis aus der Beziehung zwischen Macht, Selbstgerechtigkeit und Heuchelei ist, dass Macht die Selbstreflexion oder Selbstbeobachtung beim Vorgesetzten hemmt (Tobore, 2023). Ein solch aggressives Verhalten der Vorgesetzten könnte möglicherweise an der eigenen Unsicherheit der Führungsperson liegen (Fast & Chen, 2009).

Beispiel: Fehlverhalten von Vorgesetzten

Ein Mitglied eines Stationsteams, welches der Leitung, Stations- oder Wohnbereichsleitung bspw. Fehlverhalten vorwirft, ist vielleicht nicht in der Lage, die Führungsperson innerhalb der Organisation wie die Pflegedienstleitung zur Rechenschaft zu ziehen. Erst, wenn

- der Betriebsrat oder die nächsthöhere Hierarchiestufe in der Pflege, z.B. Pflegedirektion, aktiviert werden oder
- auf Beratung durch Berufsverbände, Gewerkschaften oder Pflegekammern zurückgegriffen wird,
- kann dem Bossingverhalten entgegengewirkt werden. Darum fordert Tobore (2023), dass Vorwürfe von Fehlverhalten seitens der Mächtigen ernst genommen werden und jeder, insbesondere diejenigen, in unteren Machtebenen, Zugang zu einer fairen und unparteiischen höheren Autorität haben sollten.

3.5 Vergleich und Übersicht der Begriffe

Der deutsche Herausgeber des Buchs der US-amerikanischen Pflegewissenschaftlerin Kathleen Bartholomew, Rudolf Müller, differenziert zwischen Mobbing und horizontaler Feindseligkeit. Er beschreibt Mobbing als Verhaltensweise, bei der eine bestimmte Person gezielt und systematisch „zum Opfer gemacht wird und andere Personen völlig unbehelligt bleiben" (Bartholomew, 2009, S. 22). Wie oben ausgeführt, kann im Gegensatz dazu horizontale Feindseligkeit alle zugleich treffen. **Tabelle 3-1** differenziert in Oberbegriffen die unterschiedlichen Phänomene und grenzt zusätzlich horizontale Feindseligkeit davon ab.

Ähnlich wie in **Kapitel 2.1** können für Mobbing, Bullying und Bossing multiple Ursachen vorliegen: falsche Organisation, unklare Zuständigkeiten, unzureichende Konfliktlösungen und Führungsverhalten. Auch die Folgen können beträchtlich sein. Opfer erleben Frust und Zorn und andauernde Aggressionen können im Suizid der Betroffenen enden. Krankheitsbedingte Abwesenheiten nehmen dadurch zu und

Tabelle 3-1: Gegenüberstellung von Phänomenen feindseliger Verhaltensweisen (Eigendarstellung)

	Mobbing	Bullying	Bossing	Horizontale Feindseligkeit
Art des Verhaltens	subtil-verdeckt	direkt aggressiv	Machtmissbrauch	Feindselig
beteiligte Personen	auf gleicher Ebene gegen eine Person	auf gleicher Ebene gegen eine Person	von oben nach unten	Jeder gegen Jeden
Kenn-zeichen	gezielte Handlungen	gezielte Handlungen	gezielte Handlungen	allgemeines negatives Klima
Frequenz	wiederholte Angriffe über längere Zeit	wiederholte Angriffe über längere Zeit	wiederholte Angriffe über längere Zeit	kann versuchsweise auftreten und dann abbrechen
Ort	Arbeitswelt	Schule	Arbeitswelt	Gesundheitsberufe

verursachen nach Angaben des Instituts für Markt- und Sozialforschung jährliche Kosten von bis zu 2,3 Milliarden Euro (Dorda, 2012).

3.6 Juristische Mittel als Perspektiven

Alle Formen von Mobbing inkl. Bullying und Bossing können schwerwiegende gesundheitliche Folgen für die betroffenen Personen haben. In Deutschland sind diese Verhaltensweisen durch das Arbeits- und Strafrecht verboten. Opfer haben die Möglichkeit, sich dagegen zur Wehr zu setzen, indem sie sich z.B. an die Personalabteilung, den Betriebsrat oder an externe Stellen wenden und/oder juristische Schritte einleiten. Zuweilen sind Mitarbeitende, die einen Verstoß gegen geltende Gesetze/Vorschriften melden, von Repressalien mittels Mobbing oder Bossing betroffen. Hier bietet das neue Hinweisgeberschutzgesetz (HinSchG, 2023) nun erstmals rechtliche Sicherheit. In solchen Fällen muss grundsätzlich der Arbeitgeber mittels Beweislastumkehr darlegen, dass zwischen der Repressalie und dem Hinweis kein Kausalzusammenhang besteht. Allerdings müssen Betroffene darlegen, dass die erlittene Benachteiligung eine Repressalie auf ihren Hinweis ist. Mobbingvorwürfe allein gelten hier nicht. Arbeitgeber*innen und Vorgesetzte sind aufgrund ihrer Treue- und Fürsorgepflichten gegenüber Angestellten verpflichtet, den Mobbingvorwürfen nachzugehen und Schikanen abzustellen. Das Strafgesetzbuch bezieht sich u.a. auf § 185 Beleidigung, § 186 üble Nachrede oder § 187 Verleumdung. Für den Nachweis empfiehlt sich das Führen eines detaillierten Mobbing-Tagebuchs. Unter Umständen können Betroffene vor Gericht Schmerzensgelder erstreiten (näheres in **Kap. 34**).

3.7 Literatur

Bartholomew, K. (2009). *Feindseligkeit unter Pflegenden beenden* (R. Müller, Hrsg.; H. Bröger, Übers.). Huber.

Dorda, M. (2012, September). *Mobbing: Klimakatastrophe im Betrieb*. Handwerksblatt. https://www.handwerksblatt.de/themen-specials/was-sie-als-chef-im-handwerk-wissen-muessen/mobbing-klimakatastrophe-im-betrieb

Fast, N. J. & Chen, S. (2009). When the Boss Feels Inadequate: Power, Incompetence, and Aggression.

Psychological Science, 20(11), 1406–1413. https://doi.org/10.1111/j.1467-9280.2009.02452.x

HinSchG (2023). https://www.gesetze-im-internet.de/hinschg/BJNR08C0B0023.html

Leymann, H. (1993). *Mobbing: Psychoterror am Arbeitsplatz und wie man sich dagegen wehren kann.* Rowohlt.

Möller, S. (2010). *Einfach ein gutes Team: Teambildung und -führung in Gesundheitsberufen.* Springer. https://doi.org/10.1007/978-3-642-12673-4

Schreiber, B. (2015, Juni 1). Straining: Die versteckte Art des Mobbings. *Psychologie Heute, 42*(6), 34–45.

Tobore, T.O. (2023). On power and its corrupting effects: the effects of power on human behavior and the limits of accountability systems. *Communicative & Integrative Biology, 16*(1), Article 2246793. https://doi.org/10.1080/19420889.2023.2246793

Wirtz, M.A. (Hrsg.). (2021). *Dorsch – Lexikon der Psychologie* (20. Aufl.). Hogrefe.

4 Feindseligkeit in der Pflege – Symptome und betroffene Populationen

Sandra Bensch

Abstract. Feindseliges Verhalten in der Pflege unterteilt sich in eine horizontale und vertikale Form. Sie betrifft alle Bereiche der Pflege, allen voran die Pflegepraxis, insbesondere in den Krankenhäusern, gefolgt von den Pflege(hoch)schulen. Eine „Hackordnung“ in Pflegemanagement und Pflegewissenschaft kommt ebenfalls zur Sprache. Von Augenbrauen hochziehen, mit den Augen rollen bis tätliche Angriffe mit schweren körperlichen Verletzungen rangiert alles unter dem Begriff „Feindseligkeit in der Pflege“. Ein besonderes Augenmerk erhält der Ausdruck „Female Bullying“, da Feindseligkeit in der Pflege mit der Feindseligkeit unter Frauen korreliert. Pflege ist nach einem strengen Hierarchiesystem gegliedert, sodass Opfer von feindseligem Verhalten oft Pflegelernende, Berufsanfänger*innen und Pflegefachpersonen mit ausländischem Berufsabschluss sind. Allerdings ist „Opfer“ kein statischer Zustand. Es entwickelt sich ein dynamisches Dreieck aus Opfer, Täter*in und Zuschauer*in, wobei sich Befragte sehr gut dran erinnern, wie es ist, Opfer oder Zuschauer*in zu sein, aber weniger, wie es ist, selbst feindseliges Verhalten zu produzieren.

Schlüsselbegriffe

- Feindseligkeit
- Symptome
- Female Bullying
- Pflegebildung
- Opfer.

4.1 Einführung

Quernheim erläutert im **Kapitel 3** ausführlich Begriffe, die sich unter Feindseligkeit subsumieren, inklusive ihrer Unterschiede (**Tab. 3-1**). Feindseligkeit (engl. hostility), wie sie sich unter Pflegenden zeigt, steht in Verbindung mit den Begriffen „Gewalt“ (engl. violence), „Inzivilität“ (engl.: incivility), „Mobbing“ (engl.: bullying) und „Belästigung“ (engl. harrassment) (Sanner-Stiehr, 2017). Beim Bullying – einem Allgemeinbegriff für alle feindlichen Verhaltensweisen – existieren anders als bei Inzivilität klare Machtunterschiede zwischen Täter*in und Opfer. Das schikanierende Verhalten ist charakterisiert durch sich wiederholendes Verhalten. Bullying innerhalb einer Berufsgruppe, z. B. in der Pflege, entspricht zumeist horizontaler Gewalt (Blackstock et al., 2018; Courtney-Pratt et al., 2018; O'Flynn-Magee et al., 2021; Vessey et al., 2009).

Definition: Horizontale Gewalt. Horizontale Gewalt (auch: horizontale Feindseligkeit) ist ein erlerntes Verhalten innerhalb von Organisationskulturen. Pflegende demonstrieren sich dabei gegenseitig, welche Macht sie haben (Myers et al., 2016).

Bei feindseligem Verhalten kann jede Person das potenzielle Ziel sein. Mobbing hingegen geht mit gezielten Angriffen einher und betont Unterschiede zwischen den Akteur*innen, in Bezug auf Geschlecht, Hautfarbe, Herkunft, Alter oder Behinderung (da Cruz Scardoelli et al., 2017; Vessey et al., 2009). Oft ist feindseliges

Verhalten unter Pflegenden nicht reflektiert und wirkt sehr unhöflich, wie folgender Kommentar einer weißen Person, bei der Anfrage zur Zusammenarbeit in einer Kleingruppe, bestehend aus vier Personen mit anderen Hautfarben, zeigt:

„Muss ich mein Gesicht schwarz anmalen, um bei Euch mitarbeiten zu können?“ (Clark 2013, S. 100; Übers. d. Aut.).

Aus dem Interview mit Clark im Vorwort des Buches ist bekannt, dass Inzivilität, ins Deutsche mit unhöflichem Verhalten in komplexer Form übersetzt, *vertikal* und *horizontal* alle Ebenen einer Organisation oder eines Berufs erreicht. Es handelt sich um Normverletzungen des gemeinsamen Miteinanders, mit dem Ziel, jemandem oder etwas zu schaden (Blanco-Donoso et al., 2019; Courtney-Pratt et al., 2018; Myers et al., 2016). Sobald in einer Organisation Inzivilität geduldet wird, leidet die Moral der Mitarbeitenden, wie Seidlein und Mai bereits beschrieben haben (**Kap. 1**). Das Wertesystem einer Organisation zeigt sich am Umgang mit Inzivilität (DeMarco et al., 2018; Patel & Chrisman, 2020; Peters, 2014).

Beispiel: Inzivilität als störender Tanz

Inzivilität in Organisationen wird zum störenden Tanz, bei dem eine Person führt, die andere folgt und manchmal auch beide beides tun. Es fühlt sich eher wie ein Ringen auf einem Schlachtfeld an (Hunt & Marini, 2012). Inzivilität am Arbeitsplatz ist nicht immer eindeutig beobachtbar und wird individuell wahrgenommen (Park & Kang, 2021). Deren Subtilität ist potenziell gefährlicher als offene Gewalt. Sie lässt sich kaum fassen und breitet sich wie eine Seuche nahezu unbemerkt in Organisationen aus (Ro & Villarreal, 2021).

Auch Bullying geschieht auf vertikalen und horizontalen Wegen (Karatuna et al., 2020). Egal, welche der Begriffe eingesetzt werden: Die Merkmale, mit denen sich die Formen von Feindseligkeit messen lassen, gleichen einander. Sie gelten nachfolgend als Symptome von Feindseligkeit.

4.2 Symptome von Feindseligkeit

Folgende Grundmerkmale von Feindseligkeit unter Mitarbeiter*innen in der Gesundheitsversorgung lassen sich beobachten:

- negative Interaktionen zwischen zwei oder mehr Menschen bzw. Gruppen
- sich wiederholende schädigende Verhaltensmuster oder Handlungen
- Handlungen, mit der Intention, anderen absichtlich zu schaden
- Ungleichgewicht von Macht zwischen zwei Parteien
- Gruppeninsignien (*Who's in* bzw. *Who's out*) und gegenseitiges Decken bei Fehlern
- missbräuchliche Interaktionen aus formalen Rollen, Positionen, Verfahren oder Prozessen innerhalb einer Institution heraus
- informelle organisationale Allianzen zur Manifestation von Macht
- Normalisierung bzw. Unterstützung von schikanierendem Verhalten am Arbeitsplatz (Cooper & Curzio, 2012; Fry & Schmer, 2021; Lang et al., 2022; Myers et al., 2016).

Mitarbeiter*innen erlauben sich, ohne eine Erklärung Meetings zu verlassen. Zumeist ältere Mitglieder von Kollegien schmieden Allianzen, besprechen sich in informellen Treffen vor und vorenthalten den jüngeren oder neu hinzugekommenen Kolleg*innen wichtige Informationen. In den formellen Sitzungen nutzen sie „stille“ Gesten, um die Prozesse zu steuern (Clark, 2013). In **Tabelle 4-1** werden am Beispiel Pflegebildung ein feindseliges und wohlwollendes Verhalten gegenübergestellt.

Feindseliges Verhalten von Menschen in Institutionen subsumiert sich in Organisationen als Arbeitsplatzaggression, die durch viele kleine und große Gesten ein gesamtes Unterneh-

Tabelle 4-1: Beispiel für feindseliges und wohlwollendes Verhalten in der Pflege, am Beispiel „Pflegebildung" (Eigendarstellung in Anlehnung an Fry & Schmer, 2021)

Was ist feindseliges Verhalten?	Was ist wohlwollendes Verhalten?
Amanda hat gerade neu als Pflegedozentin im Pflegebachelorstudium angefangen. Sie hat die Aufgabe, mit zwei Expertinnen der Fakultät das kommende Studienjahr zu unterrichten. Diese beiden sind Professorinnen mit unterschiedlichen Rängen, eine mit einer Assistenz- die andere mit einer Vollprofessur.	Morgan hat gerade neu als Pflegedozentin im Pflegebachelorstudium angefangen. Sie hat die Aufgabe, mit zwei Expertinnen der Fakultät das kommende Studienjahr zu unterrichten. Diese beiden sind Professorinnen mit unterschiedlichen Rängen, eine mit einer Assistenz- die andere mit einer Vollprofessur.
Beide haben eine Festanstellung an der Fakultät, während Amanda eine befristete Anstellung hat.	Beide haben eine Festanstellung an der Fakultät, während Morgan eine befristete Anstellung hat.
Beim ersten Aufeinandertreffen mit den anderen Professor*innen stellt sich Amanda als neue Dozentin vor. Während sie spricht, wirft die Senior-Professorin der anderen „einen Blick zu" und verdreht die Augen. Im Meeting stellt sie Amanda Fragen zu ihren Lehrerfahrungen und würdigt deren geringem Umfang vor den anderen Lehrenden herab. Bei Amandas Fragen nach Lehrmaterial hält die Seniorprofessorin absichtlich Informationen zurück. Amanda wird klar, dass sie keine Unterstützung durch die erfahreneren Anwesenden erhält. Sie fühlt sich eingeschüchtert, herabgesetzt und hat Angst. In dieser Nacht fällt es ihr schwer, einzuschlafen. Amanda fürchtet sich vor dem nächsten Aufeinandertreffen mit den Lehrenden. Sie beginnt ihre Entscheidung, an einer Pflegeschule zu unterrichten, in Frage zu stellen.	Beim ersten Aufeinandertreffen mit den anderen Professor*innen, bemerkt Morgan, dass diese sie anlächeln, sie herzlich willkommen heißen und sich vorstellen. Morgan gibt zu, dass sie so aufgeregt wie noch nie zuvor ist. Sie habe bis vor kurzem als Pflegefachfrau auf der Chirurgie eines örtlichen Krankenhauses gearbeitet, berichtet sie den anderen. Dafür zeigen die Lehrenden nonverbal und verbal ihr Verständnis. Sie erzählen aus ihren eigenen Anfangszeiten und von der Übergangsphase aus der Praxis in die Lehre. Morgan wird mit Lehrmaterialien versorgt. Ihr wird zur Unterstützung ein wöchentliches Lunch-Meeting angeboten, damit sie sich gut in ihre neue Rolle einfindet. Morgan fühlt sich unterstützt, umsorgt und wertgeschätzt. Am Abend fällt sie in einen tiefen Schlaf, in freudiger Erwartung auf das nächste Treffen mit den Lehrenden. Sie ist gespannt, wie sich ihre Entscheidung, in einer Pflegeschule zu unterrichten, weiterentwickelt.

men und seine Mitarbeiter*innen durchdringt. Clark (2022) entwickelte dazu das Kontinuum der Arbeitsplatzaggression, das in **Abbildung 4-1** dargestellt wird.

Feindseliges Verhalten unter beruflich Pflegenden manifestiert sich zumeist durch Merkmale, die in der **Abbildung 4-1** auf der linken Seite aufgeführt sind, z. B.:

- vor anderen gedemütigt, bedroht, isoliert und von Möglichkeiten der Weiterentwicklung und Ressourcennutzung ausgeschlossen zu werden
- von Meetings ausgeschlossen zu werden, bei denen man als Person Thema ist und keine Chance zur Selbstverteidigung erhält

Ablenkendes, belästigendes, irritierendes Verhalten	↔	Aggressives, feindseliges, gewalttätiges Verhalten
niedrigere Ebene von Arbeitsplatzaggression	↔	höhere Ebene von Arbeitsplatzaggression
störendes oder unhöfliches Verhalten	↔	bedrohliches oder gewalttätiges Verhalten

Unhöflichkeit	Mikroaggressionen	Schikane	Einschüchterung	Mobbing	Physische Gewalt	Katastrophe
unanständiges nonverbales oder verbales Verhalten (Beschimpfung, Sarkasmus)	Beleidigungen über Hautfarbe, Herkunft, Geschlecht, Religion, Gewicht, Fähigkeiten, Nationalität etc.	Cyberbullying Gaslighting Rankismus	Verbietendes, zwingendes, bedrohliches Verhalten	Verbietendes, zwingendes, bedrohliches Verhalten	jemanden schädigen, bekämpfen, durch physische Mittel grausam sein	Schießereien auf dem Campus oder am Arbeitsplatz

Abbildung 4-1: Kontinuum der Arbeitsplatzaggression (Clark, 2009, überarbeitet in Clark, 2022, S. 19; Übers. d. Autorin mit freundlicher Genehmigung der Urheberin)

- Verspottungen und Lästereien, Lügen- und Gerüchteverbreitung sowie Anschuldigungen und Verleumdungen einer Person
- Missachtung der Privatsphäre wie Weitergabe privat anvertrauter Informationen
- Vorenthaltung von Informationen oder Intransparenz von Arbeitsabsprachen
- jemanden nachäffen, zum Sündenbock machen oder auslachen
- abwertende Körpersprache wie Augenrollen, Stöhnen oder verschränkte Arme
- für Arbeitsleistungen wird eine andere Person gewürdigt
- übertriebene Kritik oder Erwartungen
- unangemessene Aufgabenvergabe bzw. absichtliches Ablehnen von Unterstützungsanfragen
- verbale Beleidigungen und Verletzungen, lautes Einreden auf die Person
- überzogene Berichterstattung an Vorgesetzte
- Ausüben von Druck, um Verhalten zu formen (Blanco-Donoso et al., 2019; Clark, 2013; Cooper & Curzio, 2012; da Cruz Scardoelli et al., 2017; Demir & Rodwell, 2012; Lang et al., 2022; Myers et al., 2016; O'Flynn-Magee et al., 2021; Patel & Chrisman, 2020; Sanner-Stiehr, 2017; Vessey et al., 2009).

Körperliche Demontagen finden ebenfalls statt, wie in **Abbildung 4-1** auf der rechten Seite beschrieben:

a. physische Gewalt unter Pflegenden:
„Die Pflegefachperson packte mich am Arm, schleuderte mich aus dem Zimmer und schob mich den Korridor hinunter, wobei sie mir sagte, ich sei dumm …" (Courtney-Pratt et al., 2018, S. 906; Übers. d. Aut.).

b. sexuelle Belästigung unter Pflegenden:
„Ich wurde betatscht und manche Pflegefachpersonen machten während der Schichten anzügliche Bemerkungen über mich (…)." (Minton & Birks, 2019, S. 14; Übers. d. Aut.).

Der Bildungssektor in den Schulen und Betrieben ist sehr stark von Feindseligkeit durchdrungen. Stellenweise werden Pflegelernende vor ihren Praktika auf Zeichen feindseligen Verhaltens von Pflegenden wie Sprache, Verhalten und Einstellungen vorbereitet (Myers et al., 2016). Park und Kang (2021) stellen ein systematisches Review mit elf qualitativen Studien vor, in denen Gruppen aus fünf bis 34 Pflegelernenden nach erfahrener Feindseligkeit gefragt werden. Diese erleben durch verschiedene Akteur*innen:

- erniedrigende und herabsetzende Bemerkungen
- unfaire oder subjektive Behandlungen
- Druck, um sich anzupassen
- verbale Bedrohung und Beschimpfung
- Anspruchsdenken
- körperliche Aggressivität
- mangelndes Engagement und fehlendes Vorbildverhalten
- mangelnde Klärung oder Beantwortung von Fragen
- Inkonsistenzen zwischen Sagen und Tun
- sinnfreien Einsatz von Technologie (Park & Kang, 2021).

Zwei Zitate verdeutlichen Merkmale von Feindseligkeit am Lernort „Schule“ und „Betrieb“:

a. Herablassende Bemerkungen:
„Wenn ich in Chemie um eine Erklärung bat, antworteten die Lehrenden: ‚Bist Du so dumm, dass Du es nicht verstehst?‘ oder ‚Das ist alles, was ich habe. Wenn Du nicht verstehst, was ich gesagt habe, dann musst Du es selbst herausfinden‘“ (Tower-Siddens, 2014, zit. n. Park & Kang, 2021; Übers. d. Aut.).

b. Verbale Bedrohungen:
„Sie hat mir gedroht. Es war ihr todernst. Sie sah mir ins Gesicht und sagte, wenn du das tust [eine Pflegelehrerin aus der Schule fragen, S. B.], werde ich euch alle durchfallen lassen. Jeden von euch durchfallen lassen“ (Clark, 2006, zit. n. Park & Kang, 2021; Übers. d. Autorin).

Weiterhin gehören zu den Merkmalen feindseligen Verhaltens gegenüber Pflegelernenden am Lernort „Schule“ schlechte Notenvergaben ohne hinreichende Begründung, mangelnde Unterrichtsvorbereitung, ein deutlich zum Ausdruck gebrachtes Nicht-Zu- bzw. Hinhören, wenn die Person spricht und insbesondere am Lernort „Betrieb“ Pflegelernenden offen vor anderen misstrauen oder sie durch sinnlose Aufgaben vorführen, wie AV-Blocker aus der Notaufnahme holen (da Cruz Scardoelli et al., 2017; Clark & Springer, 2007).

Kasten 4-1: Initiationsriten bei Pflegelernenden

Pflegelernende in der Praxis zu schikanieren, gilt als tief verwurzelt in der Pflege und gar als Initiationsritus (Minton & Birks, 2019). Klassiker sind, sie zu ignorieren, sich nicht den Namen der Pflegelernenden zu merken, sie als „Schüler“ zu bezeichnen und damit zu entpersonalisieren: *„Der Schüler kann das machen.“* (Minton et al., 2018; Üzar-Özçetin et al., 2021). Die **Abbildung 4-2** zeigt die Auswirkungen einer rationierten Kommunikation.

Erniedrigungen finden systematisch statt:

„Mir wurde gesagt, dass, wenn ich gesagt bekomme, dass ich springen soll, soll ich fragen, wie hoch, sonst wär’s das für mich und ich wäre raus. In der Pflege würden sich alle untereinander kennen und miteinander reden“ (Minton et al., 2018, S. 31; Übers. d. Aut.).

Eine weitere Form von Inzivilität in der Pflegepraxis ist, Pflegelernende zum unfreiwilligen Vertrauten zu machen. Manche Pflegefachpersonen oder Praxisanleitende laden sie während der Pausen oder außerhalb der Dienste zum Kaffee ein und äußern sich zu persönlichen Daten, z. B. zu Dating-Verhalten oder Beziehungsstatus. Diese Situationen sind oft herausfordernd für die Pflegelernenden, da sie sich in einem Abhängigkeitsverhältnis zu den Akteur*innen befinden (Minton & Birks, 2019).

Am Bildungscampus skandieren Pflegelehrende und -lernende übereinander, dass es zum abwertenden Verhalten gehöre, zu spät zum Unterricht zu erscheinen oder früher zu gehen, unverschämte Mails zu senden, unvorbereitet zu sein, anderen ins Wort zu fallen oder während des Unterrichts laut zu gähnen oder zu reden, ohne einen Beitrag zum Unterrichtsgeschehen zu leisten und im Unterricht oder am Arbeitsplatz außerhalb von Pausen Textnachrichten zu schreiben oder zu telefonieren.

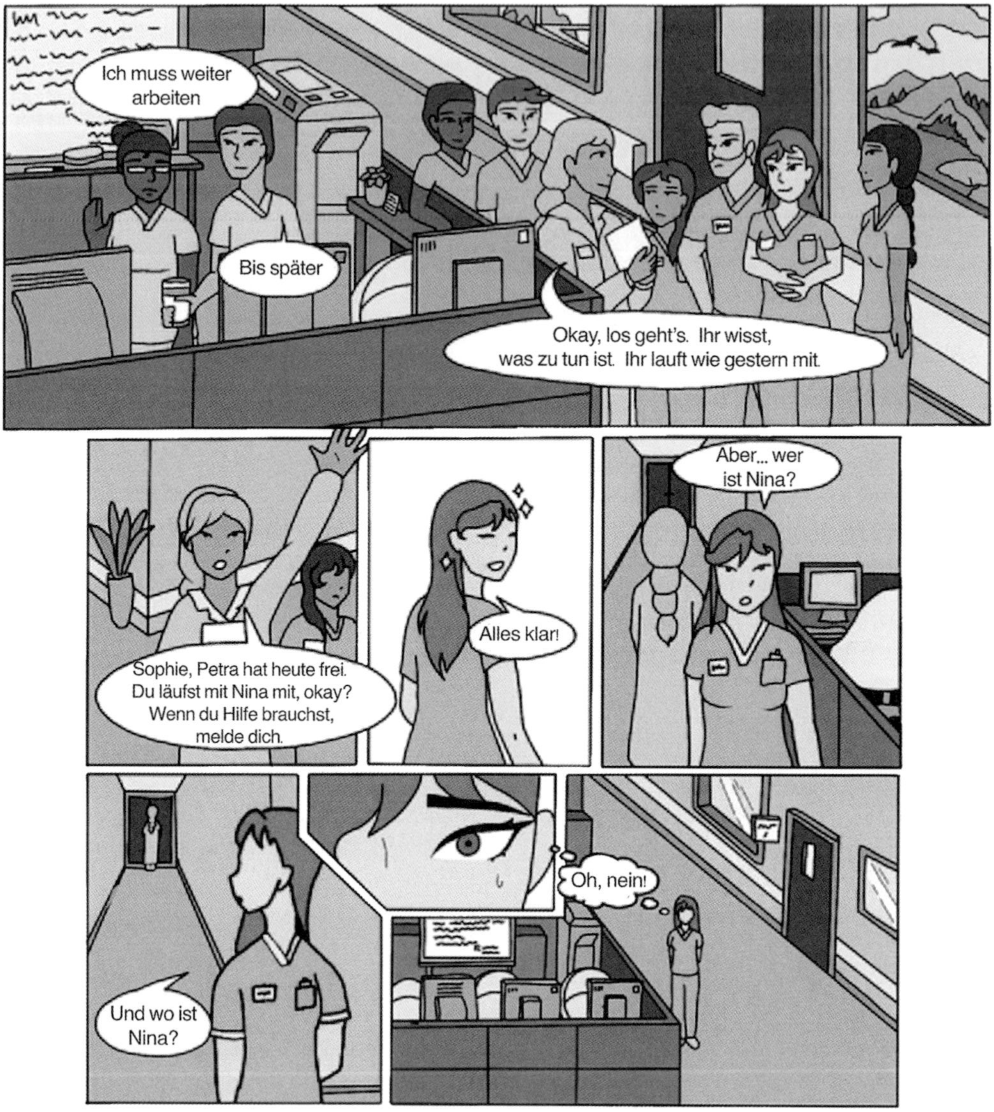
Ich muss weiter arbeiten
Bis später
Okay, los geht's. Ihr wisst, was zu tun ist. Ihr lauft wie gestern mit.
Sophie, Petra hat heute frei. Du läufst mit Nina mit, okay? Wenn du Hilfe brauchst, melde dich.
Alles klar!
Aber... wer ist Nina?
Und wo ist Nina?
Oh, nein!

Abbildung 4-2: Rationierte Kommunikation verstärkt Unsicherheiten Pflegelernender (Eigendarstellung in Anlehnung an O'Flynn-Magee et al., 2021, S. 5; Zeichnung Bensch, J. M.; mit freundlicher Genehmigung)

Feindseliges Verhalten sei zudem, jemanden vorzuverurteilen, z. B., schlecht über neue, noch unbekannte Pflegelehrende in der Schule oder neue, noch unbekannte Pflegelernende auf Station zu reden (Clark & Springer, 2007; Urban et al., 2021).

Pflegelernende bewerten es als kränkend, wenn Pflegelehrende in Schule und Betrieb sich über ihre Fragen lustig machen oder sie mit ihrem Gewicht und anderen Körpermerkmalen aufziehen (Lasiter et al., 2012). Demgegenüber empfinden Pflegelehrende das Verhalten Pflegelernender, wie Bücher zusammenpacken, bevor die Stunde zu Ende ist, Hausaufgaben für andere Stunden während des Seminars vorbereiten und Müll wegbringen nach Unterrichtsbeginn als unhöflich (Eka et al., 2016). Ziefle (2018) konstatiert, dass Pflegelehrende der Generation X (n = 21) deutlich mehr feindseliges Verhalten wie Betrügen während der Klausuren (85,7 %) oder Ablenkungen während des Unterrichts (76,2 %) durch Pflegelernende erfahren als Pflegelehrende der Baby-Boomer-Generation (n = 50) mit „nur" 63,2 % bzw. 40,4 % (Ziefle, 2018). In **Kasten 4-3** wird dieses Verhalten in der Pflegebildung noch behandelt.

4.3 Täter*innen, Zuschauende und Opfer von Feindseligkeit

Feindseligkeit durchzieht jeden Winkel des Lebens. Sie findet überall statt, in Familie, Partnerschaft, unter Freund*innen und im beruflichen Bereich (da Cruz Scardoelli et al., 2017). Der Gesundheitssektor ist einer, der mit am meisten davon betroffen ist (Livne & Goussinsky, 2018), mit einer Auftretenshäufigkeit von einmal jährlich bis mehrfach am Tag (Lang et al., 2022). Pflegende arbeiten in hierarchischen Organisationen, in denen die Verteilung von Verantwortung und Macht als unverhältnismäßig wahrgenommen wird (Myers et al., 2016), wie aus der nachfolgenden **Tabelle 4-2** hervorgeht – sie zeigt die Ergebnisse einer Befragung von lizensierten Pflegefachpersonen (RN) aus fünf Pflegeschulen im Bundesstaat Ohio (USA). Der überwiegende Frauenanteil in der professionellen Pflege – in Deutschland 82 % (Statistik der Bundesagentur für Arbeit, 2025) – steht im Zusammenhang mit Häufigkeit und Art von feindseligem Verhalten unter Pflegenden (s. Kasten 4.2).

Kasten 4-2: Female Bullying

Female Bullying bezieht sich auf das Bild jener „fieser Mädchen", die in ihrer adoleszenten Phase manch anderer Person das Leben zur Hölle machen (Dellasega et al., 2014). Diese offen zur Schau gestellte Aggression stellt eher die Ausnahme dar. Zumeist agieren Frauen mit *passiver Aggression*. Probandinnen in einer Studie von DeMarco et al. (2018) beschreiben, dass sie ihre Gefühle nach außen kontrollieren, schweigen und innerlich toben, verbunden mit dem Glaubenssatz, „das Boot schaukeln" zu müssen (DeMarco et al., 2018). Das verstärkt im historischen Kontext von „Medizin = männlich" und „Pflege = weiblich" und damit der befehlsgebenden und -empfangenden Gewaltenteilung Aggressivität unter Pflegenden, insbesondere, wenn sich ärztliches Personal feindselig gegenüber dem Pflegepersonal verhält (Vogelpohl et al., 2013) (**Kap. 2.2, Kasten 2-3**). Frauen und damit auch weibliche Pflegende lästern eher untereinander, beleidigen und isolieren, als offen Konflikte anzusprechen, aus Angst vor Beziehungsverlusten (DeMarco et al., 2018). Daher schützt Akademisierung (in) der Pflege allein nicht vor feindseligem Verhalten. Es tritt auf, sowohl in der Praxis zwischen Advanced Practice Nurses (in der Regel mit Masterabschluss) und den Pflegefachpersonen auf Station und als auch an den Universtitätscampus zwischen Doktor*innen mit einem Philosophical Degree (PhD) und einem Doctor of Nursing Practice (DNP) (Clark, 2013).

Feindseligkeit in der Pflege geschieht von Vorgesetzten zu Arbeitnehmer*innen, zwischen den Kolleg*innen, von Pflegelernenden zu Pflegelernenden (da Cruz Scardoelli et al., 2017; Dellasega et al., 2014). Besonders schwer haben es Berufsanfänger*innen und Pflegelernende, vor allem, wenn ihre Muttersprache nicht der jeweiligen Landessprache entspricht (Courtney-Pratt et al., 2018; Minton & Birks, 2019). Insbesondere im Krankenhaus kann Feindseligkeit jede Verbindung beruflicher Positionen durchziehen, von RN zu RN, von Arzt/Ärztin zu RN, von RN zu Nurse Practitioner (NP, spezialisierte Pflegefachperson), von Berufsanfänger*in zu Berufsexpert*in, von Berufsexpert*in zu Berufsanfänger*in, von Pflegeleitung zu RN, von Gruppen zu Einzelnen, von Dienstschicht zu Dienstschicht, von RN bzw. Ausbilder*innen

Tabelle 4-2: Wer sind die, die am Arbeitsplatz schikanieren? Befragung von 135 neu lizensierten Pflegefachpersonen (RN) aus fünf Pflegeschulen im Bundesstaat Ohio (USA) (Vogelpohl et al., 2013, S. 419; hervorhebende Schattierung von der Autorin)

Wer schikaniert am Arbeitsplatz?	eher, % (n)	am ehesten, % (n)	total, % (n)
ebenfalls neu lizensierte (Peer) oder weitere Pflegefachperson	31,1 (39)	32,8 (37)	63,9 (76)
Patient*in	30,8 (11)	9,2 (37)	40,0 (48)
Familie der/des Patient*in	47,5 (14)	11,5 (57)	59,2 (71)
Vorgesetzte (Management)	24,4 (14)	11,8 (29)	36,1 (43)
pflegerische Stations- bzw. Bereichsleitung	27,1 (14)	11,9 (32)	39,0 (46)
Arzt/Ärztin	34,4 (31)	25,4 (42)	59,8 (73)
andere Gesundheitsmitarbeiter*innen	26,1 (4)	3,5 (30)	29,6 (34)
Andere	3,6 (3)	2,7 (4)	6,3 (7)

zu Pflegelernenden. (Anm. d. Aut: RN = Registered Nurse. Das bedeutet, dass die Pflegefachperson die Lizenz hat, Pflege zu praktizieren. Ein im Ausland im Rahmen der Selbstverwaltung von Pflege übliches Vorgehen.)

Das gilt für alle Bereiche, Notaufnahme, internistische, chirurgische Intensiv- und Wochenbettstationen, OP-, Aufwachräume usw. (Myers et al., 2016; Sanner-Stiehr, 2017; Vessey et al., 2009). Sie sei bereits so „normal" in der Pflege, dass bei Berichten von Vorfällen lediglich mit den Schultern gezuckt werde – *„So ist es nun mal ..."* oder bereits in Einstellungsgesprächen davor gewarnt wird (Myers et al., 2016). Dazu äußert eine Pflegefachfrau von Intensivstation:

„Ich kann gar nicht ausdrücken, wie enttäuscht, schwermütig und ja, auch verängstigt ich manchmal bin. Zu wissen, ich gehe zur Arbeit, in meinen ‚Traumberuf'... und dort arbeite ich mit RN und NP, die sich aufgrund ihrer Macht herausnehmen, mir die Nacht zur lebenden Hölle machen ... Ich fühle mich macht- und hilflos" (Myers et al., 2016, S. 627; Übers. d. Aut.).

Feindseligkeit in der Pflege ist ein weltweites Problem. In hierarchiegewohnten Systemen tritt dieses Phänomen besonders häufig auf (Blackstock et al., 2018). Karatuna und Autorenteam (2020) beschäftigen sich in einem Scoping Review kulturübergreifend mit Bullying am Arbeitsplatz. Sie verwenden 166 Studien aus den USA, Kanada, Irland, Neuseeland und Australien, aus dem Vereinigten Königreich und der Türkei, aus Jordanien, Palästina, Ägypten, Südkorea, Hong Kong, Japan und Taiwan, aus Italien, Spanien, Portugal und Israel, aus dem Iran und Pakistan, aus Griechenland, Russland, Tschechien und Polen, aus Brasilien und Chile, Norwegen und Österreich sowie Simbabwe und Nigeria. Im Ergebnis berichten die untersuchten Pflegefachpersonen weltweit viele Ähnlichkeiten und wenig Unterschiede zu Bullying am Arbeitsplatz. Vertikale Feindseligkeiten finden häufiger in Kulturen mit deutlichen Machtunterschieden – Vorgesetze zu Mitarbeiter*innen – statt, während horizontale Feindseligkeiten – von Peer zu Peer – eher bei geringeren Machtdistanzen auftreten (Karatuna et al., 2020). In der **Tabelle 4-3** werden die Ergebnisse einer Befragung von Pflegelernenden in Neuseeland vorgestellt, wer Pflegelernende an den Praxisorten schikaniert.

Gefahr für feindseliges Verhalten besteht, wenn die Gelegenheit aufkommt, Dominanz an einer anderen Person ausüben zu können. Oft sind die Opfer von gestern die Täter*innen von

Tabelle 4-3: Wer sind die, die Pflegelernende an den Praxisorten schikanieren? Befragung von 296 Pflegelernenden (Studierende des Bachelor of Nursing) aus Neuseeland (Minton et al., 2018, S. 585; hervorhebende Schattierung von der Autorin)

Quelle	**Häufigkeit**				
	niemals, n (%)	ab und zu, n (%)	manchmal, n (%)	oft, n (%)	Mittelwert (Standardabweichung)
Pflegefachpersonen (RN)	132 (47,0)	77 (27,4)	47 (16,7)	25 (8,9)	1,88 (0,99)
Patient*innen	149 (54,8)	94 (34,6)	23 (8,5)	6 (2,2)	1,58 (0,74)
Ausbildner*innen/ Mentor*innen	186 (67,6)	47 (17,1)	32 (11,6)	10 (3,6)	1,51 (0,84)
Mitarbeiter*innen anderer Gesundheitsfachberufe	192 (71,1)	50 (18,5)	21 (7,8)	7 (2,6)	1,42 (0,75)
Angehörige der Patient*innen	202 (74,3)	50 (18,4)	19 (7,0)	1 (0,4)	1,33 (0,62)
Pflege(fach)assistent*innen	196 (76,0)	52 (18,8)	14 (5,1)	14 (5,1)	1,44 (0,81)
Praxislehrende/-anleiter*innen	211 (76,7)	38 (13,8)	21 (7,6)	5 (1,8)	1,35 (0,70)
Ärzte/Ärztinnen	227 (84,1)	29 (10,7)	0 (0,0)	1 (0,4)	1,21 (0,53)
Pflegedienstleitungen/-direktionen	221 (84,8)	27 (9,9)	16 (5,8)	7 (2,6)	1,29 (0,69)
Pflegehelfende	242 (88,3)	13 (4,7)	9 (3,3)	10 (3,6)	1,22 (0,68)
andere Pflegelernende (Peers)	242 (89,0)	21 (7,7)	9 (3,3)	0 (0,0)	1,11 (0,44)
Lernende anderer Gesundheitsfachberufe	253 (93,4)	10 (3,7)	6 (2,2)	2 (0,7)	1,1 (0,43)
Verwaltungsmitarbeiter*innen	256 (94,1)	12 (4,4)	4 (1,5)	0 (0,0)	1,07 (0,31)
Servicekräfte (Essen, Reinigung)	259 (95,6)	12 (4,4)	0 (0,0)	0 (0,0)	1,21 (0,04)
andere (Betreuer*innen, Sanitäter*innen)	207 (98,1)	3 (1,4)	1 (0,5)	0 (0,0)	1,02 (0,18)

morgen (Minton & Birks, 2019). Pflegelernende erleben feindseliges Verhalten in Schule und Betrieb, oft als alternativloses Angebot. Sie werden nicht gefördert, wertschätzende und gegenseitig anerkennende Verhaltensweisen einzuüben und umzusetzen (DeMarco et al., 2018; Park & Kang, 2021).

Die Grenzen zwischen den Rollen als Zuschauende, Opfer und Täter*innen sind oft fließend. Die Rolle als Zuschauende, d.h. Zeug*innen von feindseligem Verhalten, hat eine wichtige Funktion in diesem Verhältnis. Häufig sind sie passiv Zuschauende (engl.: bystander), d.h., sie beschützen weder das Opfer, noch stoppen sie die Täter*innen (da Cruz Scardoelli et al., 2017; Dellasega et al., 2014). Sie schweigen, oft aus Angst, den Zorn der Aggressor*innen oder einer gesamten Gruppe auf sich zu ziehen. Eine Mauer der Stille schützt die Täter*innen (Üzar-Özçetin et al., 2021). Vorgesetzte lassen sie gewähren und äußern sich nicht zu den feindseligen Verhaltensweisen der Täter*innen (Courtney-Pratt et al., 2018).

Beispiel: Verbindung zwischen Opfer- und Zuschauer*inrolle

Einer britischen Studie mit 156 Pflegestudierenden zufolge bestehen statistisch signifikante Zusammenhänge zwischen den Umständen, Zeug*in nonverbaler bzw. verbaler Feindseligkeit und Opfer nonverbaler bzw. verbaler Feindseligkeit zu sein ($p \leq 0{,}05$; Chi-Square $\geq 5{,}484$) (Cooper & Curzio, 2012). Das wird anderenorts bestätigt (Myers et al., 2016). Interessanterweise ist das Antwortverhalten in der Rolle als Opfer deutlich differenzierter als die der Zuschauenden oder Täter*innen. Mehr Respondent*innen identifizieren sich mit dem Opfer als mit der Täter*innen- bzw. Zuschauendenrolle (Dellasega et al., 2014). Von 841 befragten, US-amerikanischen Pflegefachpersonen ist sich ein bemerkenswert hoher Anteil unschlüssig, ob sie Verhaltensweisen an den Tag legen, die Feindseligkeit am Arbeitsplatz fördert. Sie behaupten von sich, dass sie ab und zu mal Täter*innenverhalten zeigen oder die Rolle der passiv Zuschauenden einnehmen, jedoch dies nicht regelmäßig tun (Dellasega et al., 2014). Es ist davon auszugehen, dass beruflich Pflegende je nach Situation und damit verbundenem Machtgefühl, die Rollen als Opfer, Täter*innen und Zuschauende feindseliger Verhaltensweisen einnehmen. **Abbildung 4-3** stellt beruflich Pflegende in wechselnden Rollen im Kontext feindseligen Verhaltens dar.

Klinische Pflegefachpersonen sind jene Gruppe, die als Täter*innen am häufigsten durch feindseliges Verhalten auffallen (**Tab. 4-2, 4-3**) (Minton & Birks, 2019; Vessey et al., 2009). In den USA reicht die Rate von horizontaler Feind-

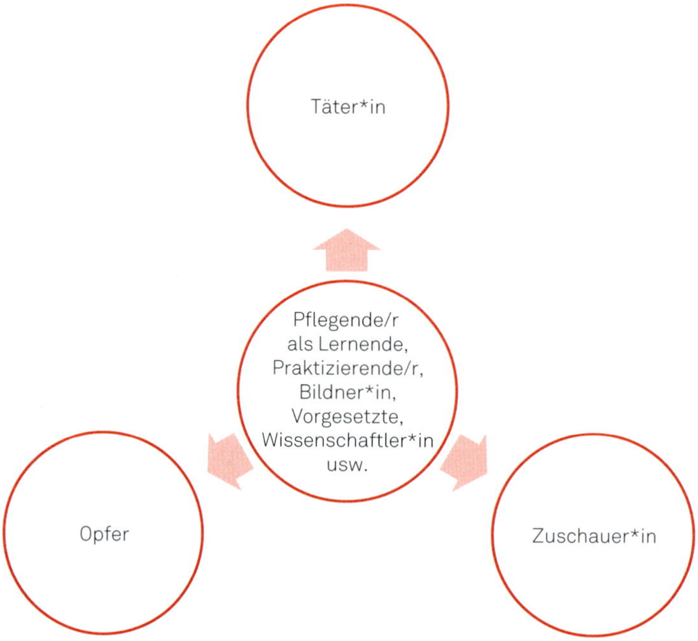

Abbildung 4-3: Pflegende in wechselnden Rollen im Kontext feindseligen Verhaltens (Eigendarstellung)

seligkeit unter den Pflegefachpersonen von 25,3% bis 85% (Myers et al., 2016). Beim ärztlichen Personal werden insbesondere Chirurg*innen als jene mit feindseligem Verhalten identifiziert, wobei der OP-Bereich aufgrund seiner von der Öffentlichkeit ausgeschlossenen Bereiche als besonders vulnerabel gilt. In einer Befragung von 257 OP-Pflegefachpersonen geben 61% an, Bullying am Arbeitsplatz ausgesetzt zu sein (da Cruz Scardoelli et al., 2017; Lang et al., 2022).

„Ich wurde ziemlich respektlos von einem Arzt im OP-Saal behandelt. Er machte sich darüber lustig, dass alles, was heute hier schieflaufen würde, meine Schuld wäre, weil ich Auszubildender sei. Er war eine arrogante Person, der unfähig war, zu kommunizieren und seine Arbeit offenzulegen. Stattdessen betonte er immer wieder, wie toll er sei und wir wären Nichts!“ (da Cruz Scardoelli et al., 2017, S. 553; Übers. d. Aut.).

Krankenhäuser sind öfter durch Inzivilität geprägte Institutionen als Einrichtungen der Langzeitpflege, der Primärversorgung oder der Rehabilitation (Courtney-Pratt et al., 2018; Minton et al., 2018). Nach Pflegefachpersonen, Praxisanleitenden werden Stationsleitungen als Personen benannt, die andere, insbesondere neu lizensierte Pflegefachpersonen und Pflegelernende schikanieren (da Cruz Scardoelli et al., 2017; Minton & Birks, 2019; Myers et al., 2016):

„Die Stationsleitung, ich denke, sie hat meinen Fähigkeiten misstraut, meinte zu mir: ‚Du kannst dies nicht, du kannst das nicht. Ich will nicht, dass Du mit diesen Patienten zu tun hast. Ich traue Dir nicht.‘ Und dass sie im Beisein der anderen zu mir sagen würde, dass ich bloß vorsichtig sein solle, sie würde mich hier in einer Minute rausbefördern können. So setzte sie mich unter Druck“ (da Cruz Scardoelli et al., 2017, S. 253; Übers. d. Aut.).

Pflegefachpersonen in Managementpositionen, d.h. als Stations-, Bereichs- und Pflegedienstleitung, sind allerdings auch nicht vor feindseligem Verhalten gefeit. In einer Befragung von Befragung von 241 Pflegeleitungen stationärer Akutpflege geben 35% an, Workplace Bullying ausgesetzt zu sein (Parchment & Andrews, 2019). Dies komme von höherer Ebene, z.B. von Pflegedirektionen (n = 43,64%), Pflegefachpersonen auf Stationen (n = 19,28%) und horizontal Leitungskolleg*innen (n = 5,7,5%) (Parchment & Andrews, 2019).

Kasten 4-3: Pflegebildung(sort) als Feind

An Orten, an denen Pflege als wissenschaftliche Lehre stattfindet, d.h. Universitäten, Colleges und (Hoch)Schulen, sind am häufigsten Dozierende und Mitstudierende jene, die feindselige Verhaltensweisen an anderen ausüben (da Cruz Scardoelli et al., 2017). In der Studie von Peters (2014) mit acht Pflegelehrenden ist auffällig, dass von vier Lehrenden, die in der Pflegehilfeausbildung unterrichten, drei Personen erfahrenes feindseliges Verhalten nicht gemeldet haben, während dies von den betroffenen Lehrenden der höheren Ausbildungen (BSN, MSN) fast alle getan haben (Peters, 2014). Walter et al. (2022) stellen wiederum bei Interviews in Pflege(hilfs)schulen des Landes Brandenburg überrascht eine z.T. abwertende Distanz zur Pflegehilfe fest. Pflegelehrende sprechen geringschätzig über Lernende und Angehörige des Pflegehilfsberufs (**Kap. 4.2**). Die Forscher*innen vermuten, dass bei diesen Pflegelehrenden medizinisches Wissen bzw. ein Fächerkanon im Sinne von Anatomie und (Patho)Physiologie höhere Stellenwerte haben als der pflegerische bzw. ganzheitliche Blick, der die Grundlage der Pflegehilfeausbildung darstellt. Demgegenüber sprechen Proband*innen der Pflegepraxis deutlicher wertschätzender über die Pflegehelfenden, die bei ihnen arbeiten (Walter et al., 2022). In einer australischen Studie mit perioperativen Pflegenden wird deutlich, dass Pflegefachpersonen mit einem Bachelor-Abschluss und höher (n = 130/200) signifikant höher Feindseligkeit am Arbeitsplatz ausgesetzt sind als Pflegende ohne Universitätsabschluss (28/57) ($p = 0{,}030$; Chi-Square = 4,722) (Lang et al., 2022).

4.4 Wachsam bleiben

Feindseligkeit ist in der beruflichen Pflege überall. Sie ist gerade prädestiniert dazu. Die Entstehungsmechanismen erläutert Quernheim im **Kapitel 2.4**. Kein Mensch setzt sich gern feindseligem Verhalten aus. Die wenigsten greifen vorsätzlich zu Mitteln feindseligen Verhaltens. Dennoch können Menschen viel dafür tun, sich den Mechanismen der Inzivilität in Organisationen zu erwehren. Dazu mehr in den folgenden Buchteilen. Wichtig ist, als Pflegelernende, Pflegefachperson und als Führungsperson, die feinen Facetten von Feindseligkeit zu erkennen (Dzurec & Bromley, 2012), die im vorliegenden Kapitel beschriebenen Symptome zu erfassen und diesen entschieden entgegenzutreten (Dzurec & Bromley, 2012). Pflegefachpersonen, die sich entschließen, neu in Pflegefeldern mit ihrer Arbeit zu beginnen und beim Probearbeiten auf Anzeichen unhöflichen Verhaltens stoßen, sollten sich gut überlegen, ob sie dort beginnen wollen. Wenn sich Feindseligkeit am Arbeitsplatz einmal ausgebreitet hat, ist es schwer und dauert lange, bis sich (wieder) und dauerhaft eine wertschätzende Kommunikationskultur einstellt. Nicht die Pflegenden leiden am meisten unter Feindseligkeit am Arbeitsplatz, sondern die Menschen mit Pflegebedarf. Führungs- und Versorgungsqualität stehen im engen Zusammenhang.

4.5 Literatur

Blackstock, S., Salami, B. & Cummings, G.G. (2018). Organisational antecedents, policy and horizontal violence among nurses: An integrative review. *Journal of Nursing Management, 26*(8), 972–991. https://doi.org/10.1111/jonm.12623

Blanco-Donoso, L.M., Amutio, A., Moreno-Jiménez, B., Del Carmen Yeo-Ayala, M., Hermosilla, D. & Garrosa, E. (2019). Incivility at work, upset at home? Testing the cross-level moderation effect of emotional dysregulation among female nurses from primary health care. *Scandinavian Journal of Psychology, 60*(3), 267–276. https://doi.org/10.1111/sjop.12535

Clark, C.M. (2013). National Study on Faculty-to-Faculty Incivility: Strategies to Foster Collegiality and Civility. *Nurse Educator, 38*(3), 98–102. https://doi.org/10.1097/NNE.0b013e31828dc1b2

Clark, C.M. (2022). *Core competencies of civility in nursing & healthcare*. Sigma Theta Tau International.

Clark, C.M. & Springer, P.J. (2007). Thoughts on incivility: student and faculty perceptions of uncivil behavior in nursing education. *Nursing Education Perspectives, 28*(2), 93–97.

Cooper, B. & Curzio, J. (2012). Peer bullying in a pre-registration student nursing population. *Nurse Education Today, 32*(8), 939–944. https://doi.org/10.1016/j.nedt.2011.10.012

Courtney-Pratt, H., Pich, J., Levett-Jones, T. & Moxey, A. (2018). „I was yelled at, intimidated and treated unfairly“: Nursing students' experiences of being bullied in clinical and academic settings. *Journal of Clinical Nursing, 27*(5–6). https://doi.org/10.1111/jocn.13983

da Cruz Scardoelli, M.G., Ferracini, C.L., Pimentel, R.R. da S., Silva, J.D.D. & Nishida, F.S. (2017). Nursing academics' experience in face of moral harassment. *Revista de Enfermagem UFPE on line, 11*(2), 551–558.

Dellasega, C., Volpe, R.L., Edmonson, C. & Hopkins, M. (2014). An Exploration of Relational Aggression in the Nursing Workplace. *JONA: The Journal of Nursing Administration, 44*(4), 212–218. https://doi.org/10.1097/NNA.0000000000000052

DeMarco, R.F., Fawcett, J. & Mazzawi, J. (2018). Covert incivility: Challenges as a challenge in the nursing academic workplace. *Journal of Professional Nursing, 34*(4), 253–258. https://doi.org/10.1016/j.profnurs.2017.10.001

Demir, D. & Rodwell, J. (2012). Psychosocial Antecedents and Consequences of Workplace Aggression for Hospital Nurses. *Journal of Nursing Scholarship, 44*(4), 376–384. https://doi.org/10.1111/j.1547-5069.2012.01472.x

Dzurec, L.C. & Bromley, G.E. (2012). Speaking of Workplace Bullying. *Journal of Professional Nursing, 28*(4), 247–254. https://doi.org/10.1016/j.profnurs.2012.01.004

Eka, N.G.A., Chambers, D. & Narayanasamy, A. (2016). Perceived uncivil behaviour in Indonesian nursing education. *Nurse Education in Practice, 20*, 99–108. https://doi.org/10.1016/j.nepr.2016.07.007

Fry, A. & Schmer, C. (2021). Nursing faculty bullying: Concept analysis. *Journal of Professional Nursing, 37*(6), 1197–1202. https://doi.org/10.1016/j.profnurs.2021.11.001

Hunt, C. & Marini, Z.A. (2012). Incivility in the practice environment: A perspective from clinical nursing teachers. *Nurse Education in Practice, 12*(6), 366–370. https://doi.org/10.1016/j.nepr.2012.05.001

Karatuna, I., Jönsson, S. & Muhonen, T. (2020). Workplace bullying in the nursing profession: A cross-cultural scoping review. *International Journal of Nursing Studies, 111*, Article 103628. https://doi.org/10.1016/j.ijnurstu.2020.103628

Lang, M., Jones, L., Harvey, C. & Munday, J. (2022). Workplace bullying, burnout and resilience amongst perioperative nurses in Australia: A descriptive correlational study. *Journal of Nursing Management, 30*(6), 1502–1513. https://doi.org/10.1111/jonm.13437

Lasiter, S., Marchiondo, L. & Marchiondo, K. (2012). Student narratives of faculty incivility. *Nursing Outlook, 60*(3), 121–126. https://doi.org/10.1016/j.outlook.2011.06.001

Livne, Y. & Goussinsky, R. (2018). Workplace bullying and burnout among healthcare employees: The moderating effect of control-related resources. *Nursing & Health Sciences, 20*(1), 89–98. https://doi.org/10.1111/nhs.12392

Minton, C. & Birks, M. (2019). „You can't escape it": Bullying experiences of New Zealand nursing students on clinical placement. *Nurse Education Today, 77*, 12–17. https://doi.org/10.1016/j.nedt.2019.03.002

Minton, C., Birks, M., Cant, R. & Budden, L.M. (2018). New Zealand nursing students' experience of bullying/harassment while on clinical placement: A cross-sectional survey. *Collegian, 25*(6), 583–589. https://doi.org/10.1016/j.colegn.2018.06.003

Myers, G., Côté-Arsenault, D., Worral, P., Rolland, R., Deppoliti, D., Duxbury, E., Stoecker, M. & Sellers, K. (2016). A cross-hospital exploration of nurses' experiences with horizontal violence. *Journal of Nursing Management, 24*(5), 624–633. https://doi.org/10.1111/jonm.12365

O'Flynn-Magee, K., Ong, S. & Esson, L. (2021). Stepping out of the shadows: Creating a graphic novella to address bullying in nursing education. *Nurse Education Today, 99*, Article 104740. https://doi.org/10.1016/j.nedt.2020.104740

Parchment, J. & Andrews, D. (2019). The Incidence of Workplace Bullying and Related Environmental Factors Among Nurse Managers. *JONA: The Journal of Nursing Administration, 49*(3), 132–137. https://doi.org/10.1097/NNA.0000000000000726

Park, E.-J. & Kang, H. (2021). Experiences of undergraduate nursing students with faculty incivility in nursing classrooms: A meta-aggregation of qualitative studies. *Nurse Education in Practice, 52*, Article 103002. https://doi.org/10.1016/j.nepr.2021.103002

Patel, S.E. & Chrisman, M. (2020). Incivility through the continuum of nursing: A concept analysis. *Nursing Forum, 55*(2), 267–274. https://doi.org/10.1111/nuf.12425

Peters, A.B. (2014). Faculty to Faculty Incivility: Experiences of Novice Nurse Faculty in Academia. *Journal of Professional Nursing, 30*(3), 213–227. https://doi.org/10.1016/j.profnurs.2013.09.007

Ro, K. & Villarreal, J. (2021). Microaggression in Academia: Consequences and Considerations. *Nursing Education Perspectives, 42*(2), 120–121. https://doi.org/10.1097/01.NEP.0000000000000548

Sanner-Stiehr, E. (2017). Using Simulation to Teach Responses to Lateral Violence: Guidelines for Nurse Educators. *Nurse Educator, 42*(3), 133–137. https://doi.org/10.1097/NNE.0000000000000326

Statistik der Bundesagentur für Arbeit. (2025). *Berichte: Blickpunkt Arbeitsmarkt – Arbeitsmarktsituation im Pflegebereich*. Bundesagentur für Arbeit. https://statistik.arbeitsagentur.de/DE/Statischer-Content/Statistiken/Themen-im-Fokus/Berufe/Generische-Publikationen/Altenpflege.pdf

Urban, R.W., Smith, J.G., Wilson, S.T. & Cipher, D.J. (2021). Relationships among stress, resilience, and incivility in undergraduate nursing students and faculty during the COVID-19 pandemic: Policy implications for nurse leaders. *Journal of Professional Nursing, 37*(6), 1063–1070. https://doi.org/10.1016/j.profnurs.2021.08.011

Üzar-Özçetin, Y.S., Russell-Westhead, M. & Tee, S. (2021). Workplace violence: A qualitative study drawing on the perspectives of UK nursing students. *Collegian, 28*(1), 27–34. https://doi.org/10.1016/j.colegn.2020.03.001

Vessey, J.A., DeMarco, R.F., Gaffney, D.A. & Budin, W.C. (2009). Bullying of Staff Registered Nurses in the Workplace: A Preliminary Study for Developing Personal and Organizational Strategies for the Transformation of Hostile to Healthy Workplace Environments. *Journal of Professional Nursing, 25*(5), 299–306. https://doi.org/10.1016/j.profnurs.2009.01.022

Vogelpohl, D. A., Rice, S. K., Edwards, M. E. & Bork, C. E. (2013). New Graduate Nurses' Perception of the Workplace: Have They Experienced Bullying? *Journal of Professional Nursing, 29*(6), 414–422. https://doi.org/10.1016/j.profnurs.2012.10.008

Walter, A., Herzberg, H. & Alheit, P. (2022). *„Pflegefachassistenz": Handlungsempfehlungen für die Anpassung von in Landeszuständigkeit liegenden Ausbildungen in Assistenzberufen in der Pflege als Folge des Pflegeberufereformgesetzes* [Kurzfassung]. Brandenburgische Technische Universität (BTU) Cottbus-Senftenberg Institut für Gesundheit. https://opus4.kobv.de/opus4-UBICO/frontdoor/index/index/docId/29546

Ziefle, K. (2018). Incivility in Nursing Education: Generational Differences. *Teaching and Learning in Nursing, 13*(1), 27–30. https://doi.org/10.1016/j.teln.2017.09.004

5 Folgen von Feindseligkeit in der Pflege

Sandra Bensch

Abstract. Beruflich Pflegende erleben oft jahrelanges feindseliges Verhalten. Gefühle von Ohnmacht, Machtlosigkeit, Abstumpfung und Monotonie sind erste Folgen für Pflegende, die feindseligem Verhalten am Arbeitsplatz begegnen. Das macht sie krank, körperlich und psychisch. Statistiken liegen u. a. für posttraumatische Belastungsstörungen, Herzkreislauf- und Verdauungsstörungen vor. Pflegelernende werden mit „Initiationsriten“ in die professionelle Pflege eingeführt. Der Versuch, Pflegelernende zu „brechen“, ist keine Seltenheit. Sie bilden sich in einem Klima der Angst, getrauen sich mitunter kaum, nachzufragen. Pflegefachpersonen reden kaum miteinander und ignorieren sich gegenseitig bei Hilfebedarf. Für Menschen mit Pflegebedarf ist die Gefahr hoch, im feindseligen Arbeitsklima der Pflegenden Schaden zu nehmen. Viele beruflich Pflegende verlassen das bisherige Pflegefeld oder gehen ganz aus der Pflege(ausbildung). Ein immenser volkswirtschaftlicher Schaden entsteht.

Schlüsselbegriffe

- Feindseligkeit
- Folgen
- Patient*innensicherheit
- Pflegequalität
- Depersonalisierung
- Pflexit.

5.1 Einführung

Oft erleben Akteur*innen im Gesundheitswesen mehrfaches und langanhaltendes feindseliges Verhalten von ihren Kolleg*innen. Die negative (non)verbale Kommunikation unter Pflegenden wird häufig als normal empfunden. Negative Vorbilder leiten Pflegelernende und Berufsanfänger*innen an und arbeiten sie ein. Die oft jungen, unerfahrenen Pflegenden haben das Gefühl, auf der Ersatzbank zu sitzen und nicht zum Zug zu kommen. Nicht selten verlieren sie ihre Hoffnung auf Wertschätzung, Anerkennung und Weiterentwicklung, erleben Erschütterungen im Selbstwertgefühl bzw. eine Bedrohung des Selbstkonzepts. Zum größten Teil schweigen sie über das Erlebte und geben auf die ein oder andere Art auf. Das Bild von *„Nurses eat their own Young“* erscheint unumstößlich betoniert (Courtney-Pratt et al., 2018; Minton & Birks, 2019; Üzar-Özçetin et al., 2021).

„Das alte Sprichwort ‚Die Alten fressen ihre Jungen‘ beschreibt, was wir jedes Mal erleben, wenn wir durch die Türen der Einrichtungen gehen. Das muss aufhören, oder wir werden keine Pflegelernenden mehr haben, die die Programme absolvieren“ (Minton & Birks, 2019, S. 14; Übers. d. Aut.).

Das führt zu intrinsischen und extrinsischen Folgen bei den Betroffenen, oft psychosozialer und körperlicher Art (Lang et al., 2022; Sanner-Stiehr, 2017). Diesen zunächst offensichtlich Einzelfolgen stehen systemische Folgen durch geduldete Inzivilität in Unternehmen gegenüber. Sie stellt einen verletzenden Affront gegen Menschenwürde dar, höhlt die Mitarbeitenden aus und schädigt jene, für die Leistungen erbracht werden (Clark, 2013).

5.2 Intrinsische Folgen

Wochen-, monate- und jahrelangem feindseligem Verhalten ausgesetzt zu sein hat Folgen in der Persönlichkeitsstruktur der Opfer (da Cruz Scardoelli et al., 2017). Dies geschieht vor- oder unterbewusst. In Teilen kann von der betroffenen Person deutlich artikuliert werden, was im Inneren geschieht. Das Problem ist, dass intrinsische Folgen latent sind und Außenstehenden nur in begrenztem Maße Einsicht in körperliche und psychische Prozesse der Opfer feindseligen Verhaltens haben.

„Es [das feindselige Verhalten, S.B.] führt zu Stress und Depression. Du fühlst Dich so dermaßen nicht gesehen. Das kann flüchtig sein, das kann anhalten, aber es ist sehr traurig. Ein psychischer Schaden!“ (da Cruz Scardoelli et al., 2017, S. 556; Übers. d. Aut.).

Zu den inneren Folgen gehört als Erstes das Gefühl, verletzlich und verletzt worden zu sein.

Kasten 5-1: Pflegelernende „brechen“

Das Gefühl von Ohnmacht und Machtlosigkeit betrifft v.a. jüngere Pflegende, besonders Pflegelernende zu Beginn der Ausbildung. Sie besitzen noch keine oder ungenügende Bewältigungsstrategien, feindseliges Verhalten als solches zu erkennen bzw. sich dem entgegenzusetzen. Sie hinterfragen sich ständig, fühlen sich unwohl und entwickeln ein defensives Verhalten. Ab einem bestimmten Punkt, wiederholt lächerlich gemacht oder als dumm behandelt worden zu sein, fühlen sich Pflegelernende inkompetent, unfähig bzw. nicht gut genug für diesen Beruf (Courtney-Pratt et al., 2018; da Cruz Scardoelli et al., 2017; de Barros et al., 2019; Hagopian & Freitas, 2019; Lasiter et al., 2012; Patel & Chrisman, 2020; Üzar-Özçetin et al., 2021).

Gefühle von Ohnmacht, Niedergeschlagenheit, Machtlosigkeit und Verbitterung machen sich breit.

Feindseligkeit wird vom Opfer als sehr schmerzvoll empfunden. Ängste, insbesondere, den Täter*innen wieder zu begegnen und in ähnliche Situationen zu geraten, stehen im Vordergrund (Myers et al., 2016). Menschen brechen ihre Pflegeausbildung ab oder steigen aus der beruflichen Pflege aus:

„Ich habe meine Karrierewahl bereut, die gesamten zwei Jahre, die ich [als Pflegefachfrau, S.B.] gearbeitet habe“ (Myers et al., 2016; Übers. d. Aut.).

Besonders geschlossene Systeme wie OP-Bereiche lassen Feindseligkeit am Arbeitsplatz als normal erscheinen, sodass sich Pflegefachpersonen bereits in Angstzuständen oder unter Adrenalin an ihren Arbeitsplatz begeben. Sie fühlen sich permanent unter Druck. Panikattacken, Bauchschmerzen und Diarrhöen treten auf. Im weiteren Verlauf kommt es zu Schlafstörungen, Kopfschmerzen, mentaler und körperlicher Erschöpfung und Resignation (Lang et al., 2022; Minton & Birks, 2019; Patel & Chrisman, 2020). Man wolle einfach nur „überleben“ und suche sich Hilfe bei Vertrauten am Arbeitsplatz, in der Familie oder bei Freund*innen (Courtney-Pratt et al., 2018). Eine Pflegefachperson berichtet nach 25 Jahren Berufserfahrung:

„Durch diese Erfahrungen habe ich Symptome einer posttraumatischen Belastungsstörung entwickelt und ich bin sicher, dass diese auch damit zu tun haben, dass ich seit einem Dutzend Jahren Betablocker nehmen muss“ (Myers et al., 2016, S. 627; Übers. d. Aut.).

Das Erleben der Ausgrenzung – nicht zum Team zugehören bzw. nicht zu jenen, die vermeintlich mächtig und akzeptiert sind, nicht gehört und gesehen zu werden – führt bei den Betroffenen zu Gefühlen von Ärger, Frustration und Isolation. Lust und Fähigkeiten, für und im Pflegeberuf zu lernen, lassen nach, ebenso die Ambition, in der Ausbildung bzw. im Beruf zu verbleiben (Blanco-Donoso et al., 2019; Courtney-Pratt et al., 2018; Eka & Chambers, 2019; Minton & Birks, 2019; Peters, 2014; Ro & Villarreal, 2021; Üzar-Özçetin et al., 2021). Berufsanfänger*innen, egal ob Pflegepraxis oder Pflegebildung, beklagen eine Orientierungslosigkeit, die sich durch fehlende Mentor*innenschaft ausbreitet (Peters, 2014). Gleichzeitig wird ihr Misstrauen gegen Situationen und Personen groß (da Cruz Scardoelli et al., 2017). Sie haben Angst, auf die Stationen und in ihre Ausbildungsklassen zu gehen und wollen den Täter*innen nicht wieder begegnen. In besonders schweren Fällen führt erfahrene Feindseligkeit bei Pflegelernenden zu selbstverletzendem Verhalten und Suizid (Courtney-Pratt et al., 2018).

5.3 Extrinsische Folgen

Opfer von Feindseligkeit in der Pflege entwickeln nicht nur psychische Schäden, sondern auch körperliche Krankheiten, haben finanzielle Verluste und sind letzten Endes arbeits- oder gar erwerbsunfähig (Sanner-Stiehr, 2017). Die Befragung von 344 australischen perioperativen Pflegefachpersonen brachte zutage, dass 74 % der Proband*innen durch erlebtes feindseliges Verhalten persönliche Geldeinbußen hatten, zwischen ≤ 9.999 australischen Dollar (n = 26) und ≥ 30.000 australischen Dollar (n = 10) (Lang et al., 2022).

Die maßgeblich schwerwiegendste Folge von Feindseligkeit in der Pflege ist der Einschnitt in die Versorgung von Menschen mit Pflegebedarf. Begegnen sich Pflegende feindselig untereinander, vermeiden sie es, sich gegenseitig in Pflegetherapie und Betreuung der zu Pflegenden zu helfen. Sie ziehen sich zurück, vermeiden Kontakte und arbeiten lieber allein (Karatuna et al., 2020; Lang et al., 2022; Myers et al., 2016). Konfliktsituationen gehen sie aus dem Weg, indem sie Kommunikation und Austausch meiden, die für die *Pflegequalität* jedoch von hoher Bedeutung wären. Dieses Meideverhalten führt dazu, dass problematische Situationen gar negiert werden. Menschen, die Feindseligkeit am Arbeitsplatz nicht offen ansprechen können oder wollen, entwickeln häufig ausgeprägte Kompensationsstrategien im Fitness- und Freizeitbereich bzw. Freundes- und Familienkreis (de Barros et al., 2019):

„Ich versuche mich besonders von Situationen und Menschen abzugrenzen, die ich für manipulativ und abwertend erachte. Infolgedessen stecke ich meine Energie lieber in Dinge, die mich weiterbringen. Mich verbindet mit den Kollegen nur eine Arbeitsbeziehung und so habe ich einige ausgesuchte Freunde, mit denen ich teile, was mir wirk-

Kasten 5-2: Phänomen „Pflexit“

Der „Pflexit“, der Ausstieg aus der Pflege, nimmt mittlerweile überdimensionale Ausmaße an. Pflegelernende stellen ihre Berufsentscheidung infrage (Courtney-Pratt et al., 2018). Sie verlassen das Ausbildungsprogramm (Park & Kang, 2021; Üzar-Özçetin et al., 2021). Mehr als 30 % der Berufsanfänger*innen wechseln innerhalb des ersten Jahres ihren Arbeitsplatz, wenn dort Feindseligkeit unter Pflegenden stattfindet (Sanner-Stiehr, 2017). Allgemein gilt der Arbeitsplatzwechsel als eine der am meisten geplanten (engl.: *intention to leave*) oder eingesetzten Konsequenzen, der Feindseligkeit zu entgehen (Blackstock et al., 2018; Blanco-Donoso et al., 2019; Karatuna et al., 2020; Myers et al., 2016; O'Flynn-Magee et al., 2021; Sanner-Stiehr, 2017). Eine hohe Anzahl an Pflegefachpersonen verlässt den Pflegeberuf komplett. Andere gehen, ohne bereits den nächsten Arbeitsplatz in Aussicht zu haben (Vessey et al., 2009). Dabei sind es nicht nur die Opfer und Zeug*innen feindseligen Verhaltens, die den Pflegeberuf verlassen oder den Arbeitsplatz wechseln, sondern auch die Täter*innen selbst. Eine Studie mit 842 US-amerikanischen Pflegefachpersonen zeigt hierfür statistisch signifikante Korrelationen für alle drei Rollen ($r \geq 0{,}13$, $p < 0{,}001$). Die Rollenverteilung auf Täter*in, Zeug*in und Opfer kann zu 9,3 % die Variable „*Intention-to-Leave*“ erklären ($p < 0{,}01$) (Dellasega et al., 2014).

lich wichtig ist“ (de Barros et al., 2019, S. 73; Übers. d. Aut.).

Hohe Fluktuationen im Pflegeteam senken die Pflegequalität, da sich neue Mitarbeitende erst wieder einarbeiten müssen. Medikamenten- und Behandlungsfehler, Sturz- und Dekubitusraten bei Menschen mit Pflegebedarf steigen. Wiederbelebungsmaßnahmen verlaufen fehlerhaft und die Mortalität steigt. Die Patient*innensicherheit ist hochgefährdet (Blackstock et al., 2018; Blanco-Donoso et al., 2019; Courtney-Pratt et al., 2018; Dellasega et al., 2014; Karatuna et al., 2020; Myers et al., 2016; Sanner-Stiehr, 2017; Vessey et al., 2009). Pflegelernende sind verunsichert, Pflegemaßnahmen in der gebotenen Qualität umzusetzen und handeln bei der Patientenversorgung in der eigenen Komfortzone. Sie sind zunehmend skeptisch gegenüber der Zusammenarbeit mit anderen. Bei Unsicherheiten zur Umsetzung von Anordnungen unterbleiben Nachfragen, aus Angst vor negativen Konsequenzen (Hagopian & Freitas, 2019; Minton et al., 2018; Patel & Chrisman, 2020). Bei all diesen Entwicklungen sinkt die Zufriedenheit der Patient*innen mit der pflegerischen Versorgung. Sie weichen auf andere Leistungsanbieter*innen aus (Dellasega et al., 2014; Patel & Chrisman, 2020).

Kasten 5-3: Volkswirtschaftliche Schäden

Für die Unternehmen sind die Folgen Produktivitätsverluste, mit sinkender Motivation der Arbeitnehmenden und fehlender Kreativität. Das kostet in Australien 36 Mrd. Dollar jährlich (Lang et al., 2022). Ist die Arbeitszufriedenheit dauerhaft niedrig, steigt die Anzahl an Diagnosen bei Pflegenden wie Hypertonie, Tachykardie, Adipositas, Burnout, Depression, pseudoneurologische, thorakale und gastrointestinale Beschwerden und Fehlzeiten (Blackstock et al., 2018; Blanco-Donoso et al., 2019; da Cruz Scardoelli et al., 2017; Eka & Chambers, 2019; Lang et al., 2022; Livne & Goussinsky, 2018; Minton & Birks, 2019; Myers et al., 2016; Patel & Chrisman, 2020; Topa et al., 2014). Haarausfall, Schlaf-, Verdauungs- und Angststörungen, Schwächeanfälle bis Fatigue und posttraumatische Belastungsstörungen sind keine Selten-

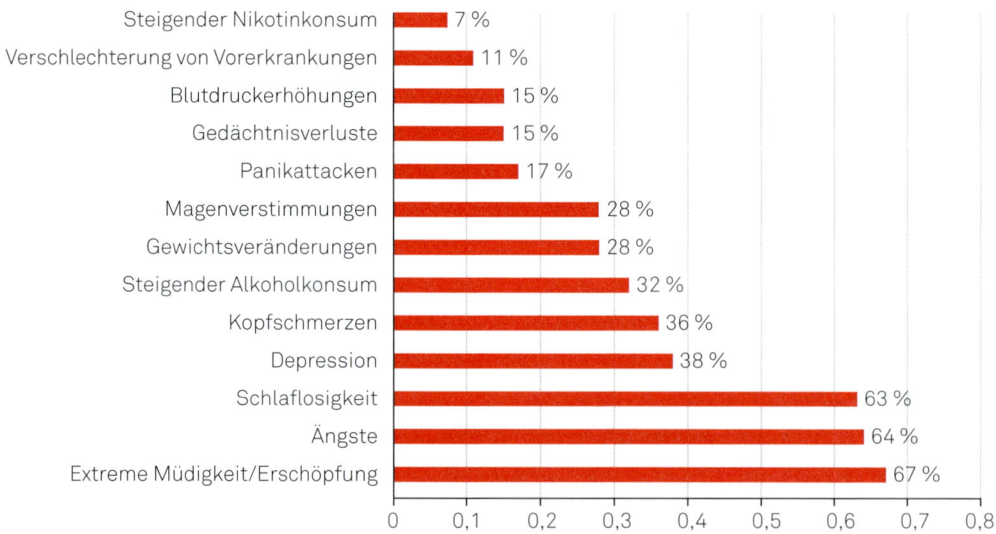

Abbildung 5-1: Folgen von Feindseligkeit am Arbeitsplatz, n = 192 australische perioperative Pflegefachpersonen (Eigendarstellung nach Lang et al., 2022, S. 1508; Übers. d. Aut.)

heit (Blanco-Donoso et al., 2019; da Cruz Scardoelli et al., 2017; Hagopian & Freitas, 2019; Karatuna et al., 2020; Myers et al., 2016). In **Abbildung 5-1** sind die Folgen von Feindseligkeit am Arbeitsplatz dargestellt. Mitarbeitende stehen nicht mehr für Entwicklung und Verbesserung von Versorgungsqualität in Organisationen bzw. Institutionen des Gesundheitswesens zur Verfügung. Ihr Engagement, sich mit den Zielen des Unternehmens zu identifizieren und sich dafür einzusetzen, sinkt. Im Gegensatz dazu wird ein Verhalten an den Tag gelegt, das zum Stillstand führt oder dem Unternehmen schadet, im Sinne von „Dienst nach Vorschrift" (Blanco-Donoso et al., 2019; da Cruz Scardoelli et al., 2017; Demir & Rodwell, 2012; Myers et al., 2016; Patel & Chrisman, 2020).

Beim Burnout stehen emotionale Erschöpfung und *Depersonalisierung* in einem statistisch hochsignifikanten Zusammenhang, unabhängig der Berufszugehörigkeit im Krankenhaus (Verwaltung, Medizin, Pflege) oder pflegerischer Qualifikationsniveaus ($r \geq 0{,}44$, $p < 0{,}01$). Depersonalisierung meint dabei Zynismus (Livne & Goussinsky, 2018). Mit dieser Kommunikationsform „helfen" sich Opfer feindseligen Verhaltens, indem sie sich über ihre eigene als hilflos empfundene Situation mit bissigen Bemerkungen lustig machen. Patient*innen werden bei ihrer medizinischen Diagnose oder einem bestimmten Attribut *(„Die Niere!", „Pflegeei")* benannt oder infantilisiert *(„Süße Omi")*. Mitarbeitenden werden auf ihre Funktionen reduziert *(„Schwester", „Arzt", „Schülerin")* Das wirkt für Außenstehende eher verkrampft als situationsentspannend (Blackstock et al., 2018; Lang et al., 2022; Livne & Goussinsky, 2018). Konflikte häufen sich, Kommunikationsprobleme nehmen zu. Letztendlich sind eine Folge horizontaler Feindseligkeit in der Pflege die Manifestation aller Verhaltensweisen, an den sich feindseliges Verhalten messen lässt (Blackstock et al., 2018; Karatuna et al., 2020; Sanner-Stiehr, 2017).

„Es ist, wie in einer toxischen Beziehung zu verharren – du kannst ihr nicht entkommen und hoffst, dass es besser wird, wenn Du um die toxische Person auf Zehenspitzen herumschleichst. In der Hoffnung, nicht irgendetwas ‚falsch' zu machen" (Minton & Birks, 2019, S. 15; Übers. d. Aut.).

Feindseligkeit im Unternehmen führt zu steigenden Kosten (Eka & Chambers, 2019; Patel & Chrisman, 2020; Sanner-Stiehr, 2017). Verlässt eine Pflegefachperson wegen Feindseligkeit am Arbeitsplatz die Station, kostet die Neuanwerbung zwischen 22.000 und 64.000 US-Dollar (Dellasega et al., 2014; Fairbanks, 2013), ihre Einarbeitung zusätzliche 100.000 US-Dollar (Hubbard, 2014). Hinzu kommen Regressansprüche bei Versorgungs- und Behandlungsfehlern etc. und Kosten für Sicherheitsdienste (z. B. in den Notaufnahmen oder auf den Bildungscampus) und Rechtsanwält*innen bei insbesondere arbeitsrechtlichen Prozessen (Eka & Chambers, 2019).

5.4 Besser damit aufhören

Es gibt keinen Grund, länger wegzuschauen und feindseliges Verhalten in der Pflege zu dulden. Die Literatur für das vorliegende Kapitel kommt aus dem internationalen Raum und es ist erschreckend, wie schlecht es um die berufliche Pflege steht, auch in Ländern mit vermeintlich guten Bildungs- und Arbeitsbedingungen in der Pflege, wie den USA oder Australien. In der Bundesrepublik Deutschland warnen Eltern und Großeltern ihre Kinder davor, eine Ausbildung in der Pflege aufzunehmen, aus Sorge um deren Gesundheit. Das trifft zumindest auf jene mit höherem Bildungsgrad bzw. finanziellen Status zu. *„Sollen es doch andere machen,"* mag sich manche Mutter oder mancher Vater einer oder eines Jugendlichen im Sommer 2024 denken, die bzw. der im Alter ist, eine berufliche Pflegeausbildung oder ein primärqualifizierend-duales Pflegestudium aufzunehmen. Der „Markt" in Deutschland erscheint

„abgegrast", in großer Masse junge Menschen für die Pflegeausbildung bzw. das Pflegestudium zu gewinnen, die umfassend und differenziert Kompetenzen nach Anlage 2 bzw. 5 PflBG entwickeln können. Noch gibt es einen Zufluss in die Pflegeausbildung, durch vorwiegend jene aus Deutschland kommenden Menschen, die eher bildungsfern oder finanziell schwächer aufgestellt sind bzw. durch jene jungen Menschen, die vorwiegend aus afrikanischen, lateinamerikanischen und asiatischen Ländern nach Deutschland kommen. Teilweise haben sie (anerkannte) Hochschulzugangsberechtigungen, sodass für sie neben der berufsschulischen Pflegeausbildung auch das Pflegestudium nach PflBG infrage kommt. Das schützt aber niemanden vor Feindseligkeit in der Pflege. Dazu – und das zeigen die **Kapitel 2.1** und **2.3**, inkl. dem vorliegenden – existieren nicht genügend Vorbilder, Vorbildverhalten und Rahmenbedingungen, damit Pflegelernende ihre Persönlichkeiten entwickeln und Pflegefachpersonen ihre Kompetenzen ausbauen können. Aufgeben ist (vermutlich) keine Option. Aber allen muss klar sein: mit kranken Pflegenden können keine Patient*innen gesunden.

5.5 Literatur

Blackstock, S., Salami, B. & Cummings, G.G. (2018). Organisational antecedents, policy and horizontal violence among nurses: An integrative review. *Journal of Nursing Management, 26*(8), 972–991. https://doi.org/10.1111/jonm.12623

Blanco-Donoso, L.M., Amutio, A., Moreno-Jiménez, B., Del Carmen Yeo-Ayala, M., Hermosilla, D. & Garrosa, E. (2019). Incivility at work, upset at home? Testing the cross-level moderation effect of emotional dysregulation among female nurses from primary health care. *Scandinavian Journal of Psychology, 60*(3), 267–276. https://doi.org/10.1111/sjop.12535

Clark, C.M. (2013). National Study on Faculty-to-Faculty Incivility: Strategies to Foster Collegiality and Civility. *Nurse Educator, 38*(3), 98–102. https://doi.org/10.1097/NNE.0b013e31828dc1b2

Courtney-Pratt, H., Pich, J., Levett-Jones, T. & Moxey, A. (2018). „I was yelled at, intimidated and treated unfairly": Nursing students' experiences of being bullied in clinical and academic settings. *Journal of Clinical Nursing, 27*(5–6). https://doi.org/10.1111/jocn.13983

da Cruz Scardoelli, M.G., Ferracini, C.L., Pimentel, R.R. da S., Silva, J.D.D. & Nishida, F.S. (2017). Nursing academics' experience in face of moral harassment. *Revista de Enfermagem UFPE on line, 11*(2), 551–558.

de Barros, A.M., Ramos, F.R.S., Barth, P.O., Brito, M.J.M., Rennó, H.M.S. & Rocha, J.M. (2019). The moral deliberation process of college nursing professors in view of moral distress. *Nurse Education Today, 73*, 71–76. https://doi.org/10.1016/j.nedt.2018.11.014

Dellasega, C., Volpe, R.L., Edmonson, C. & Hopkins, M. (2014). An Exploration of Relational Aggression in the Nursing Workplace. *JONA: The Journal of Nursing Administration, 44*(4), 212–218. https://doi.org/10.1097/NNA.0000000000000052

Demir, D. & Rodwell, J. (2012). Psychosocial Antecedents and Consequences of Workplace Aggression for Hospital Nurses. *Journal of Nursing Scholarship, 44*(4), 376–384. https://doi.org/10.1111/j.1547-5069.2012.01472.x

Eka, N.G.A. & Chambers, D. (2019). Incivility in nursing education: A systematic literature review. *Nurse Education in Practice, 39*, 45–54. https://doi.org/10.1016/j.nepr.2019.06.004

Fairbanks, A. (2013). Tackling horizontal violence. *Nursing Economic$, 31*(1), 42–43.

Hagopian, E.M. & Freitas, G.F.D. (2019). Moral harassment in the nurses' experiences: phenomenological perspective. *Revista de Enfermagem UFPE on line, 13*, Article e239781. https://doi.org/10.5205/1981-8963.2019.239781

Hubbard, P. (2014). What can be done about horizontal violence? *Alberta RN, 69*(4), 16–18.

Karatuna, I., Jönsson, S. & Muhonen, T. (2020). Workplace bullying in the nursing profession: A cross-cultural scoping review. *International Journal of Nursing Studies, 111*, Article 103628. https://doi.org/10.1016/j.ijnurstu.2020.103628

Lang, M., Jones, L., Harvey, C. & Munday, J. (2022). Workplace bullying, burnout and resilience amongst perioperative nurses in Australia: A descriptive correlational study. *Journal of Nursing Management, 30*(6), 1502–1513. https://doi.org/10.1111/jonm.13437

Lasiter, S., Marchiondo, L. & Marchiondo, K. (2012). Student narratives of faculty incivility. *Nursing Outlook, 60*(3), 121–126. https://doi.org/10.1016/j.outlook.2011.06.001

Livne, Y. & Goussinsky, R. (2018). Workplace bullying and burnout among healthcare employees: The moderating effect of control-related resources. *Nursing & Health Sciences, 20*(1), 89–98. https://doi.org/10.1111/nhs.12392

Minton, C. & Birks, M. (2019). „You can't escape it": Bullying experiences of New Zealand nursing students on clinical placement. *Nurse Education Today, 77*, 12–17. https://doi.org/10.1016/j.nedt.2019.03.002

Minton, C., Birks, M., Cant, R. & Budden, L.M. (2018). New Zealand nursing students' experience of bullying/harassment while on clinical placement: A cross-sectional survey. *Collegian, 25*(6), 583–589. https://doi.org/10.1016/j.colegn.2018.06.003

Myers, G., Côté-Arsenault, D., Worral, P., Rolland, R., Deppoliti, D., Duxbury, E., Stoecker, M. & Sellers, K. (2016). A cross-hospital exploration of nurses' experiences with horizontal violence. *Journal of Nursing Management, 24*(5), 624–633. https://doi.org/10.1111/jonm.12365

O'Flynn-Magee, K., Ong, S. & Esson, L. (2021). Stepping out of the shadows: Creating a graphic novella to address bullying in nursing education. *Nurse Education Today, 99*, Article 104740. https://doi.org/10.1016/j.nedt.2020.104740

Park, E.-J. & Kang, H. (2021). Experiences of undergraduate nursing students with faculty incivility in nursing classrooms: A meta-aggregation of qualitative studies. *Nurse Education in Practice, 52*, Article 103002. https://doi.org/10.1016/j.nepr.2021.103002

Patel, S.E. & Chrisman, M. (2020). Incivility through the continuum of nursing: A concept analysis. *Nursing Forum, 55*(2), 267–274. https://doi.org/10.1111/nuf.12425

Peters, A.B. (2014). Faculty to Faculty Incivility: Experiences of Novice Nurse Faculty in Academia. *Journal of Professional Nursing, 30*(3), 213–227. https://doi.org/10.1016/j.profnurs.2013.09.007

Ro, K. & Villarreal, J. (2021). Microaggression in Academia: Consequences and Considerations. *Nursing Education Perspectives, 42*(2), 120–121. https://doi.org/10.1097/01.NEP.0000000000000548

Sanner-Stiehr, E. (2017). Using Simulation to Teach Responses to Lateral Violence: Guidelines for Nurse Educators. *Nurse Educator, 42*(3), 133–137. https://doi.org/10.1097/NNE.0000000000000326

Topa, G., Guglielmi, D. & Depolo, M. (2014). Mentoring and group identification as antecedents of satisfaction and health among nurses: What role do bullying experiences play? *Nurse Education Today, 34*(4), 507–512. https://doi.org/10.1016/j.nedt.2013.07.006

Üzar-Özçetin, Y.S., Russell-Westhead, M. & Tee, S. (2021). Workplace violence: A qualitative study drawing on the perspectives of UK nursing students. *Collegian, 28*(1), 27–34. https://doi.org/10.1016/j.colegn.2020.03.001

Vessey, J.A., DeMarco, R.F., Gaffney, D.A. & Budin, W.C. (2009). Bullying of Staff Registered Nurses in the Workplace: A Preliminary Study for Developing Personal and Organizational Strategies for the Transformation of Hostile to Healthy Workplace Environments. *Journal of Professional Nursing, 25*(5), 299–306. https://doi.org/10.1016/j.profnurs.2009.01.022

6 Befragungsergebnisse in Deutschland

Caroline Körner und Sandra Bensch

Abstract. Beruflich Pflegende erleben in ihrem Berufsalltag feindseliges Verhalten. Dieses Phänomen ist in Deutschland allerdings so gut wie gar nicht erforscht. Aus diesem Grund verfolgt das vorliegende Forschungsvorhaben das Ziel, die Wahrnehmung von Feindseligkeit aus der Perspektive der Betroffenen, Täter*innen und Zuschauer*innen zu untersuchen und den Umgang mit erlebtem feindseligem Verhalten in der beruflichen Pflege zu erforschen. Zu diesem Zweck wurde eine Online-Befragung als qualitativ-deskriptive Querschnittsstudie durchgeführt. 290 beruflich Pflegende nahmen an der Befragung teil und lieferten erste Ergebnisse zur Thematik. Es zeigt sich, dass beruflich Pflegende regelmäßig Lästereien, Ausgrenzungen im Team sowie verbale Angriffe erleben. Auch Machtdemonstrationen und -missbrauch spielen im pflegerischen Alltag eine Rolle. Es konnten verschiedene Strategien zum Umgang mit Feindseligkeit identifiziert werden: Manche ignorieren die Situation absichtlich, andere versinken in Hilflosigkeit oder suchen sich Hilfe im engeren Umfeld. Die Folgen von Feindseligkeit können fatal sein: Die Betroffenen berichten von gesundheitlichen Problemen oder steigen direkt aus der Pflege aus (Pflexit). Nur wenige berichten, dass sie an der erlebten Feindseligkeit wachsen und dadurch ihre Kompetenzen ausbauen. Eine besondere Rolle scheinen die Arbeitsverdichtung und das mangelnde Bewusstsein für das Phänomen der Feindseligkeit zu spielen. Die Ergebnisse der Befragung zeigen, dass es in Deutschland im Pflegeberuf immer wieder zu feindseligem Verhalten Situationen kommt. Es ist dringend notwendig, sich diesem Problem anzunehmen. Denn nur in einer Arbeitsumgebung, in der Wertschätzung herrscht, können pflegebedürftige Menschen von beruflich Pflegenden angemessen und sicher versorgt werden.

Schlüsselbegriffe
- Feindseligkeit
- Umgang mit Feindseligkeit
- Folgen von Feindseligkeit
- Umgebungsfaktoren.

6.1 Einleitung

In den vorangegangenen Kapiteln wird intensiv auf die Thematik der Feindseligkeit unter beruflich Pflegenden eingegangen, mit Definitionen und Abgrenzungen, Ursachen, Symptomen und Folgen (**Kap. 2** bis **Kap. 5**). Feindseligkeit in der beruflichen Pflege äußert sich vielfältig und ist multifaktoriell bedingt. Gleich zu Beginn des zweiten Kapitels wird deutlich, dass Phänomene wie Mobbing, Lästern und Tratschen, Missachtung, aggressives Verhalten, Druckausübung oder Machtdemonstrationen typische Symptome von Feindseligkeit sind (**Kasten 2-2**). Die *Machtdynamik,* die sich hinter feindseligem Verhalten verbirgt, steht immer wieder im Vordergrund. *Machtgefälle* und *Hierarchien,* wie sie in Institutionen wie Krankenhäusern oder Pflegeeinrichtungen bestehen, sind besonders anfällig für die Herabwürdigung der dort Tätigen (Schlote, 2019; Skledar & Kröll, 2020). Führungspersonen bzw. Mitarbeitende, die in einer Machtposition arbeiten, sind eher versucht, ihre Macht auszunutzen (Tobore, 2023). Dies führt zu einer *extremen Machtlosigkeit* bei Mitarbeitenden, die in einer weniger einflussreichen Position arbeiten (Quernheim & Zegelin, 2025). Nicht nur Machtunterschiede sind ein Grund für Feindseligkeit, auch innerhalb von Pflegeteams kann es zu Feindseligkeit kommen. Dann wird von *horizontaler Feindseligkeit* gesprochen. Wie oft horizontale Gewalt im Pflegealltag vorkommt, lässt sich anhand der aktuellen Literatur kaum abschätzen: Prävalenzschätzungen dazu, wie häufig beruflich Pflegende horizontale Gewalt erleben, weisen sehr unterschiedliche Durchschnittswerte auf (Kiprillis et al., 2022).

6.2 Befragung zu Feindseligkeit in Deutschland

Verschieden Studien in Deutschland haben sich mit verwandten Themen zu feindseligem Verhalten unter beruflich Pflegenden befasst, z. B. zu moralischem Stress (**Kap. 1**) oder zu „Ich pflege wieder, wenn ...“ (Auffenberg et al., 2022) (**Kap. 11.2**). Konkret zu feindseligem Verhalten unter beruflich Pflegenden scheint, ähnlich zu Österreich (**Kap. 17**), in Deutschland noch nicht in derart geforscht worden zu sein, dass dadurch rezente Studien entstanden sind. Ziel der beiden Verfasserinnen ist es, dies zu ändern. Ihre bundesweite Online-Untersuchung geht der Frage nach, wie Feindseligkeit von beruflich Pflegenden als Täter*innen, Opfer sowie Zuschauer*innen wahrgenommen wird und wie sie mit erlebtem feindseligen Verhalten in der beruflichen Pflege umgehen.

6.2.1 Studiendesign

Die bundesweite Online-Befragung findet als qualitativ-deskriptive Querschnittsstudie statt. Zunächst informiert ein Anschreiben über Ziel, Vorgehen und Verwertung der Daten sowie Datenschutz und ethische Prinzipien, u. a. der Freiwilligkeit und Anonymität. **Kasten 6-1** zeigt die Informierte Einwilligung zur Befragung.

Kasten 6-1: Informierte Einwilligung zur Befragung (www.q-set.de)

Feindseligkeit (engl.: hostility) unter Mitarbeitenden ist ein riesiges Problem im Gesundheitswesen. Sie richtet sich horizontal, z. B. vom Kollegen zu Kollegin oder vertikal, z. B. von Vorgesetzter zum Mitarbeiter. Feindseligkeit beginnt mit Augenrollen oder Stöhnen, wenn über eine Person gesprochen wird, der Verteilung von abwertenden Spitznamen oder Lastern. Feindseligkeit zeigt sich strukturell, wenn Informationen bzw. Hilfsmittel vorenthalten oder Personen von Gesprächen ausgeschlossen werden. Die Personen werden auch mitten im Gesprach stehen gelassen und Türen geknallt. Verbale Angriffe, Stühle wegziehen und körperliche Attacken bilden die massivsten Formen dieses Phanomens.
Die professionelle Pflege ist durch Fremdbestimmung und Hierarchien besonders anfällig für feindseliges Verhalten im Mitarbeitendenkreis. Hochvulnerabel sind Pflegeauszubildende, Pflegehelfende, unerfahrene Pflegefachpersonen und Pflegefachpersonen aus dem Ausland. Die Folgen sind erheblich, für die Gesundheit der Betroffenen und für die Gesundheit der Menschen mit Pflegebedarf.
Menschen im Gesundheitswesen sind Täterinnen bzw. Täter, Opfer und Zuschauende – durchaus im wechselndem Zustand.
Die nachfolgende Umfrage fragt mit drei offenen Fragen **alle Mitarbeitenden der Pflege** aus Praxis, Bildung, Management, Wissenschaft und Politik/Öffentlichkeit nach ihren Erfahrungen mit dem **Umgang mit Feindseligkeit im beruflichen Umfeld.** Dieser kann sich auf Auseinandersetzungen im kollegialen Kreis, mit Vorgesetzten, ärztlichem/therapeutischen Personal, (anderen) Lehrenden, Wissenschaftsmitarbeitenden, Praxisanleitenden oder weiteren Personen beziehen. Es soll sich

möglichst um Erlebnisse in der **momentan eingenommenen** Rolle handeln.
Die Ergebnisse kommen nicht-zurückverfolgbar bei Prof.in Dr. Sandra Bensch (Mainz/RLP) an. Sie werden **anonymisiert,** d.h. Namen, Orte etc. unkenntlich gemacht. Das Gleiche geschieht bei potentiell erkennbaren Ereignissen zum Schutz der **Nicht-Zurückverfolgbarkeit** zur schreibenden Person. Die Ergebnisse werden qualitativ ausgewertet, in Kategorien zusammengefasst und im Buch (vorauss.) „Feindseligkeit unter Pflegenden – Wege zu Wertschätzung und gegenseitiger Anerkennung" Ende 2025 veröffentlicht.
Ihre Daten werden entsprechend Dauer und gefordertem Sicherheitsstatus der DSGVO (Stand: März 2024) aufbewahrt.
Das Aufschreiben gemachter Erfahrung kann entlastend, aber auch belastend wirken. Bitte sprechen Sie im geeigneten privaten, beruflichen und therapeutischen Umkreis darüber. Eine Hotline für Pflegende wie **https://www.pflege-in-not.de/** existiert in jedem Bundesland. Bitte holen Sie sich im Falle von Belastung Hilfe.
Mit Absenden des Fragebogens erklären Sie sich durch die gemachten Angaben umfassend informiert und mit der Verarbeitung Ihrer Daten einverstanden.

Alle beruflich Pflegenden ohne Eingrenzung auf Qualifikationsstand bzw. -niveau sowie aller Ebenen bzw. Bereiche können teilnehmen. Neben der Einordnung der derzeitigen Rolle bzw. Funktion, Geschlecht und Bundesland sind drei offene Fragen formuliert, die die Befragten ohne Textbegrenzung beantworten können. Sie werden aufgefordert, „einfach drauf loszuschreiben“:

- Welche berufliche Feindseligkeit haben Sie in Ihrer (möglichst derzeitigen) Rolle in der Pflege erfahren? Wenn möglich, werfen Sie einen Blick darauf, ob Sie sich während Ihrer Beschreibung als *Opfer, Täterin* bzw. *Täter* und/oder *Zuschauende/n* bezeichnen würden. (Anm d. Aut.: Der Zusatz zu Opfer, Täter*in, Zuschauende bezieht sich auf gleichnamiges Dreieck der **Abb 4-3, Kap. 4.3**).
- Wie war/ist Ihr Umgang mit der erfahrenen beruflichen Feindseligkeit bzw. wer hat Sie wie unterstützt?
- Was hat sich in Ihrem Verhalten durch die erfahrene berufliche Feindseligkeit verändert bzw. welche Folgen hat(te) das für Sie?

Die offenen Fragen orientieren sich an den Grundlagen des narrativen Interviews. Kernelement eines narrativen Interviews ist es, dass die Betroffenen (gemeint sind die Opfer von Feindseligkeiten) retrospektiv von ihrem eigenen Erleben aus damaliger und heutiger Sicht berichten (Mayer, 2022). Gerade in der Pflegeforschung im Umgang mit vulnerablen Gruppen besteht eine besondere Verantwortung, forschungsethische Grundsätze einzuhalten. Die Teilnehmenden informieren sich vor der Befragung im Online-Tool ausführlich über das Forschungsvorhaben. Aufgrund der sensiblen Thematik wird mit „Pflege in Not“ verlinkt, für eventuelle Hilfsangebote für die teilnehmenden beruflich Pflegenden. Der Link bzw. QR-Code zum Fragebogen geht über diverse Mailverteiler der beiden Verfasser*innen von der Katholischen Hochschule Mainz raus, mit dem Ziel, beides in der Community der beruflich Pflegenden zu verteilen. Die Befragung geht vom 28. September 2024 bis 19. Oktober 2024 mit demnach drei Wochen Laufzeit. Die Befragung hat diesen kurzen Zeitraum, da:

- es sich um eine explorative Datenerhebung handelt,
- in einer früheren Erhebung zu sexueller Belästigung (Körner & Bensch, 2021) bereits nach drei Tagen Laufzeit über 70 qualitative Daten vorhanden waren und beide beim vorliegenden Thema ebenfalls einen hohen Zulauf vermuten bzw.
- es sich um eine Erhebung handelt, die nicht drittmittelfinanziert ist. Sie soll einen Anstoß geben, vertiefter zur Thematik zu forschen und liefert erste Erkenntnisse.

6.2.2 Soziodemografische Ergebnisse

Der Aufruf des Fragebogens liegt bei 1271-mal. Vollständig beantwortet liegen 316 Fragenbögen vor. In die Datenanalyse können 290 Fragebögen einbezogen werden. Die derzeitige Rolle (Funktion) der Befragten zeigt **Tabelle 6-1**. Alle Antwortkategorien sind besetzt. Es hat sich im Minimum eine Person aus dem Pflegehilfebereich beteiligt und im Maximum 81 Personen aus dem Pflegebildungsbereich (Lehrende, Praxisanleitende). Von 290 Befragten ordnen sich 52 Menschen dem männlichen Geschlecht und 238 dem weiblichen Geschlecht zu, wie **Tabelle 6-2** belegt. Aus allen 16 Bundesländern sind Teilnehmende vertreten, im Minimum aus Sachsen-Anhalt (n = 1) und im Maximum aus Rheinland-Pfalz (n = 92). Drei Personen aus anderen Staaten – nicht näher benennungsfähig – haben teilgenommen. Die Zuordnung von Teilnehmenden nach Bundesländern zeigt **Tabelle 6-3**.

Tabelle 6-1: Item: Bitte geben Sie Ihre derzeitige Rolle (Funktion) an (n = 290) (Eigendarstellung)

derzeitige Rolle (Funktion)	n
Pflegelernende (Auszubildende, primärqualifizierendes Studium)	38
Pflegehelfende/r (angelernt bzw. 1- bzw. 2-jährige Ausbildung in der Pflege)	1
Pflegefachperson (3-jährige abgeschlossene Ausbildung in der Pflege)	40
Pflegefachperson mit Zusatzqualifikation in erweiterter Pflegepraxis (Fachpflege im Intensivbereich, Gerontopsychiatrie usw., Advanced Practice Nursing)	34
Pflegefachperson mit Zusatzqualifikation in Bildung (Lehrende, Praxisanleitende)	81
Pflegefachperson mit Zusatzqualifikation in Management (Pflegedienstleitung, Wohnbereichs-, Stationsleitung)	53
Pflegefachperson mit Zusatzqualifikation in Politik und Öffentlichkeit (Pflegekammer, Berufsverband, Gewerkschaft)	7
Pflegefachperson mit Zusatzqualifikation in Wissenschaft (Hochschullehre, Forschung)	19
Pflegefachperson mit bisher nicht genannter Zusatzqualifikation	16
keine Angabe	1

Tabelle 6-2: Ich ordne mich folgendem Geschlecht zu (n = 290) (Eigendarstellung)

Geschlecht	n
männlich	52
weiblich	238
divers	0

Tabelle 6-3: Ich arbeite im Bundesland (n = 290) (Eigendarstellung

Bundesland	n
Sachsen	13
Thüringen	3
Bayern	42
Baden-Württemberg	11
Saarland	3
Rheinland-Pfalz	92
Hessen	53
Brandenburg	2
Sachsen-Anhalt	1
Niedersachsen	26
Nordrhein-Westfalen	20
Bremen	2
Hamburg	3
Schleswig-Holstein	3
Berlin	11
Mecklenburg-Vorpommern	2
Andere	3

6.2.3 Ergebnisse der qualitativen Inhaltsanalyse

Die Antworten der 290 Befragten zu den drei offenen Fragen über Erfahrungen und Umgang mit feindseligem Verhalten (**Kap. 6.2.1**) werden mit einer qualitativen Inhaltsanalyse nach Kuckartz und Rädiker (2024) unterzogen. Es wird ein deduktiv-induktives Vorgehen angewendet. Das bedeutet, dass einerseits anhand der bestehenden Fragen und der Literatur Kategorien gebildet werden. Andererseits werden neue Kategorien direkt aus dem Datenmaterial entwickelt. Die Auswertung erfolgt mit MAXQDA. (Anm. d. Aut.: Der Produktname MAXQDA beginnt mit einer Anspielung auf den deutschen Soziologen Max Weber und endet mit QDA – qualitative Datenanalyse.) Es ist eine Software für qualitative und Mixed-Methods-Forschung. Es haben sich 10 Hauptkategorien mit insgesamt 28 Subkategorien ergeben, wie in **Tabelle 6-4** beschrieben.

Tabelle 6-4: (Sub)Kategorien als Ergebnis der Datenauswertung (Eigendarstellung)

Kategorien	Subkategorien
A Gründe für Feindseligkeit	Qualifikation
	Private Gründe
	Diskriminierung
	Rassismus
B Erfahrung: horizontale Feindseligkeit	Lästereien
	Ausgrenzung im Team
	Kompetenz infrage stellen
	Direkter verbaler/körperlicher Angriff
	Mobbingerfahrungen
	Sexuelle Belästigung
C Erfahrung: Machtgefälle	Machtdemonstration einer „höheren" Ebene
	Machtmissbrauch
D Erfahrung: Feindseligkeit im Umgang mit Patient*innen	Feindseligkeit gegen Patient*innen
	Feindseligkeit ausgehend von Patient*innen
E Umgang mit Feindseligkeit	Absichtliche Ignoranz
	Problem direkt ansprechen
	Schockstarre/Hilflosigkeit
	Strukturen im Hintergrund • Unterstützung von Vorgesetzen • Unterstützung von Kolleg*innen
	Hilfe suchen bei Familie und Freund*innen
	Professionelle Hilfe
	Keine Unterstützung

Tabelle 6-4: Fortsetzung

Kategorien	Subkategorien
F Folgen der Feindseligkeit	Intrinsisch negative Folgen • Motivationsverlust • Vermindertes Selbstwertgefühl • Niedergeschlagenheit • Distanzierung • Gesundheitliche Konsequenzen Ausweglosigkeit der Situation
	Extrinsisch negative Folgen • Eigene Kompetenz in Frage gestellt Pflege verlassen
	Extrinsisch positive Folgen • Herausforderung, an der man wachsen kann Prävention von Feindseligkeit
G Beeinflussende Umgebungsfaktoren	Arbeitsverdichtung/Organisationsversagen
	Mangelndes Bewusstsein der Kolleg*innen
H Täter*in-Sein	Mangelnde Kompetenz anderer
	Selbst Opfer von Feindseligkeit
I Zuschauende-Sein	
J Keine Feindseligkeit erlebt	

6.2.3.1 Gründe für Feindseligkeiten

Einige Teilnehmende geben Hintergründe feindseligen Verhaltens an, das sie erlebt haben. Besonders häufig wird das feindselige Verhalten auf die *Qualifikation* zurückgeführt. Auszubildende, aber auch Studierende leiden besonders unter Anfeindungen. Auszubildenden oder Pflegehelfenden wird generell wenig zugetraut oder sie werden bei Entscheidungsprozessen im Team übergangen: „*Auszubildende werden als inkompetent gesehen*“ (Pflegelernende, w, Hamburg). Studierenden wird nachgesagt, dass sie etwas Besseres seien:

„*Alle* [sic] *die studieren* [sic] *haben keine Lust auf den Beruf. Die wollen alle nur weg vom Bett. Die wollen alle nur noch Geld verdienen und nicht mehr pflegen.*“ (Pflegefachperson mit Zusatz in Bildung, w, Hessen).

Auch bereits fertig studierten und weitergebildeten Pflegefachpersonen, z.B. APNs oder Pflegepädagog*innen wird ihr Weg der Weiterqualifikation vorgeworfen. Weiterhin gibt es *private Gründe,* die zu Feindseligkeit führen. Die meisten beschriebenen Gründe gehen in Richtung *Diskriminierung,* beispielsweise feindseliges Verhalten wegen Geschlecht, Sexualität, Aussehen oder Kinderlosigkeit. Ein nicht geringer Anteil der Teilnehmenden berichtet auch von Feindseligkeit aus *rassistischen Gründen.* So werden Pflegefachpersonen und -helfende aufgrund ihrer Herkunft oder Hautfarbe feindselig behandelt: „*Pflegepersonal* [sic] *was nicht perfekt und akzentfrei deutsch spricht, wird als inkompetent bezeichnet und ihnen werden bewusst Informationen vorenthalten, da sie es angeblich sowieso nicht verstehen würden.*“ (Pflegelernende, w, Hessen). „*... beispielsweise wurde ausgenutzt, dass sie Angst um ihr Arbeitsvisum haben, um sie zum Einspringen zu bewegen.*“ (Pflegefachperson, w, Hessen)

6.2.3.2 Erfahrung: horizontale Feindseligkeit

Die Teilnehmenden berichten über verschiedene Ausprägungen an horizontaler Feindseligkeit. Besonders häufig werden *Lästereien* oder *Ausgrenzungen im Team* genannt. So passiert es *„regelmäßig, dass sich Pflegende untereinander anfeinden, schlecht übereinander reden"* (Pflegefachperson Bildung, w, Hessen). Oft geht die Ausgrenzung im Team auch damit einher, dass von Kolleg*innen absichtlich *„Informationen vorenthalten"* (Pflegefachperson Wissenschaft, m, Baden-Württemberg) werden. So berichtet ein Fall: *„Man enthielt mir Informationen zum Umgang mit der neu eingeführten digitalen Pflegedokumentation vor (ich hatte das Gefühl, man wollte mich gezielt ‚dumm halten')"* (Pflegefachperson Management, w, Nordrhein-Westfalen).

Besonders häufig werden Konflikte im Team durch Neiddebatten ausgelöst, oft wegen der Urlaubsplanung, der Dienstplangestaltung oder wegen Krankheitstagen. Darüber hinaus wird immer wieder die *Kompetenz* der Teammitglieder *infrage gestellt.* Insbesondere Auszubildende in der Pflege werden häufig als inkompetent angesehen, was sich dann auch in den Aufgaben widerspiegelt, die ihnen (nicht) zugetraut werden. Es berichten auch einige der Teilnehmenden aus der Täter*innenperspektive, dass sie Kolleg*innen als inkompetent ansehen und in solchen Fällen in der Regel kein Fachwissen vermittelt werden kann, *„weil sich die Kolleg*innen angegriffen fühlen"* (Pflegefachperson erweiterte Pflegepraxis, w, Rheinland-Pfalz). *Direkte verbale,* aber auch *körperliche Angriffe,* scheinen auch in der Pflegepraxis ihren Platz zu haben: *„Als Opfer musste ich eine Brüllattacke einer Kollegin über mich ergehen lassen. Diese schrie lauthals ihren Frust mir gegenüber heraus, wurde persönlich und knallte die Bürotür so extrem"* (Pflegefachperson Bildung, m, Hessen). *„Beim Krankmelden (obwohl ich selbst kaum Fehltage habe), von einer Kollegin am Telefon angeschrien werden"* (Pflegefachperson erweiterte Pflegpraxis, w, Bayern).

Einige der Teilnehmenden berichten explizit von *Mobbingerfahrungen.* Sie erleben *„jahrelanges Mobbing, was schließlich gravierende gesundheitliche Folgen hatte"* (Pflegefachpersonen Wissenschaft, w, andere). Einige der beschriebenen Situationen fallen vermutlich in den Mobbing-Bereich, wenn auch nicht explizit von den Teilnehmenden so benannt. Ein geringer Anteil der Teilnehmenden berichtet von Erlebnissen der *sexuellen Belästigung,* wobei diese laut Aussagen der Teilnehmenden auch von Patient*innen ausgeht.

6.2.3.3 Erfahrung: Machtgefälle

Einige der Teilnehmenden erleben *Machtdemonstrationen einer „höheren" Ebene,* so haben sie z. B. das Gefühl, dass die Pflege- oder Stationsleitung ihre machtvollen Positionen ausnutzen. *„Meine Stationsleitung hat mich bereits vor Patientinnen bloßgestellt und meine Autorität untergraben"* (Pflegefachperson, w, Rheinland-Pfalz). Besonders auch Pflegelernende leiden darunter und haben den Eindruck, in den Praxiseinsätzen nicht auf Augenhöhe behandelt zu werden: *„in jedem Einsatz gibt es mindestens eine Person aus der Pflege, die uns Auszubildende [sic!] die ‚Drecksarbeit' geben oder abwertend über den Ausbildungsstand sprechen"* (Pflegelernende, w, Hessen).

Hier zeigt sich eine Gegenläufigkeit in den Aussagen. Eine Gruppe der Teilnehmenden berichtet – wie beschrieben – von *Machtgefälle und Machtmissbrauch.* Eine andere Gruppe berichtet von einer Abwertung der Führungsebene. So wird Neid empfunden, dass Führungspersonen geregelte Arbeitszeiten haben, deren Anweisungen werden inhaltlich kritisiert: *„Du kannst das ja von deinem Büro aus nicht wissen"* (Pflegefachperson mit Zusatzqualifikation, w, Rheinland-Pfalz).

6.2.3.4 Erfahrung: Feindseligkeit im Umgang mit Patient*innen

Es wird *Feindseligkeit gegen Patient*innen* beschrieben, genauso wie *Feindseligkeit ausgehend von Patient*innen.* Einige Teilnehmende beobachten verbale und nonverbale Gewalt gegenüber Patient*innen, z. B. jemanden anbrüllen, nicht direkt auf die Klingel gehen oder Informationen zurückhalten. Weiterhin geht Feindseligkeit von Patient*innen aus und richtet sich gegen das Pflegepersonal. Pflegende berichten, dass sie beschimpft oder angeschrien werden. Es kommt zu Aussagen gegenüber den beruflich Pflegenden wie: *„Sie sind doch nur von der Pflege und wischen Ärsche von älteren Menschen ab!! Holen sie [sic] mir einen Arzt“* (Pflegelernende, m, Hessen).

6.2.3.5 Umgang mit Feindseligkeit

Die Pflegenden haben unterschiedliche Strategien entwickelt, um den verschiedenen Formen von Feindseligkeit entgegenzutreten. Einige begegnen der Feindseligkeit mit *absichtlicher Ignoranz.* Ihnen ist es bewusst, dass sie eine feindselige Situation erleben. Sie bleiben auf Distanz und ignorieren das Verhalten des Gegenübers. Diese Art des Umgangs hat oftmals das Ziel, die Situation nicht eskalieren zu lassen oder aber auch dieser keine allzu große Bedeutung beizumessen. Ein anderer Weg des Umgangs ist das *Problem direkt anzusprechen.* Ganz nach dem Motto: *„direkt ansprechen, klären, nicht abwarten, untereinander klären“* (Pflegefachperson Bildung, w, Rheinland-Pfalz). Das direkte Ansprechen wird von einem Großteil der an der Befragung Teilnehmenden als deeskalierende Strategie wahrgenommen, die das Ziel verfolgt, den Konflikt aufzulösen und weitere solcher Situationen zu vermeiden. Entgegen der absichtlichen Ignoranz gibt es auch Teilnehmende, die davon berichten, in eine *Schockstarre* zu verfallen und *Hilflosigkeit* zu verspüren. *„In der Situation traue ich mich das meistens nicht anzusprechen“* (Pflegefachperson Bildung, w, Niedersachsen). *„Mein Umgang war unprofessionell, ich konnte damit überhaupt nicht umgehen und habe, wenn es irgend ging, den Kopf eingezogen und meine Arbeit gemacht. (...) Ich wollte damals unter keinen Umständen aus persönlichen Gründen diese Stelle aufgeben, daher fügte ich mich“* (Pflegefachperson Management, w, Baden-Württemberg).

Ein Großteil der Pflegenden kann jedoch auf gute *Strukturen im Hintergrund* zurückgreifen. Die Pflegenden schätzen in vielen Fällen die *Unterstützung von Vorgesetzten und Kolleg*innen.* Die Pflegedienstleitung, aber auch die ärztlichen Leitungen bieten oft Rückhalt und helfen, die Situation für die Betroffenen zu verbessern. Vor allem, wenn die Anfeindungen von der Leitung oder von Kolleg*innen ausgehen, unterstützt sich das Team gegenseitig. So hilft es manchmal, in den *„Austausch mit Kolleginnen* [zu treten], [sich] *kurz aufregen aber dann zur Tagesordnung über*[zu]*gehen“* (Pflegefachperson Wissenschaft, w, Rheinland-Pfalz). Der *Austausch mit den Kolleg*innen* findet statt, um gemeinsame Lösungen zu finden, sich gegenseitig vor bestimmten Personen zu warnen oder emotionale Unterstützung zu erhalten. In vielen Fällen führt dies jedoch nicht zu einer grundlegenden Veränderung der Gesamtsituation. Die Feindseligkeit geht weiter, der Austausch mit Kolleg*innen dient einzig als Bewältigungsstrategie. Diejenigen, die nicht das Privileg haben, auf der Arbeit Unterstützung zu bekommen, suchen sich oft *Hilfe bei Familie und Freund*innen.* Das private Umfeld dient als Ventil, um negative Gedanken und Emotionen durch Feindseligkeiten am Arbeitsplatz abzubauen.

In einigen Fällen ist die Belastung durch die Feindseligkeit so groß, dass sich die Betroffenen *professionelle Hilfe* suchen. Selten ist dies durch den Arbeitgeber organisiert, z. B. in Form von Coachings oder Kommunikationstrainings. Betroffene beschreiben auch, psychotherapeutische Unterstützung in Anspruch genommen zu haben, um besser mit der Feindseligkeit umgehen zu können. Teilweise ist anwaltliche Beratung nötig.

Ein erheblicher Anteil der Teilnehmenden berichtet außerdem davon, *keine Unterstützung* erhalten zu haben. In vielen Fällen wird versucht, das Problem anzusprechen. Daraus folgt aber keine Konsequenz, sodass die Betroffenen allein bleiben und nicht wissen, was sie tun sollen.

„Ich habe damals meine zuständige PDL darüber informiert, doch außer einer bestürzten Mimik und ein paar Floskeln, hatte es keine Konsequenz“ (Pflegefachperson erweiterte Pflegepraxis, w, Hessen).

6.2.3.6 Folgen der Feindseligkeit

Durch Feindseligkeit entstehen *intrinsisch negative* Folgen. Bei einigen Betroffenen stellt sich ein *Motivationsverlust* sowie ein *vermindertes Selbstwertgefühl* ein. In einigen Fällen berichten die Betroffenen von einer *„Angst und Unlust [sic] auf die Arbeit zu gehen“* (Pflegefachperson, w, Rheinland-Pfalz). Dies führt zu einer Art *„innerer Kündigung“* (Pflegefachperson Wissenschaft, w, Berlin). In einigen Fällen geht es noch einen Schritt weiter und das verminderte Selbstwertgefühl mündet in einer *Niedergeschlagenheit: „Ich habe viel geweint“* (Pflegelernende, w, Bayern). *„Ich weiß nicht, wie ich mich gefühlt hatte. War eher traurig und enttäuscht, dass die Menschen gegenüber anderen so sind ...“* (Pflegelernende, w, Nordrhein-Westfalen). Viele berichten von einer *Distanzierung* ihrem Beruf gegenüber, ihrer Arbeit im Allgemeinen, der Einrichtung gegenüber oder aber auch von Kolleg*innen. *„Generell ziehe ich mich lieber zurück, da wenig Offenheit unter den Kollegen herrscht und Gespräche nicht angenommen werden“* (Pflegefachperson Bildung, w, Hessen).

Einige Teilnehmende berichten von *gesundheitlichen Konsequenzen,* die höchstwahrscheinlich stressbedingt durch die Feindseligkeit aufgetreten sind. Genannt wurden von einigen Schlafstörungen, Herzrhythmusstörungen und Bauchschmerzen. Auch psychische Erkrankungen, z. B. Burnout oder Depressionen, entwickeln einige der Betroffenen.

Es werden auch psychische Folgen beobachtet, die nicht zwingend mit einer Diagnosestellung einer psychischen Erkrankung einhergehen und sich gleichzeitig im Verhalten der Betroffenen widerspiegeln. Es wird berichtet von einer Art *Abgestumpftheit,* die sich einstellt, um mit Feindseligkeit besser umgehen zu können.

Aufgrund der *Ausweglosigkeit der Situation* ergeben sich auch *extrinsisch negative Folgen.* Beispielsweise wirken sich Motivationsverlust oder Distanzierung im Allgemeinen in gewissem Maße auch darauf aus, wie und in welcher Qualität die beruflichen Aufgaben erfüllt werden können. Nicht selten führt dies dazu, dass die *eigene Kompetenz infrage gestellt* wird. *„Letztendlich geht man aber erst einmal mit einem unguten Gefühl auf die Arbeit, hat Angst davor* [sic] *Fehler zu machen, nicht schnell genug für die anderen zu sein“* (Pflegefachperson mit Zusatzqualifikation, w, Rheinland-Pfalz).

49 der 290 Teilnehmenden berichten davon, wegen erlebter Feindseligkeit aus der beruflichen Pflege aussteigen zu wollen, bereits die berufliche *Pflege verlassen zu haben* oder die Arbeitgeber*in bzw. das Berufsfeld gewechselt zu haben: *„Ich habe gekündigt* [sic] *da für mich die Situation unerträglich wurde. (...) Die Kündigung war für mich sehr schlimm, da ich meinen Kurs aufgegeben musste und das ganze Studium, das ich selbst finanzierte, umsonst war“* (Pflegefachperson Bildung, w, Bayern). „[Ich] *musste letztendlich kündigen“* (Pflegefachperson erweiterte Pflegepraxis, m, Sachsen-Anhalt).

Einige nutzen die ihnen entgegengebrachte Feindseligkeit auch als etwas (extrinsisch) Positives und nehmen die Situation als *Herausforderung, an der sie wachsen* können. Sie stärken ihre fachlichen und kommunikativen Kompetenzen, um der ihnen widerfahrenen Ungerechtigkeit entgegenzutreten. *„Ich kann seit diesem Tag viel besser reflektieren und kann Situationen besser einschätzen. Zudem werde ich als externe oder auch intern mehr Mut aufzeigen und sofort* *sagen, wenn mir etwas nicht passt oder wenn mir der Ton von anderen nicht gefällt*" (Pflegelernende, w, Hessen).

(Anm. d. Aut: Mit fortlaufender Umsetzung der praktischen Pflegeausbildung nach PflBG bürgert sich zunehmend ein, von internen und externen Auszubildenden zu sprechen. Interne Auszubildende haben einen Ausbildungsvertrag mit der Träger*in des Betriebs, bei dem sie gerade eingesetzt sind. Externe Auszubildende haben mit einer anderen Träger*in einen Ausbildungsvertrag und kommen in den Betrieb für ihre Pflichteinsätze nach Anlage 7 PflAPrV. Es wird von Vorbehalten bzw. Abschätzungen gegenüber externen Auszubildenden berichtet; s. **Kap. 28.3.1**).

Weiterhin berichten Betroffene und Zuschauende, dass die erlebten Situationen der Feindseligkeit dazu geführt haben, dass sie nun *Prävention von Feindseligkeit* durchführen. Sie hinterfragen Situationen, versuchen sich selbst vermehrt zu reflektieren oder stoßen Veränderungsprozesse im Team an, um feindseligem Verhalten vorzubeugen. Dies nennen besonders häufig Führungs- oder Lehrpersonen – d.h. Pflegende mit formalen Positionen, die Veränderungen ermöglichen. „*Ich versuche, im Team einen Umgang auf Augenhöhe zu führen, flache Hierarchien*" (Pflegefachperson erweiterte Pflegepraxis, w, Rheinland-Pfalz).

6.2.3.7 Beeinflussende Umgebungsfaktoren

Einige Faktoren lassen sich identifizieren, die eine feindselige Umgebung schaffen oder die Existenz dieser unterstützen. So ist häufig eine *Arbeitsverdichtung* oder das *Versagen der Organisation* daran schuld, dass Strukturen der Feindseligkeit entstehen können. Es besteht durch Fachkräftemangel oder emotional anstrengende Situationen im Arbeitsalltag in vielen Settings grundsätzlich eine angespannte Arbeitssituation: „*Wir zerfleischen uns oftmals aufgrund von Stress und weil wir ethisch [sic] überfordert sind mit den Zuständen im Klinikalltag*" (Pflegefachperson Bildung, w, Hessen).

Auch *mangelndes Bewusstsein* in der Berufsgruppe über die Thematik der Feindseligkeit begünstigt feindseliges Verhalten. Es gibt oft keine gemeinsame Vision, was unter „guter Pflege" zu verstehen ist. Interessen von Einzelpersonen in einem Team variieren stark. Das birgt viel Konfliktpotenzial.

6.2.3.8 Täter*in-Sein

Elf Teilnehmende berichten, aus welchen Gründen sie sich selbst im Berufsalltag feindselig verhalten. Eine große Rolle spielt dabei die Einschätzung von *mangelnder Kompetenz* bei Kolleg*innen. „*Ich selbst muss mich als Täter bezeichnen. Kollegin wurde mehrfach was erklärt und sie hat sich nach einer Woche täglichem Erklären immer noch nichts gemerkt und teilweise falsch*" (Pflegefachperson Wissenschaft, w, Niedersachsen).

Ein weiterer, hauptsächlich genannter Grund ist es, *selbst als Opfer Feindseligkeit erlebt* zu haben und nun mit feindseligem Verhalten darauf zu reagieren. „*Ich reagiere mittlerweile auf Feindseligkeit auch gern mit Feindseligkeit*" (Pflegefachperson erweiterte Pflegepraxis, w, Bayern).

6.2.3.9 Zuschauende-Sein

In einigen Fällen berichten Zuschauende, dass sie im Nachhinein mit den Opfern von Feindseligkeit in Kontakt treten, um diesen zu helfen oder eine gemeinsame Lösung zu finden. Die meisten betonen allerdings, dass sie in der Situation selbst *nicht eingreifen* und eher *im Nachhinein* ihre Hilfe anbieten. Daraus ergeben sich auch die Gründe, nicht einzugreifen. Berufliche Ziele, wie der Aufstieg in der Karriereleiter oder generelle Angst, im Team ausgegrenzt zu werden, sind die häufigsten Gründe. Oft herrscht das Motto: „*Leider: ‚Froh sein, dass es einen nicht betrifft*'" (Pflegefachperson, w, Niedersachsen).

6.2.3.10 Keine Feindseligkeit erlebt

Voraussetzung für die Teilnahme an der Befragung ist, mit feindseligem Verhalten in der beruflichen Pflege in irgendeiner Form in Berührung gekommen zu sein, wie in der **Abbildung 6-1** beschrieben wird. Die Antworten jener 13 Teilnehmenden, die angeben, keine Feindseligkeit zu erleben bzw. erlebt zu haben, werden dennoch eingeschlossen, um daraus zu lernen. Gründe für das Nicht-Erleben von Feindseligkeit sind häufig ein *gutes oder harmonisches Team,* sodass dort ein Umfeld von Vertrauen und Wertschätzung herrscht, was feindseliges Verhalten ausschließt.

6.2.4 Diskussion

Ziele der Befragung beruflich Pflegender jeglicher Funktion, Rolle bzw. Ebene vorrangig innerhalb von Deutschland sind, herauszufinden,

- welche Erfahrungen mit feindseligem Verhalten unter beruflich Pflegenden vorliegen,
- in welchen Rollen – Opfer, Täter*innen, Zuschauende – feindseliges Verhalten stattgefunden hat und
- wie der Umgang damit ist.

Die Ergebnisse liefern einige Anhaltspunkte. Zunächst lässt sich festhalten, dass sich beruflich Pflegende aller im Fragebogen vorbestimmten Ebenen, Rollen und Funktionen, wie in **Tabelle 6-1** dargestellt, und aus allen Ländern der Bundesrepublik Deutschland beteiligt haben. Das bestätigt internationale Ergebnisse: Die größte Berufsgruppe im Gesundheitswesen macht unabhängig ihrer Rollen, Funktionen und Ebenen Erfahrungen mit feindseligem Verhalten (Livne & Goussinsky, 2018; Myers et al., 2016; Vogelpohl et al., 2013). Dabei ist die Ebene der Pflegehelfenden in der vorliegenden Erhebung mit nur einer beteiligten Person unterrepräsentiert. (Am. der Autorinnen: Die Forscherinnen haben die Pflegedienstleitungen im Rahmen der Beobachtung der hereinkommenden Daten erneut und gezielt darauf angesprochen, den Online-Link und QR-Code an die Pflegehelfenden weiterzuleiten, in verschiedenen Bundesländern und Pflegefeldern). In der Literatur überwiegt die Befragung der Pflegefachpersonen in ihren verschiedenen Rollen und Funktionen (Clark, 2013; Lang et al., 2022; Myers et al., 2016; Parchment & Andrews, 2019) oder der Fokus liegt auf Pflegestudierenden (engl., *undergraduated nurses*) bzw. Pflegefachpersonen aus dem Ausland (Courtney-Pratt et al., 2018; Minton & Birks, 2019). Wofür die Qualifikationsniveaus der Pflegehilfe – Österreich unterscheidet u. a. zwischen Pflegefachassistenz und Pflegeassistenz, die USA u. a. zwischen *Clinical Nurse Assistants (CNA)* und *Licensed Practical Nurses (LPN)* – selten in den Fokus der Untersuchungen von feindseligem Verhalten genommen werden, ist schwer zu erklären. Gründe für diesen Datenmangel sind vermutlich, dass:

- Feindseligkeitsstudien oft zum Ziel haben, Pflegefachpersonen zu empowern,
- den Pflegehelfenden nicht genügend Fähigkeiten in Wort und Schrift zugemessen werden an Studien teilzunehmen, insbesondere aus Gründen der jeweiligen Nicht-Muttersprachlichkeit oder
- ihnen weniger inhaltliche Bedeutung in der Entstehung von Pflegequalität beigemessen wird.

Gerade letztgenannter Grund wäre aus Sicht der Verfasserinnen am fatalsten, da Pflegehelfende durch ihre direkte Interaktionalität mit den Menschen mit Pflegebedarf einen wesentlichen Beitrag zur Entstehung von Pflegequalität insbesondere in der Langzeitpflege leisten (Klima, 2014; Lu et al., 2024).

Als *Gründe für feindseliges Verhalten* werden private und rassistische Gründe, Qualifikation und Diskriminierung genannt. Oftmals sind es Pflegeauszubildende und Berufsanfänger*innen, die Erfahrungen mit feindseligem Verhalten machen. Studien bestätigen das zuhauf (Martach & Völkel-Söte, 2016; Myers et al.,

2016; Park & Kang, 2021; Vogelpohl et al., 2013). Es kann keine Studie gefunden werden, die das widerlegt. Kommen die Pflegeauszubildenen bzw. Berufsanfänger*innen zudem aus dem Ausland und sprechen bzw. verstehen Deutsch bruchstückhaft, laufen sie zudem Gefahr, feindseliges Verhalten in Situationen beruflicher Pflege im *doppelten Sinne* zu erfahren: als in der (deutschen) beruflichen Pflege Unerfahrene und als Fremdsprachler*in, die die deutsche Sprache im Allgemeinen, in Dialekten und Eigenbegriffen des Pflegeberufs und regionalen Termini noch nicht verstehen und sprechen kann. International existieren Hinweise aus Studien (Courtney-Pratt et al., 2018; Minton & Birks, 2019).

Erfahrungen mit feindseligem Verhalten unter beruflich Pflegenden, zu denen Lästereien, Brüllattacken, Diffamierungen und Türenknallen als tätliche Angriffe zählen (vergleiche dazu die Erläuterung in **Tabelle 31-1**, wofür Türenknallen wie sich durch Pfeifen aus nächster Nähe „antrillern" lassen müssen, als tätlicher Angriff gewertet werden kann), gehen einher mit Machtgefälle-Erfahrungen innerhalb und außerhalb der eigenen Berufsgruppe sowie erlebter Feindseligkeit, ausgehend von Patient*innen und ihren Bezugspersonen. Die Kennzeichen feindseligen Verhaltens zwischen Kolleg*innen gleicher Ebene sind vielzählig (Lang et al., 2022; O'Flynn-Magee et al., 2021; Patel & Chrisman, 2020). Es existiert eine große Bandbreite (Clark, 2022), wie auch in **Abbildung 4-1** zu sehen ist (Ausführungen dazu auch in **Kap. 4.2**). Hinzu kommen Erfahrungen darüber, wie sich Menschen in formale Machtpositionen – Vorgesetzte, Ärzt*innen, speziell: Chirurg*innen – insuffizient verhalten (Courtney-Pratt et al., 2018; Karatuna et al., 2020) oder gar ihre Macht missbrauchen (da Cruz Scardoelli et al., 2017; Minton et al., 2018). Interessanterweise befinden sich in den vorliegenden Daten wenig Aussagen erfahrenen feindseligen Verhaltens von Pflegelehrenden untereinander bzw. gegenüber Pflegeauszubildenden. Das stellt sich in Staaten mit *Qualifizierung von Pflegefachpersonen an Universitäten* anders dar: Feindseliges Verhalten in der beruflichen Pflege nimmt seinen Anfang im Pflege-College (Fry & Schmer, 2021; Park & Kang, 2020; Roberts, 2024). Feindseliges Verhalten von Menschen mit Pflegebedarf, ihren Angehörigen gegenüber beruflich Pflegenden wird national und international berichtet und hat Folgen für die pflegetherapeutische Beziehung und die beteiligten Akteur*innen (American Nurses Foundation, 2022; Institut für Demoskopie Allensbach, 2023). Feindseliges Verhalten unter beruflich Pflegenden scheint eng verwoben mit ihren formellen und informellen Machtpositionen innerhalb der Berufsgruppe zu sein bzw. wie Machtansprüche jeweils geltend gemacht werden, z. B. von Pflegefachperson zu Pflegelernenden oder von Stationsleitung zu Pflegefachperson. Destruktives, i. S. v. feindseligem Verhalten gibt es allerdings auch andersherum, z. B. von Pflegefach- zu Leitungspersonen (Parchment & Andrews, 2019) oder von Pflegelernenden zu Pflegelehrenden (Eka et al., 2016). Feindseligkeit unter beruflich Pflegenden korreliert wiederum mit feindseligem Verhalten, welches die beruflich Pflegenden durch Akteur*innen anderer Berufsgruppen oder durch Menschen mit Pflegebedarf und ihren Bezugspersonen erfahren (Clark, 2022; Climent-Rodríguez et al., 2023). Pflegefelder, die sich eher als geschlossen darstellen, wie OP-Säle, psychiatrische Abteilungen sowie Intensivstationen erweisen sich dafür als besonders anfällig (Begjani et al., 2025; Jang et al., 2023; Lang et al., 2022; Stadnyk, 2011).

Der *Umgang mit erlebter Feindseligkeit* variiert im Wesentlichen von Schockstarre bzw. Hilflosigkeit über absichtliche Ignoranz zu Darüber-Sprechen bis zum direkten Ansprechen. Verschiedene Gründe werden genannt, wofür sich Befragte – als Opfer bzw. als Zuschauende – für die jeweilige Form mehr oder weniger bewusst entscheiden: Sich als nicht handlungsfähig zu erleben entspricht *Ohnmachtserfahrungen* als gleichermaßen höchst unangenehme Erfahrungen, mit schwerwiegenden persönlichen, gesundheitlichen und wirtschaftlichen Folgen (Clark, 2013; Lang et al., 2022; Sanner-Stiehr, 2017). Eine absichtliche Ignoranz von feindseligem Verhalten dient oft dem Selbstschutz und ist eine Überlebensstrategie (Goh et al., 2022). Menschen machen sich bewusst kalt für unangenehme Einflüsse von außen. Dies ist in der beruflichen Pflege als *Cool-Out* bekannt. Es ist ein kollektives Phänomen und dient beruflich Pflegenden dazu, handlungsfähig zu bleiben. Allerdings führt Abhärtung gegen äußere Einflüsse nicht zur Veränderungen selbiger in positive Richtungen (Kersting, 2019). Über Erfahrungen mit feindseligem Verhalten mit Kolleg*innen, Familie, Freund*innen und Therapeut*innen zu sprechen – zumeist zeitnah nach dem Geschehen – sind Be- und Verarbeitungsstrategien, die durchaus suffizient sein können und offensichtlich üblich sind, wenn Grenzverletzungen in der beruflichen Pflege stattfinden (Körner & Bensch, 2021). Den Betroffenen ist es wichtig, eine Lösung zu finden und das Problem zu beseitigen (Ribeiro & Sani, 2024). Kritisch anzufragen ist, wofür es überhaupt so weit kommen muss, dass Arbeitnehmende zu diesen für sie mit erheblichem Mehraufwand verbundenen Strategien greifen, um psychisch und physisch gesund Anforderungen des Arbeitsalltags im Gesundheitswesen begegnen zu können.

Folgen von erlebter Feindseligkeit im Berufskontext sind insbesondere intrinsischer Art und negativ konnotiert wie Abgestumpftheit, Motivationsverlust, vermindertes Selbstwertgefühl und ein Sich-Selbst-Infrage-Stellen, Niedergeschlagenheit. Die Befragten empfinden die Situation, in der sie sind, als ausweglos. Dies macht sich nach außen durch Distanziertheit zum Beruf, Arbeitsplatzwechsel oder Berufsflucht bemerkbar, oftmals verbunden mit gesundheitlichen Konsequenzen wie Schlafstörungen, Herzrhythmusstörungen, Bauchschmerzen, Burnout oder Depressionen. All diese Folgen finden sich in Studien wieder, für intrinsische Folgen z. B. bei da Cruz Scardoelli und Autor*innenteam (2017), Goh und Mitautoren (2022) sowie Ribeiro und Sani (2024) und für extrinsische z. B. bei Ribeiro und Sani (2024), Sanner-Stiehr (2017) und Lang und Autor*innenteam (2022). Die extrinsischen und intrinsischen Folgen von feindseligem Verhalten unter beruflich Pflegenden sind in diesem Buch in den **Kapiteln 5.2** und **5.3** näher beschrieben. Einige beruflich Pflegende, auffällig häufig in Führungs- und Lehrpositionen, sehen die gemachten Erfahrungen allerdings auch als Herausforderung, an der sie wachsen können. Sie konnotieren sie positiv, nutzen sie fürs Weiterlernen und schaffen Rahmen zur Prävention von feindseligem Verhalten am Arbeitsplatz. Wichtige Erkenntnisse für einen erfolgreichen Umgang mit den eigenen gemachten Erfahrungen zu Feindseligkeit in der beruflichen Pflege, einen konstruktiven Umgang für sich selbst, später für die eigene Institution und mittlerweile für Institutionen im Gesundheitswesen weltweit übermittelt Clark (2022). Aus dem Interview mit der Pflegefachfrau und Professorin Cynthia Clark in der Einleitung dieses Buches wird deutlich, dass Menschen mit Verletzungserfahrungen resilient bleiben, wenn sie in ihrer Biografie stabilisierende Bezugspunkte hatten, z. B. Familienmitglieder oder Mentor*innen in der Pflegeausbildung. Oder aber sie werden (wieder) resilient, weil neue gute Erfahrungen hinzukommen und überwiegen, z. B. Wissens- und Könnenszuwachs, stabilisierende Erfahrungen im Freund*innen- und Kolleg*innenkreis (Anm. d. Aut.: Clark in der Einleitung des Buches). Diese Erfahrungen scheinen den Personen zu fehlen, die nach bzw. unter feindseligem Verhalten in der beruflichen Pflege leiden, krank werden, erstarren und letztendlich fliehen.

Zu den *beeinflussenden Umgebungsfaktoren* zählen Arbeitsverdichtung – zu viele Aufgaben in zu wenig Zeit für zu wenig beruflich Pflegende – und Organisationsversagen, i. S. v. fehlender Führung bzw. mangelnder Organisationsentwicklung. Ist feindseliges Verhalten als *Incivility* (engl., inziviles, d. h. unhöfliches Verhalten)

(Clark, 2022) im Unternehmen angekommen, wird es oft als solches nicht erkannt, weil es den Mitarbeitenden an Bewusstsein dafür mangelt. Das wiederum begünstigt feindseliges Verhalten (Clark, 2022). Für Ro und Villarreal (2021) ist *Incivility* eine Seuche, die, ist sie einmal in einer Institution angekommen, zunächst schwer wieder zu entfernen ist. Sie durchdringt alle Ebenen und Prozesse und hat Auswirkungen auf Ergebnisse (Ro & Villarreal, 2021). Medikations- und Behandlungsfehler sind nur ein Beispiel von vielen (Houck & Colbert, 2017). Weitere, insbesondere volkswirtschaftliche Schäden werden in **Kasten 5-3** thematisiert.

Die Erfahrungen der Untersucherinnen zeigen, dass der Begriff der (horizontalen) Feindseligkeit in der beruflichen Pflege überwiegend unbekannt ist und kaum bis gar nicht im Qualitätsmanagement der Gesundheitseinrichtungen oder in den Curricula der Aus-, Fort- und Weiterbildungen beruflicher Pflege Einzug gehalten hat. Das bestätigt sich in Fachliteratur (Fachkommission nach § 53 PflBG, 2020; Prölß et al., 2020). Beruflich Pflegende scheinen laut vielzähliger Gespräche der Untersucherinnen mit Berufsangehörigen keinen Namen für das Phänomen zu haben, was sie in ihrer Institution erleben. Einige suchen offenbar die Verantwortung für das Geschehene bei sich oder bei anderen, ohne jedoch die Systematik von Feindseligkeit zu (er)kennen und das Phänomen gezielt anzugehen.

Wenige Befragte haben sich dazu geäußert, *Täter*in* beim feindseligen Verhalten in der beruflichen Pflege (gewesen) zu sein und bringen das mit wahrgenommener mangelnder Kompetenz in Verbindung. Bei Befragungen nach der Opfer – Täter*in – Zuschauenden – Perspektive wird oftmals die Täter*innenperspektive zahlenmäßig am geringsten offenbart (Dellasega et al., 2014). Die Untersucherinnen vermuten, dass die Dunkelziffer für die Täter*innenperspektive weitaus höher liegt. In einem früheren Werk (Körner & Bensch, 2021) weisen sie darauf hin – dort zum Thema „Sexuelle Belästigung" – dass nur die vom Phänomen betroffene Person bestimmen kann, ob das jeweilige Verhalten vorliegt oder nicht (Körner & Bensch, 2021). Aus ihrer Sicht braucht es Persönlichkeitsreife sowie extern tragende Beziehungen und Rahmenbedingungen, insbesondere für Sicherheitsempfinden, um sich selbst und anderen gegenüber Täter*innenverhalten einzugestehen.

Einige der Befragten bezeichnen sich als *„Zuschauende"* feindseligen Verhaltens in der beruflichen Pflege. Sie beschreiben, dass sie oft aus Angst vor Ausgrenzung oder Repressalien, z. B. Karriereknick, nicht eingreifen und den Opfern von Feindseligkeit erst im Nachhinein ihre Hilfe anbieten. Zum Thema „Zuschauende" (engl.: *Bystander*) von Feindseligkeit unter beruflich Pflegenden lässt sich feststellen, dass

- ihre Zahl geringer ist als jene, die sich als Opfer bezeichnen, (Cooper & Curzio, 2012; Dellasega et al., 2014)
- aus Zuschauenden oftmals Opfer werden, aber auch Täter*innen (Minton & Birks, 2019; Myers et al., 2016)
- sie nicht eingreifen, weil sie sich wie erstarrt fühlen (da Cruz Scardoelli et al., 2017).

Auch Prof. Clark berichtet in ihrem Interview über das Nicht-Eingreifen (Einleitung dieses Buches).

Ein bewusstes Nicht-Eingreifen aus Angst vor Ausgrenzung findet sich bei Üzar-Özçetin und Autor*innenteam (2021) bzw. absichtliche Ignoranz als Selbstschutz bei Goh und Mitautoren (2022). Vorsätzliches Nicht-Handeln zum persönlichen Karriereschutz liest sich dort nicht heraus. Vermutlich haben die Befragten der vorliegenden Studie feindseliges Verhalten in der beruflichen Pflege – vielleicht aber auch in anderen, z. B. privaten Kontexten – sooft erlebt, dass ein Gewöhnungseffekt eingesetzt hat und durch die Wiederholungen, der damit verbundenen möglicherweise empfundenen Macht- bzw. Hilflosigkeit und Erschöpfung eine bewusste Entscheidung des Nicht-Handelns und Über-Sich-Ergehen-Lassens eingesetzt hat. Für den Gewöhnungseffekt an feindseliges Verhalten bei beruflich Pflegenden existieren Hinweise in der Literatur (Myers et al., 2016).

Einige wenige Teilnehmende der vorliegenden Studie haben *keine Feindseligkeit in der beruflichen Pflege* erfahren. Sie geben an, in einem guten oder harmonischen Team zu arbeiten, in dem Vertrauen und Wertschätzung vorherrscht. Diese Attribute sind elementar für eine gute Zusammenarbeit (Prozesse) und dadurch entstehenden hochwertige Ergebnisse (Brase, 2022; Mantz, 2021). Einschlusskriterium für die vorliegende Studie ist jedoch, feindseliges Verhalten in *jüngerer Vergangenheit* erfahren zu haben, um sich für die Beschreibung der Erfahrungen valide erinnern zu können. Es ist zu vermuten, dass zumindest ein Teil dieser 13 Teilnehmenden irgendwann in ihrem Berufsleben mit dem Phänomen in Kontakt gekommen sind. Dadurch können sie möglicherweise desto mehr die Bedeutung, Teil eines sich gegenseitig anerkennenden und wertschätzenden Teams zu sein, erkennen.

6.2.5 Limitationen

Feindseligkeit unter beruflich Pflegenden ist bislang in der Bundesrepublik Deutschland wie in Österreich (**Kap. 17**) und der Schweiz (**Kap. 29**) kaum erforscht. Die qualitative Untersuchung liefert für Deutschland mit n = 290 bundesweit Befragten erste Erkenntnisse zu Gründen, Kennzeichen, Erfahrungen und Umgangsweisen mit feindseligem Verhalten in der beruflichen Pflege. Weitere, wesentlich in Qualität (Design) und Quantität (Stichproben) größere Forschung ist notwendig, um die extrahierten Hauptthemen vertiefend zu betrachten. Es ergeben sich zusätzliche Fragen, etwa zum bestmöglichen Umgang mit solchen Situationen oder zu wirksamen Präventionsmaßnahmen. Zudem stellt sich die Frage nach den Organisationsstrukturen: Inwiefern sind Einrichtungen darüber informiert, welchen negativen Einfluss Feindseligkeit auf die Arbeitsfähigkeit des Teams und die Outcomes der Patient*innen hat? Wie lassen sich Best-Practice-Beispiele – wie im Buch vorliegend – in Einrichtungen flächendeckend und nachhaltig transformieren, um Pflegehandeln und Gesundheitsversorgung ohne Feindseligkeit zu erreichen?

6.3 Ausblick und Perspektiven

Feindseligkeit in der beruflichen Pflege ist ein komplexes Phänomen. Die Ergebnisse (**Kap. 6.2.3**) zeigen, dass die Gründe für feindseliges Verhalten, Kennzeichen und Erfahrungen damit sowie Umgangsweisen vielfältig sind. Diese Befragung zeigt besonders, dass das Spektrum derjenigen, die von Feindseligkeit in der beruflichen Pflege betroffen sind, immens groß ist. Dies lässt vermuten, dass die vorliegende Problematik ein kaum zu überblickendes Ausmaß annimmt. Für die Untersucherinnen stellt die Feindseligkeit in der beruflichen Pflege – mehr noch: im Gesundheitswesen – ein Grundübel dar, dass der dringenden Auflösung bedarf. *Gesundheitsversorgung einer knapp 84 Millionen starken Bevölkerung kann nicht gelingen, wenn die Akteur*innen, die Leistungen im System erbringen sollen, sich gegenseitig anfeinden.* Das deutsche Gesundheitswesen als dahingehend toxisches Konstrukt nährt sich – und hier halten die Untersucherinnen den Fokus auf der beruflichen Pflege – u. a. aus:

- fehlender Sichtbarkeit professioneller Pflege im Leistungs(erbringungs)recht, insbesondere SGB V und SGB XI und der damit verbundenen Arztzentriertheit (dazu mehr in den **Kap. 12, 13, 30**).
- einem Parallelsystem der Pflegebildung als Sonderweg zum Berufsbildungssystem mit „Schulen der besonderen Art" (dazu mehr in den **Kap. 21.2**) bzw. Parallelwelten in der Lehrendenqualifizierung (Brinker-Meyendriesch, 2023).
- den sich zunehmend ausdifferenzierenden Qualifikationsniveaus der Pflegehilfe unterhalb der Pflegefachperson-Qualifizierung (Teil 2 PflBG) (**Kap. 7**) und der mühsam in

die Gänge kommenden Akademisierung beruflicher Pflege in Deutschland (Teil 3 PflBG) (**Kap. 20**) mit bisher unklarem *Scope of Practice*. (Ein *Scope of Practice* expliziert die Aufgabenbeschreibung eines jeden Qualifikationsniveaus in der beruflichen Pflege und ihre Verantwortungsbereiche). Gleiches gilt für die bisher ungeklärte Einordnung der Fachpflegepersonen auf Bundesebene, d.h. der Personen mit Fachweiterbildungen in der beruflichen Pflege in ein bundeseinheitliches System (Deutsche Gesellschaft für Fachkrankenpflege und Funktionsdienste e.V., 2025), (Anm d. Aut.: Fachpflegepersonen sind Personen mit Fachweiterbildungen in der Pflege, z.B. in der Gerontopsychiatrie, Onkologie oder Endoskopie)
- der fehlenden bundesweiten Fortbildungspflicht für beruflich Pflegende. Das hemmt Lernen im Lebenslauf und die Auseinandersetzung mit Themen zur eigenen Resilienz, z.B. im Fortbildungszyklus für beruflich Pflegende (Bensch, 2025; Bensch & Greening, 2023).

Die geschätzt 1,7 Millionen beruflich Pflegenden in der Bundesrepublik Deutschland – geschätzt deshalb, weil es nicht, wie in Österreich, ein Bundesregister gibt und nur Rheinland-Pfalz bzw. Nordrhein-Westfalen ihre Pflegefachpersonen registrieren – bilden nach Ansicht der Untersucherinnen eine mehr oder weniger einheitlich „graue Masse“, die sich nicht gesehen bzw. gehört fühlt. Bei jüngst stattgefundener Anti-Kammerbewegung in Rheinland-Pfalz (Stand: Frühjahr 2025) hält eine Person das Schild *„Gebt der Pflege endlich eine Stimme!“* hoch. Wer ist „Gebt“? Wer so schreibt, hat nach Ansicht der Untersucherinnen das Machtgefälle im System (unbewusst) anerkannt, das weit über das Gesundheitssystem ins gesellschaftliche hineinragt. Die Botschaft soll vielmehr lauten: *„Ich nehme mir jetzt meine Stimme! Wer macht mit?“* Mit diesem Selbstverständnis muss es als beruflich Pflegende im nächsten Schritt u.a. heißen:

- Engagement in Berufsorganisation, Selbstverwaltung und/oder Gewerkschaft,
- anwaltschaftliches Handeln für Menschen mit Pflegebedarf,
- progressive Begleitung der Pflegelernenden,
- bei Bundes- und Landtagswahlen Parteien unterstützen, die sich für ein Gesundheitssystem mit gleichberechtigten Akteur*innen zum Wohle der Leistungsnehmenden einsetzen,
- aktiv werden durch Schreiben an Landtags- und Bundestagsabgeordnete, sich eben für dieses Ziel in der Wahlperiode einzusetzen.

Mündige Bürger*innen sind gefordert. Die haben keinen Bedarf, sich gegenseitig anzufeinden.

6.4 Literatur

American Nurses Foundation. (2022). *Pulse on the Nation's Nurses Survey Series: 2022 Workplace Survey* (Covid-19 Survey Series). https://www.nursingworld.org/globalassets/covid19/anf-2022-workforce-written-report-final.pdf

Auffenberg, J., Becka, D., Evans, M., Kokott, N., Schleicher, S. & Braun, E. (2022). *„Ich pflege wieder, wenn …“*. Arbeitnehmerkammer Bremen. https://www.arbeitnehmerkammer.de/fileadmin/user_upload/Downloads/Politik/Rente_Gesundheit_Pflege/Bundesweite_Studie_Ich_pflege_wieder_wenn_Langfassung.pdf

Begjani, J., Nayeri, N.D., Salami, M., Tavasoli, H. & Rajabi, M.M. (2025). Exploring the causes of workplace bullying among nurses in pediatric intensive care units: a qualitative study. *BMC Nursing, 24*(1), Article 283. https://doi.org/10.1186/s12912-025-02915-2

Bensch, S. (2025, Juli). Bedeutung und Systematik der Pflegeklassifikation. *Pflegekammer, 40*, 24–26.

Bensch, S. & Greening, M. (2023). Fort- und Weiterbildung in der Pflege und im Hebammenwesen. In I. Darmann-Finck & K.-H. Sahmel (Hrsg.), *Pädagogik im Gesundheitswesen* (S. 201–216). Springer.

Brase, S. (2022). Innovative Personalgewinnung und -bindung in der Pflege. In N. Roeder & N. Kasper (Hrsg.), *Ihr Krankenhaus 2030 – sicher und stark für die Zukunft: zukünftige Rahmenbedingungen sowie praktische Hilfestellung für eine erfolgreiche Neuausrichtung* (S. 186–196). Kohlhammer.

Brinker-Meyendriesch, E. (2023). Lehrerbildung Pflege und Gesundheit: Mangel an innerdisziplinärem Konsens und Nicht-gelöst-Sein der Parallelwelten? Eine produktive Selbstkritik. In W. von Gahlen-Hoops & K. Genz (Hrsg.), *Pflegedidaktik im Überblick: Zwischen Transformation und Diffusion* (Bd. 1, S. 107–124). transcript Verlag.

Clark, C. M. (2013). National Study on Faculty-to-Faculty Incivility: Strategies to Foster Collegiality and Civility. *Nurse Educator, 38*(3), 98–102. https://doi.org/10.1097/NNE.0b013e31828dc1b2

Clark, C. M. (2022). *Core competencies of civility in nursing & healthcare*. Sigma Theta Tau International.

Climent-Rodríguez, J. A., Navarro-Abal, Y., García-Iglesias, J. J., Vaca-Acosta, R. M., Ortega-Moreno, M. & Gómez-Salgado, J. (2023). [Violence at work and work engagement against nursing professionals in Spain: a cross-sectional study]. *Revista espanola de salud publica, 97*, Article e202301003. https://doi.org/10.1155/2023/9987092

Cooper, B. & Curzio, J. (2012). Peer bullying in a pre-registration student nursing population. *Nurse Education Today, 32*(8), 939–944. https://doi.org/10.1016/j.nedt.2011.10.012

Courtney-Pratt, H., Pich, J., Levett-Jones, T. & Moxey, A. (2018). „I was yelled at, intimidated and treated unfairly“: Nursing students' experiences of being bullied in clinical and academic settings. *Journal of Clinical Nursing, 27*(5–6). https://doi.org/10.1111/jocn.13983

da Cruz Scardoelli, M. G., Ferracini, C. L., Pimentel, R. R. da S., Silva, J. D. D. & Nishida, F. S. (2017). Nursing academics' experience in face of moral harassment. *Revista de Enfermagem UFPE on line, 11*(2), 551–558.

Dellasega, C., Volpe, R. L., Edmonson, C. & Hopkins, M. (2014). An Exploration of Relational Aggression in the Nursing Workplace. *JONA: The Journal of Nursing Administration, 44*(4), 212–218. https://doi.org/10.1097/NNA.0000000000000052

Deutsche Gesellschaft für Fachkrankenpflege und Funktionsdienste e. V. (2025, März). *Fachpflege stärken sichert Patientenversorgung. Ein Appell an die neue Regierung zur Weiterarbeit an den gesetzlichen Rahmenbedingungen* [Offener Brief]. https://www.dgf-online.de/fachpflege-staerken-sichert-patientenversorgung-ein-appell-an-die-neue-regierung-zur-weiterarbeit-an-den-gesetzlichen-rahmenbedingungen/

Eka, N. G. A., Chambers, D. & Narayanasamy, A. (2016). Perceived uncivil behaviour in Indonesian nursing education. *Nurse Education in Practice, 20*, 99–108. https://doi.org/10.1016/j.nepr.2016.07.007

Fachkommission nach § 53 PflBG. (2020). *Rahmenpläne der Fachkommission nach § 53 PflBG* (Schriften der Fachkommission nach § 53 Pfl BG). Bundesinstitut für Berufsbildung. https://www.bibb.de/dienst/publikationen/de/16560

Fry, A. & Schmer, C. (2021). Nursing faculty bullying: Concept analysis. *Journal of Professional Nursing, 37*(6), 1197–1202. https://doi.org/10.1016/j.profnurs.2021.11.001

Goh, H. S., Hosier, S. & Zhang, H. (2022). Prevalence, Antecedents, and Consequences of Workplace Bullying among Nurses—A Summary of Reviews. *International Journal of Environmental Research and Public Health, 19*(14), Article 8256. https://doi.org/10.3390/ijerph19148256

Houck, N. M. & Colbert, A. M. (2017). Patient Safety and Workplace Bullying: An Integrative Review. *Journal of Nursing Care Quality, 32*(2), 164–171. https://doi.org/10.1097/NCQ.0000000000000209

Institut für Demoskopie Allensbach. (2023). *Die berufliche Situation von Pflegefachkräften 2023: Ergebnisse einer Online-Umfrage unter Mitgliedern der Landespflegekammer Rheinland-Pfalz*. Landespflegekammer Rheinland-Pfalz. https://www.pflegekammer-rlp.de/download/allensbach-studie_die-berufliche-situation-von-pflegefachkraeften-2023_ergebnisse/?wpdmdl=50971

Jang, S. J., Kim, E. & Lee, H. (2023). Effects of Personality Traits and Mentalization on Workplace Bullying Experiences among Intensive Care Unit Nurses. *Journal of Nursing Management, 2023*, Article 5360734. https://doi.org/10.1155/2023/5360734

Karatuna, I., Jönsson, S. & Muhonen, T. (2020). Workplace bullying in the nursing profession: A cross-cultural scoping review. *International Journal of Nursing Studies, 111*, Article 103628. https://doi.org/10.1016/j.ijnurstu.2020.103628

Kersting, K. (2019). *Mit moralischem Stress umgehen* [Multimediales Fortbildungsmodul auf der Plattform CNE]. https://cne.thieme.de/cne-webapp/r/training/learningunits/details/10.1055_s-0038-1676752*n776b40df7d93932f/kersting

Kiprillis, N., Gray, R., Robinson, E. & McKenna, L. (2022). Prevalence of horizontal violence of nurses in their first year of practice: A systematic review. *Collegian, 29*(2), 236–244. https://doi.org/10.1016/j.colegn.2021.12.001

Klima, M. A. (2014). *Factors contributing to incivility in long-term-care: the negative effects on job satisfaction among nursing assistants* [Dissertation]. Capella University.

Körner, C. & Bensch, S. (2021). Sexuelle Belästigung – Alltag in der Pflege. *Pflegezeitschrift, 74*(12), 22–25. https://doi.org/10.1007/s41906-021-1159-7

Kuckartz, U. & Rädiker, S. (2024). *Qualitative Inhaltsanalyse. Methoden, Praxis, Umsetzung mit Software und künstlicher Intelligenz* (6. Aufl.). Juventa Verlag.

Lang, M., Jones, L., Harvey, C. & Munday, J. (2022). Workplace bullying, burnout and resilience amongst perioperative nurses in Australia: A descriptive correlational study. *Journal of Nursing Management, 30*(6), 1502–1513. https://doi.org/10.1111/jonm.13437

Livne, Y. & Goussinsky, R. (2018). Workplace bullying and burnout among healthcare employees: The moderating effect of control-related resources. *Nursing & Health Sciences, 20*(1), 89–98. https://doi.org/10.1111/nhs.12392

Lu, P., Yang, S., Shi, Y., Wang, N., Ding, B., Liu, W., Zhang, P., Rong, L. & Bian, D. (2024). Influencing factors on nutritional knowledge, attitudes, and practices among nursing assistants in nursing homes. *BMC Nursing, 23*, Article 886. https://doi.org/10.1186/s12912-024-02553-0

Mantz, S. (2021). *Bewusst sprechen* [60 Impulskarten mit 80-seitigem Booklet]. Beltz Juventa.

Martach, D. & Völkel-Söte, C. (2016). „Bist du blöd, oder was?": Feindseligkeit in der Pflegeausbildung. *Die Schwester Der Pfleger, 55*(8), 26–30.

Mayer, H. (2022). *Pflegeforschung anwenden: Elemente und Basiswissen für Studium und Weiterbildung* (6. Aufl.). Facultas.

Minton, C. & Birks, M. (2019). „You can't escape it": Bullying experiences of New Zealand nursing students on clinical placement. *Nurse Education Today, 77*, 12–17. https://doi.org/10.1016/j.nedt.2019.03.002

Minton, C., Birks, M., Cant, R. & Budden, L. M. (2018). New Zealand nursing students' experience of bullying/harassment while on clinical placement: A cross-sectional survey. *Collegian, 25*(6), 583–589. https://doi.org/10.1016/j.colegn.2018.06.003

Myers, G., Côté-Arsenault, D., Worral, P., Rolland, R., Deppoliti, D., Duxbury, E., Stoecker, M. & Sellers, K. (2016). A cross-hospital exploration of nurses' experiences with horizontal violence. *Journal of Nursing Management, 24*(5), 624–633. https://doi.org/10.1111/jonm.12365

O'Flynn-Magee, K., Ong, S. & Esson, L. (2021). Stepping out of the shadows: Creating a graphic novella to address bullying in nursing education. *Nurse Education Today, 99*, Article 104740. https://doi.org/10.1016/j.nedt.2020.104740

Parchment, J. & Andrews, D. (2019). The Incidence of Workplace Bullying and Related Environmental Factors Among Nurse Managers. *JONA: The Journal of Nursing Administration, 49*(3), 132–137. https://doi.org/10.1097/NNA.0000000000000726

Park, E.-J. & Kang, H. (2020). Nurse educators' experiences with student incivility: a meta-synthesis of qualitative studies. *Journal of Educational Evaluation for Health Professions, 17*, Article 23. https://doi.org/10.3352/jeehp.2020.17.23

Park, E.-J. & Kang, H. (2021). Experiences of undergraduate nursing students with faculty incivility in nursing classrooms: A meta-aggregation of qualitative studies. *Nurse Education in Practice, 52*, Article 103002. https://doi.org/10.1016/j.nepr.2021.103002

Patel, S. E. & Chrisman, M. (2020). Incivility through the continuum of nursing: A concept analysis. *Nursing Forum, 55*(2), 267–274. https://doi.org/10.1111/nuf.12425

Prölß, J., Lux, V. & Bechtel, P. (Hrsg.). (2020). *Pflegemanagement: Strategien, Konzepte, Methoden.* Medizinisch Wissenschaftliche Verlagsgesellschaft.

Quernheim, G. & Zegelin, A. (2025). *Berufsstolz in der Pflege: Das Mutmachbuch* (3. Aufl.). Hogrefe. https://doi.org/10.1024/86364-000

Ribeiro, A. R. V. & Sani, A. I. (2024). Bullying against Healthcare Professionals and Coping Strategies: A Scoping Review. *International Journal of Environmental Research and Public Health, 21*(4), Article 459. https://doi.org/10.3390/ijerph21040459

Ro, K. & Villarreal, J. (2021). Microaggression in Academia: Consequences and Considerations. *Nursing Education Perspectives, 42*(2), 120–121. https://doi.org/10.1097/01.NEP.0000000000000548

Roberts, L. (2024). The effects of incivility on student nurses in the clinical setting: A grounded theory approach. *Nurse Education in Practice, 80*, Article 104124. https://doi.org/10.1016/j.nepr.2024.104124

Sanner-Stiehr, E. (2017). Using Simulation to Teach Responses to Lateral Violence: Guidelines for Nurse Educators. *Nurse Educator, 42*(3), 133–137.

https://doi.org/10.1097/NNE.0000000000000326

Schlote, I. (2019). Kommunikation im Krankenhaus revisited. In C. Linke & I. Schlote (Hrsg.), *Soziales Medienhandeln* (S. 133–143). Springer. https://doi.org/10.1007/978-3-658-27902-8_11

Skledar, R. & Kröll, W. [Interview]. (2020). Kommunikation und Hierarchie im Krankenhaus. Problemdiagnose aus der Sicht der Pflege- und Patientenombudschaft (PPO). In W. Schaupp & W. Kröll (Hrsg.), *Spannungsfeld Pflege* (S. 129–144). Nomos.

Stadnyk, B. L. (2011). *Psychiatric nurses in Saskatchewan: the effects of exposure to trauma and workplace aggression on posttraumatic stress disorder and cognitions* [Dissertation, University of Regina]. Library and Archives Canada.

Tobore, T. O. (2023). On power and its corrupting effects: the effects of power on human behavior and the limits of accountability systems. *Communicative & Integrative Biology, 16*(1), Article 2246793. https://doi.org/10.1080/19420889.2023.2246793

Üzar-Özçetin, Y. S., Russell-Westhead, M. & Tee, S. (2021). Workplace violence: A qualitative study drawing on the perspectives of UK nursing students. *Collegian, 28*(1), 27–34. https://doi.org/10.1016/j.colegn.2020.03.001

Vogelpohl, D. A., Rice, S. K., Edwards, M. E. & Bork, C. E. (2013). New Graduate Nurses' Perception of the Workplace: Have They Experienced Bullying? *Journal of Professional Nursing, 29*(6), 414–422. https://doi.org/10.1016/j.profnurs.2012.10.008

7 Anerkennungsentzug auch innerhalb der Pflege(bildung)?

Heidrun Herzberg

Abstract. Der folgende Beitrag beschäftigt sich mit dem Problemfeld gesellschaftlicher Anerkennung von *Pflegehelfer*innen*. Beurteilungsmaßstab ist die von dem Frankfurter Sozialphilosophen *Axel Honneth* entwickelte „Anerkennungstheorie". Nach einer kurzen Einführung in dieses Konzept mit seinen drei „Säulen" – *Liebe, Recht* und *Solidarität* – werden Erfahrungsbeispiele aus dem Berufsalltag von Pflegehelfer*innen diskutiert, die besonders das im Berufsfeld der Pflege auftretende Phänomen des „Anerkennungsentzugs" ins Zentrum stellen. In einem dritten Abschnitt wird ein besonderer Fall zum Analysegegenstand, der kritisch auf die Entstehung von professionellen Vorurteilen über die soziale Verteilung von Kompetenzen und ihre wünschenswerte Überwindung eingeht. Der Ausblick bietet Möglichkeiten der Anerkennungsachtsamkeit und -akzeptanz an.

Schlüsselbegriffe
- Pflegehelfer*innen
- Anerkennung
- Anerkennungsentzug
- soziale Vorurteile
- pädagogische Alternativen.

7.1 Einleitung

Die zwiespältige Diskussion um „Anerkennung" ist vielen, die im Feld der Pflege tätig sind, vertraut. Wir erinnern uns an den Applaus, der den Pflegefachpersonen insbesondere zu Beginn der Covid-Pandemie entgegengebracht wurde. Die mediale Aufmerksamkeit suggerierte zwar eine Art „Anerkennungsklima", bei den professionell Pflegenden selbst stellte sich jedoch ein fader Beigeschmack ein. An der bedrohlichen Fachkräftelücke und den wachsenden Belastungen in der alltäglichen Pflegepraxis änderte sich nichts.

Pflege bleibt in unserer Gesellschaft ein wichtiger, unverzichtbarer Berufsstand, aber sie steht, soziologisch betrachtet, immer noch am Rande der Berufeskala. Der Umgang mit erkrankten Menschen garantiert Respekt. Verschafft er aber „Anerkennung" in einem tieferen und nachhaltigen Sinn? Niemand würde auf direkte Nachfrage der Pflege Anerkennung verweigern. Nur, welche Art von Anerkennung wird ihr in gewisser Weise „problemlos" zugestanden? Demgegenüber – welche Anerkennung bzw. auch Nicht-Anerkennung reproduzieren wir Pflegenden in unserem täglichen Handeln im Berufsfeld selbst?

Ich möchte im ersten Teil meiner Überlegungen etwas genauer auf die Eigenart des Vorgangs eingehen, den wir „Anerkennung" nennen, und mich dabei auf das bekannte Konzept des Frankfurter Sozialphilosophen Axel Honneth beziehen. Meine Absicht ist nicht, hochphilosophisch über Honneths zentrale Gedanken nachzudenken. Mich interessiert die praktische Seite seiner Theorie. Deshalb will ich im zweiten Teil des Kapitels auf sehr konkrete Beispiele aus der Pflege und der Pflegeausbildungspraxis zu sprechen kommen, in denen Anerkennungsentzug und Anerkennungsgewinn eine Rolle spielen. Im dritten Teil meines Beitrags möchte ich auf ein Experiment eingehen, das ich bei öffentlichen Präsentationen meiner Thesen ausprobiere. Es geht um zwei Interviewausschnitte, (1) einer älteren Krankenpflegehelferin und einer jungen Pflegeschülerin und (2) einer Pflegeschulleiterin über Auszubildende in der Pflegehilfe. Ich habe es so aufbereitet, dass es für die Leser*innen in eigenen Übungen genutzt werden kann. Das „Experiment" dient als Anregung für die Pflegelehrendenbildung. Der Beitrag schließt mit konkreten Perspektiven.

7.2 Was bedeutet „Anerkennung"?

Eine interessante Antwort auf diese Frage ist eine Entdeckung, die Axel Honneth erst in einer späteren Arbeit zu seiner Kerntheorie gemacht hat (Honneth, 2018) (**Kasten 7-1**).

Kasten 7-1: „Anerkennung" im Kontext einer Zeitreise

In Frankreich, in England und in Deutschland versteht man im 18. Jahrhundert unter „Anerkennung" sehr Unterschiedliches.

- Im vorrevolutionären *Frankreich* wird damit die „höfische Eitelkeit" (*amour propre,* die Selbstliebe) assoziiert. Sie löst bei den Angehörigen des Dritten Standes, dem außer dem Klerus und dem Adel alle anderen angehören, nur negative Gefühle hervor.
- In *England,* in den neuen „Clubs" der englischen *gentry,* die die belastenden ökonomischen Tagesgeschäfte vergessen machen sollen, wird mit Anerkennung *(recognition)* eine Atmosphäre der entlastenden Geselligkeit *(sympathy)* – ein gutes Zusammengehörigkeitsgefühl, das die harten Kämpfe im Feld des Wirtschaftens ausgleicht und die Gesellschaft zusammenhält – assoziiert.

In *Deutschland* ist Anerkennung zu dieser Zeit vorrangig mit Texten des jungen Hegels aus seiner Nürnberger Phänomenologie (von 1809/10) verbunden: „Die Anerkennung des Selbstbewußtsein[s] besteht darin, dass jedes dem anderen dasselbe ist, was es selbst, und eben dies, für den anderen zu sein, weiß, somit in dem von ihm Verschiedenen sich selbst anschaut" (Hegel, 1970, S. 79).

Hegels Definition von Anerkennung klingt kompliziert, lohnt aber der weiteren Betrachtung. Er spricht im Zitat nicht abstrakt von „Anerkennung", sondern verknüpft diese Haltung unmittelbar mit „Selbstbewusstsein" – so, als sei das Selbstbewusstsein auf Anerkennung angewiesen. Dieser Prozess ist nicht einseitig – i.S.v.: Andere erkennen mein Selbstbewusstsein, d.h. *mich,* an – sondern wechselseitig: Im gleichen Akt erkenne auch ich *die anderen* an, denn nur im Anderen erkenne ich mich selbst. Diese Idee ist in eine modernere Sozialtheorie eingegangen, auf die u.a. Honneth (1994/2021) zurückgreift: die Theorie des Selbst bei George Herbert Mead (1968/1978). Wir brauchen einen gedachten Anderen, um wir selbst zu sein (Honneth, 1994/2021). Wir nutzen gewissermaßen die Augen der anderen auf uns, um unserer selbst gewiss zu sein.

Beispiel: Das „Ich" im Spiegel des „Du" macht „Mich". Wir gehen auf der Straße und uns kommt eine Person entgegen, die uns anblickt und irgendwie irritiert scheint. „Was ist mit mir los?", werden wir sofort denken. „Habe ich den Essensfleck doch nicht beseitigt, der bei der Mahlzeit bedauerlicherweise auf die Bluse geraten war? Oder hat etwas anderes mein Erscheinungsbild verändert? Ich werde das bei nächster Gelegenheit an einem Spiegel nachprüfen." – Mead (1968/1978) nennt diesen Zustand unseres Selbst nicht zufällig *„Me".* Er macht deutlich, wie wichtig es ist, wie man *mich* anschaut und welche Bedeutung dieser Blick der anderen hat. Mead (1968/1978) kennt auch ein Ich (*„I"*), ein intuitives, spontanes Bewusstsein unseres Selbst, z.B., wenn wir Schmerzen empfinden oder kreative Empfindungen haben. Dieses „I“ ist kognitiv nicht kontrollierbar, und es wehrt sich immer wieder gegen jenes „Me“, das wir mit Blick auf die anderen aufbauen müssen, um sozial zu überleben. Die anderen sind nicht verzichtbar. Und doch bleibt das „I“ widerspenstig, nachzulesen auch bei Alheit und Mitautorinnen (2015).

Honneth (1994/2021) hat erkannt, dass weder Hegel (1970) noch Mead (1968/1978) – so nützlich deren theoretische Impulse waren – das komplexe Phänomen der Anerkennung in modernen Gesellschaften vollständig erfassen. Er unterscheidet drei Sphären der Anerkennung: *Liebe, Recht* und *Solidarität,* die zu drei idealen Formen der Selbstbeziehung führen können: Selbstvertrauen, Selbstachtung und Selbstwertgefühl. Diese wünschenswerte Konstellation wird real bedroht durch Typen der Missachtung: Vernachlässigung, Verwahrlosung oder, besonders in Kriegssituationen, Folter und Vergewaltigung im Terrain der *Liebe,* Entrechtung beim *Recht* und Entwürdigung und Beleidigung im Kontext von *gesellschaftlicher Solidarität.* Realistisch und notwendig ist – wie der Titel des Buches von Honneth (1994/2021) – der *„Kampf um Anerkennung“.* Die **Tabelle 7-1** zeigt Honneths Schema im Kampf um Anerkennung. Verwiesen sei zu diesem Thema auch auf die interessanten Überlegungen von Schäffter (2009).

Für meine wissenschaftlichen Untersuchungen nutzte ich den Arbeitstitel „Anerkennungsentzug“. Wir haben mit Honneths Konzept (**Tab. 7-1**) eine Chance, diesem Phänomen in der Pflege(bildung) nachzugehen.

7.3 Anerkennungsentzug und -wiedergewinn – Praxisbeispiele

Im Zentrum steht die Berufspraxis. Deshalb greife ich zunächst auf Material aus qualitativ-empirischen Studien zurück, die sich mit Erfahrungen von Krankenpflegehelfer*innen im Ausbildungsprozess beschäftigen. Die Studien stammen aus dem Erhebungsmaterial einer qualitativen Studie zur Situation von Pflegehelfer*innen (Richter, 2019) sowie aus einer Berufsfeldanalyse im Rahmen des von der Brandenburgischen Regierung geförderten *Neksa-Projekts* (Walter et al., 2020; s. auch die Kurzfassung des Berichts; Walter et al., 2022). Die Interviewausschnitte sind datenschutzgerecht anonymisiert und teilweise maskiert (Legende: I = Interviewer*in, E = Erzähler*in; Zahlen in Klammern (2) = Pausen in Sek.; Z. = Zeile).

Ich nähere mich den Daten mit dem Honneth'schen Begriffsinstrumentarium:

„**I:** Mh, ok. Ja, jetzt haben Sie ja Ihren Berufsalltag so ein bisschen verdeutlicht. Jetzt ist es ja so, dass Sie in der Praxis vermutlich auch mit anderen Berufsgruppen zusammenarbeiten.

Tabelle 7-1: Honneth'sches Schema zum Kampf zur Anerkennung (Eigendarstellung in Anlehnung an Borst, 2003, S. 122)

Typen der Anerkennung	Formen der Selbstbeziehung	Typen der Missachtung	Interaktionssphäre
Liebe	Selbstvertrauen	Vergewaltigung, Folter	affektiv
Recht	Selbstachtung	Entrechtung	kognitiv
Solidarität	Selbstwertgefühl	Entwürdigung, Beleidigung	rational gewordener Affekt

Vielleicht können Sie von Ihren alltäglichen Erfahrungen mit der Zusammenarbeit mit Kollegen und Angehörigen anderer Gesundheitsberufe mal erzählen.

E: Also, das ist auch ziemlich unterschiedlich. Also, grade in Pflegeheimen, da war das eigentlich sehr persönlich. Da haben auch die großen Krankenschwestern, sie ham, wir haben uns gedutzt, wir waren eigentlich ein ganz gutes Team dort. Und im Krankenhaus ist das eher anders, da eher so auf Distanz und ja nicht ein Stück näherkommen. Da wird dann extra nachher gesagt: ‚*Bitte nennen Sie mich Schwester Manuela.*‘ Also, das ist dann, die fühlen sich schon bisschen wie was Besseres, sag ich jetzt mal so, also es hat sich für mich so angefühlt [und] man merkt halt so, dass man irgendwie was Schlechteres ist so, man ist ja nur die KPH [KPH = Krankenpflegehelfer*in; GKP = Gesundheits- und Krankenpfleger*in]. Und man merkt halt auch, dass die GKP besser, also bevorzugt werden als die KPHs“ (Richter, 2019, Anlage, S. 2, Z. 77–85).

Akzeptanz ist eine fragile Erfahrung. Sie hat, wie Honneths Theorie (**Tab. 7-1**) deutlich macht, nicht nur mit gewissen Rechten zu tun. Sie berührt auch den engeren Beziehungsbereich bis hin zur freundschaftlichen, elterlichen oder partnerschaftlichen *Liebe.* Und sie bezieht sich auf eine bewusst nachzuempfindende affektive Stabilisierung – auch im Beruf. Genau dieses Gefühl wird in dem vorhergehenden Zitat angesprochen, und zwar auf doppelte Weise: als Gefühl integrierter Mitgliedschaft in einem funktionierenden „Team“ in Pflegeheimen *(Anerkennung)* und als Abwertung zur professionellen Akteurin „zweiter Klasse“ *(„man ist ja nur KPH“)* im Krankenhaus *(Anerkennungsentzug).*

Diese zwiespältige Erfahrung ist für Krankenpflegehelfer*innen erlebte Alltagsrealität. Nachfolgend wird der Unterschied zwischen Krankenhaus und Pflegeheim explizit zum Thema:

„**E:** Ja. Also gerade vom Haus die hauseigenen Azubis merkt man komplett, da wird sich richtig dahintergeklemmt. ‚*Ja komm, wir können mal üben.*‘ oder ‚*Kannst du das schon? Wir können ja das mal machen.*‘ Und bei KPHs ist halt nicht gerade, wir sind nur blöde Praktikanten. Also im Krankenhaus, ja. Im Pflegeheim empfinde ich das nicht so. Da wurde sich auch dahintergeklemmt und ‚*Wollen wir mal üben? Wann hast du deine Übung? Kannst du das schon? Darf ich dir das mal zeigen?*‘“ (Richter, 2019, Anlage, S. 2, Z. 89–94)

Besonders nachvollziehbar wird der Unterschied durch Chance bzw. Entzug der persönlichen pädagogischen „Adressierung“. Im Krankenhaus haben offensichtlich nur die eigenen *„Azubis“* einen Anspruch darauf: *„Ja komm, wir können mal üben.“* Im Pflegeheim werden auch die KPHs mit einbezogen: *„Wollen wir mal üben … Darf ich dir das mal zeigen?“* Die prinzipielle Gefahr einer Abwertung der Krankenpflegehelfer*innen im Pflegemilieu wird präsent *(Anerkennungsentzug).*

Eine Zuspitzung der erfahrenen Abwertung stellt der folgende Interviewauszug dar.

„**I:** hm (bejahend). Ok. Gut. Wenn Sie jetzt an den Alltag in Ihrem Beruf denken, als Krankenpflegehelfer oder als Auszubildende, was bewegt Sie denn da gerade und Ihre Kollegen?

E: Mh. naja so, is schon die Umstellung jetzt vom Gesundheitsgesetz so, also vom Pflegegesetz, und man merkt halt schon, dass einige Stationen damit zu kämpfen haben, das wirklich so umzusetzen, grade von Pflegemangel äh so, mit'm Pflegepersonalmangel. Also, da merkt man schon als Schüler, dass man da mal als volle Kraft eingesetzt wird, obwohl man's eigentlich gar nich' kann. Dass man Aufgaben erledigen muss, die man eigentlich gar nich' darf. Also jetzt ich auf meiner Station, ich geh' dort Blutzucker messen, Insulin spritzen, was ich als KPH ja eigentlich gar nich' machen sollte (lacht).

I: Hm (bejahend).“ (Richter, 2019, Anlage, S. 3, Z. 31–41)

Die betroffene Auszubildende ist mit einem Mehrfachdilemma konfrontiert: Sie muss mit einer Gesetzesreform umgehen, deren Umsetzung offensichtlich als schwierig erlebt wird. Der aktuelle Mangel an Pflegepersonal spitzt das Problem noch zu. Sie wird – ohne jede Vorbereitung – ungefragt als „Ersatz“ für die prekäre Personalsituation genutzt, weil sie nicht nur als *„volle Kraft“* eingesetzt wird, sondern Dinge tun muss, die sie *„nich' kann“* und *„eigentlich gar nich' darf“*.

Warum ist das ein Anerkennungsentzug? Offenbar traut man ihr doch etwas zu! Dieses „Zutrauen“ spielt in der Situation überhaupt keine Rolle. Nicht die Honneth'sche Dimension einer affektiven persönlichen Beziehung *(Liebe)*, sondern der Situationsdruck der Personalenge führt zur Entscheidung einer Verantwortungsübergabe, die personalrechtlich hochproblematisch ist. Der situative Zwang zur Übernahme einer Verantwortung, die eigentlich nicht zugemutet werden darf, ist ein Rechtsbruch. Er ignoriert den geschützten Rechtsbereich der Auszubildenden und bedeutet insofern einen scharfen Anerkennungsentzug, weil er im Sinne Honneths einer *Entrechtung* der Auszubildenden gleichkommt. Und die berührt das Anerkennungsmotiv zentral. Neben dem „pflegeinternen“ Anerkennungsentzug erscheint die breitere „Kolleg*innenschaft“ thematisierenswert:

„**I:** Jetzt haben Sie ja die Zusammenarbeit mit den GKPs angesprochen. Gibt es noch andere Berufsgruppen, mit denen Sie zusammenarbeiten?

E: Also im Krankenhaus auch mit Ärzten viel, und von Ärzten wird man nicht mal auf dem Gang gegrüßt. Das ist schon 'n bisschen komisch, wenn man ‚*Guten Morgen*‘ sagt und es kommt nichts zurück. Fragt man sich auch warum, weil, man arbeitet ja trotzdem dort zusammen und muss ja irgendwie klarkommen und über die Patienten reden. Dann: im Krankenhaus sind noch BUFDIs (Absolvent*innen des Bundesfreiwilligendienstes). Die sind eigentlich auch immer nett und quatschen auch mal mit einem. Also auf den Stationen, wo ich war, sonst höchstens noch Ergo- und Physiotherapie, die waren eigentlich auch immer ganz nett. Aber nicht so großartig Kontakt gehabt.

I: So, wenn Sie sich jetzt was wünschen könnten, was würden Sie sich wünschen für die Zusammenarbeit mit den Kollegen?

E: Mh, naja auf jeden Fall herzlicheres Zusammenarbeiten und dass man sich irgendwie auch mal Zeit für die KPHs nimmt, dass man irgendwie mal Unterstützung erhält.“ (Richter, 2019, Anlage, S. 3–4, Z. 104–120)

Das als Arroganz empfundene kommunikative Desinteresse der Ärzt*innen ist ein struktureller Anerkennungsentzug. Er wird auch sachlich als kontraproduktiv interpretiert: *„man ... muss ja irgendwie klarkommen und über die Patienten reden.“* Mit den Berufsgruppen der Physio- und Ergotherapeut*innen scheint Kollegialität im Sinne von Honneths *Solidarität* selbstverständlicher. Ob allerdings der abschließende Wunsch der Interviewten nach grundsätzlich *„herzlicherer Zusammenarbeit“* realistisch ist, wird durch die immer wieder auftretende Tatsache in Frage gestellt, dass unterschiedliche berufliche Positionen offenbar über verschiedene Anerkennungsrechte verfügen und die Vergabebereitschaft „von oben nach unten“ spürbare Grenzen hat. Krankenpflegehelfer*innen sind in einer schwierigen Situation.

Beispiel: Gegenseitige Anerkennung in der Pflege

Eine „hellere“ Perspektive zeigt das Beispiel einer engen Beziehung einer erfahrenen Pflegehelferin und einer damaligen Gesundheits- und Krankenpflege-Schülerin. Basismaterial ist ein Ausschnitt aus der berufsbiographischen Erzählung einer Pflegefachperson. Für eine nachfolgende Übung wird es „Ausschnitt A“ genannt.

„Tatsächlich muss ich sagen, dass es eine Krankenpflegehelferin war, mit der hatte ich schon, ähm, gearbeitet, als ich noch Schülerin war. Also, die hat uns auch angeleitet und immer mitgenommen. Das war eine sehr herzliche Frau. Die arbeitet auch immer noch im Unternehmen. Die hat dann mit mir zusammen auf der chirurgischen Station gearbeitet. Die hab' ich immer als meine Arbeitsmutti angesehen. Die sieht aus wie meine Mutti, die spricht wie meine Mutti, die verhält sich wie meine Mutti. Und die war auch immer so 'ne Mutti zum Patienten. Und ich hab die immer respektiert in dieser Stellung und auch bewundert für das, dass sie das so durchhält. Andere Krankenpflegehelfer neigen ja dann auch dazu, sich andere Tätigkeiten anzueignen und wollen das nicht wahrhaben, dass sie das nicht machen können. Sie hat das immer ganz kategorisch getrennt. Das ist meine Aufgabe, ich bin grundpflegerisch tätig. Und das hat sie auch gemacht. ... Und ich hab' sie immer als sehr positiv und für mich eben wirklich auch so als Vorbild gesehen. Und deswegen ist mir das auch so in Erinnerung" (Walter et al., 2020, S. 88)

Hier wird die herzliche Beziehung der damaligen Gesundheits- und Krankenpflegeschülerin zu der anleitenden *„Arbeitsmutti"* spürbar und die ungebrochene Anerkennung ihrer fachlichen Erfahrung – übrigens auch die Konzentration auf ihre grundpflegerischen Tätigkeiten. Sie wird – und das erscheint eine besondere Variante von Anerkennung zu sein – ein *„Vorbild"* für die künftige Berufstätigkeit der Gesundheits- und Krankenpflegeschülerin, und sie bleibt als solche *„in Erinnerung"*. Hier scheint der berufliche Status durch die Herzlichkeit und offensichtliche Könnerschaft der Pflegehelferin relativiert zu sein.

7.4 Das „Experiment"

Für eine Übung erfolgt nachfolgend ein weiterer Text. Er wird „Ausschnitt B" genannt und stammt von einer erfahrenen Pflegeschulleiterin:

„Also, ich denke, dass die Strukturen, die bis jetzt geherrscht haben, nicht ohne Grund da sind. Also, dass man diese Einteilung macht in grundpflegerische Tätigkeiten, ähm, die ein sehr breites Spektrum von Schülern abdeckt. Also, wo Schüler aller möglichen Herkunft und allen möglichen Bildungsgrades integrierbar sind. Das ist normal, weil wir ja als soziale Wesen einfach durchaus in der Lage sind, ohne viel Fachwissen trotzdem empathisch Pflege zu betreiben. Während eben diese Dinge, die mit Medikamenten zu tun haben und die mit, ähm, gravierenden Folgen für den Patienten zusammenhängen, dazu muss schon ein gewisses Potenzial in dem Schüler stecken, äh, das zu begreifen, die Verantwortung dafür zu übernehmen und auch zu tragen – bis zur letzten Konsequenz, dass ich dort eben auch einen Fehler machen kann und dafür dann eben auch die Verantwortung übernommen habe. Und ich glaube, da kann man nicht jeden hin qualifizieren und deswegen ist es durchaus logisch, ähm, das zu klassifizieren und das auch einzuteilen" (Walter et al., 2020, S. 56).

Kasten 7-2: „Experiment" der Reflexion

Liebe Leser*innen, Sie haben das Beispiel für gegenseitige Anerkennung in der Pflege (Gesundheits- und Krankenpflege-Schülerin, Pflegehelferin) (Ausschnitt A) und die Aussagen der Pflegeschulleiterin (Ausschnitt B) durchgelesen. Bitte nehmen Sie sich ein paar Minuten Zeit und überlegen Sie:
Wenn Sie die Einschätzung der Pflegeschulleiterin lesen, welche „Botschaft" steckt darin?
Wenn Sie die möglichen Konsequenzen dieser „Botschaft" mit dem Erzählausschnitt der ehemaligen Gesundheits- und Krankenpflege-Schülerin vergleichen. Was fällt Ihnen auf?
Wie würde die damalige Gesundheits- und Krankenpflege-Schülerin die „Botschaft" der Schulleiterin einschätzen?

Es gibt eine Pointe: Die beiden Texte stammen von ein und derselben Person und kommen im Erzähltext eines einzigen Interviews vor. Es lässt sich fast sagen, die Sprecherin hat ihre Rolle gewechselt. Erzählt sie in der ersten Passage aus der Perspektive der Pflege*schülerin*, spricht sie in der zweiten Sequenz aus der Sicht der *Leh-*

rerin und Schulleiterin (... „die ein sehr breites Spektrum von Schülern abdeckt. Also, wo Schüler aller möglichen Herkunft und allen möglichen Bildungsgrades integrierbar sind.“). Der Sprachduktus wirkt rational, kontrolliert und reflektiert – ohne persönliche Betroffenheit. Sie steht nicht *in* der Situation, von der sie redet – so wie eine Pflegeschülerin, die von ihrer *„Arbeitsmutti“* in den Pflegealltag eingeführt wird –, sie blickt eher *auf* die Situation – eine Perspektive, die Pierre Bourdieu (1987/2023), Virginia Woolf zitierend, den *„Generalsblick“* nennt. Es ist ein Blick „von oben“, der die Dinge sieht, wie sie vorgeblich sind, und deren Sosein bereits einen Grund dafür zu bieten scheint, dass dies gerechtfertigt ist *(„Also, ich denke, dass die Strukturen, die bis jetzt geherrscht haben, nicht ohne Grund da sind.“).* Dieser Generalsblick ist konservativ. Er legitimiert, was der damaligen Pflegeschülerin wohl nicht in den Sinn gekommen wäre: die Deklassierung der Pflegehilfe im Vergleich zur Fachpflege *(„Das ist normal, weil wir ja als soziale Wesen einfach durchaus in der Lage sind, ohne viel Fachwissen trotzdem empathisch Pflege zu betreiben. Während eben diese Dinge, die mit Medikamenten zu tun haben und die mit, ähm, gravierenden Folgen für den Patienten zusammenhängen, dazu muss schon ein gewisses Potenzial in dem Schüler stecken“).* Dieser Blick rechtfertigt auch, was pädagogisch vermieden werden soll: den Hang zu klassifizieren *(„deswegen ist es durchaus logisch, ähm, das zu klassifizieren und das auch einzuteilen“).*

Wie ist es möglich, dass in ein und demselben Interview ein solcher Perspektivwechsel unkommentiert stattfinden kann? Der Weg von der *Pflegerin* zur *Lehrerin* scheint bei ihr mit Empathieverlust einherzugehen. Der Übergang von der Arbeitswelt der Pflege in das Studium an der Universität ist ein Sozialisationsprozess, der eine Fülle von Distanzierungserfahrungen enthält: das Verlassen der vertrauten Arbeitswelt, die Trennung von lieb gewordenen Kolleg*innen, die Preisgabe der gewohnten Zeitstruktur, die Veränderung des Alltags, die Beschäftigung vorrangig mit Texten statt mit Menschen, die abstrakten Leistungsanforderungen des akademischen Betriebes. Formal ist ein Bildungsaufstieg gelungen. Sie ist in einer neuen sozialen Position: eine Lehrerin, sogar Schulleiterin. Die Perspektive ist jetzt in der Tat eine andere. Am Ende ihres Interviews – gefragt, was sie sich für die Entwicklung der Pflegehilfe wünschen würde – kommt die Erzählerin dann jedoch noch einmal zu ihrem Anfangsthema zurück:

„Wenn ich mir was wünschen könnte, hätte ich gern die Ausbildung zur Krankenpflegehilfe an meiner Schule *(lacht).* Weil ich eben oft erlebe, dass die Menschen, die den Beruf wirklich ausüben wollen, nicht über die geistige Kapazität verfügen – aus verschiedenen Gründen – oder zu jung sind, oder ganz viele soziale Probleme haben oder was auch immer. Und ich glaube oft, wenn man ihnen den Umweg, wie es oft beschrieben wird, über die Krankenpflegehilfe anbieten könnte ... und sie dann, wenn sie sich gefunden haben, wenn sie vielleicht auch in ihrer sozialen Situation besser zurechtkommen, sie dann weiter eben auch für andere Dinge in der Pflege qualifizieren könnte. Ich habe das oft erlebt, dass Menschen mit einem umständlichen Lebenslauf die besseren Pflegekräfte sind. Die, die sich ihre Sachen hart erarbeitet haben, die auch mit Familie, 'ne, Frauen mit kleinen Kindern, die die Ausbildung unter schwierigsten Bedingungen fantastisch bestanden haben. Wo Gleichaltrige, die ein normales soziales Leben haben, das einfach nicht annehmen und nicht wertschätzen, weil sie denken, sie kommen auch so irgendwie durch. Da sind mir die mit dem umständlichen Lebenslauf, wie gesagt, oft lieber, weil die wissen, wofür sie's machen, weil die in der Pflege vom Kopf herangekommen sind“ (Walter et al., 2020, S. 90).

Nachdem die Protagonistin zu Beginn dieser Sequenz noch einmal das Klischee von der *„geistigen Kapazität“* bedient, das auch im vorhergehende Interviewausschnitt eine zentrale Rolle spielte *(„dazu muss schon ein gewisses Potenzial in dem Schüler stecken“),* kommt sie dann doch auf die Ressourcen *„umständlicher Lebens-*

läufe" zu sprechen (*„Ich habe das oft erlebt, dass Menschen mit einem umständlichen Lebenslauf die besseren Pflegekräfte sind."*). Sie lässt sich implizit auf die Idee ein, dass die Praxis der Pflegehilfe, wie Heinrich Roth es gesagt hätte (Herrlitz, 2001), ihre Akteure *„begaben"* könne (*„ich glaube oft, wenn man ihnen den Umweg, wie es oft beschrieben wird, über die Krankenpflegehilfe anbieten könnte ... und sie dann, wenn sie sich gefunden haben, wenn sie vielleicht auch in ihrer sozialen Situation besser zurechtkommen, sie dann weiter eben auch für andere Dinge in der Pflege qualifizieren könnte"*). Gerade im Kontrast zu den Peers aus anderen sozialen Verhältnissen kommt sie auf die ursprüngliche Anerkennung der Menschen zurück, die sich gewöhnlich für die Pflegehilfe entscheiden (*„Da sind mir die mit dem umständlichen Lebenslauf, wie gesagt, oft lieber, weil die wissen, wofür sie's machen, weil die in der Pflege vom Kopf her angekommen sind."*)

Die Expertin wechselt in gewisser Weise zwischen den Perspektiven. Sie ist die Schülerin im Alltag der Pflege, die sich an ihre Pflegehilfe – *Arbeitsmutti* – anlehnt, und sie ist die Schulleiterin „auf dem Feldherrnhügel", die mit „Generalsblick" ihre Welt *„klassifiziert"*. Es spricht jedoch auch für ihre Reflexionsfähigkeit, dass sie sich die Pflegehilfeausbildung an ihre Schule wünscht und gerade bei Leuten *„mit umständlichen Lebensläufen"* Begabungsressourcen entdeckt.

7.5 Forschung zu Anerkennung und Anerkennungsentzug

Im Bereich der Pflege beobachten wir das Phänomen eines *Anerkennungsentzugs* insbesondere für die *Pflegeassistenz*. Ich habe mich exemplarisch nur auf ausgewähltes Interviewmaterial aus Gesprächen mit Krankenpflegehilfeschüler*innen sowie mit einer Pflegelehrerin bezogen. Wenn wir in Rechnung stellen, dass im gesamten Bereich der Pflegeassistenz Qualifikationsniveaus angenommen werden müssen, die deutlich unterhalb der 1,5–2jährigen Ausbildungszeit von Krankenpflege(fach)assistent*innen liegen, verschärft sich das Beobachtungsergebnis. Offensichtlich ist der Entzug von (professioneller) Anerkennung wahrscheinlicher, je niedriger die berufliche Qualifikation ist. Anerkennung wird augenscheinlich nicht über innerberufliche Problemlösungsfähigkeit oder Leistung, sondern (wie in der Vormoderne) über „Stand" bzw. Status zuteilungsfähig.

Das ist professionspolitisch problematisch und wird auch dadurch nicht relativiert, dass etwa in der Medizin die Unverzichtbarkeit der Pflege immer wieder betont wird. Das irritierende Beispiel einer Schulleiterin, die das Vorbild ihrer frühen Lernprozesse als Gesundheits- und Krankenpflegeschülerin, ihre „Arbeitsmutti", vergisst und stattdessen rigide Qualifikationsvorstellungen zum Organisationsprinzip von Pflegeausbildung macht, ist ein problematisches Exempel für einen Anerkennungsentzug (auch wenn er teilweise von ihr wieder relativiert wird). Mit der deutlichen Veränderung ihres professionellen Status gerät die soziale Wertschätzung ihrer „Lehr-Helferin", Honneths dritte Säule der Anerkennung (**Tab. 7-1**), zwischenzeitig aus dem Blick.

Gerade diese Beobachtung erscheint mir wichtig. Im Feld der Pflege sind wir durchaus sensibel, die objektiven Anerkennungsverluste, die uns die sozialen Rahmenbedingungen zufügen, zu benennen und anzuklagen. Absolut zurecht, wie ich finde. Wir Pflegenden sind weniger geübt darin, Situationen kritisch in den Blick zu nehmen, in denen wir selbst Anerkennung verweigern. Hier scheint es Bedarf zu geben. Die legitime Erwartung, für die verantwortliche Erledigung professioneller Pflichten mit gerechtem Lohn und sozialer Wertschätzung rechnen zu können, muss für Träger*innen von Pflegeeinrichtungen zentrales Ziel sein. Angestammte Rechte und soziale Wertschätzung, diese beiden Säulen des Honnethschen Anerkennungskonzepts (**Tab. 7-1**), sollten namentlich von den Pflegekammern und der betroffenen Dienstleistungsgewerkschaft dezidierten Schutz genießen. Doch auch die innerprofessionelle Bereitschaft, Kolleg*innen – über die Grenzen der eigenen Profession hinweg – bewusste Anerkennung zu zollen, könnte zum Gütesiegel der Gesundheitsfachberufe werden. Das Arbeitsklima würde davon unmittelbar profitieren.

An der BTU Cottbus-Senftenberg bahne ich gemeinsam mit Kolleg*innen die Sensibilität für Fragen der Anerkennung und Nicht-Anerkennung im Feld der Pflege bei den Studierenden, die Lehrende und Lernende zugleich sind, über die Auseinandersetzung mit selbst erhobenen Daten aus dem Feld an. Mir ist wichtig, dass das auf Basis gesellschaftstheoretisch aufgeklärter Konzepte geschieht wie der Honneth'schen Anerkennungstheorie. Die Praxis zeigt, dass das den Studierenden Spaß macht und sie nach eigener Aussage zur Veränderung ihrer Haltung führt.

7.6 Literatur

Alheit, P., Page, K. & Smilde, R. (2015). *Musik und Demenz: das Modellprojekt „Music for Life« als innovativer Ansatz der Arbeit mit Demenzkranken*. Psychosozial-Verlag. https://doi.org/10.30820/9783837969382

Borst, E. (2003). *Anerkennung der Anderen und das Problem des Unterschieds: Perspektiven einer kritischen Theorie der Bildung*. Schneider.

Bourdieu, P. (2023). *Die feinen Unterschiede: Kritik der gesellschaftlichen Urteilskraft* (B. Schwibs & A. Russer, Übers.; 29. Aufl.). Suhrkamp. (Ursprünglich erschienen 1987)

Hegel, G.W. F. (1970). *Werke in zwanzig Bänden* (Bd. 4). Suhrkamp.

Herrlitz, H.-G. (2001). Heinrich Roth: „Begabung und Lernen". Zur aktuellen Bedeutung eines Gutachtenbandes von 1969. *Die Deutsche Schule, 93*(1), 89–98.

Honneth, A. (2018). *Anerkennung: eine europäische Ideengeschichte*. Suhrkamp.

Honneth, A. (2021). *Kampf um Anerkennung: Zur moralischen Grammatik sozialer Konflikte* (11. Aufl.). Suhrkamp. (Ursprünglich erschienen 1994)

Mead, G.H. (1978). *Geist, Identität und Gesellschaft aus der Sicht des Sozialbehaviorismus* (3. Aufl.). Suhrkamp. (Ursprünglich erschienen 1968)

Richter, M. (2019). *Wie empfinden Schüler und Schülerinnen der Krankenpflegehilfe die Anerkennung innerhalb der Ausbildung?* [Unveröffentlichte Masterarbeit]. Brandenburgische Technische Universität Cottbus-Senftenberg.

Schäffter, O. (2009). Die Theorie der Anerkennung – ihre Bedeutung für pädagogische Professionalität. In A. Mörchen & M. Tolksdorf (Hrsg.), *Lernort Gemeinde: Ein neues Format der Erwachsenenbildung* (S. 171–182). Bertelsmann.

Walter, A., Herzberg, H. & Alheit, P. (2020). *Handlungsempfehlungen für die Anpassung von in Landeszuständigkeit liegenden Ausbildungen in Assistenzberufen in der Pflege als Folge des Pflegeberufreformgesetzes: Eine qualitative Studie zur Vorbereitung eines innovativen curricularen Entwicklungsprozesses für die reformierte Pflegeassistenzausbildung im Kontext des „Neksa-Projekts"* [Forschungsendbericht]. Brandenburgische Technische Universität (BTU) Cottbus-Senftenberg Institut für Gesundheit.

Walter, A., Herzberg, H. & Alheit, P. (2022). *„Pflegefachassistenz": Handlungsempfehlungen für die Anpassung von in Landeszuständigkeit liegenden Ausbildungen in Assistenzberufen in der Pflege als Folge des Pflegeberufereformgesetzes* [Kurzfassung]. Brandenburgische Technische Universität (BTU) Cottbus-Senftenberg Institut für Gesundheit. https://opus4.kobv.de/opus4-UBICO/frontdoor/index/index/docId/29546

8 (Eigen)Sprache als Form von Anerkennung

Ramona Heister und Sandra Bensch

Abstract. Sprache umfasst mehr als Worte und ist für uns Menschen als soziale Wesen ein wesentliches Instrument, Begegnung zu gestalten. Jeder Mensch entwickelt im Laufe seines Lebens eine eigene Art der Wortwahl und Sprachverwendung, eine *Eigen*sprache. Deren individuelle Bedeutung stellt sich auf neuronaler Ebene bildhaft, emotional und immer weiter veränderbar dar. Die Eigensprache des Gegenübers aufgreifen, ist bereits eine besondere Form der Anerkennung als Individuum und Gesprächspartner*in. Der methodische Umgang mit der Eigensprache, wie in der Gesprächsform *Idiolektik*, unterstützt Wertschätzung und gegenseitige Anerkennung bei respektvollen Abgrenzungsmöglichkeiten. Diese Art von respektvoller Kommunikation erleichtert sachbezogene Auseinandersetzung und Verständigung. Ein grundsätzlich wertschätzender Umgang erlaubt auch in schwierigen Situationen Ressourcen zu aktivieren, Spannungsabbau zu erleichtern und Perspektiven zu wechseln. Grawe (2004) unterstreicht die Wichtigkeit der Ressourcenorientierung auch in der professionellen Beziehungsgestaltung. Im Konzept der Idiolektik gilt der Grundsatz, dass in jeglichem Geschehen eine Ressource enthalten sein könnte. Erst im Austausch darüber kann weiteres Verständnis darüber entstehen. Wir können nicht nicht kommunizieren (Watzlawick et al., 1969/2000). Das Wie-Kommunizieren ist der Gestaltungsraum, der mit Methoden, Technik und Haltung vielfältige Möglichkeiten zur Entwicklung kommunikativer Kompetenz bietet. Die hier vorgestellte Form der Gesprächsführung *Idiolektik von David Jonas,* ist der methodische Umgang mit der Eigensprache des Gegenübers und unterstützt kooperative Gesprächsgestaltung.

Schlüsselbegriffe

- Gespräche
- Eigensprache
- Anerkennung
- Respekt
- Gestaltungsraum
- Gesundheit.

8.1 Einleitung

Etwas Abstand, den Fokus verändern und das besondere, kaum fassbare Lächeln der Mona Lisa wird für die betrachtende Person wahrnehmbar. Leonardo da Vincis Gemälde ist weltbekannt und wird seit Jahrhunderten bestaunt und bis heute beforscht (Sailer, 2010). Im folgenden Beitrag wird ein so selbstverständliches Thema wie Sprache, ein für professionelle Pflege alltagsrelevantes Thema wie Kommunikation, mit dem Abstand der *Gesundheitswissenschaften* und einem leicht veränderten Fokus auf die *Eigensprache* des Menschen betrachtet. Der praktische Umgang mit der Eigensprache zeigt sich im Konzept der Idiolektik und vielleicht in einem Lächeln, möglicherweise der kompaktesten Form, Wertschätzung und Anerkennung zu zeigen.

8.2 Bedeutung von Sprache

Sprache ist ein menschliches Phänomen und ein wesentlicher Teil verbaler und nonverbaler Kommunikation. Nicht zu kommunizieren ist nicht möglich (Watzlawick et al., 1969/2000). Babys können theoretisch jede Sprache mühelos erlernen und entwickeln in den ersten drei Lebensjahren rasant ihre Kommunikationsfähigkeiten. Doch die Fähigkeit, Wörter nach bestimmten Regeln zu organisieren und Sätze mit Bedeutung zu verbinden, ist erst später möglich und dauert bis ins Erwachsenenalter an (Müller, 2016). Das ist ein vielfältiges Forschungsfeld, z.B. für Kognitions- und Neurowissenschaften, Psychologie und Linguistik. Deren Fragen entwickeln sich im Zusammenhang von Sprache und Kultur sowie Wahrnehmung und Denken, in vielfältigen Anwendungsbereichen. Fachgebietsspezifisch führt die *Gesundheitskommunikation* die Forschungsgebiete der Gesundheits- und Kommunikationswissenschaften zusammen und öffnet damit die Perspektive auf ein interdisziplinäres Themenfeld. Schnabel und Bödeker (2012) unterstreichen die Bedeutung der Ausrichtung auf Gesundheitsförderung und Prävention im Sinne einer *auf die Gesundheit hinführenden Kommunikation.* Vor dem Hintergrund interpersonaler Kommunikation ist der geringe Anteil verbaler Kommunikation im Verhältnis zu paraverbaler (sprachmelodischer, sprachbegleitender) und nonverbaler (gestischer, mimischer) beachtenswert. Kommunikatives Verstehen ist komplex und begrenzt. Aus Sicht der Sozialforschung zeigen vier Aspekte die Hauptgründe für dialogischen Austausch: *Identitätssuche, Machtverhältnisse regeln, Erfahrungsverarbeitung und Selbstinszenierung* (Schnabel & Bödeker, 2012).

Bereits Neugeborene haben ihre eigene Art der individuellen Körpersprache, die als eine „Frühform der Eigensprache" bezeichnet werden kann. Der Umgang mit dieser Eigensprache ist den Eltern oft selbstverständlich. Ein Verstehen – wie unter Erwachsenen – wird nicht erwartet. Offene Zuwendung, vielleicht ein innerliches Fragen, *„Was willst Du mir sagen?"*, ohne selbst eine Antwort kennen zu müssen, ermöglicht gemeinsames Entdecken (Bindernagel, 2016). Die Eigensprache entwickelt sich in den folgenden Lebensphasen mit der verbalen Sprachentwicklung weiter. Sie ist natürlicher Bestandteil der Kommunikation jeder Person. (**Kasten 8-1**).

Kasten 8-1: Sprache als Brücke und Stoppschild

Babys lernen nicht sprechen, weil sie kommunizieren möchten, sondern weil sie in Beziehung sein wollen. In der sozialen Interaktion kann Nähe und Vertrauen hergestellt und Trennung überwunden werden. Mit der Sprache können Distanzen überbrückt oder auch bewusst Grenzen gesetzt werden (Bindernagel, 2016).

8.3 Was ist Eigensprache?

Der Ausdruck *Idiolekt,* auch Eigensprache, kann auf die Wortverbindung von altgriechisch *idio-* (eigen, selbst) und *lektos* (ausgelesen) zurückgeführt werden (Wirtz, 2021). Die sprachwissenschaftliche Bedeutung entspricht dem Wortschatz und der Ausdrucksweise eines Individuums; dem individuellen Sprachbesitz sowie dem Sprachverhalten.

Diese Eigenheiten sind bei jeder Kommunikation beobachtbar. Sie sind so spezifisch wie der Fingerabdruck eines Menschen. Selbst wenn Menschen gleiche Wörter nutzen, geben sie ihrem Wort eine jeweils einzigartige emotionale Färbung, die über die lexikalische Bedeutung hinaus reicht und mit der persönlichen Lebensgeschichte verbunden ist. David Jonas war mit dieser Beobachtung der Verknüpfung der Sprache mit der Gehirnregion des *„limbischen Systems"* seiner Zeit voraus (Jonas, 2010b; Winkler 2023) (**Kasten 8-2**).

Kasten 8-2: Bedeutung des limbischen Systems

Poimann (2008a) unterstreicht die Bedeutung des limbischen Systems für:

- eine die Beziehung stärkende Kommunikation,
- die Generierung und Verarbeitung von Emotionen sowie
- die Verknüpfung mit einem bewussten Selbstbild.

Das Zitat: „In der Eigensprache des Menschen kommt dieser umfassend in seiner Ganzheit zum Ausdruck“ (Poimann, 2008b, S. 122), verdeutlicht, dass Kommunikation verbale, nonverbale sowie para-verbale und körpersprachliche Aspekte umfasst. Der Arzt, Psychiater und Psychotherapeut David Jonas hat systematisch beobachtet, wie über die Eigensprache ein Zugang zum Gegenüber gefunden werden kann (Winkler, 2010b).

In den 1970er-Jahren entwickelte David Jonas das Konzept der *Idiolektik* und bezieht sich mit dieser Wortschöpfung auf den Begriff des Idiolektes aus der Linguistik (Bindernagel, 2016). Zunächst im medizinischen Kontext, vor allem in der Psychosomatik, später auch im Alltagskontext, untersuchte er sprachbezogene Kommunikation. Beeinflusst wurden seine Betrachtungen auch durch die Arbeiten seiner Frau Doris aus der anthropologischen Forschung zur Evolution des menschlichen Verhaltens und speziell zu psychosomatischen Phänomenen (Winkler, 2010a). (Anm. d. Aut.: Zu Doris F. Jonas siehe Winkler, 2012.)

Solch eine Ausgangsbasis spannt einen Rahmen auf, der den Menschen in seiner Einzigartigkeit ins Zentrum stellt und dabei vielfältige Betrachtungsweisen erlaubt. Diese Kommunikationsweise wird als „Idiolektik“ bezeichnet.

Definition: Idiolektik. Idiolektik ist der methodisch sorgsame und präzise Umgang mit der Eigensprache im Gespräch. Poimann und Bindernagel (2016) weisen darauf hin, dass Idiolektik auch in Gruppen und Teams als eine Art Metastrategie einen konstruktiven Beitrag leisten kann und Teammitglieder verstärkt zu kooperativem Verhalten anregt. Eine Gesprächsführung, die der Philosophie folgt, dass jedes Lebewesen einzigartig ist und für sein Verhalten gute Gründe hat, ermöglicht Begegnung in Offenheit und Unvoreingenommenheit (Ehrat, 2008). In der Idiolektik wird davon ausgegangen, dass durch die Anregung vieler Querverbindungen auf emotionaler und kognitiver Ebene in der eigensprachlichen Gesprächsführung, die Gesprächsimpulse, i.S. der *Selbstorganisation* von Maturana und Varela (2010) weiterwirken (**Kasten 8-2**). (Humberto Maturana und Francisco Varela sind bekannte Biologen und Neurophysiologen aus Chile. Mit ihren Namen ist eng der Begriff „Autopoiese“ – autos = selbst, poiein = machen – verbunden). Die offene, zugewandte Präsenz der gesprächsleitenden Person und insbesondere das Zurückhalten eigener Interpretationen, Hypothesen oder Ratschlägen lassen die Expertise für die inhaltliche Entwicklung bei der anderen Person. Nicht nur im therapeutischen Setting kann damit Kontakt, Austausch und Verständnis gefördert und Selbstwirksamkeit erlebt werden.

8.4 Grundprinzipien der Idiolektik

In der Idiolektik sind zehn Kernbegriffe definiert: *Eigensprache, Schlüsselworte, Ressourcen, Zieloffenheit, Resonanz, Bilder, Paralogik (Eigenlogik), innere Weisheit, Gute Gründe* und *Würdigen.* Zu jedem der Begriffe sind für die Anwendung hilfreiche Grundprinzipien, vom Menschenbild bis zur Ausrichtung der Intervention beschrieben (Pelzer & Speth, 2023). Die für eine wirksame Anwendung grundlegende Verbindung von Haltung und Technik wird hier verdeutlicht.

Kasten 8-3: Haltung in der Idiolektik

Zur hilfreichen *inneren Haltung* gehören Respekt, Offenheit, eine interessierte Hinwendung sowie Bereitschaft etwas Neues, etwas Unerwartetes zuzulassen und eine nicht-wertende Präsenz. Diese *Haltung* orientiert sich konsequent an der *Würdigung* der Einzigartigkeit jedes Menschen. Jeder Handlung werden Gründe *(Gute Gründe)* – im Sinne einer bisher geltenden (Über-)Lebensstrategie – zugeordnet. Jedem Individuum wird eine *innere Weisheit* (Jonas, 2010a) als Teil des impliziten Wissens zugestanden. *Fragen, Hinhören, Ressourcen- und Prozessorientierung* sind eher technische Aspekte. Sie erhalten durch ihr Eingebundensein in eine solche Grundhaltung einen erweiterten Entfaltungsraum. Dieser lädt dazu ein, gemeinsam erkundet zu werden.

Nonverbaler Eigensprache kommt eine besondere Aufmerksamkeit zu, weil sie das Potential sprachlich gerade nicht zur Verfügung stehenden Wissens enthält. Es gibt in der Idiolektik keine feste Bedeutungszuschreibung für nonverbale Aspekte. Die individuelle und subjektive Bedeutung wird mit Nachfragen erschlossen. Idiolektische Gesprächsführung ist einfach, aber nicht leicht, denn sie erfordert in der Anwendung, „unkompliziert zu denken" (Jonas, 2010b, S. 220). Die Theorie ist geprägt durch Querverbindungen verschiedener Wissenschaftsbereiche und wurde nach den Grundlagen von David Jonas insbesondere durch Horst Poimann und Hans Herman Ehrat weiter gepflegt und verbreitet. (Anm. d. Aut: Eine Liste mit Inhalten zum Thema findet sich auf der Website der Gesellschaft für Idiolektik und Gesprächsführung/GIG unter https://idiolektik.de/publikationen-buecher-podcasts-artikel-zur-idiolektik/. Zur Geschichte der Idiolektik s.a. Poimann, 2008b, 2016.) Seit inzwischen 40 Jahren existiert die Gesellschaft für Idiolektik und Gesprächsführung (GIG). In dieser Zeit haben weitere Idiolektik Dozent*innen ihre Erfahrungen mit Idiolektik, z. B. mit traumatisierten Menschen (Oehlmann & Rentel, 2023), in der Kinderpsychotherapie (Bindernagel, 2016) und anderen Anwendungsfeldern (Bindernagel et al., 2010) beschrieben und strukturierte Ausbildungscurricula sind entstanden.

Idiolektik wird überall dort gebraucht, wo kontinuierlich gute Kooperation und Vertrauen wichtig sind. Am häufigsten dokumentiert sind Gespräche aus der therapeutischen Gesprächsführung (Psychotherapie). Weitere Anwendungsbereiche finden sich in der Hospizarbeit, Seelsorge aber auch im Qualitätsmanagement, Personal- und persönlichen Entwicklung sowie zunehmend im Bereich Beratung, Coaching und im pädagogischen Kontext (Bindernagel et al., 2010; Poimann, 2008a). „Menschen kommen zu Wort, werden gehört und gesehen und finden neue Perspektiven und eigene Lösungen", ist eine der vielfältig benannten Kernaussagen in der Idiolektik, die Oehlmann und Rentel (2023) in ihrem Buch zusammengestellt haben.

8.5 Vorgehen in der Idiolektik

Das idiolektische Gespräch findet klassischerweise mit einer Person, die das Gespräch begleitet bzw. den Prozessrahmen stellt und einer teilnehmenden Person mit einem Anliegen statt. Im *Gesprächsverlauf* folgt die idiolektisch geschulte Gesprächsbegleitung konsequent der Eigensprache des Gegenübers, mit oben genannten Haltungsaspekten und minimalen Interventionstechniken, z. B. Fragen. Dabei sind *die kurzen öffnenden Fragen* nicht auf inhaltliche Beantwortung aus, wie im gewohnten Frage-Antwort-Austausch, sondern auf Inspiration und Anregung der beteiligten Person ihr eigenes Weltbild zu erkunden. Die Einstiegsfrage kann Bezug auf individuelle Eindrücke, Meinungen oder Einschätzungen der beteiligten Person nehmen. *Schlüsselaspekte (verbale oder nonverbale)*, die im Gespräch aufgegriffen werden, können als Türöffner wirken. Sie erleichtern der beteiligten Person einen *Zugang zu im-*

plizitem Wissen. Im idiolektisch begleiteten Therapie- oder Beratungsgespräch können neue Perspektiven (Ein-Sichten) auftreten, die auch bei der Klient*in bleiben dürfen, d.h. nicht benannt werden müssen, auch nicht zum Gesprächsabschluss.

Orientierungspunkte im Idiolektischen Gespräch:
Die Person, die das Gespräch begleitet bzw. den Prozessrahmen stellt (Hörer*in, im Weiteren „H"); die am Gespräch teilnehmende Person (Sprecher*in, im Weiteren „S").

- „H" nutzt Eigensprache und Schlüsselworte von „S" sowie minimale Impulse, um einen Raum für intensiven Austausch entstehen zu lassen.
- Die Kontrolle über die Inhalte, die geteilt werden, bleibt bei „S" und damit auch der Gesprächsverlauf. „H" geht mit und hält den professionellen Rahmen. Dieser Respekt vor den individuellen Grenzen führt zum Erleben von Würdigung, stärkt Vertrauen und begünstigt Bereitschaft für einen gemeinsamen Prozess (Bindernagel, 2020; s. auch Bindernagel, 2023).
- „H" hält eigene Hypothesen und auch Bewertungen zurück und öffnet „S" und für sich selbst eine Möglichkeit, Neues zu entdecken.
- „H" fragt ressourcenorientiert, z.B., *„Was ist gut gelaufen?"* oder *„Wie konnte XY erreicht werden?"* Das fördert eine erweiterte Perspektive bei „S" (Grawe, 2004; Poimann & Bindernagel, 2016).

Kasten 8-4: „Idiolektisch Hören" einfach erklärt

Haltung „im-Kontakt-sein": Wertfreies Hinhören oder Beobachten, was ist, kann situativ und im Allgemeinen praktiziert werden. Die Annahme „guter Gründe" beim Gegenüber erleichtert im Kontakt zu bleiben, als betroffene Person einen gewissen Abstand zum Inhalt zu bewahren. Dieses Nicht-Einsteigen – inhaltlich ins Thema – könnte die agierende Person entweder gar nicht wahrnehmen, sie könnte mit Verstärkung reagieren oder sie ist irritiert. Irritation wird im Sinne einer Unterbrechung von Gewohnheiten und Erwartungen, als ein hilfreicher Schritt für Lernprozesse im Rahmen von selbstreflexivem und selbstorganisiertem Lernen gesehen (siehe dazu Arnold, 2016; Schüßler, 2008).
Das offene „Im-Kontakt-bleiben" kann dazu beitragen, eine Basis für weiteren Austausch zu schaffen. Zudem dient es als Anerkennung der Person (nicht der Inhalte). Im englischsprachigen Raum wird gern am Ende eines Meetings gesagt: „We will be in touch."

Technik „einfach Nachfragen": Ein ressourcenorientiertes, zieloffenes Nachfragen *„Was meinst Du mit …?"* oder *„Was verbindest Du damit?"*, könnte in ein Gespräch führen. Hierbei sind verschiedene Faktoren wie Zeitressource, beteiligte Personen im Raum oder die Beziehungsqualität i.S.v. Vertrauensbasis zu beachten. Die Vertrauensbasis wird in diesem Moment durch eine hilfreiche Haltung sowie non- bzw. paraverbale Aspekte, die diese Frage begleiten, wesentlich beeinflusst. Diese Einladung über die Eigensprache (Schlüsselworte oder -aspekte) die individuelle Bedeutung zu erfahren, könnte zu Selbstreflexion beitragen, vielleicht zu einem Bewusstwerden beim Gegenüber.

Idiolektische Gespräche erlauben Annäherung, Perspektivenaustausch und Aktivierung von Entwicklungsprozessen, wenn der Fokus ausreichend offen dafür ist. Sie erfordern konsequente Orientierung an den methodischen Grundprinzipien der Idiolektik. Ressourcenorientiertheit und Zieloffenheit können in der Begegnung Anerkennung und Wertschätzung erfahrbar werden lassen. Ressourcenorientiert und zieloffen bedeutet auch, dass nicht das Problem im Vordergrund steht, sondern parallel dazu – *paralogisch,* d.h. entlang der eigensprachlichen „Logik“ – darf sich das Gespräch entwickeln. Diese Möglichkeit des Gesprächs erleben Beteiligte als stärkend, da Grundbedürfnisse nach Wertschätzung und Anerkennung genährt werden.

Je komplexer die jeweilige Ausgangssituation sich darstellt, desto wichtiger ist es, Sicherheit in der Anwendung der Idiolektik zu haben. Erfahrungen im Umgang mit Idiolektik erleichtern einen angemessen gestalteten Einsatz von Interventionstechniken. Das Erkennen von Möglichkeiten und Grenzen ist für einen gesundheitsförderlichen Prozess aller Beteiligten eine wesentliche Kompetenz. Poimann (2008b) ermutigt, auf dieser Grundlage auch kritische Themen zu betrachten. Vielleicht kann mit etwas Erfahrung eine Art von „Unbekümmertheit“ (Ehrat, 2022) auch in anspruchsvollen Gesprächssituationen erlebt werden.

8.6 Idiolektik in der professionellen Pflege

Idiolektik soll sich in den Alltag eines Berufes einfügen, Handlungsoptionen erweitern und vorhandene Kompetenzen sinnvoll ergänzen (Poimann, 2008b). Für die professionelle Pflege macht sich die Pflegewissenschaftlerin Christa Olbrich seit über zwei Jahrzehnten darin verdient, die Idiolektische Gesprächsführung Pflegelernenden und Pflegefachpersonen in Pflegeaus-, -fort- und -weiterbildung nahezubringen. Sie veröffentlicht regelmäßig zu Idiolektik (Olbrich, 2006, 2018, 2023). Die Verbindung zwischen Idiolektik und professioneller Pflege ist ihr wichtig, denn: „Schwer kranke Menschen drücken sich oft über Symbole oder Bilder aus.“ (Olbrich, 2012, S. e4)

Die Idiolektik ist bei entsprechender Übung auch in emotional aufgeladenen Situationen geeignet, um frustrierten, enttäuschten, vielleicht wütenden Pflegefachpersonen im Gespräch Raum zu geben, sich mitzuteilen und bei sich selbst zu bleiben bzw. anzukommen. Die hierbei hilfreiche Haltung erlaubt dem Gegenüber *gute Gründe* für das momentane Verhalten und erleichtert damit in einem offenen Kontakt zu bleiben.

Beispiel: Im Himmel gibt es keine Schmerzen

„Während einer Standardpflegehandlung (Urinablassen) äußert ein Patient:
‚Ich will nicht mehr auf der Welt sein.‘
Ich: ‚Was möchten Sie mir erzählen?‘
Patient: ‚Ich habe mir nicht vorgestellt, dass Altwerden so schwer ist …‘ (Patient redet fünf Minuten)
Ich: (habe zugehört)
Patient: ‚Im Himmel sieht alles ganz anders aus.‘ (Patient wendet den Blick ab.)
Ich: ‚Wie sieht es im Himmel aus?‘
Patient (zögert kurz): ‚Da ist alles so leicht, und vor allem habe ich keinen Schmerz mehr.‘
Das Gespräch kippt in eine froh gelaunte positive Stimmung.
Beide besprachen sich zu einer adäquaten Schmerztherapie. Der Patient konnte danach ohne Schmerzen leben.“ (Olbrich, 2012, S. e5)

Kommentar: Im Beispiel wird zunächst *offen nachgefragt*, sodass der Patient Raum bekommt von sich zu erzählen. Die Chance für einen vertrauensvollen Kontakt und damit weiterer authentischer Informationen steigt damit. In diesem Gespräch nimmt die Pflegekraft den Begriff „Himmel“ als *Schlüsselbegriff* auf. Möglicherweise angeregt durch die Kombination mit der nonverbalen Unterstreichung durch das Wegdrehen. Mit dem offenen Nachfragen, wie es dort aussieht, steigt die Pflegeperson über die Eigensprache in das *Bild* des erzählenden Patienten ein. So nah bei sich, erwähnt dieser Patient erstmals während seines Klinikaufenthaltes, dass er Schmerzen hat. Er darf im Gespräch die Distanz des Erzählens von einem anderen Ort (Himmel) aus für sich nutzen. Eine idiolektisch geschulte Gesprächsbegleitung geht *zieloffen* mit und folgt der Eigenlogik im Gesprächsverlauf. Die non- und paraverbalen Signale der froh gelaunten positiven Stimmung dienen als wichtige Wegweiser.

Beispiel: Ganz schön was eingebrockt

Auf einer landespolitischen Veranstaltung 2017 kommt im späteren Verlauf, im Come-Together, eine Pflegedienstleiterin auf eine Pflegeprofessorin zu und boxt ihr in den Arm.
„Da haben Sie uns ja etwas Schönes eingebrockt mit Ihrer Pflegekammer!"
Die Pflegeprofessorin bleibt ruhig und lächelt die Pflegedienstleiterin an.
„Das muss ja ein ganz *schöner* Brocken sein! Erzählen Sie mal."
Die Pflegedienstleiterin zögert kurz. Dann erzählt sie:
„Naja, der Brocken sieht so aus, dass keiner weiß, was auf uns zukommt ..."
Die Pflegedienstleiterin erzählt ca. 5 min. Die Pflegeprofessorin hört ihr zugewandt zu, sagt nur ab und zu „Mmmh.", „Aah." und am Ende: „Und was wünschen Sie sich?"
Darauf die Pflegedienstleiterin: „Ich wünsche mir, dass uns endlich mal einer fragt, was wir wollen und endlich mal einer sieht, wie es hier unten eigentlich läuft ..."
Bei der Frage: „Und was wird die Person sehen?" strafft sich die Pflegedienstleiterin und berichtet von ihrem Personal und „ihren" Pflegeheimbewohner*innen. Sie fängt an zu strahlen, als sie von den besonderen Konzepten für Menschen mit Demenz spricht und wie ihr Personal das teilweise sehr gut umsetzt.
Das Gespräch führte dazu, dass die Pflegeprofessorin Pflegeheim, Team und teilweise Bewohner*innen in einer späteren Einladung durch die Pflegedienstleiterin kennen lernte.

Kommentar: Dieses Beispiel verdeutlicht eine Möglichkeit, auch in dieser Situation, in einen Austausch zu kommen, der zu weiteren Informationen führen kann, statt in Verteidigung, Abwehr oder Erklärung zu gehen. Neben der Möglichkeit Wünsche zu formulieren, ergibt sich hier – durch das *Nachfragen*, was zu sehen sein wird – ein Aktivieren vorhandener *Ressourcen*. Bemerkbar ist dies durch die Stärke zeigende non- und paraverbale Begleitung des anscheinend lebhaften Erzählens. Besonders in angespannten oder komplexen Situationen kann eine respektvolle und ressourcenorientierte Haltung zu konstruktiven Gesprächen beitragen. Auch wenn deren „Ergebnisse" möglicherweise nicht unmittelbar erkennbar, sondern erst zu einem späteren Zeitpunkt wahrgenommen werden können. Hier im Beispiel, wird die Begegnung und Verständigung tatsächlich auch vor Ort weitergeführt.

Die idiolektische Gesprächsführung ist mehr als eine Technik. Sie ist ein Konzept, das Techniken und Haltung methodisch verbindet. Die in der Idiolektik angewandte achtsame, respektvolle Haltung und konstruktive Gesprächsführung kann für alle Beteiligten Ressourcen stärkend, mindestens entlastend wirken, durch erweiterte Handlungsoptionen.

Die Pflegewissenschaftlerin Christa Olbrich (2019) berichtet in ihrem Buch „Von der Kuhmagd zur Professorin" von erlebten und durchlittenen Abwertungen und Niederlagen und wie sie zum Motor ihrer Entwicklung wurden. Von Angehörigen der Pflegeprofession wird häufig behauptet, dass sie äußerst leidensfähig seien. Das ist nicht als Gütesiegel zu verstehen. Dahinter verbirgt sich die Annahme, Menschen, die zu einem Beruf mit vermeintlich niedrigem Status gehören, nicht unbedingt wie Menschen behandeln zu müssen (s. Kasten 9-1, S. 123). Die Botschaft, die Olbrich sendet, ist, gut zu sich selbst zu sein und in der Kommunikation diese Liebe zu sich selbst auch anderen zu teil kommen zu lassen:

- „Erkenne deine Visionen, es können große, kleine, alte oder aktuelle sein, prüfe sie, wenn sie aus dem Herzen kommen, musst Du sie verwirklichen ...
- Sei mutig und aktiv, frage nur nach der Verantwortung für dich. Lass dich von niemanden beirren, bleibe dran und halte durch ...
- Sei dankbar, immer und für alles, auch für die negativen Erfahrungen, denn sie sind der Boden für das weitere Gelingen." (aus der persönlichen Website von Olbrich unter https://christa-olbrich.com/#impulse)

8.7 Den Weg gehen

Es gibt unterschiedliche Möglichkeiten, die Idiolektik kennen zu lernen und im Alltäglichen auszuprobieren, welche Aspekte stimmig sind für den eigenen Weg (Märchen, Spiel, Tagungen, Seminare, Übungsgruppen; siehe dazu: Publikationen auf der Website der GIG, www.idiolektik.de).

Das praktische Ausprobieren ist das Wesentliche. Erst das eigene Erleben verdeutlicht, wie über die im eigensprachlichen Austausch entstehende Resonanz Vertrauen, Wertschätzung und Anerkennung erfahren werden kann. Im Üben schon einzelner Aspekte aus der Idiolektik wird erfahrbar, was mit dem oben genannten *einfachen Denken* und *weniger Tun* von David Jonas gemeint sein könnte. Eine Gesprächskultur, eine zur Gesundheit hinführende Kommunikation, kann weder gemacht noch verordnet werden. Es können hilfreiche Bedingungen geschaffen werden. Es geht darum, sich auf den Weg zu machen, z.B. etwas Abstand suchen, den Fokus verändern und lächeln – oder ein Lächeln erhalten.

„Glauben *Sie*, dass das genügt?" (Watzlawick, 2023, S. 29) Mit der jeweiligen Betonung eines der Worte verändert sich die gesamte Bedeutung.

8.8 Literatur

Arnold, R. (Hrsg.). (2016). *Veränderung durch Selbstveränderung: Impulse für das Changemanagement* (2. Aufl., Bd. 6). Schneider Verlag Hohengehren.

Bindernagel, D. (2016). Die Entwicklung der Sprache. In D. Bindernagel (Hrsg.), *Die Eigensprache der Kinder: idiolektische Gesprächsführung mit Kindern, Jugendlichen und Eltern* (S. 24–61). Carl Auer Verlag.

Bindernagel, D. (2020, April 16). Eigensprache und Resonanz in Gruppenprozessen. *Idiolektik-Blog Carl Auer Magazin*. https://www.carl-auer.de/magazin/idiolektik/eigensprache-und-resonanz-in-gruppenprozessen

Bindernagel, D. (2023). *Ich höre dir zu: Gute Gespräche im Alltag*. Carl Auer Verlag.

Bindernagel, D., Krüger, E., Rentel, T. & Winkler, P. (Hrsg.). (2010). *Schlüsselworte: Idiolektische Gesprächsführung in Therapie, Beratung und Coaching*. Carl Auer Verlag.

Ehrat, H.-H. (2008). Einleitung. In D. Bindernagel, E. Krüger, T. Rentel, & P. Winkler (Hrsg.), *Handbuch der Idiolektik: Ich spreche also bin ich*. Huttenscher Verlag 507.

Ehrat, H.-H. (2022). *Unbekümmertheit* [Vortrag an der Jahrestagung der Gesellschaft für Idiolektik und Gesprächsführung in Würzburg]. https://idiolektik.de/wp-content/uploads/2022/07/Unbekuemmertheit-JT22-HH-Ehrat.pdf

Grawe, K. (2004). *Neuropsychotherapie*. Hogrefe.

Jonas, A. D. (2010a). Einführung Eingensprache. In P. Winkler (Hrsg.), *Eigensprache: Körpersymptome verstehen mit evolutionärer Psychosomatik und Idiolektik – Seminare mit A. D. Jonas*. Huttenscher Verlag 507.

Jonas, A. D. (2010b). Evolutionär und neuropsychologisch geprägter Ansatz. In P. Winkler (Hrsg.), *Eigensprache: Körpersymptome verstehen mit evolutionärer Psychosomatik und Idiolektik – Seminare mit A. D. Jonas*. Huttenscher Verlag 507.

Maturana, H. R. & Varela, F. J. (2010). *Der Baum der Erkenntnis: Die biologischen Wurzeln menschlichen Erkennens* (3. Aufl.). FISCHER Taschenbuch.

Müller, V. (2016, Februar 23). Im Bann der Sprache [Interview mit Angela Friederici]. *Aktuelles aus der Max-Planck-Gesellschaft*. https://www.mpg.de/10318278/interview_friederici_sprachforschung/

Oehlmann, N. & Rentel, T. (2023). *Einfach fragen in Licht und Schatten: Das Potenzial der Eigensprache in der Traumatherapie*. Carl Auer Verlag.

Olbrich, C. (2006). Die Pflege, die eigene und fremde Sprachen. In A. Zegelin & M. W. Schnell (Hrsg.), *Die Sprachen der Pflege: interdisziplinäre Beiträge aus Pflegewissenschaft, Medizin, Linguistik und Philosophie*. Schlütersche.

Olbrich, C. (2012). Kommunikative Kompetenz üben. *CNE.fortbildung, 6*(01), 12–14. https://doi.org/10.1055/s-0033-1355217

Olbrich, C. (2018). Idiolektische Kompetenz. In C. Olbrich, *Pflegekompetenz*. Hogrefe.

Olbrich, C. (2019). *Von der Kuhmagd zur Professorin: ein Leben voller Herausforderungen*. novum Verlag.

Olbrich, C. (2023). Lernberatung auf der Grundlage der Idiolektik. In C. Olbrich, *Kompetenzbasiertes Lehren und Lernen: neue Wege in der Pflegeausbildung*. Elsevier.

Pelzer, F.-J. & Speth, P. (2023). *Idiolektik für die Hosentasche* [Fächer mit Orientierungshilfen für die Gesprächsführung]. Gesellschaft für Idiolektik und Gesprächsführung e.V.

Poimann, H. (2008a). *Idiolektik: richtig fragen*. Huttenscher Verlag 507.

Poimann, H. (2008b). *Vier Ebenen der Idiolektik*. Huttenscher Verlag 507.

Poimann, H. (2016). *Idiolektik 4.0*. Huttenscher Verlag 507.

Poimann, H. & Bindernagel, D. (2016). Die Eigensprache von Fachpersonen – interdisziplinäre Zusammenarbeit. In D. Bindernagel (Hrsg.), *Die Eigensprache der Kinder: idiolektische Gesprächsführung mit Kindern, Jugendlichen und Eltern* (S. 241–249). Carl Auer Verlag.

Sailer, C. (2010, Juni 24). Geheimnisvolle Unschärfe: Das Lächeln der Mona Lisa. *Süddeutsche Zeitung*. https://www.sueddeutsche.de/wissen/das-laecheln-der-mona-lisa-geheimnisvolle-unschaerfe-1.959207

Schnabel, P.-E. & Bödeker, M. (2012). *Gesundheitskommunikation: Mehr als das Reden über Krankheit*. Beltz.

Schüßler, I. (2008). Reflexives Lernen in der Erwachsenenbildung – zwischen Irritation und Kohärenz. *bildungsforschung, 5*(2).

Watzlawick, P. (2023). *Die Lösung ist immer der beste Fehler: typische Probleme der Kommunikation im Alltag* (2. Aufl.). Carl-Auer Verlag.

Watzlawick, P., Beavin, J. H. & Jackson, D. D. (2000). *Menschliche Kommunikation: Formen Störungen Paradoxien* (10. Aufl.). Hans Huber. (Ursprünglich erschienen 1969)

Winkler, P. (2010a). Die Entdeckung der Sprache: Entwicklungsgeschichtliche Aspekte der Eigensprache. *Idiolekta, 2010*(2).

Winkler, P. (Hrsg.). (2010b). *Eigensprache: Körpersymptome verstehen mit evolutionärer Psychosomatik und Idiolektik – Seminare mit A. D. Jonas*. Huttenscher Verlag 507.

Winkler, P. (2012). Doris F. Jonas – Pionierin der evolutionären Anthropologie, Psychologie und Medizin. *Idiolekta, 2012*(1).

Winkler, P. (2023). *Einführung in die Idiolektik: Die individuelle Sprache in Beratung und Therapie nutzen*. Springer. https://doi.org/10.1007/978-3-662-67301-0

Wirtz, M. A. (Hrsg.). (2021). *Dorsch – Lexikon der Psychologie* (20. Aufl.). Hogrefe.

9 Status und Sprache

Sandra Bensch

Abstract. Status repräsentiert, wo Menschen hauptsächlich in einem formalen bzw. sozialen Gefüge stehen. Sozialer Status steht mit Durchsetzungsvermögen und Kompetenz in Beziehung. Der Rang wird von außen, in der Regel durch die Gesellschaft, verliehen. Studien zeigen, dass die berufliche Pflege einen niedrigen Status hat, mit hohem physischen und sozialen, aber niedrigem moralischem Stigma. Hoch- und Tiefstatus ist körpersprachlich gekennzeichnet. Damit zu arbeiten und Statuserleben bzw. -verhalten zu reflektieren sind Inhalte von Statustrainings. Diese sind wichtig in der Pflegebildung. Status und Sprache korrelieren miteinander. Das Empfinden von Statusverlust kann zu Sprach-losigkeit führen. Für die berufliche Pflege sind Erfahrungen, während der Corona-Pandemie, nicht gehört zu werden, einschneidend gewesen. Sie haben sie stellenweise verstummen und flüchten lassen – anderenorts nicht. Beruflich Pflegende brauchen Sprache, um (wieder) sichtbar zu werden und dies in einer angemessenen Professionalität. Inneres stabiles Statusgefühl und professionelle Sprache sind wichtig, um in konkreten Situationen im Umgang mit feindseligen Verhalten Lösungen auf Basis gegenseitiger Akzeptanz zu finden.

Schlüsselbegriffe

- Status
- Macht
- Kompetenz
- Sprache
- Feindseligkeit.

9.1 Einleitung

Status und Sprache hängen eng zusammen. Menschen mit hohem Status treffen mit ihren Worten vermeintlich „ins Schwarze“, während Menschen mit niedrigem Status ihre Worte oft schlechtmeinend als Gestammel interpretieren oder sich gar als sprach-los bzw. abgekoppelt von Sprache empfinden. *„Sprich, damit ich Dich sehe“*, ein Zitat, das Sokrates zugeschrieben wird (Lutz, 2004, S. 9), spiegelt notwendiges Training wider, das bisher weder in der Pflegeausbildung noch in Pflegefort- und -weiterbildungen regulär eingeplant ist. Risse (2015) lässt als einer der innovativen Pflegedirektor*innen bei der Neukonzeption interdisziplinärer Konferenzen Pflegefachpersonen dazu qualifizieren, Sitzungen mit ärztlichem, therapeutischem und weiterem Personal zu eröffnen, zu leiten und zu moderieren (Risse, 2015). Sie sollen selbstbewusst auftreten und das „Zepter in die Hand“ nehmen. Der Diskurs um den Status der beruflichen Pflege ist in Deutschland erst in den Anfängen und wird im vorliegenden Kapitel auf gesellschaftlicher, inter- und intradisziplinärer Ebene betrachtet. Ein wichtiges Werk in Deutschland für die berufliche Pflege speziell zu Körpersprache und Status kommt von Eberhardt (2013) (Anm. d. Aut: Die Verfasserin dankt Doris Eberhardt für die kritische und hilfreiche Durchsicht des Buchkapitels.) Sprache kann sehr gewaltsam und wenig wertschätzend sein, auch und insbesondere in der beruflichen Pflege. Das beginnt bei *„Nicht erschrecken, es wird kalt …“* geht über zu *„Den kannst Du liegenlassen, den machen nachher die Therapeuten.“*

bzw. *„Ich habe die* [Patient*innen, S.B.] *schonmal fertig gemacht.“* Gewaltsame Sprache endet nicht zuletzt beim Begriff „Grundpflege“, der zu sozioökonomischen Zwecken einer englischen Arbeitsstudie entnommen wurde und pflegewissenschaftlich nicht haltbar ist (Friesacher, 2019). Heister & Bensch haben im vorhergehenden Kapitel darauf hingewiesen, welche Bedeutung Sprache für Menschen und sozialer Interaktionen hat, und arbeiten mit Beispielen für wertschätzende Kommunikation im Rahmen der idiolektischen Gesprächsführung. Vorliegend geht es darum, wie sprach-los Feindseligkeit Menschen machen kann, weil ein zugeordneter oder bei sich selbst wahrgenommener niedriger Status sie leise bzw. still werden oder sie gar „einfrieren“ lässt. Das Buchkapitel soll aufzuzeigen, wie es gelingt, Sprache unmittelbar im Moment der wahrgenommenen Feindseligkeit (wieder) zu finden.

9.2 Status

Status ist definiert als ein „Phänomen, das unmittelbar und unumgänglich auftritt, wenn Menschen aufeinandertreffen.“ (Eberhardt, 2013, S. 219) Er bezieht sich auf die Art und Weise, wie Menschen ihr Ansehen und ihre Autorität bzw. Geltung zu anderen Menschen in Beziehung setzen. Kontinuierlich und meist unterbewusst platzieren sich Menschen in einer Rangskala gegenüber ihrer Umgebung (Eberhardt, 2013). Die Wahrnehmung verschiedener Status zwischen Menschen muss nicht zwangsläufig etwas mit feindseligem Verhalten zu tun haben. Hoher Status schützt nicht vor Feindseligkeit und nicht alle, die einen niedrigen Status innehaben, nutzen feindseliges Verhalten (Dzurec & Bromley, 2012). Allerdings ist bekannt, dass, wenn feindseliges Verhalten auftritt – unabhängig vom Status – aus Zuschauenden Opfer, aber auch Täter*innen werden können (Dellasega et al., 2014; Minton & Birks, 2019; Myers et al., 2016). Eine Pflegefachfrau, die in einer Gesprächssituation mit einem Arzt klein bzw. geduckt mit dünner Stimme spricht, kann in einer Situation mit einem Pflegelernenden fest und bestimmend klingen und dabei aufrecht stehen. Während sie in der ersten Situation offensichtlich die Zuweisung eines niedrigen Status annimmt, ergreift sie in der zweiten Situation Verhaltenselemente eines hohen Status. Das Beispiel zeigt, dass Status bei ein und derselben Person situationsabhängig variieren kann (Minton & Birks, 2019). Das wird in **Tabelle 9-2** beschrieben. In einer Situation mit feindseligen Verhaltensweisen, wie im Kontinuum der Arbeitsplatzaggression in **Abbildung 4-1** dargestellt, kommt der proaktive Versuch einer Täter*in hinzu – siehe dazu **Abbildung 4-3**, sich selbst und das Opfer in eine asymmetrische Beziehung i. S. v. hohem Status vs. niedrigen Status zu bringen. Nachfolgend geht es vor allem darum, aufzuzeigen, wie *schmerzhaft* und *kränkend* es für beruflich Pflegende sein kann, sich immer wieder aus einem z. B. durch Patient*innen, Bezugspersonen und Ärzt*innen zugeordneten niedrigen Status, verbunden mit verbaler Gewalt – *„Sie sind doch nur von der Pflege und wischen Ärsche von älteren Menschen ab!!“* (Auszug aus **Kap. 6.2.3.4**) – herauszuarbeiten und als beruflich qualifizierte Person mit einem Pflegefachwissen wahrgenommen zu werden (**Kasten 9-1**). Hinzukommt die *Infantilisierung* von beruflich Pflegenden, früher als „Mädchen für alles“ (der hessische Rahmenlehrplan nutzte 2005 diesen Term als Überschrift im Themenbereich 12 nach KrPflAPrV), heute v. a., wenn sie aus anderen Staaten kommen (Ritter, 2024). Zu diesem Thema berichtet Ritter (2024) in ihrer Untersuchung in der ambulanten Langzeitpflege einer südostdeutschen Region, dass die nahezu ausschließlich weiblichen, beruflich Pflegenden aus dem (süd-)ostasiatischen Raum von Menschen mit Pflegebedarf u. a. als „klein“ und „zierlich“ bezeichnet werden. Damit ist allerdings auch ein symbolisches „Kleinsein“ – i. S. v. Mädchen – gemeint (Ritter, 2024).

Kasten 9-1: Dehumanisierungserfahrungen in der beruflichen Pflege

Status-Forschungen aus Russland zeigen, dass *Dehumanisierung,* d.h., jemanden nicht als Menschen anzuerkennen, sondern ihn als Maschine zu verobjektivieren, in Berufen mit niedrigerem Status häufiger vorkommt als in Berufen mit hohem Status (Agadullina et al., 2022). Aus zwei Bevölkerungsbefragungen (n = 1.060 bzw. n = 1.081) geht hervor, dass die berufliche Pflege als „schmutziger" Beruf gesehen wird. Den Umfragen zufolge hat berufliche Pflege ein hohes physisches und soziales Stigma. Ihr Status ist niedrig (Agadullina et al., 2022). Derlei Dehumanisierungsaussagen finden sich im Kontext des deutschen EU-Sozialfond-finanzierten Modellversuchs „Huren in die Altenpflege" wieder. Den beteiligten Frauen wurden laut Bericht „kaum noch Ekelgefühle" und „‚null Berührungsängste'" (Kleinhubbert, 2006) unterstellt. Zum Thema „Dehumanisierung" benennt Ritter (2024) in ihrer Studie verschiedene Entmenschlichungspraktiken, z.B. die Frage nach der als Schwarz gelesenen Pflegeauszubildenden: „Wo ist denn Ihr Stück Kohle heute?" (Ritter, 2024, S. 190).

Sexarbeit gilt wie die berufliche Pflege als „schmutziger Beruf". Beide Berufe haben einen niedrigen Status. Im Gegensatz zu Sexarbeit hat Pflege allerdings ein niedriges moralisches Stigma (Agadullina et al., 2022; Yaghoobifarah, 2023).

Bei Männern, die sich für einen Beruf mit niedrigem Status entscheiden, geht die Bevölkerung davon aus, dass sie selbstgewählt einen Beruf mit hohem Status ablehnen. Für sie steigt das Risiko von Dehumanisierungserfahrungen (Agadullina et al., 2022).

Die bisherigen Aussagen verdeutlichen, dass Status zum großen Teil von außen zugeordnet wird. Durch bestimmte Verhaltensweisen kann eine Person Status erlangen. Dieser muss jedoch auch von der Umgebung als solcher anerkannt werden (Agut et al., 2019; Eberhardt, 2013; Louvet et al., 2024).

Kasten 9-2: Status, Macht und Feindseligkeit

Status und Macht sind nicht das Gleiche. Macht ist sozialen Beziehungen inhärent und damit, wie Status, per sé etwas Normales (Spieß, 2022). Sie ist definiert als Instrument, mit dem eine Person die Ergebnisse anderer kontrollieren kann, indem sie wesentliche Ressourcen gewährt oder verweigert. Macht ist ein Phänomen, das mit der Besetzung von Positionen in Verbindung steht. Menschen mit Macht vergeben materielle Ressourcen, während Menschen mit Status Akzeptanz und Wertschätzung vermitteln. Menschen mit Macht und Status sind in Unternehmen einflussreicher als Menschen, die nur Macht besitzen (Agut et al., 2019). Folgendes Beispiel dafür, Macht auf Basis von *Statusunterschieden* zwischen *Medizin* und *Pflege* zu benutzen: Eine Masterstudierende (Pflege), mehrjährig als Pflegefachperson auf Intensivstation arbeitend, berichtet der Verfasserin 2022, dass sie im Rahmen einer Entlassungsklärung für einen Patienten auf Chefarzt und Oberärztin zuging, die sich auf dem Flur besprachen. Sie richtete ihre Anfrage an beide. Die Antwort auf die Frage gab der Chefarzt der Oberärztin, ohne die Pflegefachfrau anzusehen. Diese Antwort gab die Oberärztin Eins-zu-Eins an die Pflegefachfrau weiter, die unmittelbar von den beiden entfernt stand. Von bewusst eingesetztem feindseligem Verhalten ist hier noch nicht einmal auszugehen. *Menschen mit Macht zeigen gewaltsame Verhaltensweisen, wenn ihre Macht bedroht ist.* Je machtloser eine vermeintlich mächtige Person sich fühlt, desto mehr greift sie zu aggressiven Mitteln (Ryland, 2022).

9.2.1 Status: Grundlagen

Berufliche Statusunterschiede in der vertikalen Abfolge der Pflegehierarchie sind nicht verhandelbar, z. B. von Pflegedirektion zu Pflegedienstleitung, von Pflegedienstleitung zu Pflegefachpersonen, von Advanced Practice Nurses (MSN) zu beruflich oder akademisch grundqualifizierten Pflegefachpersonen (BSN) bzw. von Pflegefachpersonen zu Pflegeassistenzpersonal. Der Statusunterschied zwischen Pflegelehrender und Pflegelernender ist ebenfalls formal vorbestimmt (Eberhardt, 2013). Gruppen mit hohem Status werden als kompetenter, selbstbewusster, unabhängiger, wettbewerbsfähiger, intelligenter, fähiger, effizienter und geschickter als Gruppen mit niedrigem Status eingeschätzt (Louvet et al., 2024). Zwischen Personen gleicher Ränge gibt es keinen formalen Statusunterschied. Zu beachten ist aber: Neben dem formalen (Nicht)Vorhandensein von Statusunterschieden findet eine mehr oder weniger unbewusster Prozess von Statusgenerierung statt. Damit ist gemeint, dass sich Menschen *selbst* durch entsprechendes Verhalten bzw. *andere* durch ihr Verhalten einer Person bzw. Personen *Status verleihen* können (Eberhardt, 2013) (**Kasten 9-3**).

Definition: Sozialer Status. Er kennzeichnet, wo Menschen innerhalb der sozialen Hierarchie, z. B. aufgrund von höherem Einkommen, prestigeträchtigen Jobs oder hochrangigen Positionen innerhalb einer Organisation stehen (Louvet et al., 2024).

Kasten 9-3: Zusammenhang von Status, Durchsetzungsvermögen und Kompetenz

Hoher sozialer *Status* führt zu mehr Einfluss bei strategischen Entscheidungen, unabhängig davon, ob es sich um ein erfolgreiches oder erfolgloses Unternehmen handelt (Agut et al., 2019). Gruppen mit hohem sozialem Status gelten als intelligenter, fähiger, effizienter und geschickter als Gruppen mit niedrigem sozialem Status. Durchsetzungsvermögen, d. h. die Motivation, eigene Interessen zu verfolgen und umzusetzen – dazu braucht es auch Dominanz und Entscheidungsfreude – wird von Außenstehenden zuerst mit hohem sozialem Status in Verbindung gebracht und erst im zweiten Schritt mit Kompetenz. Das hat etwas damit zu tun, dass Menschen mit hochrangigen Positionen in Organisationen einen hohen sozialen Status und *Führungsqualitäten* zugewiesen bekommen, während bei *allen Positionen* eines Unternehmens – egal, ob hoher oder niedriger Status – Kompetenzen vorausgesetzt werden (Louvet et al., 2024). Kompetenz kann Status verschaffen, während Durchsetzungsvermögen nur ein Konstrukt von Status in den Köpfen von Menschen ist.

Menschen können hauptsächlich über zwei Strategien in einer sozialen Hierarchie *aufsteigen:*

Autoritäre Menschen erlangen durch durchsetzungsfähiges und dominantes Verhalten einen höheren sozialen Status.

Menschen mit Kompetenzen und herausragendem Fachwissen, die dafür anerkannt und respektiert werden, wird höherer sozialer Status verliehen.

Die zweitgenannte Strategie ist eine *Rangzuweisung* in der Vorstellung einer sozialen, d. h. legitimen und fairen Hierarchie. Sowohl durchsetzungsstarke als auch kompetente Personen können hochrangige Positionen besetzen, aber nur kompetente Personen werden diesen Positionen als *würdig* angesehen (Louvet et al., 2024).

9.2.2 Status: Beispiele im Kontext von Alltags- und Berufssituationen

Zunächst muss an dieser Stelle festgestellt werden, dass Mitglieder der beruflichen Pflege sich in der Bundesrepublik Deutschland oft *selbst einem niedrigen Status* innerhalb des Gesundheitsversorgungssystems zuordnen. Die *Abneigung gegen Akademisierung* innerhalb der deutschen beruflichen Pflege ist aus Sicht der Verfasserin bereits feindseligem Verhalten unter Pflegenden zuzuordnen (**Kasten 9-4**).

Kasten 9-4: „Sagen Sie bloß nichts!"

Die Verfasserin dieses Buchkapitels hat 2014 – bereits in der Position als Pflegeprofessorin stehend – in der vorlesungsfreien Zeit für ein paar Wochen in der stationären Akutpflege als Pflegefachfrau gearbeitet, um praktische Fähigkeiten zu erhalten. Während dieser Zeit traf sie auf Pflegefachpersonen, die sie als Bachelor- und Masterabsolvent*innen der Pflege aus ihrer Hochschule wiedererkannte. Die Absolvent*innen baten die Professorin, Stillschweigen zu wahren, man habe es hier auf Station nicht so gern, mit Studierten aus der Pflege zusammen zu arbeiten.

Problematisch erscheint der Verfasserin dieses Buchkapitels zudem, dass der beruflichen Pflege in der Bundesrepublik Deutschland und wie **Kasten 9-1** zeigt, auch darüber hinaus, ein niedriger Status *von außen* zugeordnet wird. Dies widerspricht den differenzierten und hohen Kompetenzen, die Pflegefachpersonen gem. Anlagen 2 und 5 PflAPrV zum Ende ihrer Ausbildung bzw. Studiums zur Erfüllung hochrelevanter Gesundheitsversorgungsaufträge entwickelt haben sollen. Zur Verdeutlichung der Problematik werden zunächst Beispiel aus Alltags- und danach aus Berufssituationen aufgegriffen (**Kasten 9-5**) und (**Kasten 9-6**).

Gespräche zur beschriebenen Situation (**Kasten 9-5**) im familiären und berufspolitischen Kontext bringen erschreckenderweise zutage, dass Pflegefachpersonen in Notfallsituationen lebensrettende Kompetenzen abgesprochen werden:

- „Ich habe bisher nur Krankenschwestern im Krankenhaus kennengelernt, von denen wollte ich nicht im Notfall im Zug betreut werden!" (Familie)
- „Überleg' mal, meinst Du, da weiß jede, was zu tun ist? Die von Intensivstation, ja, die sollte gleich sehen, was los ist. Aber die anderen?" (Berufspolitischer Kontext)

Kasten 9-5: Wahrnehmung beruflicher Pflege in Notfallsituationen

„Liebe Passagiere, wenn unter Ihnen ein Arzt oder Rettungssanitäter an Bord ist, bitte melden Sie sich in Wagen 7. Ein Reisender benötigt Ihre Hilfe.", so eine Durchsage im ICE der Deutschen Bundesbahn im Juni 2024. Momente des Schweigens. Die Durchsage kommt nur auf Deutsch, sodass sich vermutlich nur jeder Mensch, der die deutsche Sprache versteht, in dem Moment überlegt: Bin ich ein Arzt oder Rettungssanitäter? Abgesehen davon, dass nur Männer angesprochen waren: Wie viele Menschen aus anderen Berufen könnten diesem Reisenden noch helfen – Pflegefachpersonen, Rettungsassistent*innen, Notfallsanitäter*innen? Die waren nicht gefragt. Das ist kein Grund, als Pflegefachperson sitzen zu bleiben. Oder? Eine nicht-repräsentative Umfrage auf Instagram (@sandra.bensch) und WhatsApp-Status bringt zutage, dass Pflegefachpersonen derlei Situationen bereits des Öfteren erlebt haben, im Zug und Flugzeug. Und: ein nicht unwesentlicher Teil wurde weggeschickt, wenn sie sich am Notfallort als Pflegefachpersonen zu erkennen gegeben haben. Dennoch ist der größere Teil der Respondent*innen der Meinung, dass als Pflegefachperson dem Aufruf Folge geleistet werden muss (Stand: Juli 2024).

Gezielte Nachfragen der Verfasserin in der deutschen Peripher- und Intensivpflege zeigen, dass Reanimationsschulungen zum einen von beruflich Pflegenden offensichtlich nicht regelmäßig besucht werden, unabhängig davon, ob jemand

Teil- oder Vollzeit arbeitet. Auch Pflegefachpersonen auf Intensivstationen sind teilweise nicht sicher in Reanimationshandlungsketten. *„Die gehen dann nicht ans Rea-Telefon!“*, ist jüngst eine Aussage eines Intensivpflegenden gewesen. In der stationären Langzeitpflege ist ein Notfallmedikamentenvorrat gesetzlich nicht möglich. Die Pflegefachpersonen haben diesbezüglich keine erweiterten Handlungsberechtigungen und somit auch keine entsprechenden Fortbildungen. Beruflich Pflegende in der Langzeitpflege fühlen sich unsicher in Notfallsituationen und rufen in auffällig hoher Rate den Rettungsdienst (Poeck et al., 2021; Schmid et al., 2021). Es ist zu konstatieren, dass, obwohl § 5 Abs. 3 Nr. 1h PflBG zu Einleitung lebenserhaltender Sofortmaßnahmen bis zum Eintreffen ärztlichen Personals gilt, diese Kompetenzen nicht bei allen Pflegefachpersonen unabhängig ihrer Versorgungsfelder vorhanden sind. Das stärkt aus Sicht der Verfasserin wiederum den Eindruck der Bürger*innen als Nichtberuflich-Pflegende, dass beruflich Pflegende in lebensbedrohlichen, existentiellen Situationen nicht lebensentscheidend tätig werden können. Damit ließe sich die Zuordnung der beruflichen Pflege durch Nichtberuflich-Pflegende zu einem niedrigen Status hypothetisch erklären. Allerdings gilt diese fehlende Kompetenz nicht für alle beruflich Pflegenden! Pflegefachpersonen, die sich regelmäßig fort- und weiterbilden und die als Berufsanfänger*innen adäquat in ihre jeweiligen Versorgungsfelder eingearbeitet sind – in allen Gesundheitsversorgungsfeldern passieren Notfälle – sind qualifiziert, im Notfall zu helfen. Sie in Notfallsituationen nicht einzubinden, ist eine äußerst ernstzunehmende, weil lebensbedrohliche Problematik. Die Pflegefachpersonen könnten die Einzigen sein, die mit medizinischen Kenntnissen an Bord sind und Leben retten können. Dieses an einer konkreten Notfallsituation orientierte Beispiel soll verdeutlichen, dass auf Metaebene die fehlende Einbindung beruflicher Pflege in Krisen- und Katastrophensituationen – weil sie übersehen und ihr keine verantwortungsbedeutenden Kompetenzen zugesprochen wird (**Kasten 9-3**) – verheerende Folgen haben kann (**Kasten 9-6**).

Aus Sicht der Verfasserin ist in **Kasten 9-6** deutlich zu erkennen, dass deutsche Politiker*innen in Verantwortungspositionen Pflegefachpersonen einem niedrigen Status zu-

Kasten 9-6: Fehlende Einbindung in Katastrophen- und Krisenmanagement

Das weltpolitische Vorgehen mit der Corona-Pandemie ab Ende 2019 zeigt deutlich den selten offen postulierten Status beruflicher Pflege in der Gesundheitsversorgung auf. In Deutschland war pflegerische Expertise in die Entwicklung von Pandemieplänen und bei der Besetzung der nationalen Krisenstäbe marginal eingebunden. Pflegewissenschaftler*innen hatten an den eilends einberufenen Runden Tischen keinen festen Platz (Hunlede et al., 2020; Rosenberg, 2020). Es gab kaum geeignete Schutzkleidung bzw. Desinfektionsmittel für die beruflich Pflegenden in der Langzeitpflege sowie strukturierte Behandlungspläne für die COVID-positiv getesteten Bewohner*innen zu Pandemiebeginn (Abrams et al., 2023; Hartleb & Hasseler, 2020; Rosenberg, 2020). Weltweit waren beruflich Pflegende aller Ebenen nahezu Tag und Nacht im Dauereinsatz, ständig in Sorge, sich selbst anzustecken. Pflegedienstleitungen gingen „an die Front“, wenn das Personal ausfiel. Alle arbeiteten oft wochenlang, ohne einen einzigen freien Tag (Begerow & Gaidys, 2020; Savage et al., 2022). Während Pflegefachpersonen zur ersten Pandemie-Welle unter Ängsten, Depressionen und Schlaflosigkeit litten, verfielen sie in bzw. mit der nächsten Welle in Erschöpfung und Monotonie. Ältere Pflegefachpersonen wechselten früher als geplant in den Ruhestand. Eine Pflegefachperson konstatierte: *„Das war mein Krimkrieg“* (Savage et al., 2022, S. 1827; Übers. d. Aut., die Aussage bezieht sich auf die katastrophalen Zustände, in denen Florence Nightingale und ihre Kolleginnen in den 1850ern pflegte).

ordnen, mit wenig Zutrauen in deren Durchsetzungsvermögen und Kompetenzen (**Kasten 9-3**). Diese allerdings könnten im Krisen- und Katastrophenmanagement eines Staates zu entscheidenden Entwicklungen verhelfen. Stattdessen kommt es nach den Krisen bzw. Katastrophen zu fatalen Entwicklungen in der Gesundheitsversorgung, wie die Flucht von Fachqualifizierten aus der beruflichen Pflege. Das hat wiederum negativen Einfluss auf die Versorgungsqualität der Bevölkerung. Mit anderen Worten: Pflegefachpersonen verdienen die Anerkennung eines hohen sozialen Status. Sie haben verantwortungsvolle Aufgaben und treffen lebensrettende Entscheidungen – gemäß einem Autoaufkleber des australischen Pflegeberufverbands *„You can't live without them"*. (Lay, 2020) Mit Blick auf **Kasten 9-5** ist die Verfasserin überzeugt, dass die Sichtbarkeit von Handlungskompetenzen beruflich Pflegender in Notfallsituationen „auf der Straße" – als *eine* Maßnahme – deutlich die Anerkennung und damit die Zuordnung von Status bei den inaktiven Beteiligten erhöhen könnte. In den USA genießt die „Nurse" sehr hohes Ansehen, einen hohen Autonomiegrad und hohen sozialen Status (**Kasten 9-3**). In Notfallsituationen wird oft zunächst gerufen *„Who's a nurse!?"*, weil sie zahlenmäßig stärker vertreten sind und die Aussicht auf Erfolg größer ist. Öffentliche Einrichtungen sind für „Nurses" weitestgehend kostenfrei, in Vergnügungsparks, Kinos etc. zahlen sie die Hälfte des Eintritts bzw. eine Vergünstigung. In der Schweiz erhöht sich gerade der Status der Pflege durch die Volksinitiative „Für eine starke Pflege (Pflegeinitiative)", die 2021 in einer Volksabstimmung angenommen wurde. Die Initiative, die im Wesentlichen Ausbildungsförderung, Arbeitsbedingungen in der Pflege und Möglichkeiten zur beruflichen Weiterentwicklung beinhalten, wurde 2022 im Bundesrat beschlossen und findet in einem ersten Schritt Umsetzung ab Juli 2024 (Eidgenössisches Departement des Innern EDI, 2024). So verändern sich formale und soziale Status beruflicher Pflege im Ausland Schritt für Schritt.

9.2.3 Statusaufgaben in der beruflichen Pflege

Statusdenken bei pflegerischen Aufgaben ist kontraproduktiv. Jedoch existieren in der beruflichen Pflege Aufgaben, die ein höheres bzw. geringes Ansehen genießen als andere. Ein hoher Status von Pflege definiere sich durch die Krankenpflege, so die Pflegelernenden in einer Studie von Stevens und Crouch (1998). Die Pflege des Körpers in seiner natürlichen Form wird ihnen zufolge mit Ausbildungsverlauf uninteressanter. Dafür steigt das Interesse der Manipulation des Körpers durch Technologien als „eigentliche" Aufgaben der Pflege, verbunden mit Macht, Prestige und anerkennendes Nicken der Berufselite. Folgen sind Personalzulauf auf Chirurgie- und Intensivstationen und Personalprobleme in technologiefernen Bereichen wie Pflege von Menschen mit Behinderungen, psychiatrische Pflege oder Altenpflege (Stevens & Crouch, 1998). Die Akteur*innen der theoretischen und praktischen Pflegeausbildung selbst erschaffen nach Ansicht der Forschenden das Statusdenken pflegerischer Aufgaben bei Pflegelernenden und damit *„Frankenstein's nurse"* (Stevens & Crouch, 1998). Ihrer Meinung nach entwickelt sich *Pflege als echter, eigenständiger Beruf, wenn sie all ihre Aufgaben im Gesamten annimmt* und als wichtig erachtet. Sie sind der Ansicht, dass Pflegebereiche, die eher durch „einfache" Pflegearbeit gekennzeichnet sind, der beruflichen Pflege die angestrebte Emanzipation bringen und jene, die hochspezialisiertes medizinisches Wissen bedürfen, die Bereiche bleiben, die weiterhin von Ärzt*innen kontrolliert werden (Stevens & Crouch, 1998).

Über 20 Jahre später erscheint in Deutschland ein Artikel zur *Wertschätzung der Körperpflege*. Friesacher (2019) macht darin deutlich, dass Statusdenken in *Grundpflege* und *Behandlungspflege* irreführend und gefährlich für die Pflegeprofessionalisierung sei. Gerade Körperpflege sei bei Übernahme durch Pflegende von *großer individueller Könnerschaft* abhängig, während technische Maßnahmen hinsichtlich

Tabelle 9-1: Charakteristika von Pflegeaufgaben, der Grund- und Behandlungspflege zugeordnet (Friesacher, 2019, S. 7)

Grundpflege	Behandlungspflege
kontextsensibel	kontextneutral
situativ	regelorientiert
komplex (nicht trivial)	einfach (trivial)
ethisch herausfordernd	ethisch wenig herausfordernd
existentielles involviert sein	distanziert sein
Leiblichkeit im Vordergrund	Körperlichkeit im Vordergrund
Caring als Grundlage	Caring als Nebeneffekt
von Könnerschaft geprägt (Wissen und Erfahrung)	von Fertigkeiten geprägt (Technik)
nicht standardisierbar	weitgehend standardisierbar
kommunikatives und kreatives Handeln	zweckrationales Handeln (instrumentell und/ oder strategisch)

individueller Performanz, d.h. im Sinne von Pflege als Kunst, kaum Herausforderungen unterliegen. Waschen sei ihm zufolge immer ein *Ausbalancieren und Aushandeln von Grenzen*, d.h. mit ethisch-moralischen Grundfragen verbunden (Friesacher, 2019). **Tabelle 9-1** zeigt Charakteristika von Pflegeaufgaben, zugeordnet den Begriffen „Grundpflege" und „Behandlungspflege".

Für Deutschland ist diese Einstellung zu den beiden Begriffen, wie in **Tabelle 9-1** angeführt, nach Ansicht der Verfasserin geradezu *revolutionär.* Der Begriff „Grundpflege" hat sich tief in Sprachverständnis und Haltung von beruflich Pflegenden, inklusive Lernenden, eingebrannt. Oft wird Grundpflege mit Körperpflege gleichsetzt und mit einem abschätzigen Ton als *„Das kann doch jeder"* wiedergegeben. „Einfache" Pflege hat einen niedrigen Status und wird mitsamt den dort Tätigen an den Rand des Berufsstandes gedrängt. So jemand habe Angst vor Technik oder keine höherwertigen Fähigkeiten für Akutpflege, so die Pflegelernenden in der Studie von Stevens und Crouch (1998). Solche Einstellungen, in der deutschen Pflegeberufsszene nach Einschätzung der Verfasserin weit verbreitet, beschädigen das Professionalisierungsbestreben der Pflege in Deutschland. Wird Statusdenken bei pflegerischen Aufgaben zusätzlich im Kontext feindseliger Situationen eingesetzt, bringt das die beruflich Pflegenden unter- und gegeneinander auf. Damit werden diese, ohne es zu merken, kontrolliert und gesteuert, vorrangig durch ökonomische Interessen verschiedener Gruppen. Pflege wird politisiert (Spieß, 2022). Voraussetzungen für grundlegende Änderungen müssen von innen, d.h., aus der beruflichen Pflege kommen. Sie beziehen sich Stevens und Crouch (1998) zufolge auf drei Bereiche: Curriculum, Vorbildverhalten der Akteur*innen in der theoretischen und praktischen Pflegeausbildung. Es geht darum, für den Gegenstand beruflicher Pflege und für (vermeintliche) Fachbegriffe in der beruflichen Pflege zu sensibilisieren.

9.2.4 Status: Körpersprache als zentrales Element

Die berufliche Pflege bewegt sich in Hierarchiesystemen, sowohl intra- als auch interdisziplinär. Ziel aller Beteiligten soll dabei eine bestmögliche Gesundheitsversorgung sein. Es ist wichtig, dass beruflich Pflegende statusvermittelnde körpersprachliche Signale ihrer Gegenüber erkennen bzw. bei sich selbst wahrnehmen. In **Tabelle 9-2** sind Handlungen bzw. Verhaltensweisen beschrieben, die den Eindruck von Hoch- und Tiefstatus hervorrufen.

Tabelle 9-2: Handlungen und Verhaltensweisen, die den Eindruck von Hoch- bzw. Tiefstatus erzeugen (Schmitt & Esser, 2005, Johnstone, 1993, beides zitiert nach Eberhardt, 2013, S. 220)

	Hochstatus	Tiefstatus
Gestik	• langsame Bewegungen • wenige Bewegungen • große Bewegungen	• viele unnötige Bewegungen • kleine Gesten • hektische, geschäftige, nervöse Bewegungen • Berührungen im eigenen Gesicht und am Kopf • Hände falten und in den Schoß legen
Sprache, Stimme	• langsam und ruhig sprechen • tiefe Stimme • Pausen beim Sprechen machen • gedehntes „äääh hh" • klare deutliche Sätze • Stimmlage am Satzende senken	• zu schnell, zu laut oder leise sprechen • weinerlich, tonlos, flehend sprechen, Mäuschenstimme • vor dem Satz ganz ausatmen • Stimmlage am Satzende heben • kurzes, zögerliches „äh" • keine Pausen beim Sprechen machen
Körper-haltung	• Kopf beim Sprechen stillhalten • Kopf beim Gespräch leicht heben • Entspannt, aufrecht, gerade stehen	• Füße nach innen drehen, x-beinig dastehen • mit den Beinen oder Füßen wackeln • mit dem Stuhl wackeln oder darauf herumrutschen • in die Hocke vor jemanden gehen • Kopf schräg halten, mit dem Kopf beim Sprechen wackeln • Oberkörper leicht gebeugt, Schultern hängen herunter
Blick-kontakt	• Blickkontakt beim Sprechen halten oder den anderen beim Sprechen anstarren • beim Aufeinandertreffen keinen Blickkontakt aufnehmen (ignorieren) • beim Zuhören wegschauen • beim Zuhören die Augen verdrehen oder Augenbrauen hochziehen	• dem Blick ausweichen • wegschauen und gleich darauf einmal kurz zurückschielen

Tabelle 9-2: Fortsetzung

	Hochstatus	Tiefstatus
Abstand (zu Personen und Gegenständen)	• nicht ausweichen, eindringen in die persönliche/intime Zone • sich in fremden Räumen bewegen, als wäre ich zu Hause (z. B. aus dem Fenster gucken, Gegenstände selbstbewusst benutzen, entspannt durchschreiten)	• ausweichen, großer Abstand • im Raum: wie ein Eindringling wirken (schüchtern, möglichst wenig Platz einnehmen, nichts berühren)
Andere Verhaltensweisen	• die Gesprächsdauer bestimmen • Entscheidungen treffen • mit Verzögerung reagieren • die Kontrolle übernehmen • Dinge sagen, die einen selbst erhöhen oder den anderen herabsetzen	• sich rechtfertigen, übermäßig entschuldigen • prompt reagieren • Dinge sagen, die den anderen erhöhen oder sich selbst herabsetzen (z. B. über sich selbst lachen, Peinliches erzählen) • die Situation von den anderen kontrollieren lassen

Treffen Menschen aufeinander, werden Statuszustände erzeugt. Sie können je nach Situation bzw. Person variieren. Eberhardt (2013) benennt vier Statuszustände:

- *Ich fühle innen hoch und verhalte mich nach außen tief:* Die Person weiß genau, was sie will und verfolgt ihr Ziel geschickt und diplomatisch. Sie bleibt freundlich und trifft eine kluge Wortwahl. Sie wird respektiert und wirkt gleichzeitig sympathisch.
- *Ich fühle innen tief und verhalte mich nach außen hoch:* Die Person fühlt sich machtlos und unterlegen, tut aber so, als wäre sie stark. Sie zeigt ein schrilles Verhalten, benutzt starke Wörter und spricht unglaubwürdige Drohungen aus. Dieses Verhalten führt weder zu Respekt noch zu Sympathie.
- *Ich fühle innen hoch und verhalte mich nach außen hoch:* Die Person weiß genau, wer das Sagen hat, und lässt keinen Zweifel daran, wer bestimmt. Sie äußert ihre Erwartungen klar und ohne Umschweife. Dieses Verhalten erzeugt Respekt, weniger Sympathie.
- *Ich fühle innen tief und verhalte mich nach außen tief:* Die Person ordnet ihre eigenen Interessen grundsätzlich unter. Sie geht schnell Kompromisse ein, möchte gemocht werden und vermeidet Konflikte. Das bringt ihr wenig Respekt, aber hohe Sympathie ein.

Wollen Pflegende ihren Status effektiv gestalten, benötigen sie hierzu Wissen und Sensibilität. Dazu gehört, statusbezogene Körpersignale und Verhaltensweisen bei sich selbst und anderen wahrzunehmen und entsprechend zu deuten (**Tab. 9-2**). Sie bedürfen der Fähigkeit, die eigene Körpersprache spontan und flexibel einzusetzen (Eberhardt, 2013).

9.2.5 Statustraining

Statusexpert*innen sind Menschen, die authentisch in ihrem Statusverhalten sind. Wer ein stabiles inneres Statusgefühl hat, kann sein Statusverhalten nach außen vielseitig einsetzen. Das ist ein Schlüssel zum Erfolg. Laut Eberhardt (2013) soll Statustraining regelmäßig in der Pflegebildung eingesetzt werden. Möglich sind Dyadenübungen zum Nachahmen der vier Statuszustände (**Kap. 9.2.4**), mit der Intention, wahrzunehmen, wie sich Hoch- und Tiefstatus in unterschiedlichen Außen- und Innenkombinationen anfühlen. Ziel soll sein, Statuszustände aktiv zu verändern. Im Vorfeld der Statusübungen sind Wissensgrundlagen zu Statusverhalten notwendig – auf Seiten der Lehrenden und Lernenden. Zudem muss der Aufbau des Statustrainings gestuft erfolgen, so wie im Originalartikel von Eberhardt (2013) beschrieben. Folgende Übungen sind im Anschluss als Statustraining denkbar:

- Statusraumlauf: Die Teilnehmenden gehen nach einer Einweisung im Raum umher und begrüßen sich mit „*Hallo*". Einige halten den Blickkontakt konsequent, während andere den Blickkontakt kurz herstellen, wegschauen und kurz darauf wieder zurückschielen. Nach einer Weile werden die Rollen gewechselt. Anschließend findet ein moderierter Austausch der Teilnehmenden zu Gefühlen und Empfindungen während der Übungen statt (Johnstone, 2008, zit. n. Eberhardt, 2013).
- Status rauf und runter spielen: Zwei Teilnehmende finden sich zusammen und überlegen sich eine Szene aus dem Berufsalltag. Diese Szene spielen sie nach; eine Person im höchsten, die andere im tiefsten Status (**Tab. 9-2**). Ganz langsam steigern bzw. senken sie das jeweilige Statusniveau. Dabei interagieren sie wechselseitig, d. h., wenn die eine Person ihren Status ein Stück steigert, senkt die andere Person ihren Status ein bisschen ab und umgekehrt. Die beiden werden von den anderen Teilnehmenden dabei beobachtet. Die Zuschauenden entscheiden, welche der beiden Spielpersonen am Szenenende den höchsten bzw. niedrigsten Status erreicht hat und woran sie das erkannt haben (Andersen, 1996, zit. n. Eberhardt, 2013).
- Status-Dialog: Verschiedene Dialoge einer gelungenen Kommunikation werden entwickelt, z. B. zwischen Arzt/Ärztin und Pflegefachperson oder Pflegefachperson und Mensch mit Pflegebedarf. Diese Dialoge sind allgemein gehalten, sodass kein Rückschluss auf die Status geschlossen werden kann. Die Teilnehmenden spielen die Dialoge mit verschiedenen Rollenbesetzungen durch. Zusätzlich werden die Dialoge in gleichen Rollen, aber unterschiedlichen Statuszuständen durchgespielt. Anschließend reflektieren die Teilnehmenden und die Zuschauenden in einer moderierten Sitzung, wie sie wahrgenommen haben, dass sich Statuszustände in einer gelungenen Kommunikation aneinander anpassen (Andersen, 1996, zit. n. Eberhardt, 2013).
- Statuserfahrungen nachspielen: Teilnehmende tauschen sich kurz über unbefriedigende Situationen aus dem eigenen Berufsalltag aus und die Gruppe entscheidet eine Auswahl an Beispielen. Die jeweilige Erzählperson gibt vertiefte Informationen zur Situation mit missglücktem Statusdialog und spielt einige Passagen daraus nach. Die Zuschauenden stellen Rückfragen und geben Rückmeldungen. Anschließend wird die Szene erneut von der jeweiligen Erzählperson gespielt und eine zweite Person schlüpft in die Antagonistenrolle. Alternative Verhaltensweisen werden erprobt bzw. Veränderungen nachgespürt. Das Plenum gibt Rückmeldungen zu Körperhaltung, Mimik, Gestik und Stimme der Akteur*innen. Die jeweilige Situation wird durchgespielt, bis sich ein Statusdialog mit gelungener Kommunikation einstellt (Andersen, 1996, zit. n. Eberhardt, 2013).

Statustraining nimmt die gesprochene Sprache ebenfalls in den Blick. Dabei vermitteln nonverbale Sprachkomponenten wie Gesichtsausdruck, Augenkontakt, Lächeln, Stirnrunzeln und Körpersprache Zuhörer*innen deutlich mehr die Bedeutung des Gesprochenen als die Worte selbst. Gesprochene Sprache hat ein Intonationsmuster (Prosodie) und eröffnet den Hörenden die Absicht der Sprechenden. Die Beziehungs- und Interaktionsqualität zwischen den Akteur*innen werden durch die Prosodie ebenfalls deutlich (Dzurec & Bromley, 2012). Neben Statustraining als konkretes Element der

Mikroebene existieren weitere unterstützende Komponenten, um Anerkennung des Gegenübers durch das eigene gezeigte Verhalten zu erlangen. Diese können aus Ansicht der Verfasserin bis in die Gesellschaft und Politik, d.h. Makroebene hineinwirken und bergen die Chance, dass sich Pflegefachpersonen in der Bundesrepublik Deutschland einen höheren sozialen Status erarbeiten können bzw. diesen zugeordnet bekommen. Diese Komponenten haben mit *Haltung* zu tun, das sich in *Verhalten* widerspiegelt. Sie sind *intrinsisch* wie:

- Veränderungen im Arbeitsablauf bzw. neue oder veränderte Aufgaben auf ihren Lernzuwachs und ihr Weiterentwicklungspotential prüfen,
- eigene Fähigkeiten reflektieren und Möglichkeiten eruieren, die beim Lernen unterstützen,
- Energiequellen ausloten, z.B. unterstützendes Team bzw. zugewandte Kolleg*innen,
- Highlights bzw. besonders positive Momente im Berufsalltag bzw. in veränderten Arbeitsabläufen markieren

und *extrinsisch* wie:

- mit Berufsangehörigen ins Gespräch gehen, die wahrnehmbar lernen und wachsen,
- Menschen mit hohem sozialem und formalem Status in den eigenen Unterstützer*innenkreis einbinden, z.B. durch Teilnahme an Arbeitskreisen,
- freundliche und hilfsbereite Personen in der Umgebung nach ihren Energiequellen befragen (Mühlhaus & Bouwmeester, 2016).

Es ist aus Sicht der Verfasserin wichtig, stets im Blick zu behalten, dass intra- und interprofessioneller Zusammenarbeit, d.h. Wertschätzung und gegenseitige Anerkennung auf Mesoebene – und damit möglicherweise ein Stück weit (temporäre) Aufhebung von Statusunterschieden – wesentliche Voraussetzung für Versorgungsqualität im Gesundheits- und Sozialwesen darstellt. Zwischen interprofessioneller Kollaboration und Patient*innenoutcomes wird ein systematischer, d.h. statistisch signifikanter Zusammenhang vermutet (Reeves et al., 2017; Silva et al., 2022).

9.3 Sprache

Es gibt Worte, die sind wie Geschenke. Sie zeigen eine innere Haltung auf, das Gegenüber zu respektieren, es wertzuschätzen bzw. ihm mit einem inneren stabilen Statusgefühl (**Kap. 9.2.5**) zu begegnen. Sprache ist das Innerste einer Kultur. Sie enthält die Gedanken einer Gemeinschaft bzw. die Art, die Welt zu begreifen. Worte sind wie Räume, die Menschen erbauen, um sich in ihnen zu treffen. Dort wollen sie gemeinsam „sehen", ob das, was sie umgibt und was sie ertasten, erfahren und spüren, auch wirklich ist. Dazu bedienen sie sich Wörtern als *Bedeutungsübereinkünfte*. Mit Wörtern verständigen sich Menschen über die Welt „da draußen". Sprache kann (zu)treffend sein und genau wiedergeben, wie Situationen erfahren werden. Manchmal jedoch reicht Sprache nicht aus, um Gefühle, Erfahrungen bzw. Erlebtes wiederzugeben. Wortwörtlich geht es um *Sprach-losigkeit* (Gümüşay, 2022). Die Netzwerkaktivistin fragt: „Was, wenn Sie keine Worte finden, um das, was Sie erleben, auszudrücken?" und weiter: „Und was, wenn diese Lücke zwischen Ihrer Sprache und der Welt keine zufällige, bedeutungslose, sondern eine durch und durch politische Lücke ist? Ein Ausdruck der Machtverhältnisse der Gesellschaft, in der Sie leben?" (Gümüşay, 2022, e-document)

Damit sind insbesondere Missstände gemeint, die nicht benannt werden. Zu sexueller Belästigung gab es beispielsweise weltweit jahrzehntelang kein allgemeines Verständnis. Es herrschte Unklarheit, was dieser Terminus meint (Gümüşay, 2022). Körner und Bensch (2021) weisen darauf hin, dass bis heute kein einheitliches Verständnis zu sexueller Belästigung in der beruflichen Pflege vorherrscht (Körner & Bensch, 2021). Es muss berechtigterweise die Frage gestellt werden: Warum nicht? Werden diese Missstände, die tagtäglich in der beruflichen Pflege vorkommen wie Cool-out, unterlassene Pflege *(Missed Nursing Care),* sexuelle Belästigung in der Pflege, Feindseligkeit unter Pflegenden und Phänomene, für die es wohl noch keinen Namen gibt, bewusst auf politischer Bühne übersehen? Um sich nicht damit auseinandersetzen zu müssen? Besonders in der COVID-Pandemie wurde das Vertrauen der beruflich Pflegenden in die Macht der Pflege und ins Gesundheitssystem stark beschädigt (Abrams et al., 2023) (**Kasten 9-6**). Eine auf Intensivstation versetzte Pflegefachfrau konstatiert:

„Die Leute ergreifen das Wort, aber sie stoßen auf taube Ohren. Ich denke, das hat etwas damit zu tun, dass Pflegefachpersonen nicht zugehört wird und dass sie nicht gehört werden“ (Abrams et al., 2023, S. 2194; Übers. d. Aut.).

Macht und Status sind nicht das Gleiche (**Kasten 9-2**). Aus Sicht der Verfasserin führt die mehr oder minder bewusste Entscheidung von Menschen mit Macht, sich (nicht) mit Missständen zu beschäftigen, dazu, ob bzw. wie Gruppen gesehen werden und welchen Status sie durch die Gesellschaft zugeordnet bekommen. *Übersehen-zu-Werden* – ein oft erlebtes Gefühl beruflich Pflegender (**Kap. 33.4**) – führt zu gefühlter *Ohn-Macht* und damit häufig zu *Sprach-losigkeit.* Nachfolgend soll aber auch aufgezeigt werden, dass sich beruflich Pflegende mitunter einer Sprache bedienen, dies aus Sicht der Verfasserin dringend zu überdenken ist. Aufwertung von sozialem Status gelingt insbesondere durch Kompetenzen und herausragendem Fachwissen, das Menschen an den Tag legen und dafür anerkannt und respektiert werden (**Kasten 9-3**).

9.3.1 Sprache spiegelt Statusverharren wider

Im Sprachgebrauch beruflich Pflegender in Deutschland existieren eine Reihe von Wörtern, mit denen sich aus Sicht der Verfasserin beruflich Pflegende selbst in einen niedrigen Status (**Kasten 9-3**) stellen. Dazu gehören Begriffe und Sätze wie:

- *„lagern“* – Dieses Wort wird verwendet, um zu verdeutlichen, dass z. B. Menschen im Bett in eine andere Position gebracht (oder verbracht?) werden *(„Ich geh' jetzt mal lagern.“).* Das Wort offenbart einen Passivierungsmechanismus, der sich auch in anderen Ausdrücken widerspiegelt, die beruflich Pflegende nach wie vor mündlich und schriftlich in der Akut- und Langzeitpflege verwenden, wie „füttern“, „fertig gemacht“, „versorgt“ oder „verrichtet“. Pflegewissenschaftlich wird die Mobilisation als aktivierende Pflege in Deutschland spätestens mit der Erstaktualisierung des Nationalen Expertenstandards in der Pflege zur Dekubitusprophylaxe (2010) betont und das Wort „Positionieren“ verwendet. Das allein führt jedoch nicht zu einem Haltungs- und Verhaltenswechsel bei den beruflich Pflegenden.
- *„Schwester“* – Diese Bezeichnung einer Person, die für eine andere Person sorgt und nicht mit dieser (geschwisterlich) verwandt ist, wurde in keinem beruflich-formalen Kontext in Deutschland festgesetzt. Agnes Karll verwendete 1903 bei der Gründung des ersten Berufsverbandes in Deutschland den Ausdruck „Krankenpflegerinnen“. Der Ausdruck „Wilde Schwestern“ wird oft mit den Bemühungen Karlls, Pflege in Deutschland in einem beruflichen Rahmen zu verorten, in einem Atemzug genannt. Er stammt – wie das Wort „Grundpflege“ (**Kap. 9.2.3**) – aus pflegefremden Kreisen und war der Versuch, die Konstituierungsprozesse der beruflichen Pflege zu diskreditieren. Die Begriffe „Schwester“ und „Schüler“ halten sich bis heute hartnäckig in Pflegepraxis und Pflegeausbildung. Der Begriff „Schwesternstützpunkt“ existiert nach wie vor in (neu geöffneten) Kliniken sowie der Titel „Die Schwester/Der Pfleger“ einer deutschen Pflegezeitschrift.
- *„Langlieger“* – Dieser Begriff dient in Krankhaus- und Pflegeheimstatistiken ökonomischen Zwecken, der Steuerung von Ressourcen und Einschätzung von Kosten. Damit

wird eine Kategorisierung geschaffen, um Versorgungskosten und Human Ressources, hier: Arbeitsleistung beruflich Pflegender, zu steuern. Beruflich Pflegende nehmen Menschen mit langfristigen Versorgungsbedarf als *„aufwändig und die Arbeit mit Anstrengung verbunden“* (Zitat aus einer Pflegefachweiterbildung) wahr und nicht als freudiges Kerngeschäft professionellen Pflegehandelns (**Kap. 9.2.3**).

- „Das wurde mir (nicht) gesagt.“ Dieser Ausdruck wird von beruflich Pflegenden oft verwendet, wenn vom Gegenüber Handeln oder Äußerungen hinterfragt werden, mit der Bitte, deren Hintergründe darzulegen. Zumeist sind das Situationen, in denen die fragende Person eine formal höhere Position hat bzw. eine Autorität gegenüber den angefragten beruflich Pflegenden darstellt. Mit dem passivierten Satzbau, der fehlenden Argumentation und einem teilweise infantilen Verhalten (**Kap. 9.2**) bringen sich die Sprechenden automatisch in eine unterlegene Position, egal, ob in intra- oder interdisziplinären Situationen.

Dies ist nur ein kleiner Ausschnitt der Worte bzw. des Sprachgebrauchs, denen sich beruflich Pflegende im Umgang untereinander und in Interaktion mit Menschen mit Pflegebedarf und weiteren Akteur*innen bedienen. Der Wunsch der Verfasserin ist, dass beruflich Pflegende aller Ebenen ihren Sprachgebrauch hinterfragen, modifizieren und ihn in Gruppen positiv einsetzen (**Kap. 8, 10**). Sie sollen sich *starker, aktiver, positiv besetzter* und *bildhafter Wörter* bedienen. Beruflich Pflegende sollen sich über Sprache bewusstwerden, dass Pflege *Therapie* ist – eine Behandlung, die wirkt. Sprache schafft Wirklichkeit. Gefühle gestalten Gedanken und Gedanken gestalten Gefühle (Hielscher, 2022). Die Sprache einer Gruppe – hier: die der beruflich Pflegenden – kann ein Bewusstsein über deren vorhandene Kompetenzen und im Weiteren eine Aufwertung ihres Status (**Kasten 9-3**) in der Gesellschaft schaffen.

9.3.2 Sprachlosigkeit bei Statusverlust und Sprache (wieder)finden

Beruflich Pflegende fühlen sich oft nicht in der Lage, dass Wort zu ergreifen bzw. haben nicht die Mittel, um ihre Anliegen erfolgreich zu platzieren. Haben sie es oft genug, aber vergeblich getan oder fühlen sie sich bei Missständen in der Gesundheitsversorgung mitschuldig, führt das nicht selten zu emotionaler Erschöpfung und zu Schweigen. Schweigen wird als soziale Akzeptanz fehlinterpretiert. Stellenweise nutzen Vorgesetzte ihren formalen Status, um Mitarbeitende zum Schweigen zu bringen (Abrams et al., 2023). Zu Beginn der Corona-Pandemie fanden im Vereinigten Königreich (UK) z. B. viele Versetzungen der Pflegefachpersonen auf Stationen statt, auf denen COVID-positiv getestete Patient*innen behandelt wurden. Wer sich dagegen wehrte, wurde als „gegen das System arbeitend“ getadelt. Infrage stellen galt als „politische Abwehr“ (Abrams et al., 2023). Eine Pflegefachfrau aus der Psychiatrie berichtet:

„Oh, wir hatten keine Wahl. (...) ‚Das wurde so vorgegeben, also machen Sie das so‘“ (Abrams et al., 2023, S. 2192; Übers. d. Aut.).

Wer sich gegen die Versetzung auf eine COVID-Station wehrte, wurde mit dem Berufscodex (**Kap. 33.2**) konfrontiert. Dieser Verweis in stressigen und unsicheren Zeiten wirkt bedrohlich auf Pflegefachpersonen – wie eine Disziplinarmaßnahme, ohne Möglichkeit, sich zu weigern bzw. Kontrolle auszuüben. Die meisten betroffenen Pflegefachpersonen schwiegen daraufhin und übernahmen die Aufgaben. Andere ergriffen mutig das Wort, argumentierten ihre Forderungen auf Basis nationaler Positionspapiere von Selbstverwaltung und Berufsverbänden der Pflege. Darin stand insbesondere geschrieben, dass Pflegefachpersonen aktiv und vor allem präventiv ihr Urteilsvermögen bei der Bewertung von Pflege- und Berufssituationen nutzen sollten (Abrams et al., 2023). Der Beginn der Corona-Pandemie liegt mittlerweile mehr als ein halbes Jahrzehnt zurück. Der Attraktivität des Pflegeberufs hat das politische

Übergangen-Werden (**Kasten 9-6**) aus Sicht der Verfasserin mit Blick auf Berufsflucht und *Intention-to-Leave* beruflich Pflegender (u.a. **Kap. 5.3**) massiv geschadet. Es ist umso wichtiger, *Vertrauen wiederherzustellen* und als beruflich Pflegende und Pflegelernende *gute Erfahrungen* mit Politik und Gesellschaft zu machen und *Sprache (wieder)zufinden*. Dies ist allerdings keine Einbahnstraße. Bereits vor der Corona-Pandemie war das berufliche Selbstverständnis in der beruflichen Pflege in der Bundesrepublik Deutschland uneindeutig bzw. uneinheitlich (Budecker & Bensch, 2022). Es ist dringend an der Zeit, in der Pflegebildung berufliche Pflege über Sprache sichtbar zu machen, wie in **Tabelle 9-3** verdeutlicht.

Tabelle 9-3: Pflege mit Sprache und Auftreten präsentieren – erfahrungsbasierte Tipps und Übungen zur Weiterentwicklung des beruflichen Selbstverständnisses (in Anlehnung an Buresh & Gordon, 2006, und Quernheim & Zegelin, 2021, zit. n. Bensch, 2023, S. 9ff. [Auszug])

Im Kontakt mit Menschen mit Pflegebedarf und ihren Bezugspersonen
Sagen Sie den Menschen mit Pflegebedarf und den Bezugspersonen, was Sie tun! Sagen Sie es laut und mit fester Stimme. Haben Sie den Mut, zu sagen: *„Hier bin ich. Ich tue etwas Wichtiges.“* Sagen Sie zum Beispiel: *„Ich habe mit dem Arzt gesprochen, damit wir Ihre Schmerzen lindern.“* oder *„Ich habe mir überlegt, dass Sie statt einem Rollator einen Dreipunktgehstock brauchen und das mit der Physiotherapeutin besprochen.“*
Verdeutlichen Sie, zu welchen Konsequenzen Ihre Entscheidungen geführt haben! Vor welchen Komplikationen oder Folgen haben Sie den Menschen mit Pflegebedarf und deren Bezugspersonen bewahrt? Was haben Sie ihnen durch Ihre Entscheidung und Ihr Handeln ermöglicht, z.B. eine unnötige Verlängerung des Sterbeprozesses durch interdisziplinäre Therapiezieländerung, die Sie angestoßen haben? Sprechen es aus, formulieren Sie es!
Seien Sie eine ganze Person – stellen Sie sich mit Vor- und Nachnamen vor und lassen Sie sich mit Nachnamen anreden, wenn Sie dies umgekehrt auch mit Ihrem Gegenüber tun. Berichten Sie Ihren Gegenüber von Ihrer Zuständigkeit (*„Ich bin Pflegefachfrau [für ...] und ich betreue Ihr Kind heute Mittag. Insbesondere werde ich ... [folgendes tun].“*) Fragen Sie, wenn Sie jemand duzt und/oder mit Vornamen anredet, während Sie siezen und dessen Nachnamen benutzen, wofür er das tut. Welche Idee von gegenseitiger Wertschätzung steckt dahinter? Klären Sie das.
Im Kontakt mit Mitgliedern von Gesundheitsfachberufen
Geben Sie dem Wort „Pflegefachperson“ eine authentische Bedeutung! Zeigen Sie in Ihren Erzählungen die Vielfalt, Einzigartigkeit und Unverzichtbarkeit der Pflege. Hören Sie auf, andere Berufsgruppen nachzuahmen. Wer versucht, sich überwiegend über ärztliche Aufgaben aufzuwerten, wird schnell als zweitklassiges und billigeres medizinisches Personal abgestempelt.
Sprechen Sie in „Ich-Form“. *„Ich beobachte ...“*, *„Ich schlage vor ...“* bzw. *„Ich habe festgestellt ...“*. Zeigen Sie Ihr klinisches Wissen bzw. Ihre klinische Kompetenz. Fordern Sie Ihre Gegenüber auf, dass sie Sie ansehen, wenn Sie mit ihnen sprechen und sich komplett auf das von Ihnen Gesagte konzentrieren (und nicht aufs Handy gucken oder in einer Zeitschrift blättern).
Prüfen Sie Ihre Kleidung, ob Sie damit seriös – nicht streng o.ä. – wirken. Welche Botschaft vermittelt Ihre Kleidung? Ist sie in jeder Situation vorteilhaft? Bekommen Sie in Gesprächen genügend fachliche Aufmerksamkeit? Ist die Kleidung auch einsatzfähig bei größeren körperlichen Aktionen, z.B. einer aufwendigen Mobilisation? Ändern Sie das gegebenenfalls.

Tabelle 9-3: Fortsetzung

Im Kontakt mit Freunden, Familie und Kommune
Wenn jemand Witze über Bettpfannen macht, reagieren Sie paradox und berichten Sie, was es in Bettpfannen alles zu beobachten gibt. Gleiches gilt bei der Frage, warum Sie mit Ihrer Intelligenz nicht Ärztin, sondern Pflegefachfrau geworden sind: „*Also, was die Intelligenz bei Pflegefachpersonen angeht, da muss ich Ihnen unbedingt etwas erzählen ...*“
Stellen Sie sich als unverzichtbar in der Praxis der Gesundheitsversorgung dar! Sagen Sie, was passiert, wenn Personal fehlt: Stürze, Komplikationen, Fehler bei der Behandlung. Sagen Sie der Bevölkerung, was passiert, wenn kaum noch jemand da ist, der Narkosen im Aufwachraum überwacht oder den Menschen im Seniorenheim die Beweglichkeit erhält. Sagen Sie aber auch, was passiert, wenn genügend und qualifiziertes Pflegepersonal da ist! Welche Ergebnisse sind in der Versorgungsqualität zu erwarten – z. B. wache, kommunizierende, orientierte und bewegliche Menschen.
Fordern Sie sich ein, dass Sie als Bürgerin bzw. Bürger Ihrer Gemeinde, Ihrem Landkreis, Ihrer Stadt, da, wo Sie Bürgermeisterin oder Bürgermeister gewählt haben, zu gesundheitsrelevanten Fragen Redezeit erhalten und angehört werden. Bringen Sie Ihre Expertise als Pflegefachperson ein!
Im Kontakt mit der Öffentlichkeit (Zeitungen, Film, Blog etc.)
Bevor Sie mit Radio und Fernsehen sprechen oder in soziale Medien posten, sprechen Sie mit Ihrem Freundeskreis und der Familie über die Pflege. Gelingt es dort entspannt, gelingt es auch im öffentlichen Raum.
Gehen Sie proaktiv auf Zeitungen zu, schreiben Sie Artikel und Leserbriefe. Rufen Sie zurück, wenn Sie eine Journalistin interviewen will. Achten Sie auf Ihre korrekte Berufsbezeichnung im späteren Text und auf einfache Fachbegriffe wie „Nahrung anreichen“ oder „Ernährungsmanagement“, jedoch keine Umgangssprache wie „füttern“. Passen Sie auch auf, dass der Professionalisierung der Pflege schädigende Begriffe wie „Grundpflege“ außen vorbleiben.
Sagen Sie, was das Besondere an Ihrer Arbeit ist! Welche Aspekte müssen Sie beachten? Was müssen Sie beobachten? Welche Kriterien müssen miteinander in Verbindung gebracht und was muss abgewogen und abgesprochen werden, bevor Sie eine Entscheidung treffen? Denken Sie daran: Wenn Sie den Eindruck vermitteln, dass Ihre Arbeit nichts Besonderes ist, kann sie auch von Hilfskräften erledigt werden.

9.3.3 Sprache gegen Feindseligkeit

Gesamtenergie bleibt im geschlossenen System konstant. Energie wird weder erzeugt, noch geht sie verloren. Sie wird nur in (eine) andere Form(en) umgewandelt bzw. übertragen. (Anm. d. Aut: Hierbei handelt es sich um den Energieerhaltungssatz in der Physik. Physiker und Chemiker Jochen Küpper erklärt ihn im Podcast „Kopf über Herz“, Teil 6: Atome sind wichtig für die Liebe.). Es ist wichtig zu verstehen, dass Statusunterschiede zunächst nichts mit Feindseligkeit zu tun haben. Allerdings korreliert Status mit Sprache. Diese kann als Waffe eingesetzt werden und Menschen verletzen, genauso wie Gestik, Mimik und körperliche Handlungen. Findet feindseliges Verhalten statt, können vielzählige Gründe vorliegen. Im Kern vermutet die Verfasserin als Auslöser für feindseliges Verhalten den Satz, den Cynthia Clark im Einleitungsinterview dieses Buches zitiert: „*Verletzte Menschen verletzen Menschen.*“ Beruflich Pflegende sind in hohem Maße Gewalt ausgesetzt. Allein 89 Prozent von knapp 1.500 im Jahr 2018 befragten Mitarbeitenden aus deutschen Pflegeeinrichtungen berichteten, innerhalb der letzten drei Monate Gewalt erfahren zu haben, davon psychische Gewalt mit über 80 Prozent und körperliche Gewalt mit circa 60 Prozent (Lux et al., 2023). Diese Gewalt geht überwiegend von Menschen mit Pflegebedarf und Besucher*innen aus (Sánchez Wohlever, 2019). Verbunden mit persönlichen Vorerfahrungen, privaten und beruflichen Stresssituationen, Statusunterschieden, der Wahrnehmung des Ständig-Übersehens- bzw. Übergangen-Werdens und vielem weiteren mehr tritt feindseliges Verhalten zutage. Energie wird von beruflich Pflegender zu beruflich Pflegender in verbale Angriffe, nonverbale Demütigungen und manchmal auch in körperliche Schädigungen umgewandelt. So passiert es, dass die Praxisanleiterin sich gegenüber einer Pflegeauszubildenden in derart verhält und diese wiederum einem anderen Pflegeauszubildenden gegenüber. Aus Sicht der Verfasserin ist niemand in der beruflichen Pflege davor geschützt, feindseliges Verhalten zu erfahren. Die Frage ist, was mit diesen Erfahrungen passiert: Wie werden sie auf- bzw. verarbeitet? Antworten geben die Studienergebnisse unter **Kap. 6.2.3.5.** Kann die Energie in etwas umgewandelt werden, was (im Nachgang) zu einer *guten Erfahrung* zwischen den Interagierenden führt? Insbesondere bei intra- und interdisziplinär erfahrener Feindseligkeit kann ein stabiles inneres Statusgefühl der Person (**Kap. 9.2.5**) helfen, die andere auf ihr feindseliges Verhalten anzusprechen und damit zu konfrontieren. Ziel ist, eine gelingende Situation herzustellen, die von Ruhe und gegenseitiger Akzeptanz gekennzeichnet ist. Für unterschiedliche Situationen zur Konfrontation mit feindseligem Verhalten sind nachfolgend in der **Tabelle 9-4** verschiedene Vorgehensweisen aufgeführt, die in Rollenspielen eingeübt werden sollen, bevor sie in der Praxis zur Anwendung kommen.

Tabelle 9-4: Konfrontation mit feindseligem Verhalten – Übungen für die Pflegeaus-, -fort- und -weiterbildung (in Anlehnung an Brunt, 2018, zit. n. Bensch, 2022, S. 206)

Bei den nachfolgenden Übungen ist es wichtig, als Person die horizontale Feindseligkeit erfährt, immer daran zu denken, dass bei der Aggressorin ein innerer Konflikt zu einem äußeren wird (und man nicht persönlich gemeint ist), ruhig zu atmen und zu bleiben, mit tiefer Stimme und Augenkontakt möglichst separat und unter vier Augen zu sprechen.
Nonverbale Anspielungen wie Augenrollen, Augenbrauen hochziehen usw.: *„Ich nehme bei Ihnen einen bestimmten Gesichtsausdruck wahr. Ich nehme an, Sie möchten mir etwas sagen. Können Sie mir das direkt mitteilen?“*
Verbale Angriffe und Herabwürdigungen wie „So etwas hat es bei uns nicht gegeben!“: *„Ich lerne am meisten von Personen, die klar sind, in ihren Anweisungen und in ihrem Feedback. Können wir versuchen, auf diese Weise die Situation zu strukturieren?“*
Situationen unterlaufen z. B. ständiges Unterbrechen in der Übergabe oder fortwährendes Korrigieren von Aussagen in Visiten und Fallbesprechungen: *„Wenn etwas passiert, das anders ist, als ich es erwartet habe, kommen in mir viele Fragen auf. Helfen Sie mir bitte, zu verstehen, was gerade passiert ist.“*

Tabelle 9-4: Fortsetzung

Informationen vorenthalten z. B. zur aktuellen Situation eines Menschen (erfolgter Sturz oder Wutausbruch) oder zu Allergien wie zu vermeidende Latexhandschuhe beim Katheterisieren: *„Nach meinem Verständnis gibt es mehr Informationen zu diesem Fall, als ich bekommen habe. Ich gehe davon aus, dass ich mit diesen Informationen anders gehandelt und dies mein Lernen beeinflusst hätte.“*
Sabotage wie jemanden vor anderen bloßstellen für offensichtlich gemachte Fehler: *„Bei dieser Situation steckt mehr dahinter, als dies gerade zu erkennen ist. Können wir uns zu zweit sprechen und herausfinden, was passiert ist?“*
Nahkampf wie im Stationszimmer zur Seite geschoben zu werden, bei der Übergabe den Stuhl weggezogen zu bekommen usw.: Gehen Sie aus der Situation, beruhigen Sie sich und fordern Sie diese Person unmittelbar auf, an einem neutralen Ort die Situation zu klären.
Lästern über Dritte, die nicht anwesend sind: *„Ich finde es nicht richtig, über jemanden zu reden, der nicht anwesend ist. Ich kenne die Situation nicht und auch sonst keine Fakten. Hast Du mit ihm gesprochen?“*
Missachtung der Privatsphäre wie anvertraute private oder arbeitsrechtliche Geheimnisse: *„Es stört mich, dass wir darüber reden, ohne dass wir ihre Zustimmung dazu haben. Vielleicht habe ich es auch nur überhört. Es sollte sich zumindest nicht wiederholen.“*
Vertrauensbruch über Krankheiten, frühere Abhängigkeiten oder zurückliegende eskalierende (und geklärte) Ereignisse in Schule oder Betrieb zu sprechen: *„Wurde das nicht im Vertrauen erzählt? Es klingt zumindest wie eine Information, die vertraulich bleiben sollte.“*

9.4 Ausblick und Perspektiven

Das vorliegende Kapitel hat den Begriff „Status“ definiert, ihn bezüglich formaler und sozialer Aspekte konkretisiert bzw. zu Macht, Durchsetzungsvermögen, Kompetenz und im Weiteren zu Sprache und feindseligem Verhalten in Beziehung gesetzt. Im Verlauf des Buchkapitels ist hoffentlich deutlich geworden, dass Status und Statusunterschiede keine Konnotationen i. S. v. von „gut“ oder „schlecht“ haben, sondern erst einmal *sind.* Menschen können sich wertschätzend begegnen, auch wenn sie unterschiedliche Status haben. Die zentrale Frage mit Blick auf den Buchtitel ist, ob Menschen in ihrem jeweiligen Status stets ihre vollen Potenziale ausschöpfen bzw. diese auch ausschöpfen können? Dabei spielen aus Sicht der Verfasserin *Jemanden-Sehen-Wollen* und – von der anderen Seite – *sprechen* bzw. *handeln,* um *gesehen zu werden,* große Rollen. Im Zeitalter von *Social Media* (**Kap. 36**) ist es einfach, sichtbar zu werden. Gleichzeitig sind viele *Clicks* und hohe *Follower*-Zahlen keine Garanten für hohen sozialen Status. Worte und Handlungen müssen wohl überlegt sein, im analogen wie im digitalen Raum. Reflektiert eingesetzt können sie der beruflichen Pflege nach außen und nach innen einen großen Dienst für Wertschätzung und gegenseitiger Anerkennung sowie für ihre Professionalisierung erweisen.

9.5 Literatur

Abrams, R., Conolly, A., Rowland, E., Harris, R., Kent, B., Kelly, D., Couper, K. & Maben, J. (2023). Speaking up during the COVID-19 pandemic: Nurses' experiences of organizational disregard and silence. *Journal of Advanced Nursing, 79*(6), 2189–2199. https://doi.org/10.1111/jan.15526

Agadullina, E.R., Terskova, M.A., Erokhina, D.A. & Ankushev, V.V. (2022). Factors in workers' dehumanization: Multiple stigmatization, social status, and workers' sex. *British Journal of Social Psychology, 61*(4), 1101–1123. https://doi.org/10.1111/bjso.12528

Agut, S., Hernández Blasi, C. & Lozano Nomdedeu, F. A. (2019). Perception of managers' influence depending on status, power, and company performance. *Scandinavian Journal of Psychology, 60*(5), 484–491. https://doi.org/10.1111/sjop.12567

Begerow, A. & Gaidys, U. (2020). COVID-19 Pflegestudie: Erfahrungen von Pflegenden während der Pandemie – erste Teilergebnisse. *Pflegewissenschaft, Sonderausgabe: Die Corona-Pandemie* (5), 33–36.

Bensch, S. (2022). Horizontale Feindseligkeit in der Pflege: Steig' aus (oder fang' gar nicht erst damit an). *PADUA, 17*(4), 203–208. https://doi.org/10.1024/1861-6186/a000689

Bensch, S. (2023). Berufliches Selbstverständnis in der Pflege. Analyse und Weiterentwicklung. *CNE. fortbildung, 1*, 1–16. https://doi.org/10.1055/a-1936-6402

Budecker, S. & Bensch, S. (2022). Berufliche Selbstverständnisse einheimischer und ausländischer Pflegefachpersonen. In M. Bossle & H. Kunhardt (Hrsg.), *Integration ausländischer Mitarbeiter in die Pflege: Theorien, Konzepte sowie pädagogische Erfahrungen und Rahmenempfehlungen für die Praxis* (S. 41–63). Hogrefe.

Dellasega, C., Volpe, R. L., Edmonson, C. & Hopkins, M. (2014). An Exploration of Relational Aggression in the Nursing Workplace. *JONA: The Journal of Nursing Administration, 44*(4), 212–218. https://doi.org/10.1097/NNA.0000000000000052

Dzurec, L. C. & Bromley, G. E. (2012). Speaking of Workplace Bullying. *Journal of Professional Nursing, 28*(4), 247–254. https://doi.org/10.1016/j.profnurs.2012.01.004

Eberhardt, D. (2013). Körper + Sprache = Status?: Statusverhalten effektiv gestalten und einsetzen. *PADUA, 8*(4), 219–226. https://doi.org/10.1024/1861-6186/a000137

Eidgenössisches Departement des Innern EDI. (2024). *2. Etappe der Umsetzung der Volksinitiative „Für eine starke Pflege (Pflegeinitiative)" Erläuternder Bericht zur Eröffnung des Vernehmlassungsverfahrens.* https://www.bag.admin.ch/dam/de/sd-web/5z3wxzKGPsi9/gesamterlaeuterungen-vl-2-etappe.pdf

Friesacher, H. (2019). Arbeit, die Würde schafft: Ein Plädoyer für die Wertschätzung der Körperpflege. *CNE Magazin, 5*, 6–8.

Gümüşay, K. (2022). Unlearn Sprache. In L. Jaspers, N. Ryland, & S. Horch (Hrsg.), *Unlearn Patriarchy: Feministische Impulse für Wege aus dem Patriarchat*. Ullstein Taschenbuch Verlag.

Hartleb, B. & Hasseler, M. (2020). Positionspapier zu Covid-19/Corona in Pflegeheimen – ein besonderer Notfall. *Pflegewissenschaft, Sonderausgabe: Die Corona-Pandemie* (5), 68–71.

Hielscher, D. (2022). *Liebe neu denken: dem Geheimnis glücklicher Beziehungen auf der Spur*. Knaur.

Hunlede, D., Thole, C., Wehrstedt, N. & Wiedermann, A. (2020). Einbindung von Pflegefachwissen im Rahmen der Pandemie. *Pflegewissenschaft, Sonderausgabe: Die Corona-Pandemie* (5), 10–14.

Kleinhubbert, G. (2006, März 12). Vom Straps zur Schnabeltasse. *DER SPIEGEL*. https://www.spiegel.de/politik/vom-straps-zur-schnabeltasse-a-b59950ef-0002-0001-0000-000046236994

Körner, C. & Bensch, S. (2021). Sexuelle Belästigung – Alltag in der Pflege. *Pflegezeitschrift, 74*(12), 22–25. https://doi.org/10.1007/s41906-021-1159-7

Lay, R. (2020, April 22). *Mehr als 50.000 Stellen für Pflegefachkräfte strichen die deutschen Krankenhäuser in den vergangenen 15 Jahren* [Kommentar zum Blogeintrag „COVID-19 und die Rolle der Pflege(wissenschaft)"]. https://dg-pflegewissenschaft.de/aktuelles/covid-19-und-die-rolle-der-pflegewissenschaft/

Louvet, E., Ehrke, F., Gaubert, C. & Tran, H. L. (2024). The role of legitimizing the social hierarchy in the impact of status on perceived assertiveness and competence. *British Journal of Social Psychology, 63*(1), 20–36. https://doi.org/10.1111/bjso.12664

Lutz, L. (2004). *Das Schweigen verstehen*. Springer. https://doi.org/10.1007/978-3-662-06487-0

Lux, K., Sulmann, D., Väthjunker, D. & Wagner, P. (2023, Juli 3). *Häufigkeit von Gewalt in der Pflege*. Zentrum für Qualität in der Pflege. https://www.zqp.de/thema/haeufigkeit-gewalt-pflege/

Minton, C. & Birks, M. (2019). „You can't escape it": Bullying experiences of New Zealand nursing students on clinical placement. *Nurse Education Today, 77*, 12–17. https://doi.org/10.1016/j.nedt.2019.03.002

Mühlhaus, J. & Bouwmeester, O. (2016). The paradoxical effect of self-categorization on work stress in a high-status occupation: Insights from management consulting. *Human Relations, 69*(9), 1823–1852. https://doi.org/10.1177/0018726715626255

Myers, G., Côté-Arsenault, D., Worral, P., Rolland, R., Deppoliti, D., Duxbury, E., Stoecker, M. & Sellers, K. (2016). A cross-hospital exploration of nurses' experiences with horizontal violence. *Journal of Nursing Management, 24*(5), 624–633. https://doi.org/10.1111/jonm.12365

Poeck, J., Bretschneider, C., Freihoff, S., Günther, A., Hasseler, M., Schneider, N., Bleidorn, J. & Schwabe, S. (2021). „... darum rufe ich jetzt den Rettungsdienst!“: Eine qualitative Studie zu Notfallszenarien in Pflegeheimen. *Pflege, 34*(3), 141–150. https://doi.org/10.1024/1012-5302/a000804

Reeves, S., Pelone, F., Harrison, R., Goldman, J. & Zwarenstein, M. (2017). Interprofessional collaboration to improve professional practice and healthcare outcomes. *Cochrane Database of Systematic Reviews, 2018*(8). https://doi.org/10.1002/14651858.CD000072.pub3

Risse, L. (2015). Das A und O: Wertschätzung und Kooperation. *CNE Pflegemanagement, 3*, 10–12.

Ritter, M. (2024). *Rassismus und Altenpflege in Ostdeutschland: Zum „Unbehagen“ in der beruflichen Zusammenarbeit mit Migrant*innen*. transcript.

Rosenberg, R. (2020, April 9). *COVID-19 und die Rolle der Pflege(wissenschaft)*. https://dg-pflegewissenschaft.de/aktuelles/covid-19-und-die-rolle-der-pflegewissenschaft/

Ryland, N. (2022). Unlearn Macht. In L. Jaspers, S. Horch, & N. Ryland (Hrsg.), *Unlearn Patriarchy: Feministische Impulse für Wege aus dem Patriarchat* (S. 271–288). Ullstein Taschenbuch Verlag.

Sánchez Wohlever, A. (2019). Incivility in Health Care: Strategies for De-escalating Troubling Encounters. *Family Practice Management, 26*(5), 8–12.

Savage, A., Young, S., Titley, H.K., Thorne, T.E., Spiers, J. & Estabrooks, C.A. (2022). This Was My Crimean War: COVID-19 Experiences of Nursing Home Leaders. *Journal of the American Medical Directors Association, 23*(11), 1827–1832. https://doi.org/10.1016/j.jamda.2022.08.001

Schmid, S., Wermes, G. & Günther, A. (2021). Rettungsdiensteinsätze am Lebensende: Krankentransport und Notfallrettung bei sterbenden Pflegeheimbewohnern. *20. Deutscher Kongress für Versorgungsforschung (DKVF)*.

Silva, J.A.M., Mininel, V.A., Fernandes Agreli, H., Peduzzi, M., Harrison, R. & Xyrichis, A. (2022). Collective leadership to improve professional practice, healthcare outcomes and staff well-being. *Cochrane Database of Systematic Reviews, 2022*(10).

Spieß, J. (2022). Die Emanzipation der Pflege in Krankenhäusern – eine Betrachtung aus politikorientierter Perspektive. In G. Lux & D. Matusiewicz (Hrsg.), *Pflegemanagement und Innovation in der Pflege* (S. 233–247). Springer. https://doi.org/10.1007/978-3-658-35631-6_18

Stevens, J. & Crouch, M. (1998). Frankenstein's nurse! What are schools of nursing creating? *Collegian, 5*(1), 10–15. https://doi.org/10.1016/S1322-7696(08)60265-6

Yaghoobifarah, H. (2023). *Habibitus*. Blumenbar.

Weiterführende Literatur

Buresh, B. & Gordon, S. (2006). *Der Pflege eine Stimme geben: was Pflegende wie öffentlich kommunizieren müssen*. Huber.

Quernheim, G. & Zegelin, A. (2025). *Berufsstolz in der Pflege: Das Mutmachbuch* (3. Aufl.). Hogrefe. https://doi.org/10.1024/86364-000

10 Sprache im Team

Sandra Mantz

Abstract. In einer Welt, in der Kommunikation der ultimative Schlüssel zu erfolgreicher Zusammenarbeit ist, zeigt dieser Beitrag eindrucksvoll, wie ein Pflegeteam seine Sprache wiederfindet und von der Dunkelheit der Feindseligkeit ins Licht der freundlichen Kooperation gelangt. Rosa, die neue Teamleiterin, durchschaut rasch die Herausforderungen, die eine negative und belastende Sprachkultur im Team verursachen. Gemeinsam mit dem Team entwickelt sie die Idee der Teamcodes, um Wege aus der Feindseligkeit zu finden und eine positive, energiereiche, teamgeistfördernde und vertrauensvolle Kultur zu gestalten. Diese Teamcodes sind mehr als nur Werkzeuge – sie sind sinnvolle Methoden, die das Potenzial haben, die Kommunikation, den Teamgeist, die Vertrauenskultur, den guten Ruf, die Nachwuchsgewinnung und die Gesundheit des gesamten Teams zu verbessern. Diese Geschichte ist nicht nur ein Leitfaden für die Verbesserung der Kommunikation im Pflegealltag, sondern auch ein inspirierendes Beispiel dafür, wie die innere Haltung, gedachte Worte und bewusste Sprache die Dynamik eines Teams deutlich beeinflussen und verändern können. Von Sarahs achtsamer Wertschätzung bis hin zu Lisas erfolgreichem Team-Podcast – diese Geschichte zeigt, dass Transformation möglich ist, wenn jeder Einzelne im Team Verantwortung füreinander übernimmt und sich engagiert einbringt.

Schlüsselbegriffe
- Kommunikation
- Sprachkultur
- Teamcodes
- Transformation
- Vertrauenskultur.

10.1 Einleitung

Unbewusste und bewusste Haltungen und Sprachmuster beginnen beim Menschen selbst. Dort liegt der größte Schlüssel. Entsprechend potenzieren sich im Team Verhaltens- und Sprachroutinen. Sowohl negative, feindselige Stimmung und Sprache als auch freundliche und vertrauensbildende Rituale sind ansteckend für alle Beteiligten. Das Bewusstsein des Einzelnen und des Teamgeistes entscheidet. In einem Pflegeteam können Wortwahl und Umgangston entscheidend für Klima und Effektivität der Zusammenarbeit sein. Trainings für *Sprachbewusstsein* und *Sprachsensibilität* sind daher unerlässlich, um eine freundliche und vertrauensvolle Kultur aufzubauen, zu stabilisieren und zu pflegen. Feindseligkeit will erkannt sein. Oft kommt es zum Sprachzerfall, wenn die Stimmung im Team schlechter und pessimistischer wird. Worte wie „müssen“, „schnell“, „gleich“ und „Wahnsinn“ dominieren die Alltagssprache, was zu einer Atmosphäre von Druck und Stress führt. Ironie, Sarkasmus und Zynismus werden zur Normalität, und ein einfaches „Bitte“ und „Danke“ wird selten gehört. Dieser *Sprachzerfall* verstärkt sowohl die Wortarmut als auch die negative Stimmung und erschafft eine kraftraubende Energiespirale, aus der es schwer ist, auszubrechen.

10.2 Von Feindseligkeit zu Vertrauenskultur

Veränderungen geschehen nicht über Nacht. Zeit spielt eine Rolle, wenn es darum geht, neue Gewohnheiten zu entwickeln, Vertrauen aufzubauen und alte Muster zu durchbrechen. Eine Entscheidung dauert allerdings nur Minuten. Danach beginnen der Weg, die Reflexion, das Ausprobieren und Üben. Es braucht Geduld und kontinuierliches Engagement, um eine nachhaltige Transformation zu erreichen. Die eigene Stimmung und die Launen im Team sind dabei ein hilfreiches und sicheres Spiegelphänomen. Kommen wir voran? Sprachzerfall verstärkt Wortarmut und negative Stimmung beim Einzelnen und im Team und erschafft eine

Kasten 10-1: Sinn von Transformation

Feindseligkeit schadet nicht nur jedem Einzelnen, sondern dem ganzen Team und der gesamten Profession. Sie zermürbt die Moral (**Kap. 1**), zerstört das Vertrauen und reduziert die Effizienz. In der Pflege, wo Mitgefühl und Zusammenarbeit entscheidend sind, kann Feindseligkeit verheerende Auswirkungen haben. Daher muss sich jedes Team und jeder Einzelne grundlegende Fragen stellen:

- Haben wir die echte Bereitschaft, zum Wohlbefinden aller beizutragen? Wenn ja, wie können wir dafür die Kraft und die Macht unserer Kommunikation nutzen?
- Wie können wir unsere Kommunikation verbessern? Wie können wir (wieder) mehr Vertrauen zueinander aufbauen?
- Welche Schritte müssen wir unternehmen, um eine positive und unterstützende Arbeitsumgebung für unser Team zu erschaffen?

kraftraubende Energiespirale, aus der es schwer ist, auszubrechen.

Beispiel: Rosas Ankunft – eine dramatische Wendung

Als Rosa das erste Mal dem Team als neue Teamleiterin begegnet, spürt sie sofort die angespannte Atmosphäre. Die Gesichter sind müde, die Gespräche gehetzt, und ein einfaches „Guten Morgen" klingt wie eine Last. Sie hört Sätze wie *„Wir sind wieder mal unterbesetzt"* und *„Ich ertrage das alles hier nicht mehr"* und sieht, dass die Menschen im Team ein sehr individuelles und willkürlich gewähltes Verhalten im Miteinander pflegen. Ironie und Sarkasmus sind an der Tagesordnung. *„Man muss ja auch mal was sagen dürfen."* Das „Mal" hinterfragt niemand mehr. Schulterzucken und Frustbekundungen sind an der Tagesordnung. Pausen und Zwischengespräche sind geprägt von Vorwürfen und Misstrauen. Es gibt viele Gründe für ein Erschrecken und doch ist all dies für Rosa nicht neu. Es ist nicht ihr erstes Team und daraus schöpft sie nun festen Willen und Entschlusskraft: Sie will an dieses Team glauben!

10.3 Ruf zur Veränderung

Rosa weiß, dass sie mutig sein muss. Ihre Risikobereitschaft ist höher als ihre Angst. Sie erkennt, dass hier ein „Reset-Knopf" gedrückt werden muss, in Form von **Teamcodes (Kasten 10-1)**.

Definition: Teamcodes. Teamcodes sind eine Methode, die sehr individuell, basierend auf den kraftvollen Traditionen und Werten des Teams, gemeinsam entwickelt werden. Notwendig ist, dass das Team sich entscheidet: Wir drücken den „Reset-Knopf" gemeinsam, nicht allein! Grundlegend für Teamcodes sind ein starkes Commitment und Freiwilligkeit in der Teamentwicklung.

Dadurch entstehen eine bessere Zusammenarbeit und ein starker, gesunder und insbesondere authentischer Teamgeist von innen heraus.

10.4 Verweigerung, dem Ruf zu folgen

Die meisten der Teammitglieder sind skeptisch und sehen keinen Sinn in den neuen Ideen. Wieder jemand mit neuen Zaubersprüchen. *„Sowas Ähnliches haben wir schon versucht"*, sagen einige und: *„Es wird nicht funktionieren."* Andere halten sich komplett raus und zeigen kein Interesse an Veränderung. Rosa lässt sich nicht entmutigen und beginnt, den Sinn der Teamcodes zu beschreiben und deren Bedeutung bewusst zu machen. Sie holt sich Hilfe aus einem anderen Team, das sich längst gegen Lästereien, Mobbing und Ausgrenzung entschieden hat und viel investiert in ihre psychologische Sicherheit im Miteinander. Sie entscheidet sich für die Unterstützung durch *Mentor*innenschaft* (Interview mit Cynthia Clark in der Einleitung des Buches).

Beispiel: Der Mentor Achim

Achim ist zu Gast in einem der ersten Teammeetings. Er erzählt von seinem Team, deren Weg, deren Tiefgänge und schlussendlich von der Entscheidung, noch einmal neu miteinander durchzustarten. Er hinterlässt Eindruck. Danach wird geredet, diskutiert und die erste Zuversicht drückt sich durch. Rosa lädt ein, sich als Team zusammenzusetzen und über Erfahrungen und Erleben zu sprechen, einfach Interesse aneinander zu zeigen. Was bewegt, welche Visionen wollen doch noch Wirklichkeit werden? Und dann erzählt sie von ihrer Idee der Teamcodes, deren Chancen und wie diese helfen können, den Teamspirit wieder zu stärken, die Zusammenarbeit zu verbessern. Einige sind neugierig und erklären sich bereit, nach eigenen Stärken und Kompetenzen die Entwicklung eines Teamcodes zu übernehmen. Über die Monate entsteht im Team ein Code nach dem anderen.

10.5 Prozess der Veränderung

Veränderungen brauchen Zeit. Menschen benötigen Raum, sich vorzustellen, dass Dinge anders werden und sie mit ihren Fähigkeiten einen Teil zur Entwicklung beitragen. Das benötigt innere und äußere Dialoge. Eine starke Führungsperson, die stets kommunikationsbereit ist und an die sich die Teammitglieder wenden können, ist sehr wichtig. Sie gibt Orientierung und Sicherheit.

Teamcodes 1 bis 16

Teamcode 1. Rosa – Kristallklare Sprache entdecken: K = S × A

Rosa wählt zwei Aspekte für die Stärkung der alltäglichen Kommunikation im Team: Sprachbewusstsein x Augenhöhe. Wer spricht wie? Die Wortwahl ist wichtig in Stresssituationen. Der Code lädt zur Reflexion ein und gibt Hilfestellung zum Beobachten und Üben. Ist die Stimmung gut, bekommt die Wortwahl weniger Gewicht im Sinne der Abwertung.

- Wer benutzt schwächende Sprache wie „müssen", „schnell", „nachher", „gleich", „kurz", „später", „besser", „schneller" oder sagt *„Ich habe leider nur zwei Hände."* (Ironie)?
- Wer benutzt stärkende Sprache wie „können", „wollen", „möchten", „dürfen" oder formuliert Zeitworte in Handlungen: *„Ich führe noch zwei Telefonate und komme dann zu dir."* (Klarheit)?

Rosa wählt diesen Teamcode, weil er mehr Vertrauen und psychologische Sicherheit im Team schafft. Für mehr Augenhöhe eignen sich weitere wertvolle Rituale wie:

- Namen oft nutzen,
- Blickkontakt beim Sprechen,
- sich Fremden oder Gästen gegenüber vorstellen.

Es kommt zum *ersten Schwellenübertritt.* Einige Teammitglieder wie Sarah und Markus sind sofort dabei und unterstützen die neuen Ideen. Andere wie Tom und Lena brauchen mehr Zeit, um sich an die neue Methode zu gewöhnen. Rosa setzt sich mit jedem Einzelnen zusammen und hört sich ihre Bedenken an. Sie zeigt immer wieder die Vorteile der Teamcodes. Sie diskutiert auch weitere Vorgehensweisen, akzeptiert allerdings keine weiteren unreflektierten Feindseligkeiten untereinander.

Teamcode 2. Sarah – Respekt – Achtung – Vertrauen kultivieren: R = V × G × Z

Sarah widmet ihren Code dem grundsätzlichen Respekt füreinander. Der Code lenkt die Aufmerksamkeit in drei Aspekte des Menschen: Vergangenheit x Gegenwart x Zukunft. Das Team lernt, jede Vergangenheit zu respektieren, volle Achtsamkeit in Begegnungen der Gegenwart zu geben und Vertrauen in die Zukunft der Zusammenarbeit zu schenken. Sie verstehen, dass man Vertrauen nicht erwarten, sondern nur geben kann.

- Wer benutzt schwächende Sprache: „Die war schon immer so.“, „Die änderst du auch nicht mehr.“ oder „Ich verbrenne mir hier nicht mehr die Zunge.“?
- Wer benutzt stärkende Sprache: „Wir lassen die alten Geschichten gut sein.“, „Lasst es uns versuchen.“ bzw. „Wir haben alle Stärken und Schwächen.“?

Sarah wählt diesen Teamcode, weil ihr tolerantere und versöhnlichere Teamarbeit wichtig ist. Dazu helfen wertvolle Rituale wie:

- Lästermomente realisieren und abbrechen
- gut übereinander reden.

Es kommt die Phase, in der geprüft wird, wer *Verbündete* und wer *Feinde* sind. Einige Teammitglieder bleiben skeptisch und zeigen wenig Engagement. *„Das bringt doch nichts“*, sagen sie. Andere wie Emma und Felix zeigen vollen Einsatz und beginnen, die positiven Veränderungen zu spüren. Rosa unterstützt das Team mit offenem Interesse und einer klaren eigenen Haltung für die neue Richtung des Vertrauens.

Teamcode 3. Markus – Inspirationsräume erschaffen: I = V × B × H

Markus bietet seine kreative Seite an und ermutigt zu mehr Inspiration. Sein Code beinhaltet: Visionskraft x Begeisterung x Hinhören. Dazu gehört, bewusst Inspirationsräume zu gestalten, in denen Visionskraft, Begeisterung und das genaue Hinhören der Auftrag für alle Beteiligten ist. Zehn Minuten braucht es hierfür im Teammeeting. Hier entstehen Ideen, die den Verstand fordern, das Herz berühren und Neues im Gespräch einladen. Brainstorming! Diese aktiven Räume sollen ein Nährboden für Innovation und Kreativität sein, die den Weg zu einer erfüllten und sinnstiftenden Arbeitswelt aufzeigen.

- Wer benutzt schwächende Sprache wie „Das ist zu kompliziert.“, „Dafür bin ich zu alt.“, „Das haben wir schon immer so gemacht.“?
- Wer benutzt stärkende Sprache wie „Wofür ist das gut?“, „Das ist völlig neu für mich, ich brauche mehr Infos.“, „Wer kann mich dabei unterstützen?“?

Das Ziel von Markus ist, mit diesem Teamcode eine dynamischere und entwicklungsfreudigere Arbeitsatmosphäre zu entwickeln. Dazu dienen wertvolle Rituale wie:

- Diskussionen über mögliche Wege, statt über Gründe dagegen,
- sich darin üben, ausreden zu lassen, auch wenn die Idee verrückt ist.

Teamcode 4. Anna – Selbstführung verantworten: S = S × V

Anna entscheidet sich für ein Führungsthema, allerdings mal anders gedacht. Ihr Code setzt sich zusammen aus: Selbstbewusstsein x Verantwortung. Jedes Teammitglied wird aufgefordert, sich für die Stärkung und den kontinuierlichen Aufbau von Selbstverantwortung und Selbstführung im Teamalltag zu engagieren. Der Teamcode erlaubt ausdrücklich ein gesundes Selbstbewusstsein und verantwortungsbewusste Entscheidungen zu treffen.

- Wer benutzt schwächende Sprache wie „Das geht so nicht.“, „Ich war nicht da.“, „Ich bin hier nicht für alles zuständig.“?
- Wer benutzt stärkende Sprache wie „Ok, ich probiere das.“, „Wie kann ich dazu beitragen?“, „Ich habe eine neue Idee dazu.“?

Anna verbindet mit diesem Teamcode höheres Selbstbewusstsein und gesteigerte Eigenverantwortung im Team. Dazu dienen wertvolle Rituale wie:

- neues Wissen und neue Herangehensweisen miteinander teilen und ausdrücklich Interesse dafür zeigen,
- Mikroschulungen im Team kollegial anbieten.

Es geht voran, das Team entwickelt sich. Doch der Alltag offenbart Herausforderungen – *schwierige Patient*innen* und *Angehörige* mit widersprüchlichem Verhalten. Das gefährdet Teamarbeit und das Team kommt an seine Grenzen. In Krisen zeigt sich, ob die neuen Teamcodes wirklich greifen. Rosa bleibt optimistisch und motiviert das Team, die neuen Methoden anzuwenden. Es gibt Momente des Zweifels und der Rückschläge. Doch das Team beginnt langsam, die positive Entwicklung im Miteinander wahrzunehmen.

Teamcode 5. Lukas – Teamspirit erhöhen: T = C × PB

Lukas schätzt guten Teamgeist sehr und fokussiert seinen Code deshalb auf Commitment x positive Beziehungen. Das Team entwickelt einen *Code of Honor,* in dem die grundlegenden Werte des Teamgeistes formuliert und dokumentiert werden. Alle im Team unterschreiben und verpflichten sich, von Zeit zu Zeit zur kritischen Reflexion und Aktualisierung. Ziel ist der Schutz positiver Beziehungen untereinander.

- Wer benutzt schwächende Sprache wie „Das hätte ich mich früher nicht getraut.“, „Sowas habe ich noch von meiner Mutter gelernt.“ oder „Wer ein Problem mit mir hat, kann gerne kommen.“?
- Wer benutzt stärkende Sprache wie „Egal wie alt oder jung wir sind, wir halten zusammen“ oder „Gegensätze machen uns stark“?

Lukas erhofft sich von diesem Teamcode eine engere Zusammenarbeit und ein stärkeres Gemeinschaftsgefühl. Es geht darum, Generationenbande knüpfen. Dazu verhelfen wertvolle Rituale wie:

- von Werten des eigenen Lebens oder der eigenen Kultur erzählen,
- ein paar Worte einer neuen Sprache lernen,
- nach der Bedeutung von Traditionen fragen oder beliebte Rituale der neuen Generationen einfach mal kennenlernen.

Teamcode 6. Emma – Authentizität stärken: A = E × V

Emma hat einen ausgeprägten Sinn für Empathie und Persönlichkeit. Sie füllt ihren Code mit den Themen Echtheit x Vertrauen. Es geht ihr darum, dass das Team bzw. jeder Mensch darin zu seinen Stärken steht und die Schwächen achtet. Der Code fordert auf, das Gewohnte, die Komfortzone zu verlassen, um Authentizität nicht als Ausrede, sondern als Wachstumspotenzial zu nutzen. Es ist gewollt, nicht nur zwei, sondern gerne viele Gesichter in sich zu entdecken, frei nach dem Motto: *„Das sind wir und das sind wir auch!“*

- Wer benutzt schwächende Sprache wie „Das ist mir egal.“, „Ich will mich nicht verstellen“ oder „So bin ich nicht“?
- Wer benutzt stärkende Sprache wie „Ich bringe meine Stärken gerne ein.“ bzw. „Ich kann immer etwas dazulernen.“?

Emma möchte mehr Vertrauen und Persönlichkeit im Team. Dazu eignen sich wertvolle Rituale wie:

- „Talenteschuppen“ an Pinnwand eröffnen. Wer kann was richtig gut? Was macht jeder am liebsten? Oder:
- Charakterstärken am anderen benennen.

Erste Erfolge stellen sich nach Wochen des Übens und gemeinsamer Anstrengung ein. Das Team beginnt, die ersten Früchte ihrer Bemühungen zu sehen und erleben das als *Belohnung*. Worte werden nicht mehr so auf die Goldwaage gelegt, das Vertrauen wächst und Teamarbeit macht wieder Freude. Es wird mehr gelacht und weniger gelästert. Es ist ein Moment des Feierns und der Erleichterung. Das Misstrauen schwindet.

Teamcode 7. Sophia – Liebe im Beruf leben: L = W × W × D

Sophia nutzt die Gelegenheit und erfindet einen neuen Code, der sich der Liebe zuwendet: Werte x Würde x Dankbarkeit. Dem Team wird bewusst, dass der Gegenpol von Liebe Angst ist. Der Code erinnert daran, dass übermäßige Angstgefühle angesprochen und ernst genommen werden. Das Ansprechen und Auflösen von kritischen Aspekten der Zusammenarbeit wird als Ausdruck der Zuneigung und Wertschätzung erkannt. Liebe im Beruf drückt sich durch Begeisterung, Hingabe und Vertrauen aus. Der Code erinnert an den Wert der Schaffenskraft und sinnstiftenden Arbeit im Team.

- Wer benutzt schwächende Sprache wie „Die drei Jahre bekomme ich noch rum." oder „Du hast mir hier gar nichts zu sagen."?
- Wer benutzt stärkende Sprache wie „Ich arbeite mit Hingabe." und „Ich schätze meine Arbeit und meine Kollegen."?

Sophia schafft mit diesem Teamcode mehr Menschlichkeit und Beruhigung im Team. Das gelingt mit wertvollen Ritualen wie:

- Dankbarkeitsübungen,
- Komplimente to go (Post-its zum Mitnehmen),
- kleine Überraschungen und Wortgeschenke (Danke, Bitte, Gerne).

Teamcode 8. Felix – Leichtigkeit und Weitsicht einladen: L = E × W

Felix erfreut sich am erwachenden Teamgeist und formuliert einen Code für mehr Leichtigkeit mit Einsicht x Weitsicht. Dadurch entsteht die Chance, neue Entscheidungen im Team positiv zu bewerten. In Momenten der Problemlösungen und Entscheidungen integriert das Team bewusst die Frage, ob durch die Entscheidung mehr Weitsicht möglich wird und ob die Einsicht für die Ursachen befriedet werden können.

- Wer benutzt schwächende Sprache wie „Das hätte ich dir gleich sagen können, aber auf mich hört hier ja keiner.", „Wer hat sich denn diesen Schwachsinn wieder ausgedacht?" oder „Wir sind nicht zum Vergnügen hier."?
- Wer benutzt stärkende Sprache wie „Auf diese Idee wäre ich niemals gekommen. Danke!" oder „Daraus können wir viel lernen."?

Felix erhofft sich davon weniger Egozentrierung und mehr langfristige Perspektiven für viele. Er macht sich wertvolle Rituale zunutze wie:

- Lernkultur statt Fehlerkultur,
- Feedbackkultur statt Beschwerdemanagement,
- Menschen mit Charakter statt schwierige Charaktere.

Teamcode 9. Mia – Glückswege zum Erfolg entdecken: G = P × E

Mia wird richtig mutig und spricht vom Glück im Beruf. Ihr Code beinhaltet Positivität x Entdeckerfreude. Das Team erlaubt sich ausdrücklich, auf seinem Weg von Erfolgen und Zielstreben glücklich sein zu dürfen. Persönliche Glückswege des Teams wollen durch diesen Code entdeckt und gelebt werden. Grundsätzliche Ablehnung von Positivität duldet dieser Code nicht.

- Wer benutzt schwächende Sprache wie „Wahnsinn", „durchdrehen", „auf dem Zahnfleisch gehen", „auf den Magen schlagen", „an die Nieren gehen" und andere pathologische Sprachbilder?
- Wer benutzt stärkende Sprache wie „Das war heute genial.", „Teamwork heute top. Danke!" oder „Wir haben den Vormittag dank Konzentration und Fokus super gemeistert."?

Mia verspricht sich davon eine optimistischere Arbeitsumgebung und höhere Motivation. Dazu verhilft als wertvolles Ritual, auf eine negative Botschaft drei positive Botschaften folgen zu lassen. Viel Freude! Nach und nach kehrt das Team zu seinem normalen Arbeitsalltag zurück. Aber es hat ein *Elixier,* einen neuen Werkzeugkasten an mehr und mehr erfolgreich anwendeten Teamcodes. Nun geht es darum, diese zu *verankern.* Sie helfen den Teammitgliedern, weiterhin positiv und effektiv zusammenzuarbeiten. Als fester Bestandteil der Teamarbeit verlieren Teamcodes ihre Besonderheit und gerade das motiviert für mehr.

Teamcode 10. Tom – Energiegeladen im Dialog bleiben: E = K × M

Tom weiß, nichts bleibt einfach so und kreiert einen Code für Nachhaltigkeit. Bleibende Energie durch Klarheit x Menschlichkeit. Dieser Teamcode fördert und trainiert Gespräche der Klärung auf Augenhöhe. Das Bewusstsein für die gebundene Kraft und Energie durch nicht ausgesprochene Ereignisse im Teamwork wird von allen Personen anerkannt. Dieser Code erinnert an die gefährdende Wirkung von zu viel Zurückhaltung in der Feedkultur.

- Wer benutzt schwächende Sprache wie „Ich halte mich raus.“, „Das muss ich mir nicht bieten lassen.“ oder „Das geht niemanden etwas an?“?
- Wer benutzt stärkende Sprache wie „Wenn es dich so beschäftigt, sprich mit ihr persönlich.“, „Klärung bringt uns weiter.“ und „Schweigen macht es garantiert schlimmer.“?

Tom fordert sein Team mit diesem Code zu mehr Mut zu kristallklarem Austausch und Dialog auf. Dazu helfen wertvolle Rituale wie:

- Training für kritisches und positives Feedback,
- Teambuilding,
- Teamworkout,
- Dialogtraining.

Teamcode 11. Lena – Selbstbestimmung lernen: S = SL × C

Lena hat selbst schon die Erfahrung gemacht, dass Selbstbestimmung viel mit persönlicher Reife einhergeht. So wählt sie einen Code für Selbstliebe x Charakter, der nach starken Persönlichkeiten im Team strebt. Ausdrücklich sind charakterstarke Menschen willkommen. Fürsprache zum Anderssein ist gewollt. Der Code will die Neugierde und Bereitschaft für neue Sichtweisen, eigene Meinungen und differenzierte Herangehensweisen wecken.

- Wer benutzt schwächende Sprache wie „Ich bin nicht gut genug.“, „Ich passe mich an.“ und „Mach’ dich nicht so wichtig.“?
- Wer benutzt stärkende Sprache wie „Ich liebe mich selbst.“, „Ich bin einzigartig und wertvoll.“ bzw. „In mir schlummert noch viel Potenzial für dieses Leben.“?

Lenas Teamcode zielt auf Stärkung des Selbstwertgefühls und Förderung der Einzigartigkeit ab. Wertvolle Rituale, die dabei helfen, lauten:

- Stärkencoaching,
- gemeinsam an einen Ort fahren, an dem noch niemand vom Team war,
- Selbstpflegerituale für Körper, Geist und/oder Seele.

Teamcode 12. Max – Positive Energie nutzen: P = LF × E

Max liebt seinen Beruf und auch Herausforderungen. Er entscheidet sich für einen Code, der Lebensfreude x Empowerment aktiviert und investiert in positive Energie und in Lebensfreude, wohlwissend um deren Kraft in herausfordernden und anstrengenden Berufsanforderungen. Ein Code, der die Optimist*innen in den Teams erfreut und die Pessimist*innen im Commitment prüft.

- Wer benutzt schwächende Sprache wie „Ich möchte nicht wissen, wo das noch alles hinführt.“, „Ich habe es kommen sehen.“ oder „Da sehe ich definitiv schwarz.“?
- Wer benutzt stärkende Sprache wie „Geht nicht, gibt’s nicht bei uns.“, „Wenn nicht wir,

wer denn dann?", „In der Ruhe liegt wirklich die Kraft."?

Max schafft mit seinem Teamcode ein stärkeres Zusammengehörigkeitsgefühl. Folgende wertvolle Rituale verhelfen hierzu:

- Entspannungstools für zwischendurch,
- Atemübungen,
- Imaginationen,
- kleine Aufmerksamkeiten füreinander wie die Tasse mit heißem Kaffee oder ein Augenzwinkern.

Teamcode 13. Clara – Risikobereit sein: R = C × M × Z

Clara ist am längsten im Team und sie weiß, es gibt gute und schlechtere Zeiten. Sie plädiert für einen Code, der für Risikobereitschaft steht und an Chancen x Mut x Zuversicht erinnert. Durch den bewussten Ausstieg aus den Psychospielen der Erwachsenen werden Chancen, Mut und Zuversicht zur geistigen und emotionalen Nahrung. In diesem Code liegt die volle Urkraft eines starken Teams. Die Entscheidung dafür bleibt intrinsisch motiviert und steht auch zur Verfügung, wenn es mal nicht so gut läuft.

- Wer benutzt schwächende Sprache wie „Ich habe Angst." oder „Das könnte schiefgehen"?
- Wer benutzt stärkende Sprache wie „Ich nehme Herausforderungen an." bzw. „Wir schaffen das gemeinsam."?

Clara will mit diesem Teamcode ihr Team unterstützen, mehr Mut und Entschlusskraft zu entwickeln. Dazu dienen wertvolle Rituale wie:

- Sensibilisierung für die Bedeutung des Dramadreiecks in Teams,
- einmal im Monat etwas Neues wagen oder etwas freiwillig im Team übernehmen, was man sonst nicht so gerne macht.

Teamcode 14. Leo – Ästhetik im Workflow pflegen: Teamcode: Ä = H × D

Leo, ein „Kavalier der alten Schule", schätzt Höflichkeit x Diskretion im Allgemeinen und entscheidet sich für einen ästhetischen Code. Ihm geht es um Ethik, Etikette, eine gute Form der Höflichkeit bzw. einen kultivierten Umgang miteinander. Dies gilt für den kommunikativen und händischen Umgang mit Menschen, Dingen und Ressourcen. Der Code fordert von allen Beteiligten unbedingte Diskretion bei sensiblen Themen der Menschenwürde. Würde ist nicht verhandelbar und es gibt keine Ausreden – nur Erkenntnisgewinn.

- Wer benutzt schwächende Sprache wie „Schieß' mich tot, ich weiß es nicht.", „Da kannst du warten bis zur Vergasung.", „Hier betrittst du ein Minenfeld.", „Hast du den Schuss nicht gehört?" bzw. „Ich habe ein Attentat auf dich vor."?
- Wer benutzt stärkende Sprache, die Sprach- und Redewendungen der Menschlichkeit, des Friedens und des Respekts demonstrieren?

Die Ziele von Leos Teamcode heißen Vertrauensbildung und Glaubwürdigkeit der Profession bzw. deren Leitbilder. Zu den wertvollen Ritualen zählen:

- aussprechen lassen,
- verständliches Sprechtempo, angemessene Sprechlautstärke,
- Diskretion vor Dritten.

Teamcode 15. Nina – Charisma ist ansteckend: C = P × A

Nina mag Ecken und Kanten. Sie definiert einen Code für Persönlichkeit x Ausstrahlung, der die Strahlkraft des Teams spürbar und erfahrbar machen will. Der Code hebt die Bedeutung von intrinsischer Motivation für die eigene Berufswahl und für die eigene Entscheidung, im Team zu arbeiten, hervor.

- Wer benutzt schwächende Sprache wie „Kein Wunder, dass das hier keiner mehr machen will." oder „Du wirst dich noch wundern, wie das hier läuft."?
- Wer benutzt stärkende Sprache wie „Jeder hier ist einzigartig." und „Ich liebe, was ich tue."?

Nina möchte mit diesem Teamcode ein stärkeres Selbstbewusstsein und höhere Präsenz im Team erreichen. Als wertvolles Ritual eignet sich hierfür, Fitness-, Vitalitäts- und Gesundheitstipps miteinander zu teilen.

Teamcode 16. Jonas – Herz & Kopf in Kongruenz führen: H = D × F × S × H

Jonas liebt Struktur und Logik. Er erstellt einen Code für das Team, der daran erinnert, dass Pflegeteams Herz und Kopf im Miteinander dringend brauchen. Sein Code beinhaltet: Denken x Fühlen x Sprechen x Hören und zeigt den Weg zu einer gesunden und menschenzentrierten Zusammenarbeit. Der Code fasst die Sensibilisierungs- und Trainingsebenen zusammen, die für alle Personen in Teams mehr Frieden im Kopf und mehr Freiheit im Teambuilding ermöglichen. Sie achten darauf, dass emotionale Intelligenz und rationale Überlegungen im Team vereint sind.

- Wer benutzt schwächende Sprache wie „Hör' mir auf mit der Gefühlsduselei." oder „Ich kann schon reden, das brauche ich nicht."?
- Wer benutzt stärkende Sprache wie „Ich bleibe dran.", „Von allem etwas." bzw. „Ich traue mir und dir vieles zu."?

Jonas ist mit diesem Teamcode Stärkung und Resilienz auf allen Ebenen wichtig. Wertvolle Rituale unterstützen die Ziele wie:

- Hören trainieren,
- Denken reflektieren,
- Gefühle differenzieren,
- Sprache sensibilisieren,
- Mikroschulungen und Podcasts.

10.6 Bewährungsproben und Herausforderungen gemeinsam meistern

Mit der Zeit verwandelt sich die Arbeitsatmosphäre. Schwierige Situationen, mit Patient*innen, deren Angehörigen und Mitgliedern der eigenen und anderer Berufsgruppen bringen Pflegende weiterhin an ihre Grenzen. Doch anstatt in alte Muster zurückzufallen, nutzen entwicklungsbereite und -fähige Pflegeteams Teamcodes (**Kasten 10-1**), um zusammenzuarbeiten und kreative Lösungen zu finden. Das gemeinsame Bewältigen einer Herausforderung festigt ihr Zusammengehörigkeitsgefühl. Bewusstheit, ein hoher Anspruch an sich selbst und das Team sowie starkes Commitment führen zum Erfolg. Es arbeitet harmonisch und effizient zusammen, neue Mitarbeitende werden herzlich aufgenommen und integriert. Die Pflegequalität steigt und die Patient*innenzufriedenheit verbessert sich deutlich. Jedes Teammitglied fühlt sich verpflichtet, die neue Kultur aktiv zu leben und zu fördern. Ein *starkes, vereintes Team* ist entstanden.

Beispiel: Lisa – Podcast-Gestalterin und Teamplayerin

In diesem neuen, harmonischen Umfeld findet auch Lisa als Pflegelernende ihren Platz. Sie entwickelt sich zu einer Teamplayerin und wichtigen Ansprechpartnerin für das Team und übernimmt die Verantwortung für den Bereich der Kommunikation. Ihre Ideen und ihr Enthusiasmus werden geschätzt und gefördert. Lisa bekommt eine Aufgabe, die ihr besonders am Herzen liegt: einen Team-Podcast zu gestalten. Sie startet den Podcast mit dem Ziel, die Story eines *erfolgreichen Teams* zu teilen und anderen Teams Mut zu machen. Der Podcast wird schnell populär und erhält positive Rückmeldungen aus verschiedenen Abteilungen und sogar von anderen Krankenhäusern. *Podcasts* teilen Erfahrungen, Teamcodes und die Reise erfolgreicher Teams aus der Feindseligkeit zur Freundlichkeit mit einem breiten Publikum. Neben der weiteren Motivation des eigenen Teams inspiriert er auch viele andere.

10.7 Status quo und Resümee

Das Team hat es geschafft. Es ist durch die Dunkelheit der Feindseligkeit gegangen und hat sich zu einem starken, vereinten Team entwickelt. Die Teamcodes wurden zu Leitlinien für eine neue *Kultur des Miteinanders* (**Kap. 10.5**). Nur durch klare, respektvolle und authentische Kommunikation lassen sich Konflikte überwinden. *Bewusstheit* ist die aktuelle Währung in der Pflegearbeit, insbesondere, wenn Ressourcen fehlen und Mangeldenken vorherrscht. Der bewusste Umgang mit Sprache und Kommunikation erfordert *Zeit* und *Geduld*. Die Ermöglichung dieser Faktoren hilft, neue Gewohnheiten zu entwickeln, Vertrauen aufzubauen und alte Muster zu durchbrechen. Investition in Pflegeteams ist Investition in *Pflegequalität*.

Persönlichkeitsentfaltung ist untrennbar mit Sprachkompetenz, Wortbewusstsein und menschlicher Grundhaltung verbunden. Jeder Mensch hat die Macht, durch *wertschätzende Sprache* positive Veränderungen herbeizuführen. Sprachbewusstsein und -sensibilität fördern nicht nur die Kommunikation, sondern auch die individuelle und kollektive Entwicklung im Team. Der Kompetenzbereich II nach PflAPrV (Anlagen 1 bis 5) zielt auf diese Aspekte ab, soll aber noch stärker als bisher in seiner Bedeutung für die Professionsentwicklung und Sicherstellung von Versorgungsqualität betrachtet werden. Das gilt auch für die berufliche und akademische Pflegefort- und -weiterbildung. In einer Kultur des Miteinanders zählt jede Stimme und jedes Wort hat Gewicht.

10.8 Weiterführende Literatur

Mantz, S. (2025). *Bewusst sprechen* (2. Aufl.) [63 Impulskarten mit 84-seitigem Booklet]. Beltz Juventa.

11 Arbeitsbezogene Präferenzen von Pflegefachpersonen

Michaela Evans-Borchers

Abstract. „Kompetente Führung“ konzeptualisiert Führungsaufgaben in der Pflege zumeist als Fähigkeit zur Bewältigung der doppelten Beanspruchung durch Leadership-Aufgaben und Aufgaben der Patient*innenversorgung. Fast vollständig ausgeblendet werden in dieser Sichtweise die Interessens- und Anerkennungsansprüche von Mitarbeitenden und Führungspersonen. Arbeitsbezogene Präferenzmuster von Pflegefachpersonen verweisen auf eine hohe Relevanz materieller Interessens- und sozialer Anerkennungsansprüche im Berufsfeld „Pflege“. Offene oder latente Konflikte um Interessens- und Anerkennungsansprüche können zum Gerechtigkeitsproblem und in Folge zu Legitimationskrisen für Führungspersonen, Gesundheits- und Pflegeeinrichtungen werden. Führungspersonen agieren unter der Bedingung gegebener Strukturen oftmals vermittelnd in Richtung der Handlungserwartungen von Mitarbeitenden, die auf materielle Interessen und soziale Anerkennungsansprüche ausgerichtet sind. Zugleich handeln sie in der Erwartung, eigene Interessens-, Anerkennungs- und Gerechtigkeitsansprüche kommunizieren, verhandeln und durchsetzen zu können. Hierdurch entstehen mehrdimensionale Herausforderungen für Führungspersonen in der Pflege, die sich auf den Handlungsebenen *„Interaktion“, „Organisation“ und „Regulation“* entfalten.

Analysen zu Aushandlungs- und Vermittlungsprozessen um Interessens-, Anerkennungs- und Gerechtigkeitsansprüchen können zu einem erweiterten Verständnis für Führungshandeln und kompetenter Führung in der Pflege beitragen, indem die soziale Wirklichkeit von Führungspersonen zwischen organisationalen Strukturlogiken und individuellem Interessens-, Anerkennungs- und Gerechtigkeitshandeln interpretierbar wird. Eine solche Perspektive ist hilfreich, um organisational förderliche und hemmende Rahmenbedingungen für Führungshandeln zu reflektieren. Gesundheits- und Pflegeeinrichtungen können von diesem Wissen profitieren und Führungspersonen stärken, indem sie verhindern, dass (latente) Konflikte um Interessen und Anerkennungsansprüche von Mitarbeitenden und Führungspersonen selbst zur betrieblichen Gerechtigkeits- und Legitimationsfrage werden.

Schlüsselbegriffe
- Pflege
- Führungsperson
- Präferenzmuster
- Arbeitsgestaltung
- Ansprüche
- Gerechtigkeit.

11.1 Einleitung

Der Mangel an Pflegefachpersonal führt schon heute zu Einschränkungen in der Versorgungsqualität und droht sich künftig weiter zu verschärfen. Angesichts der demografischen Entwicklung wird der Bedarf an Pflegepersonal bis zum Jahr 2049 im Vergleich zu 2019 voraussichtlich um ein Drittel auf 2,15 Millionen steigen. Die erwartete Zahl an Pflegekräften im Jahr 2049 wird allerdings zwischen 280.000 und 690.000 unter dem erwarteten Bedarf liegen

(Statistisches Bundesamt (Destatis), 2024). Der Mangel an Pflegefachpersonen evoziert auch einen Mangel an Führungspersonen für die Pflege (Statistik der Bundesagentur für Arbeit, 2025). Dabei geht es insbesondere um Stationsleitungen oder Wohnbereichsleitungen, d.h. um Leitungspersonen, denen Managementaufgaben übertragen sind (Bundesministerium für Gesundheit, 2019). Die Verantwortung der Führungspersonen im Pflegemanagement betrifft die Sicherstellung qualitativ hochwertiger Versorgung, die Steuerung der organisatorischen Prozesse sowie die Motivation und Gesundheitsfürsorge des Pflegepersonals. Durch Impulse zur Arbeitsgestaltung in unterschiedlichen Pflegesettings tragen Führungspersonen im Pflegemanagement zu qualitativen Verbesserungen in einem durch Personalmangel und wirtschaftliche Anforderungen geprägten Arbeitsumfeld bei und leisten wertvolle Beiträge für die künftige Ausgestaltung der Profession Pflege (Bräutigam et al., 2023).

Kasten 11-1: Führungsverantwortung in der Pflege

Konstitutiv für Führungsverantwortliche in der Pflege ist es, im Rahmen der Führungsrolle versorgungs- und organisationsbezogene sowie individuelle Bedarfe und Bedürfnisse der Mitarbeitenden gleichwertig und gleichrangig zu reflektieren und zu bearbeiten (Bläuer et al., 2021). Diese vielschichtigen und komplexen Anforderungen und Beanspruchungen können als Belastungen (Hower et al., 2020) und – verstärkt durch die Sandwichposition zwischen Mitarbeitenden und übergeordneten Führungspersonen – als Unsicherheit in der Führungsrolle erlebt werden (Müller, 2011). Im Kontext betrieblicher Veränderungsprozesse sehen sich Führungspersonen in der Pflege, die nach Autonomie im Sinne von Handlungs- und Entscheidungsspielräumen streben, in der Berufspraxis oftmals mit der Beständigkeit traditioneller hierarchischer Strukturen konfrontiert (Linka et al., 2021).

Nicht zuletzt angesichts der skizzierten Herausforderungen ist es naheliegend, Führungskompetenzen in der Pflege zu stärken, Führungspersonen von operativen Pflegeaufgaben zu entlasten und ihre zeitlichen Ressourcen für Führungsaufgaben zu erhöhen (Bundesministerium für Gesundheit, 2020). Im Sinne „kompetenter Führung“ wird Führungskompetenz zumeist als individuelle Fähigkeit zur Bewältigung der doppelten Beanspruchung durch Leadership-Aufgaben einerseits sowie durch Aufgaben der Patientenversorgung andererseits konzeptualisiert. Nahezu vollständig ausgeblendet werden in dieser Sichtweise – so die in diesem Beitrag vertretene These – die Interessens- und Anerkennungsansprüche der Mitarbeitenden wie auch der Führungspersonen selbst. Diese adressieren *materielle Interessen,* z.B. Lohn, Arbeitszeit, Weiterbildung und *symbolische* und *soziale Anerkennung,* z.B. Autonomie, Handlungsspielräume, Partizipation (Voswinkel, 2011). Interessens- und Anerkennungsansprüche sind aber wesentliches Merkmal jeder Arbeitsbeziehung. Mit Blick auf Führung öffnen sie den Blick für die wechselseitigen Chancen auf „Anerkennungs- bzw. Missachtungserfahrungen“ (Bräutigam et al., 2020, S. 30; Voswinkel & Wagner, 2012, S. 592).

Beispiel: Dienstleistungsdreieck in Pflegeeinrichtungen. Charakteristisch für Führungshandeln in der Pflege ist, dass dieses im Kontext der pflegerischen Versorgung als personenbezogene Dienstleistungstätigkeit in das Strukturmodell des *Dienstleistungsdreiecks* (Einrichtung, Beschäftigte, Patient*innen/Pflegebedürftige) und damit in *multiple Interaktionsbezüge* anwesender (z.B. Patient*innen, Angehörige, Mitarbeitende, höhere Leitungsakteur*innen) und nicht anwesender Akteur*innen (z.B. Kostenträger*innen) eingebettet ist (Dunkel & Weihrich, 2012). *Interessens-* und *Anerkennungsansprüche* können zudem als individuelle „Gerechtigkeitsansprüche“ im Versorgungs- und Arbeitsalltag wirksam werden. Diese konkretisieren sich als Ansprüche von Personen darüber, was ihnen „zusteht“, was sie – ihrer Herkunft, ihrem Ansehen, ihrem Verhalten, ihrer Leistung, ihren Rechten gemäß – an „Gütern“ oder an „Behandlung“ verdienen (Hegtvedt, 2005, S. 26; Wolf, 2014, S. 11). Anliegen werden jedoch erst dann zu „Ansprüchen“, wenn sie als legitimiert, gerechtfertigt angesehen werden (Hürtgen & Voswinkel, 2016, S. 505). Wird eine Kluft zwischen den Ansprüchen und der sozialen Realität wahrgenommen, entsteht ein Ungerechtigkeitsempfinden, was in der Folge zu einem „Legitimationsproblem für Organisationen“ werden kann (Wolf, 2014).

Die nachfolgenden Ausführungen widmen sich zunächst der Frage, welchen Stellenwert „Führung“ im Kontext arbeitsbezogener Präferenzen von Pflegefachpersonen einnimmt und inwiefern diese Präferenzen auch als Ausdruck von Interessens-, Anerkennungs- und Gerechtigkeitsansprüchen reformuliert werden können (**Kap. 11.2**). Darauf aufbauend wird reflektiert, wie sich An- und Herausforderungen für Führungspersonen in der Pflege entlang der Dimensionen *Interaktion, Organisation und Regulation* systematisieren lassen und welche Entwicklungen gegenwärtig dafürsprechen, dass der Betrachtung von Interessens-, Anerkennungs- und Gerechtigkeitsansprüchen im Führungskräftehandeln im Berufsfeld „Pflege“ künftig mehr Aufmerksamkeit zu widmen ist. Leitend ist die Annahme, dass die Analyse der Interessens-, Anerkennungs- und Gerechtigkeitsansprüche zu einem erweiterten Verständnis für kompetente Führung und Führungshandeln in der Pflege beitragen kann, indem die soziale Wirklichkeit von Führungspersonen unter Rückgriff auf Vermittlungsprozesse zwischen organisationalen Strukturen einerseits und individuellen Interessens-, Anerkennungs- und Gerechtigkeitsansprüchen andererseits interpretierbar und damit auch zur Chance für die Weiterentwicklung von Organisations- und Führungskonzepten für die Praxis wird (**Kap. 11.3**). Darauf aufbauend werden abschließend Implikationen für die Berufswelt „Pflege“, für die pflegeberufliche Praxis sowie für die pflegeberufliche Forschung aufgezeigt (**Kap. 11.4**).

11.2 Arbeitsmarktpotenziale ausgestiegener und teilzeitbeschäftigter Pflegefachpersonen

Die bundesweite Studie *„Ich pflege wieder, wenn …“* (Auffenberg et al., 2022) untersuchte Arbeitsmarktpotenziale von Teilzeitbeschäftigten in der Pflege und ausgestiegenen Pflegefachpersonen und lieferte eine quantitative Abschätzung der individuellen Bereitschaft zur Erhöhung von Arbeitszeit und zur Berufsrückkehr mit Blick auf Fachkräftepotenziale. Zugleich wurden die arbeitsplatzbezogenen Bedingungen hierfür aus Sicht der Zielgruppe ermittelt. Befragt wurden Pflegefachpersonen aller Pflegesettings zu ihren arbeitsplatzbezogenen Präferenzen, die über sechs Themenbereiche mit entsprechenden Itembatterien (insgesamt 67 Items) gemessen wurden. Darüber hinaus beinhaltete das Erhebungsinstrument auch eine Rankingfrage zu den wichtigsten Arbeitsbedingungen für eine Stundenerhöhung bzw. für den Wiedereinstieg in den Pflegeberuf. Während die Studie insbesondere mit Blick auf ihre Befunde zu den quantitativen Arbeitsmarktpotenzialen in der Fach- und Medienöffentlichkeit breit rezipiert wurden, gab es bislang nur wenig Aufmerksamkeit für die „Befunde hinter den Befunden“. Dies adressiert insbesondere die Erkenntnisse zu arbeitsplatzbezogenen Präferenzmustern.

Kasten 11-2: Orientierung und Anerkennung im Zentrum

Für die Gruppe der *ausgestiegenen Pflegefachpersonen* zeigt sich mit Blick auf die für einen Wiedereinstieg am wichtigsten bewerteten Arbeitsbedingungen eine hohe Relevanz der Themen *„Organisation und Führung“* sowie *„Berufliches Selbstverständnis und Anerkennung“*: Allein acht der zehn wichtigsten Items betreffen diese beiden Themen. Vor allem ein fairer Umgang unter Kolleg*innen (96,7 %) sowie Vorgesetzte, die wertschätzend und respektvoll (95,5 %) sowie sensibel für die Arbeitsbelastungen sind (93,6 %) waren für die Zielgruppe zentral (Auffenberg et al., 2022). Zudem wurde deutlich, dass aus Sicht der Befragten die Augenhöhe mit der Ärzteschaft wichtig ist (89,2 %).

Auch für die Gruppe der *teilzeitbeschäftigten Pflegefachpersonen* bestätigt sich das Bild: neun der zehn als wichtigste genannten Arbeitsbedingungen entfielen auf die Themen „Organisation und Führung“ sowie „Berufliches Selbstverständnis und Anerkennung“. Ein fairer Umgang unter Kolleg*innen (97,6 %) sowie Vorgesetzte, die wertschätzend und respektvoll (96,9 %) und sensibel für die Arbeitsbelastungen sind (94,7 %) waren Items, die am höchsten bewertet wurden (Auffenberg et al., 2022). In der Studie wurde zudem ermittelt, was teilzeitbeschäftigte und ausgestiegene Pflegefachpersonen konkret darunter verstehen, wenn sie sich „mehr Anerkennung wünschen“ (Auffenberg et al., 2022, S. 64). Als wichtigste Form der Anerkennung gilt zum einen, bei der Arbeit den Bedürfnissen der Patient*innen gerecht zu werden und zum anderen, sich nicht an betriebswirtschaftlichen Interessen orientieren zu müssen (zwischen 55 und 60 %). Die höchsten Zustimmungswerte zeigten hier aus der Langzeitpflege ausgestiegene Befragte (60 %). Mit deutlichem Abstand folgen eine angemessene Bezahlung (18 bis 26 %) und mehr Mitsprachemöglichkeiten bei Entscheidungen, die den eigenen Arbeitsplatz betreffen (15 bis 21 %).

In den Freitextantworten wurden insbesondere Aspekte wie flache Hierarchien, Wertschätzung durch Vorgesetzte, Anerkennung der eigenen Expertise durch Ärzt*innen, Respekt von jüngeren Kolleg*innen, gute Vereinbarkeit von Familie und Beruf, Forderung nach altersgerechtem Arbeiten, elterngerechte Arbeitszeiten sowie verlässliche Arbeitszeiten und eine verkürzte Arbeitszeit (30-Stunden- oder Vier-Tage-Woche) als weitere Formen der Anerkennung benannt (Auffenberg et al., 2022). Mit Blick auf die *Präferenzordnung* (Rankingfrage) zeigte sich, dass *„Mehr Zeit für eine gute Pflege durch mehr Personal“*, von allen Befragten deutlich als wichtigster Aspekt einer Entscheidung zur Berufsrückkehr oder zur Stundenerhöhung angesehen wurde und auf der ersten Rangstufe zu finden war. Dahinter reihten sich eine höhere Bezahlung und verlässliche Arbeitszeiten ein. Mit etwas größerem Abstand folgten auf der dritten Rangstufe der Wunsch nach mehr Wertschätzung durch Vorgesetzte sowie nach Tarifbindung (Auffenberg et al., 2022). Die Ergebnisse (inkl. **Kasten 11-2**) sprechen für die hohe Relevanz sozialer Anerkennungs- und materieller Interessensansprüche. Soziale Anerkennungsansprüche von Pflegefachpersonen werden adressiert durch den Wunsch nach flachen Hierarchien, verhaltensspezifische Erwartungen an Vorgesetzte, Erwartungen an ein respektvolles Verhalten in intergenerativen Interaktionsbeziehungen, den Anspruch, auf Augenhöhe mit Ärzt*innen arbeiten zu können sowie Mitsprache und Partizipation bei der Arbeitsplatzgestaltung:

„‚*Wertschätzung durch Vorgesetzte, Rückhalt durch Vorgesetzte, Berücksichtigung von Vorschlägen und Hinweisen zur Veränderung von Sachverhalten oder Situationen oder der Organisation von Abläufen.*‘ (Teilzeitkraft, Krankenpflege)“ (Auffenberg et al., 2022).

Materielle Interessen, wie sie z. B. im Kontext von Arbeitszeitgestaltung, Gratifikation von Weiterbildung, Bezahlung und Tarifierung formuliert wurden, spielen eine zentrale Rolle und sind zudem mit sozialen Anerkennungsansprüchen verknüpft. Beispiel hierfür ist die Arbeitszeitgestaltung: Der Wunsch nach verlässlicher Arbeitszeitgestaltung ist einerseits Ausdruck eines sozialen Anerkennungsanspruchs auf Zeitautonomie, auch für Nicht-Arbeitszeit, zugleich markiert dieser über die Präferenz verlässlicher Arbeitszeitgestaltung ein materielles Interesse, wie es im subjektiv wahrgenommenen Lohn-Leistungsgefüge zum Ausdruck kommt:

„‚*Viel zu wenig Geld für viel zu viel Arbeit. Anerkennung läuft in unserer Gesellschaft über Geld. Als Pfleger muss man jeden Tag seine Arbeit stringenter organisieren als die meisten mittleren Manager um das zu schaffen. Mehr Verantwortung trägt man auch. Das spiegelt sich auch in meinen Gehaltsvorstellungen wider*‘ (Ausgestiegene Pflegekraft, Krankenpflege)“ (Auffenberg et al., 2022, S. 62).

Die Frage der Arbeitszeitgestaltung kann zum Gerechtigkeitsproblem werden, wenn auf Teamebene ein subjektiv empfundenes (oder real existierendes) Ungleichgewicht, z. B. beim „Holen aus dem Frei“, bei der Schichtvergabe oder der Freistellung zur Teilhabe an beruflicher Weiterbildung, wahrgenommen wird bzw. Arbeitsstrukturen als wenig respektvoll oder gar als konkurrenzfördernd erlebt werden:

„‚*Respekt vor dem Privatleben und den Erholungsbedarf der Pflegenden. Dies nicht nur von den Vorgesetzten, sondern auch untereinander. Kein Wettkampf, wer am längsten Durcharbeiten kann, bis er zusammenbricht*‘ (Teilzeitpflegekraft, Langzeitpflege)“ (Auffenberg et al., 2022, S. 60).

„‚*Leider bekomme ich Diskrepanzen vermehrt unter den Kollegen mit. Wenn die Teamfairness leidet, wäre es für mich tatsächlich ein Grund, wieder dort aufzuhören. Das Problem besteht ja seit langem in der Pflege*‘ (Teilzeitpflegekraft, Krankenpflege)“ (Auffenberg et al., 2022, S. 59).

Zugleich wurde deutlich, dass der Faktor „Zeit“ aus Sicht beruflich Pflegender für Führungspersonen selbst eine relevante Anerkennungsdimension darstellt.

„*[...] ein gute Führung leidet, leider unter dem Personalmangel! Für eine gute Personalführung benötigt man Zeit*“ (Teilzeitpflegekraft, Krankenpflege) (Auffenberg et al., 2022, S. 60).

Die Aspekte *Feedback, Anerkennung* und *Vertrauen* adressieren insgesamt Verhaltensweisen, die von Pflegefachpersonen bei Führungspersonal erwartet werden. Die realen Arbeitsbedingungen entsprechen oft nicht den Wünschen von Pflegefachpersonen. Die Erwartungen, etwa hinsichtlich Schnelligkeit und Flexibilität des Arbeitshandelns, mit denen Pflegefachpersonen im Arbeitsalltag auch aufgrund des Personalmangels konfrontiert werden, haben zugenommen (Christiansen, 2020). Zugleich wird der Führungsqualität eine zentrale Rolle bei der Arbeitsplatzzufriedenheit und für den Verbleib im Pflegeberuf zugeschrieben.

Kasten 11-3: Führungsherausforderungen in der Pflege

Von beruflich Pflegenden wird „Führung in der Pflege“ als eines der größten Probleme des Pflegeberufs beschrieben. Insbesondere hierarchische Führungsstile werden als Widerspruch zu den heutigen Herausforderungen und den Wünschen nach einem partnerschaftlichen, unterstützenden Führungsstil, der Handlungsspielräume ermöglicht, wahrgenommen. Führungskräften fällt es im Arbeitsalltag oft schwer, diejenigen besseren Rahmenbedingungen, die für die Erfüllung ihrer anspruchsvollen Führungsaufgaben erforderlich wären, selbst einzufordern und aufrecht zu erhalten (Bräutigam et al., 2023). In der Folge werden Führungspersonen einerseits mit vielfältigen Interessen, dem Wunsch nach Anerkennung und der Herstellung von Gerechtigkeit im Arbeitsalltag durch Mitarbeitende konfrontiert. Hieraus entstehen Erwartungen an ihre Haltung und ihr Verhalten. Andererseits besteht für Führungspersonen die Herausforderung, in zunächst vorgegebenen Strukturen agieren zu müssen. Diese erschweren es ihnen, die Ansprüche der Mitarbeitenden einzulösen und in diesem Rahmen darüber hinaus eigene Interessens- und Anerkennungsansprüche geltend zu machen.

11.3 Interaktion, Organisation und Regulation als Führungsaufgaben

Führungspersonen agieren nicht nur unter der doppelten Beanspruchung von Leadership-Aufgaben und Aufgaben in der Versorgung (**Kasten 11-3**). Sie agieren unter der Bedingung gegebener organisationaler Strukturen in Gesundheits- und Pflegeeinrichtungen vermittelnd in Richtung der Handlungserwartungen von Mitarbeitenden, die auf materielle Interessen und soziale Anerkennungsansprüche ausgerichtet sind. Zugleich handeln sie in der Erwartung, eigene Interessens-, Anerkennungs- und Gerechtigkeitsansprüche kommunizierbar, verhandelbar und durchsetzbar zu machen (Definition: Transformationale Führung).

Definition: Transformationale Führung. Diese zielt zunächst auf das Ausloten eigener Handlungsspielräume und Gestaltungschancen ab. Sie erfordert auch, die an die Führungsrolle geknüpften Interessen und Ansprüche der Mitarbeitenden und die eigenen Interessen und Ansprüche zum Gegenstand innerbetrieblicher Aushandlungsprozesse zu machen. Es ist notwendig, das Rollenverständnis von Führungspersonen und ihre Strategien zum Umgang mit Interessen und Ansprüchen auf Teamebene, mit ihren eigenen und mit latenten Gerechtigkeitskonflikten im Team stärker als bislang als Gegenstand von *Kompetenzentwicklungsmaßnahmen* zu postulieren (Bräutigam et al., 2023). Zudem gilt es, die Grenzen von Führungshandeln angesichts bestehender Organisationsstrukturen und -kulturen zu thematisieren und diese selbst zu reflektieren.

Herausforderungen für Führungspersonen entstehen auf den Handlungsebenen Interaktion, Organisation und Regulation:

- **Interaktion.** Aushandlungsprozesse von materiellen Interessen und soziale Anerkennungsansprüche rücken im Kontext von Interaktion in den Fokus. Es werden konkrete Interessens- und Anerkennungsansprüche auf betrieblicher Ebene verhandelt. Diese können sich unterscheiden. Maßgeblich ist, dass jedes Interesse zunächst als legitimes Interesse anerkannt wird, damit es Gegenstand interessenpolitischer Auseinandersetzung werden kann. Jede gewährte oder verweigerte Anerkennung kann wiederum die Durchsetzungschancen bestimmter Interessen erhöhen oder herabsetzen (Kerber-Clasen et al., 2020). Dazu gehören *Aushandlungsprozesse* um Arbeitszeitgestaltung oder Teilhabe an beruflicher Weiterbildung. Die Tatsache, dass einzelne Mitarbeitende auf pünktliche Beendigung ihrer Arbeitszeit oder auf Teilnahme an einer Weiterbildungsveranstaltung bestehen, kann aufgrund bestehender Routinen anderer Teammitglieder angesichts knapper Personalressourcen als nicht legitimer Anspruch aufgefasst oder im Aushandlungsprozess um Arbeitszeit- oder Vereinbarkeitsansprüche als Generationenkonflikt zwischen „jüngeren“ und „älteren“ Beschäftigten reformuliert werden. Auch neue Formen flexibler Arbeitsorganisation (z.B. Flex-Pool-Modelle in der Pflege), die bewusst mit dem Anspruch implementiert wurden, verlässliche Arbeitszeiten und zugleich Personalverfügbarkeit zu gewährleisten, können zu potenziellen Konflikten zwischen Mitarbeitenden führen. Das geschieht bspw., wenn die Tätigkeit im Rahmen dieser flexiblen Arbeitsorganisationform als „Rosinen picken“ oder „Luxus-Arbeitszeit“ gerahmt wird und hierüber bewusst Trennlinien zwischen Stammbelegschaft und Flex-Pool-Mitarbeitenden gezogen werden. Diese können als „horizontale Feindseligkeiten" in der Alltagspraxis wirksam werden (Bensch, 2022).

- **Organisation.** Es bedarf einen gemeinsamen interpretativen Bezugsrahmen, um Interessens- und Anerkennungsansprüche auf Organisationsebene einzulösen. Die Gestaltung von Organisation nimmt für Führungspersonen in der Pflege einen zunehmend höheren Stellenwert ein (Wolf & Ostermann, 2016). Über den interpretativen Bezugsrahmen wird die Voraussetzung für die Wahrnehmung von Anerkennungsansprüchen und Interessen des Anderen geschaffen (Bräutigam et al., 2020). Gesundheits- und Pflegeeinrichtungen neigen als Organisationen unter Innovations- und Veränderungsdruck oft dazu, ähnliche organisationsinterne Probleme und Problembewältigungsstrukturen zu entwickeln (Höhmann et al., 2016). Führungskräfte reagieren hierauf mit unterschiedlichen Rollenstrategien, um mit Spannungserleben und Diskrepanzerfahrungen im Berufsalltag umgehen zu können. Dies konkretisiert sich in unterschiedlichen Führungsstilen, die sich zwischen betriebswirtschaftlicher Assimilierung, persönlichem Einsatz und Burn-out oder einem Management durch aktive Entkopplung aufspannen (Höhmann et al., 2018). Je nach Strategie öffnen oder schließen sich Handlungs- und Gestaltungsspielräume zur Kommunikation, Aushandlung und Durchsetzung von Interessens- und Anerkennungsansprüchen.
- **Regulation.** Durch Normsetzung werden verbindliche Vorgaben für die Ausgestaltung von Versorgungs- und Arbeitsprozessen definiert. Auf Regulationsebene werden Interessens- und Anerkennungsansprüche formalisiert und kodifiziert. Beispiele sind die Festlegung von Personaluntergrenzen, die Einführung eines verbindlichen Personalbemessungssystems, die Definition vorbehaltener Tätigkeiten gemäß Pflegeberufegesetz (PflBG) oder tarifliche Ansprüche auf Entlohnung, Arbeitszeit oder Weiterbildung. Für Führungskräfte bedeutet dies, dass sie sich in ihrer Berufsrolle aktiv für deren Durchsetzung engagieren müssen. Dies adressiert auch interprofessionelle Aushandlungsprozesse jenseits der Professionsgrenze (Evans & Ludwig, 2020). Zusätzlich gilt es, eigene Interessen und Ansprüche zur Weiterentwicklung regulativer Normen auf die Agenda zu setzen. Die Sicherstellung des Arbeitsschutzes sowie gesundheitsförderliche Maßnahmen für Mitarbeitende bspw. haben nicht nur in den arbeitsbezogenen Präferenzen der Mitarbeitenden, sondern auch für Führungskräfte eine hohe Relevanz. Regulation kann auch dazu führen, dass Erwartungs- und Verantwortungsstrukturen von Führungspersonen unter Druck geraten. Die zunehmende Verbreitung von Expertenrollen in der Pflege kann sich, etwa im Kontext von Advanced Nursing Practice (ANP), perspektivisch zu einer neuen *Rollen- und Verantwortungsaufteilung* zwischen einerseits hierarchisch verstandener Führung und andererseits Führung als Clinical Leadership entwickeln. In der Praxis führt diese Perspektive auf Seiten der Träger*innen mitunter zu Befürchtungen vor Machtverlust, Konkurrenzen und ineffizienten Doppelstrukturen (Blanck-Köster et al., 2020). Diese befürchteten Effekte stehen legitimen berufsfachlichen Anerkennungsansprüchen gegenüber.

Fachliche Weiterbildungs- und Spezialisierungsmöglichkeiten sind zentral für die Berufsattraktivität und die Verbesserung der Pflegequalität. Weiterbildung führt zur Erhöhung von Gestaltungskompetenz und kann den Anspruch auf mehr Handlungsautonomie legitimieren. Das kann sich wiederum positiv auf die Berufsbindung auswirken. Dies erfordert jedoch, dass Führungspersonen in der Pflege *ausreichend Handlungsspielräume* in der betrieblichen Personalarbeit haben und dass diese *Ansprüche auf mehr Handlungsautonomie* eingelöst werden können. Zudem ist es notwendig, Modelle neuer Rollen- und Verantwortungsaufteilung in der Pflege zum Gegenstand innerbetrieblicher und intraprofessioneller Aushandlungsprozesse zu machen, anstatt diese vorschnell als Destabilisierungsrisiko abzuhandeln. Deutlich wird, dass „kompetente Führung" bei kritischer Reflexion vorhandener Organisationsstrukturen und -kulturen möglich wird. Dies schafft Voraussetzung für Wandel. Dabei darf nicht jedes Organisationsproblem als Führungsproblem dechiffriert werden. Selbst hochkompetente Führungspersonen werden in verschlossenen Organisationsstrukturen und -kulturen an ihre Grenzen kommen.

11.4 Zusammenfassung und Ausblick

Zusammenfassend handelt es sich im vorliegenden Beitrag um zwei zentrale Aspekte:

- Arbeitsbezogene Präferenzen von Mitarbeitenden beziehen sich sowohl auf materielle Interessen als auch auf soziale Anerkennungsansprüche. Führungspersonen in der Pflege werden im Alltag mit diesen Ansprüchen konfrontiert und müssen mit diesen umgehen. Zugleich knüpfen Führungspersonen eigene Interessens-, Anerkennungs- und Gerechtigkeitsansprüche an ihre Berufsrolle und Funktionsausübung. Hierüber werden Herausforderungen jenseits der doppelten Beanspruchung von Leadership-Aufgaben und Aufgaben in der Versorgung sichtbar. Führungspersonen stehen zusätzlich vor der Herausforderung, nicht nur den Interessen und Anerkennungsansprüchen ihrer Mitarbeitenden gerecht zu werden, sondern zugleich ihre eigenen Ansprüche verhandelbar, kommunizierbar und durchsetzbar zu machen.
- Aktuelle Entwicklungen, z. B. Förderung von Berufsrückkehr, Quereinstiegen und Zuwanderung in den Pflegeberuf, Erprobung neuer Arbeitszeit- und Arbeitsorganisationsmodelle, Debatten um neue Personal- und Kompetenzmixe in der Pflege sowie Generationenumbruch in der Pflege sprechen dafür, dass Führungspersonen in der Pflege künftig *erstens* mit einer Ausdifferenzierung zielgruppenspezifischer Interessen und Anerkennungsansprüche konfrontiert sein werden. *Zweitens* zeichnet sich ab, dass auch innerhalb der Profession „Pflege" Aufgaben- und Verantwortungsprofile in Pflegeteams, zwischen Pflegeteams und Führungspersonen, zwischen Führungspersonen und weiteren an der Gesundheits- und Pflegeversorgung beteiligten Berufsgruppen neu ausgehandelt werden (müssen). *Drittens* werden Führungspersonen in der Pflege, angesichts der für die Funktion bestehenden Engpasslage auf dem Arbeitsmarkt, selbst ihre Aushandlungsspielräume stärker erkennen und intensiver nutzen.

Die Weiterentwicklung von Versorgungs- und Arbeitsbedingungen in Gesundheits- und Pflegeeinrichtungen erfordert eine erweiterte Perspektive auf kompetente und transformational ausgerichtete Führung. Führungspersonen ma-

Kasten 11-4: Selbstfürsorge von Führungsverantwortlichen

Im Kontext der Corona-Pandemie wurde deutlich, dass Führungspersonen zumeist zur Unterstützung des Pflegepersonals einen persönlichen fürsorglichen Führungsstil wählten, während sie selbst zugleich hohen Belastungen ausgesetzt waren (dazu auch **Kasten 9-6**), denen sie u.a. mit Berufserfahrung, Resilienz und optimistischer Einstellung begegneten. Insbesondere der Self Care von Führungspersonen durch institutionalisierte Maßnahmen wird bislang jedoch zu wenig Aufmerksamkeit geschenkt (Schilder et al., 2025).

chen auch die eigenen Interessen und Ansprüche zum Gegenstand von Aushandlungsprozessen, um Handlungsspielräume, Ressourcen sowie Unterstützung für die Ausgestaltung der Führungsrolle zu erhalten. Doch wie diese Aushandlungsprozesse konkret verlaufen, welche Interessens- und Anerkennungsansprüche kommuniziert oder auch nicht kommuniziert werden und unter welchen organisationalen Bedingungen sie durchsetzbar werden, ist bislang weitgehend unerforscht. Dies erfordert mehr Aufmerksamkeit dafür, wie innerhalb von Pflegeteams Interessens-, Anerkennungs- und Gerechtigkeitsansprüche artikuliert, ausgehandelt und durchsetzbar werden.

Forschung in diesem Bereich kann auch zur Stärkung von Führungspersonen in der Pflege beitragen, indem ein handlungspraktischer Beitrag zur *Weiterentwicklung von Führungskulturen, -kompetenzen und -stilen* für die pflegeberufliche Praxis geleistet wird. Gesundheits- und Pflegeeinrichtungen können von diesem Wissen profitieren und vermeiden, dass (latente) Konflikte um Interessen und Anerkennungsansprüche zur betrieblichen Gerechtigkeits- und Legitimationsfrage werden. Sie können die Weichen dafür stellen, das Führung in der Pflege eine attraktive Laufbahnoption ist und künftig auch bleibt.

11.5 Literatur

Auffenberg, J., Becka, D., Evans, M., Kokott, N., Schleicher, S. & Braun, E. (2022). *„Ich pflege wieder, wenn ...“*. Arbeitnehmerkammer Bremen. https://www.arbeitnehmerkammer.de/fileadmin/user_upload/Downloads/Politik/Rente_Gesundheit_Pflege/Bundesweite_Studie_Ich_pflege_wieder_wenn_Langfassung.pdf

Bensch, S. (2022). Horizontale Feindseligkeit in der Pflege: Steig’ aus (oder fang’ gar nicht erst damit an). *PADUA, 17*(4), 203–208. https://doi.org/10.1024/1861-6186/a000689

Blanck-Köster, K., Roes, M. & Gaidys, U. (2020). Clinical-Leadership-Kompetenzen auf der Grundlage einer erweiterten und vertieften Pflegepraxis (Advanced Nursing Practice): Ein Scoping-Review. *Medizinische Klinik – Intensivmedizin und Notfallmedizin, 115*(6), 466–476. https://doi.org/10.1007/s00063-020-00716-w

Bläuer, C., Altermatt, R., Broisch, S., Catania, P., Estoppey, J., Gisin, M., Klanke, C., Kläusler, M., Wymann, B. & Steinle-Feser, B. (2021). Leadership in Zeiten von Corona: Die Perspektive von Pflegenden und Hebammen in einem Universitätsspital: Eine Qualitätserhebung. *Pflege, 34*(3), 159–169. https://doi.org/10.1024/1012-5302/a000805

Bräutigam, C., Evans, M., Schröer, L., Hilbert, J., Kerber-Clasen, S., Meyer-Lantzberg, F. & Wagner, G. (2020). *Reorganisation und Mitbestimmung von Care-Arbeit: Interessen- und Anerkennungsansprüche der Beschäftigten*. Hans-Böckler-Stiftung.

Bräutigam, C., Evans, M. & Zimmermann, H. (2023). *Qualifizierungen von Führungspersonen in der Pflege – Analyse und Rahmenkonzept*. Bundesinstitut für Berufsbildung (BIBB). https://www.bibb.de/dienst/publikationen/de/19203

Bundesministerium für Gesundheit. (2019). *Konzertierte Aktion Pflege: Vereinbarungen der Arbeitsgruppen 1 bis 5* (3. Aufl.). https://www.bundesgesundheitsministerium.de/fileadmin/Dateien/5_Publikationen/Pflege/Broschueren/191129_KAP_Gesamttext__Stand_11.2019_3._Auflage.pdf

Bundesministerium für Gesundheit. (2020). *Konzertierte Aktion Pflege: Erster Bericht zum Stand der Umsetzung der Vereinbarungen der Arbeitsgruppen 1 bis 5*. https://www.bundesgesundheitsministerium.de/fileadmin/Dateien/5_Publikationen/Pflege/Broschueren/2020-12-09_Umsetzungsbericht_KAP_barrierefrei.pdf

Christiansen, M. (2020). Arbeitsorganisation und Führungskultur. In K. Jacobs, A. Kuhlmey, S. Greß, J. Klauber, & A. Schwinger (Hrsg.), *Pflege-Report 2019* (S. 123–135). Springer. https://doi.org/10.1007/978-3-662-58935-9_9

Dunkel, W. & Weihrich, M. (2012). *Interaktive Arbeit*. Springer. https://doi.org/10.1007/978-3-531-19359-5

Evans, M. & Ludwig, C. (2020). Zwischen Klasse, Profession und Betrieb – Interessenorganisation in der Altenpflege. In O. Dibelius & G. Piechotta-Henze (Hrsg.), *Menschenrechtsbasierte Pflege: Plädoyer für die Achtung und Anwendung von Menschenrechten in der Pflege* (S. 113–126). Hogrefe.

Hegtvedt, K.A. (2005). Doing Justice to the Group: Examining the Roles of the Group in Justice Research. *Annual Review of Sociology, 31*(1), 25–45. https://doi.org/10.1146/annurev.soc.31.041304.122213

Höhmann, U., Lauxen, O., Larsen, C. & Schwarz, L. (2016). Ein theoretischer Begründungsrahmen zur Identifikation übergeordneter Kompetenzanforderungen an pflegerische Führungskräfte in Innovationsprozessen. *Pflege & Gesellschaft, 21*(03), 214–229.

Höhmann, U., Vogd, W. & Ostermann, A. (2018). Rollenstrategien pflegerischer Führungskräfte im Umgang mit Spannungserleben und Diskrepanzerfahrungen im Berufsalltag – Ansatzpunkte für eine unterstützende Kompetenzentwicklung. *Pflege & Gesellschaft, 23*(04), 356–370.

Hower, K. I., Pfaff, H. & Pförtner, T.-K. (2020). Pflege in Zeiten von COVID-19: Onlinebefragung von Leitungskräften zu Herausforderungen, Belastungen und Bewältigungsstrategien. *Pflege, 33*(4), 207–218. https://doi.org/10.1024/1012-5302/a000752

Hürtgen, S. & Voswinkel, S. (2016). Ansprüche an Arbeit und Leben –Beschäftigte als soziale Akteure. *WSI-Mitteilungen, 6*, 503–512. https://doi.org/10.5771/0342-300X-2016-7-503

Kerber-Clasen, S., Meyer-Lantzberg, F. & Wagner, G. (2020). Interessen- und/oder anerkennungskonflikte? skizze unserer theoretischen perspektive. In C. Bräutigam, M. Evans, L. Schröer, J. Hilbert, S. Kerber-Clasen, F. Meyer-Lantzberg & G. Wagner, *Reorganisation und Mitbestimmung von Care-Arbeit: Interessen- und Anerkennungsansprüche der Beschäftigten* (S. 29–33). Hans-Böckler-Stiftung.

Linka, E., Staudacher, D. & Spirig, R. (2021). Commitment des mittleren Pflegemanagements in Veränderungsprozessen: Eine qualitative Studie. *Pflegewissenschaft, 23*(3), 56–67.

Müller, H. (2011). *Berufliche Weiterbildung und Kompetenzentwicklung mit dem Ziel „Stationsleitung im Krankenhaus“* [Dissertation, Karlsruher Institut für Technologie (KIT)]. https://publikationen.bibliothek.kit.edu/1000025559

Schilder, M., Mai, T., Todisco, L., Potocka, J. & Schiel, F. (2025). Das Erleben der Führungsrolle in der Corona-Pandemie in hessischen Allgemeinkrankenhäusern: Eine deskriptive qualitative Studie. *Pflege, 38*(1), 51–58. https://doi.org/10.1024/1012-5302/a000887

Statistik der Bundesagentur für Arbeit. (2025). *Berichte: Blickpunkt Arbeitsmarkt – Arbeitsmarktsituation im Pflegebereich.* Bundesagentur für Arbeit. https://statistik.arbeitsagentur.de/DE/Statischer-Content/Statistiken/Themen-im-Fokus/Berufe/Generische-Publikationen/Altenpflege.pdf

Statistisches Bundesamt (Destatis). (2024). *Bis 2049 werden voraussichtlich mindestens 280.000 zusätzliche Pflegekräfte benötigt* [Pressemitteilung]. https://www.destatis.de/DE/Presse/Pressemitteilungen/2024/01/PD24_033_23_12.html

Voswinkel, S. (2011). Zum konzeptionellen Verhältnis von „Anerkennung“ und „Interesse“. *Arbeits- und Industriesoziologische Studien, 4*(2), 45–58.

Voswinkel, S. & Wagner, G. (2012). Die Person als Leistungskraft: Anerkennungspolitiken in Organisationen. *Leviathan, 40*(4), 591–608. JSTOR. https://doi.org/10.5771/0340-0425-2012-4-591

Wolf, H. (2014). *Gerechtigkeitsansprüche an Erwerbsarbeit: Ein Trendreport* (Arbeitspapier No. 297). Hans-Böckler-Stiftung. https://www.boeckler.de/fpdf/HBS-005792/p_arbp_297.pdf

Wolf, J. & Ostermann, A. (2016). Von der Organisation der Pflege zur Pflege der Organisation. In I. Bode & W. Vogd (Hrsg.), *Mutationen des Krankenhauses* (S. 165–183). Springer. https://doi.org/10.1007/978-3-658-11853-2_9

12 Strukturelle Ansatzpunkte gegen Feindseligkeit in der Pflege

Martina Hasseler

Abstract. Dieses Buchkapitel untersucht die makro-, meso- und mikrostrukturellen Faktoren, die zur Feindseligkeit innerhalb und gegenüber den Pflegefachberufen in Deutschland beitragen. Es wird untersucht, ob die Herausforderungen bei der Professionalisierung der Pflegefachberufe und ihrer Integration in das Gesundheitssystem in den inhärenten Strukturen des deutschen Gesundheitssystems begründet sind. Das Kapitel stellt die Hypothese auf, dass die Bedingungen auf der Makroebene (z. B. gesetzliche Rahmenbedingungen) und der Mesoebene (z. B. institutionelle Politiken) sowohl das Potenzial für professionelles Wachstum als auch das Auftreten destruktiver Verhaltensweisen auf der Mikroebene (z. B. zwischenmenschliche Dynamiken unter den Pflegefachberufen) erheblich beeinflussen. Die Analyse befasst sich mit den historischen und strukturellen Faktoren, die die Marginalisierung der Krankenpflege im deutschen Gesundheitssystem aufrechterhalten, darunter das Fehlen von Selbstverwaltungsorganen für Pflegefachberufe und die Überbetonung medizinischer Hierarchien. Darüber hinaus erörtert das Kapitel die Auswirkungen der jüngsten Gesundheitsreformen und den fehlenden politischen Willen, die Professionalisierung der Pflegefachberufe in Deutschland voranzutreiben. Das Potenzial für transformative Veränderungen, die die Pflegeberufe stärken und die Qualität der pflegerischen Gesundheitsversorgung verbessern könnten, wird ebenfalls betrachtet und die Notwendigkeit struktureller Reformen hervorgehoben, die den einzigartigen Beitrag der Pflegefachberufe im Gesundheitssystem anerkennen und integrieren.

Schlüsselbegriffe
- Professionalisierung Pflegefachberufe
- Strukturen Gesundheitssystem
- Feindseligkeit gegenüber Pflegefachberufen und innerhalb der Pflegefachberufe
- Makro-, Meso- und Mikro-Level
- Empowerment Pflegefachberufe.

12.1 Einleitung

In diesem Buchbeitrag geht es um Statements bzw. Zusammenfassungen diverser Analysen. Zerstören sich die Pflegenden durch Feindseligkeit selbst untereinander? Oder liegen die großen Probleme, in Deutschland die berufliche Pflege zu professionalisieren und in die Gesundheitsversorgung zu integrieren, in den „Genen" des bundesdeutschen Gesundheitssystems? Warum schafft es Deutschland nicht, berufliche Pflege zur internationalen Anschlussfähigkeit weiterzuentwickeln bzw. mit unterschiedlichen Kompetenzen in die Gesundheitsversorgung zu integrieren? Die deutsche Pflegeausbildung und die Aufgaben bzw. Verantwortlichkeiten beruflicher Pflege in Deutschland sind nicht vergleichbar mit den Entwicklungen im internationalen Raum. Deutschland bleibt auf einem sonderbaren Weg der Qualifikation und Einordnung von Pflegefachberufen in die Gesundheitsversorgung.

Können sich die Pflegefachberufe selbst aus dieser Entwicklung und fremd verschuldeten bzw. oktroyierten Unmündigkeit befreien?

Die Haupthypothese dieses Beitrages ist, dass die Strukturen und Bedingungen auf der Makro-Ebene (z.B. gesetzlichen) und im gewissen Maße auf der Mesoebene (z.B. institutionellen) die berufliche Pflege in ihren Möglichkeiten, aber auch in der möglichen Feindseligkeit oder Destruktion auf der Mikroebene (z.B. der persönlichen) beeinflusst. Mit anderen Worten: Wenn Umgebungsfaktoren und Rahmenbedingungen auf Makro- und Mesoebene nicht herstellbar sind, kann berufliche Pflege auf Mikroebene nicht auf wundersame Art und Weise als professioneller Beruf erscheinen.

Kasten 12-1: Berufliche Pflege im deutschen Gesundheitssystem

Deutschland hat ein Gesundheitssystem das stark arztvorbehalten ist. Es wird von Hierarchien und Strukturen bestimmt, die allesamt im 19. Jahrhundert und im frühen 20. Jahrhundert entstanden sind (Döhler, 1997; Simon, 2021; Hürkamp, 1985). Im bundesdeutschen Gesundheitswesen sind die Selbstverwaltungsorgane maßgeblich. Sie haben hoheitliche Aufgaben übertragen bekommen, um für das Gesundheitswesen gestalterisch und verantwortlich tätig zu werden.

Da die berufliche Pflege nicht über ein (Def.) Selbstverwaltungsorgan auf Bundes- bzw. Landesebene verfügt, liegt es in der Natur der Sache, dass andere Berufsgruppen und Organe über die berufliche Pflege bestimmen und deren Bedingungen determinieren. (Anm. d. Aut.: Von 16 Bundesländern in Deutschland haben Rheinland-Pfalz und Nordrhein-Westfalen jeweils eine Pflegekammer. Die Selbstverwaltungen in Niedersachsen und Schleswig-Holstein wurden nach kurzer Zeit wieder abgewickelt. Verschiedene Befragungen, zuletzt in Baden-Württemberg [Stand: August 2024] wurden abschlägig entschieden. Die existierende Bundespflegekammer hat damit z.Z. nur bedingt Reichweite.)

Definition: Selbstverwaltungsorgan. In Deutschland ist das Gesundheitswesen durch Selbstverwaltungsorgane strukturiert. Diese haben vom Gesetzgeber hoheitliche Aufgaben erhalten, um im Rahmen der bestehenden Gesetze das Gesundheitswesen und die Gesundheitsversorgung sowie die Finanzierung und ihre eigenen beruflichen Zuständigkeiten zu organisieren. Zu diesen Selbstverwaltungsorganen gehören die gesetzlichen Krankenkassen, die deutsche Krankenhausgesellschaft auf Bundes- und Landesebene, die kassen(zahn) ärztlichen Vereinigungen auf Bundes- und Landesebene, die Ärzte/Zahnärztekammern auf Bundes- und Landesebene. (Anm. d. Aut.: Dieser Zusammenfassung ist die Beschreibung auf der Website des Bundesministeriums für Gesundheit zugrunde gelegt (https://www.bundesgesundheitsministerium.de/gesundheitswesen-selbstverwaltung.) Diese Selbstverwaltungsorgane verhandeln nicht nur über Verwendung der Gelder im Gesundheitswesen, sondern üben auch großen Einfluss auf politische Entscheidungen aus. Alle anderen Berufsgruppen im Gesundheitswesen sind nicht Teil der Selbstverwaltungsorgane und können nicht über die Entwicklungen und Entscheidungen im Gesundheitswesen mitbestimmen.

Es ist hoch relevant, die Strukturen des Gesundheitssystems und die Auswirkungen auf die Möglichkeiten für die Pflegefachberufe zu verstehen, um nach Lösungen zu suchen. Die oftmals, auch aus Politik und Medien und von anderen Berufsgruppen zu hörende Botschaft, die Pflegefachberufe müssten einfach mal „nur“ mehr für sich tun, ist fehlgeleitet. Die Strukturen eines Gesundheitssystems sind sehr wirkmächtig.

Dieser Buchbeitrag wird zu einem Zeitpunkt geschrieben, in dem einige Gesundheitsreformen auf den Weg gebracht werden und genau jene Inhalte aus den Referentenentwürfen des

Bundesministeriums für Gesundheit herausgenommen werden oder gar nicht erst hineingelangen, die das Potenzial gehabt hätten, die berufliche Pflege zu unterstützen, sie zu professionalisieren und in die Gesundheitsversorgung zu integrieren. Das ist darauf zurückzuführen, dass diverse Selbstverwaltungsorgane und mächtige Berufsorgane erfolgreich dagegen lobbyiert haben. Der Mehrwert pflegefachlicher Versorgung wird in Deutschland nicht gesehen und vor diesem Hintergrund nicht integriert. Diese sonderbare, sehr enge Sichtweise auf berufliche Pflege und pflegerische Versorgung erschwert es, die internationale pflegewissenschaftliche Evidenz zu integrieren, die es in Deutschland nicht schafft, Grundlage für wesentliche Reformen oder für eine Gesundheitsversorgung zu bilden. Es muss konstatiert werden, dass die berufliche Pflege in allen Staaten, in denen sie professionalisiert und verantwortlich in die Gesundheitsversorgung integriert wurde, vom politischen Willen der gesetzgebenden Institutionen abhängig war. Mit anderen Worten: Wenn ein Gesundheitssystem eine relevante Berufsgruppe strukturell nicht integriert, sie nicht verantwortlich einbindet und sie auf der untersten Stufe einer Hierarchie einordnet, die in Teilen auch toxisch ist, kann diese sich nicht am eigenen Schopf aus diesen Hierarchien herausarbeiten. Daher ist die Frage, wie zerstörerisch sich diese (toxischen) Hierarchien auf die berufliche Pflege auswirken, durchaus berechtigt. Nicht vorhandene Macht sowie gefühlte und reale Machtlosigkeit können im Zusammenhang mit ggf. als destruktiv interpretierbare Verhaltensweisen betrachtet werden. Nachfolgend werden einige Punkte skizziert, die auf den unterschiedlichen Ebenen der Gesundheitsversorgung und politischen Prozesse eingeordnet werden können, um ggf. die Pflegefachberufe im positiven Sinne zu entwickeln und zu fördern. Aber: Möchte das deutsche Gesundheitssystem eine professionelle pflegefachliche Versorgung und berufliche Pflege im professionellen Sinne überhaupt? Diese Frage kann nicht abschließend beantwortet werden. Es gibt von politischer Seite jede Menge Lippenbekenntnisse dazu, die sich insbesondere vor Bundes- und Landtagswahlen häufen. Jedoch haben die meisten politischen Entscheidungstragenden wie auch die begleitenden Medien kaum oder gar keine Vorstellung von professioneller Pflege.

Ich möchte mich an dieser Stelle ausdrücklich bei Sonja Laag und Annemarie Fajardo bedanken, da unsere vielen Diskussionen insbesondere in der frühen Phase und in der Entwicklung des Care-Share-13-Papieres (s. weiterführende Literatur) meine Gedanken zu den strukturellen Problemen der beruflichen Pflege in Deutschland schärfen konnten.

12.2 Entscheidungsverantwortung in Gesundheitspolitik und Gesundheitssystem

Veränderungen auf Strukturebene eines Gesundheitssystems erfolgen durch die Gesetzgebung. Das Parlament entscheidet darüber, welche Gesundheitsversorgung den Versicherten ermöglicht wird und welche Berufsgruppen an der Gesundheitsversorgung in welchem Ausmaß und mit welcher Verantwortung teilhaben.

Deutschland hat ein Gesundheitssystem, das in seinen Strukturen vor ca. 120 Jahren entwickelt wurde. Zum damaligen Zeitpunkt stand die kurative Versorgung im Vordergrund (Döhler, 1997; Hürkamp, 1985; Jütte, 1997; Simon, 2021). Die zeitliche Entstehung des bundesdeutschen Gesundheitssystems ging parallel mit der Entwicklung der Medizin bzw. des Berufs der Ärzteschaft als Profession einher (Jütte, 1997). Maßgebliche Erkenntnisse der Diagnostik und Behandlung durch kurative Medizin sind zum damaligen Zeitpunkt auf den Grundlagen der Naturwissenschaft zustande gekommen (Foucault, 1988/2016; Hürkamp, 1985; Jütte, 1997). Sie haben Einzug in die strukturellen Entwicklungen des Gesundheitssystems erhalten. Die Ärzteschaft wurde die zentrale Vertragspartnerin der Krankenkassen, weil sie damals die einzige verantwortliche Berufsgruppe mit neuen relevanten Erkenntnissen für Diagnostik und Behandlungen von akut erkrankten Patient*innen war. Berufliche Pflege wurde ergänzend zur Ärzteschaft entwickelt. Sie stand den Ärzten in den Krankenhäusern assistierend und unterstützend zur Seite. (Anm. d. Aut.: Es wird bewusst nicht gegendert, da zu diesem Zeitpunkt die Ärzteschaft überwiegend aus Männern bestand.)

Pflegeberufe waren erforderlich, um die Krankenhäuser und die Patient*innenversorgung und die Ärztetätigkeiten erst zu ermöglichen (Panke-Kochinke, 2020). Deutschland ist im Wesentlichen auf diesem Stand stehen geblieben: mit Verständnis der beruflichen Pflege als Arztassistenz, aber nicht als eigene Profession mit eigenen Erkenntnissen und Wirkungen.

Eine bedarfsangemessene Gesundheits- und Krankheitsversorgung wird nur unter Integration der beruflichen Pflege als Profession gelingen. Dazu einige Implikationen:

Kasten 12-2: Veränderter Bedarf an Gesundheitsversorgung

Aufgrund der demografischen und weiteren gesellschaftlichen Entwicklungen haben sich die Bedarfe der Gesundheits- und Krankheitsversorgung weltweit und auch in Deutschland verändert. Dadurch entwickeln sich auch die anderen Gesundheitsfachberufe weiter, passen sich in ihren Kompetenzen an und elaborieren erforderliche eigene Wissenschaftsdisziplinen und wissenschaftliche Erkenntnisse für die Gesundheits- und Krankheitsversorgung. Diese Entwicklungen in der internationalen Pflege- bzw. Hebammenwissenschaft, in Physio- bzw. Ergotherapie, Logopädie und in weiteren Berufen helfen, die komplexer werdenden Anforderungen an eine qualitativ hochwertige Gesundheitsversorgung zu verstehen, neue Maßnahmen und Interventionen zu entwickeln, in eine bedarfsangemessene Gesundheitsversorgung zu integrieren und die Gesundheitsversorgung zu verbessern.

- Die politischen Entscheidungstragenden müssen sich fragen, ob und wofür sie berufliche Pflege fördern wollen. Die derzeitigen Reformvorhaben reichen nicht aus, um dem Zukunftsbedarf gerecht zu werden. Vor allen wird die Anschlussfähigkeit der beruflichen Pflege in Deutschland an Europa und die Welt nicht hergestellt. Deutschland ist eines der Staaten mit dem schlechtesten Professionalisierungsgrad der Pflegefachberufe (Lehmann et al., 2019). Auf mögliche Anwerbekampagnen aus dem internationalen Raum wirkt sich das negativ aus.
- Die derzeitige Erwartungshaltung von Entscheidungstragenden in Politik und Gesundheitswesen ist fehlgeleitet, die Pflegefachberufe müssten beweisen, dass sie relevant seien und auf die Straße gehen, um zu protestieren. Der Mehrwert der Pflegefachberufe für eine qualitativ hochwertige und kostengünstige Gesundheitsversorgung ist international mehrfach wissenschaftlich belegt, zusammengefasst in Hasseler (2023). Diese Evidenz wird von Entscheidungstragenden nicht anerkannt oder nicht selten mit den Worten abgelehnt, Deutschland sei nun mal anders, da könne man diese wissenschaftlichen Erkenntnisse nicht übertragen.
- Seit vielen Jahren werden Modellprojekte gefördert, die oft zum Inhalt haben, die Pflegefachberufe mit Kompetenzen und Autonomie auszustellen. Erfolgreiche und wirksame Erkenntnisse führen aber nicht dazu, dass die neuen Versorgungsformen zum Regelangebot in der Gesundheitsversorgung werden. Weder Bund, Länder noch weitere Kostenträger*innen wollen die Finanzierung übernehmen, die mit den damit einhergehenden strukturellen Veränderungen verbunden wären. Für fundamentale Reformen der Leistungs(erbringungs)finanzierung müssten sich zudem politische Entscheidungstragende mit den einflussreichen Selbstverwaltungsorganen gezielt auseinandersetzen. Das passiert jedoch nicht.

- Entscheidungstragende in Politik und Gesundheitswesen ignorieren, dass Pflegefachpersonen die patient*innennahe Pflege oft verlassen, weil sie ihre Kompetenzen nicht einbringen dürfen bzw. die prekären Zustände der Patient*innenversorgung nicht länger ertragen können. Pflegende befinden sich vor, während und nach ihrer Arbeit oft im moralischen Stress und/oder Cool-Out, wie Seidlein und Mai in **Kapitel 1** ausführen, zudem nachzulesen bei Corley (2021) sowie Kersting (2020). Strukturen und Verhältnisse im Pflegearbeitskontext sind so wirkmächtig, dass ihnen weder durch Kompetenz oder Kampf, sondern oft nur durch Flucht aus dem Beruf zu begegnen ist (**Kasten 5-2**). Eine weitere Strategie ist die „Abstimmung mit den Füßen", die politisch oft falsch interpretiert wird. (Anm. d. Aut.: Zuletzt das Quorum zur Errichtung einer Pflegekammer in Baden-Württemberg, dessen Ergebnis im Juni 2024 als Ablehnung der Selbstverwaltung durch die befragten Pflegefachpersonen ausgelegt wurde; Ministerium für Soziales, Gesundheit und Integration Baden-Württemberg, 2024). Als Reaktion aus der Politik wird häufig eine weitere Deprofessionalisierungsspirale der beruflichen Pflege in Gang gesetzt. (Anm. d. Aut.: Dazu zählt die politische Absicht im Referentenentwurf eines bundesweiten Pflegeassistenzgesetzes vom Juli 2024, Vorbehaltsaufgaben nach § 4 PflBG auf Pflegeassistenz zu übertragen; Entwurf eines Gesetzes über die Einführung einer bundeseinheitlichen Pflegeassistenzausbildung, Referentenentwurf, 2024).

Die Verantwortung für die schwierigen Rahmenbedingungen der Gesundheitsversorgung und den damit verbundenen Rollen, Aufgaben und (Nicht)Verantwortlichkeiten beruflicher Pflege liegt bei den politischen Entscheidungstragenden. Pflegefachberufe in Deutschland haben aus den vorgenannten Gründen, insbesondere der fehlenden Selbstverwaltung, keine Macht, etwas ohne politische Unterstützung zu verändern.

12.3 Berufliche Pflege im Gesundheitssystem

In einem Gesundheitssystem wie Deutschland, das in der Gestaltung seiner Gesundheitsversorgung von Selbstverwaltungsorganen abhängt, haben die politischen Entscheidungstragenden die Verantwortung, Selbstverwaltungsorgane auf Bundes- und Landesebene zu schaffen. Dabei geht es nicht um vereinzelte Landtagsabfragen wie *„Wollt Ihr eine Pflegekammer?"*, sondern die bewusste Entscheidung und Verantwortung des Gesetzgebers, hierfür die Weichen zu stellen. Das tut er i. d. R. dann, wenn deutlich wird, dass eine Berufsgruppe so relevant ist, dass zu deren Tätigkeiten hoheitliche Aufgaben gehören. Derzeit bestimmen andere Selbstverwaltungsorgane, mächtige Berufsorganisationen und im SGB XI vor allem Pflegekassen und Arbeitgeber*innenverbände über die Pflegeberufe und die pflegerische Versorgung. Pflegefachberufe und deren Leistungen werden in erster Linie fremddefiniert. Der ihnen zugestandene Anteil begrenzt sich zumeist auf angefragte Redebeiträge bei Gremienarbeiten oder auf die „dazu geholte" Wissenschaft, um Auftragsforschung im Auftrag der Selbstverwaltungsorgane oder der Arbeitgeberverbände durchzuführen. Zum jetzigen Zeitpunkt nimmt die berufliche Pflege und ihre Wissenschaft allenfalls Zuschauer*innenplätze ein, wenn in den relevanten Sektoren des SGB V und des SGB XI andere Selbstverwaltungsorgane und Vertragspartner*innen die Bedingungen beruflicher Pflege und deren Leistungserbringung definieren. Konkret bedeutet das v. a., dass berufliche Pflege weder festlegen kann, welche Maßnahmen für eine qualitativ hochwertige Pflege erforderlich ist. Sie kann sie auch nicht anordnen oder entsprechende Abrechnungsziffern wie OPS hinterlegen (Hasseler et al., 2023). (Anm. d. Aut.: Der Operationen- und Prozedurenschlüssel OPS, öffentlich zugänglich unter https://www.bfarm.de/DE/Kodiersysteme/Klassifikationen/OPS-ICHI/OPS/Kode-Suche/_node.html, dient der amtlichen Klassifikation zur Verschlüsselung von Operationen, Prozeduren und allgemeinen medizinischen Maßnahmen. Er wird vom BfArM im Auftrag des Bundesministeriums für Gesundheit herausgegeben und ist gemeinfrei. Die Anwendung des OPS erfolgt im stationären Bereich gemäß § 301 SGB V und im Bereich des ambulanten Operierens gemäß § 295 SGB V.)

Diese erfahrene Machtlosigkeit setzt sich auf Mesoebene in den meisten Einrichtungen der Akut- und Langzeitpflege fort. In gesundheitlichen Gremien treffen andere Berufsgruppen als die berufliche Pflege Entscheidungen zur pflegerischen Versorgung. Diese hindert Pflegefachpersonen daran, gleichberechtigt an politischen Entscheidungsprozessen teilzunehmen und ihre Interessen effektiv zu vertreten (Giese, 2022) mit massiven Folgen für die Gesundheitsversorgung und für die Entwicklung beruflicher Pflege. Diese Machtlosigkeit wirkt sich infolge auf die Pflegenden untereinander aus.

12.4 Fehlendes Pflegeleistungserbringungsrecht

Pflegefachliche Leistungen werden bisher in keinem Sozialgesetzbuch definiert. Fehlendes Leistungserbringungsrecht für Pflegefachberufe führt zu Unterfinanzierung und *stiller Rationierung* von Pflegeleistungen, spürbar in allen Gesundheitssektoren. Pflegefachlichkeit ist ein unsichtbares gesundheitsökonomisches Gut, das weder systematisch erhoben, noch differenziert ausgehandelt wird. Ersatzweise wird z.B. im Krankenhaus mit Pflegepauschalen gearbeitet, die sich aus Schätzwerten einer zumeist geringen Stichprobe ergeben und angemessene Kosten für pflegefachliche Leistungen nicht abbilden.

Menschen mit Pflegebedarf und ihre Angehörigen bemerken die Rationierungen in der pflegerischen Versorgung, indem sie sich schlecht oder nicht pflegerisch versorgt fühlen. Sie können jedoch aufgrund fehlenden Bewusstseins für den Mehrwert pflegefachlicher Versorgung nicht genau benennen, was fehlt. Pflegefachpersonen können wiederum oft nicht die notwendige pflegefachliche Versorgung leisten, die sie gerne erbringen würden. Oft ist ihnen wegen fehlenden System- und Strukturwissens nicht bewusst, aus welchen Gründen sie pflegefachliches Handeln rationieren müssen. Und nicht selten wird ihnen von Entscheidungstragenden gespiegelt, dass sie einfach nur „mehr und besser" arbeiten müssten, um Pflegefachlichkeit (wieder) herzustellen. Pflegefachpersonen können aber nur eine qualitativ hochwertige pflegerische Gesundheitsversorgung in allen Sektoren und Settings, in denen sie tätig sind, erbringen, wenn ihnen dafür die entsprechende Finanzierung zur Verfügung steht. Solange dies nicht existiert, wirkt sich das Problem der „stillen" Rationierung von Pflegefachlichkeit auf die Pflegefachpersonen auf Mikroebene und im Umgang miteinander negativ aus.

12.5 Professionelle Pflege anerkennen

Es ist an der Zeit, Pflege als modernen Dienstleistungsberuf mit bedeutendem Mehrwert im Gesundheitssystem anzuerkennen! Deutschland benötigt bspw. einen *Scope of Practice* für die unterschiedlichen Pflegequalifikationsniveaus, derzeit Pflegehilfe, Pflegeassistenz, Berufsabschluss bis Bachelor- und/oder Masterabschluss. Je Qualifikationslevel sind Kompetenzen und Verantwortlichkeiten festzulegen, um die Qualität der Versorgung zu sichern, zusammengefasst in Hasseler (2021), und den Mehrwert höher qualifizierter Pflegender herauszustellen. Deutschland benötigt mehr primärqualifizierend-duale Studiengänge bzw. Masterstudiengänge im klinischen Versorgungsbereich sowie viel mehr Pflegeausbildungsplätze. Der Think Tank Vorbehaltsaufgaben (TT VA) spricht von 30.000 erforderlichen Bachelor-Studienplätzen und weiteren 10.000 Studienplätzen für Masterstudierende ab 2027 (Think Tank Vorbehaltsaufgaben (TT VA) & Deutsche Gesellschaft für Pflegewissenschaft e. V. (DGP), 2024). Qualifikation und Kompetenz müssen im Handeln und auf formaler Ebene sichtbar werden, i. S. v.: Was machen eine Pflegehelferin, ein Pflegefachmann, eine Pflegefachfrau (BSc.) und ein Pflegespezialist mit Masterabschluss? Wie helfen sie einander in ihren unterschiedlichen Autonomiegraden in der Erbringung pflegerischer Versorgung? Wird das deutlich, nimmt die Wertschätzung füreinander zu. Ohne dem, wird es ein „Einheitsbrei" bleiben und die Feindseligkeit in der Berufsgruppe besteht weiter. Es ist unerlässlich, die Pflege in Deutschland als eigenständigen und professionellen Beruf mit eigenen, autonomen Aufgaben und Kompetenzen zu positionieren und zu integrieren. Hierfür sind grundlegende Reformen im Gesundheitswesen erforderlich.

12.6 Internationale Erkenntnisse integrieren

Die Versorgung von Menschen mit Pflegebedarf in der Akut- und Langzeitpflege muss deutlich stärker als bisher durch evidenzbasierte Interventionen der beruflichen Pflege erfüllt werden. Paragraphen im SGB V und SGB XI weisen in weit gefassten Formulierungen aus, dass die gesundheitliche und pflegerische Versorgung nach dem aktuellen Stand der Wissenschaft erfolgen soll. In der Empirie erweist sich das oft als „zahnloser Papiertiger". Das deutsche Leistungs(erbringungs)recht braucht Aussagen internationaler Evidenz zu Themen wie Pflegepersonal-Patient*innen-Verhältnis (im weiteren *Nurse-to-Patient-Ratio,* d. h. wie viele Menschen mit Pflegebedarf werden durch eine Pflegefachperson pflegefachlich betreut) oder Effekten pflegerischer Interventionen. Der eventuellen Argumentation einer Nicht-Übertragbarkeit aufs deutsche Gesundheitssystem muss mit den gesetzlichen Verpflichtungen zur evidenzbasierten Gesundheitsversorgung und zur Anpassung an EU-weite Standards gekontert werden. Es existiert eine internationale Evidenzlage, die den Mehrwert pflegeprofessioneller Versorgung sehr eindrucksvoll zeigt. Qualifiziertes Pflegefachpersonal trägt mit seinen Leistungsangeboten entscheidend zur Gesundheitsversorgung bei. Morbiditäts-, Mortalitäts- und Komplikationsraten werden signifikant verbessert und Kosten reduziert (es erfolgt eine beispielhafte Übersicht. Die internationale Forschungslage zu dieser Thematik ist seit mindestens zwei Jahrzehnten sehr differenziert):

- Wieczorek-Wojcik und Autor*innenteam (2020) beobachteten in Polen, dass jede zusätzliche Stunde, die eine Pflegefachkraft in der direkten Patient*innenversorgung verbringt, die Mortalitätsrate um 6 % senkt (Wieczorek-Wojcik et al., 2020).
- Internationale Vergleiche von Aiken und Autor*innenteam (2017) zwischen Ländern wie Belgien, England, Finnland, Irland, Spanien und der Schweiz offenbaren, dass eine Erhöhung des Pflegefachpersonals um 10 % die Sterbewahrscheinlichkeit nach chirurgischen Eingriffen um 11 % senkt, während eine Reduktion des Personals um 10 % das Sterberisiko in Krankenhäusern um 12 % erhöht (Aiken et al., 2017).
- Griffiths und Autor*innenteam (2016) bestätigen, dass ein höherer Pflegefachpersonalschlüssel die Rate von Komplikationen wie Stürze und Dekubitus senkt, und betonen, dass eine qualifizierte Personalzusammensetzung zu besseren Versorgungsergebnissen führt (Griffiths et al., 2016).
- Pitkäaho und Mitautor*innen (2015) führten eine retrospektive Analyse in finnischen Universitätskrankenhäusern durch, um den Zusammenhang zwischen dem Pflegepersonalschlüssel und der Länge des Krankenhausaufenthalts zu untersuchen. Während kein linearer Zusammenhang festgestellt wurde, zeigte sich, dass ein höherer Anteil an Pflegefachkräften die Verweildauer sig-

nifikant reduzieren kann, insbesondere wenn der Anteil zwischen 65–80 % liegt (Pitkäaho et al., 2015).

- Yarbrough und Autor*innenteam (2017) zeigen, dass die Fluktuation von Pflegepersonal finanziell belastend für Krankenhäuser ist, und quantifizieren die damit verbundenen Kosten pro ausscheidender Pflegefachperson auf 44.380 bis 63.400 US-Dollar, was jährliche finanzielle Verluste von 4,21 Millionen bis 6,02 Millionen US-Dollar pro Krankenhaus bedeutet (Yarbrough et al., 2017). In Deutschland unterstreichen Pilny und Rösel (2021) die Ernsthaftigkeit der Fluktuationssituation im Pflegebereich.

Für Deutschland müssen insbesondere die ethischen und fachlichen Implikationen von angemessenen *Nurse-to-Patient-Ratios* und erprobte Skill-Mix-Konzepte stärker erforscht und diskutiert werden. Die systemrelevante Rolle der beruflichen Pflege für eine qualitativ hochwertige Gesundheitsversorgung, insbesondere hinsichtlich der Patient*innenergebnisse (Bensch, 2020), braucht mehr Beachtung.

12.7 Berufliche Pflege empowern

Pflegende, die von Vollzeit- auf Teilzeitbeschäftigung reduzieren, tun dies, weil sie die Rahmenbedingungen, unter denen sie berufliche Pflege erbringen, als nicht mehr (er)tragbar erachten (Auffenberg et al., 2022). Mit der zunehmenden Anzahl von Menschen mit Pflegebedarf und den komplexer werdenden Erfordernissen im Gesundheitssystem in Verbindung mit gesellschaftlicher Entwicklung ist es dringend notwendig, berufliche Pflege zu attraktivieren. Es ist angesagt, berufliche Pflege zu empowern.

Empowerment beruflicher Pflege wird in der Fachliteratur als Schlüsselstrategie zur Bindung und Gewinnung von Pflegepersonal gesehen (Zurmehly et al., 2009). Spence Laschinger und Autor*innenteam (2009) identifizieren eine kollegiale Atmosphäre, Respekt und Höflichkeit als wesentliche Faktoren, die sich positiv auf die Arbeitszufriedenheit von Pflegenden auswirken. Das Verhalten der Vorgesetzten spielt dabei eine entscheidende Rolle und hat erheblichen Einfluss auf die Berufszufriedenheit und das Risiko von Burnout sowie die Entscheidung, den Beruf möglicherweise zu verlassen (Spence Laschinger et al., 2009).

Definition: Empowerment zielt darauf ab, Menschen darin zu stärken und zu befähigen, ihre soziale Lebenswelt und ihr Leben aktiv selbst zu gestalten, anstatt sich passiv formen zu lassen und unterteilt sich in psychisches und strukturelles Empowerment (Wagner et al., 2010). *Psychisches Empowerment* bezieht sich auf die individuelle Wahrnehmung der eigenen Rolle und Funktion innerhalb der Organisation und wird als intrinsische Motivation verstanden. Elemente wie Bedeutung, Kompetenz, Selbstbestimmung und Einfluss sind dabei zentral (Knol & Van Linge, 2009).

Strukturelles Empowerment umfasst die formale und informelle Macht, die sich aus der Position und dem Netzwerk innerhalb der Organisation ergibt, sowie die zur Verfügung stehenden Ressourcen, Informationen und Möglichkeiten, die eine effektive Arbeitsausführung unterstützen. Diese strukturellen Faktoren sind essenziell, um auch das psychische Empowerment zu fördern, welches wiederum innovatives Verhalten und Engagement im Berufsalltag begünstigt (Akca & Kugler, 2016).

Die Integration von Pflegefachpersonen in strategische Entscheidungsprozesse und die Stärkung ihrer Autonomie in der Praxis sind grundlegende Schritte, um Arbeitszufriedenheit und Commitment zu steigern und Qualität bzw. Effizienz der Patientenversorgung zu verbessern. Das Konzept der *Magnet-Krankenhäuser* sieht strukturelles Empowerment als zentrale Komponente (Maucher, 2020) (**Kap. 25**). Insbesondere auf Mikroebene kann gezieltes, d.h. strukturelles und psychologisches Empowerment beruflicher Pflege positive Wirkungen und konstruktive Umgangsweisen unter- und miteinander erzeugen (vgl. Teamcodes, **Kap. 10.5**). Schlussendlich ist Empowerment von beruflicher zu professioneller Pflege ein entscheidendes Element, um die Herausforderungen im Gesundheitswesen effektiv zu adressieren und für die Pflegenden, Patient*innen und das gesamte Gesundheitssystem positive Effekte zu erzielen. (Anm. d. Aut.: Zwischen *beruflicher* und *professioneller* Pflege werden Unterschiede dahingehend gemacht, dass professionelle Pflege sich seiner Wissenschaft und Selbstverwaltung als Selbstverständnis bedient und als Beruf mit hoheitlichen Aufgaben von Politik und Gesellschaft anerkannt wird. Für berufliche Pflege sind diese Aspekte, wie im Buchkapitel aufgeführt, in Deutschland momentan noch nicht der Fall.)

12.8 Pflegevorbehalt im SGB V festlegen

Es reicht formal nicht aus, Vorbehaltsaufgaben im § 4 PflBG zu formulieren, damit Pflegefachpersonen autonom und selbständig arbeiten können. Es handelt sich hierbei um Aufgaben, die nur Pflegefachpersonen erbringen dürfen. Im Wesentlichen sind dies Elemente des professionellen Pflegeprozesses, bis auf die Durchführung pflegerischer Maßnahmen (Think Tank Vorbehaltsaufgaben (TT VA) & Deutsche Gesellschaft für Pflegewissenschaft e. V. (DGP), 2024). Das Pflegeberufegesetz (PflBG) ist ein *Berufszulassungsgesetz*. Es definiert, welche Voraussetzungen gegeben sein müssen, um nach PflBG die jeweils gültigen Berufsbezeichnungen tragen dürfen. Das sind die Bezeichnungen „Pflegefachfrau", „Pflegefachmann", „Pflegefachperson", berufsschulisch bzw. mit akademischen Grad. Für die berufsschulischen Spezialisierungen kommen „Altenpfleger", „Altenpflegerin" und „Altenpflegefachperson" sowie „Gesundheits- und Kinderkrankenpfleger", „Gesundheits- und Kinderkrankenpflegerin" und „Gesundheits- und Kinderkrankenpflegefachperson" dazu. Damit hat das PflBG nichts mit Leistungserbringung zu tun. Die Vorbehaltsaufgaben nach § 4 PflBG müssen notwendigerweise mit Inhalten gefüllt werden. Dazu verhilft ein *Scope of Practice,* der festlegt, welche vorbehaltlichen Aufgaben Pflegefachpersonen mit berufsschulischem oder Bachelorabschluss bzw. Master- oder Doktorgrad ausüben dürfen. (Eine Orientierung bietet die American Nurses Association/ ANA unter https://www.nursingworld.org/practice-policy/scope-of-practice/ und viele weitere). Aufgaben und Verantwortlichkeiten müssen sich für die verschiedenen Qualifikationsniveaus sichtbar im *Scope of Practice* unterscheiden. Aus gesetzlicher Perspektive werden Aufgaben und Verantwortlichkeiten im nächsten Schritt als Leistungen in ein Leistungserbringungsrecht überführt. Diese werden dann für die Versorgung von Menschen mit Pflegebedarf und für ihre Kostenverhandlungen zugrunde gelegt. Idealerweise wird gleichzeitig eine *standardisierte*

Kasten 12-3: Pflegevorbehalt im SGB V

Damit Pflegefachpersonen abhängig von ihrem Qualifikations- und Kompetenzgrad sowie zugeordnetem *Scope of Practice* eigenständig und autonom Pflegeleistungen entsprechend legalisiertem Leistungsberingungsrecht erbringen, muss der Arztvorbehalt nach §§ 15 Abs. 1 und 28 Abs. 1 SGB V verändert werden. Dadurch werden Pflegefachpersonen in der Durchführung der Gesundheitsversorgung von den Ärzt*innen unabhängig. Ein innovatives SGB V beinhaltet demnach neben dem Arztvorbehalt einen Pflegevorbehalt, d. h. Leistungen, die nur von Pflegenden mit jeweiligem Qualifikationsniveau entschieden, erbracht, evaluiert und abgerechnet werden dürfen. Damit wird, wie international in Staaten mit Pflege als Profession ermöglicht, dass Pflegefachpersonen selbständig und verantwortungsvoll in der Gesundheits- und Krankheitsversorgung aktiv werden.

Pflegesprache eingeführt, um die Leistungen transparent diagnostizierbar, durchführbar und abrechenbar zu machen.

Es ist davon auszugehen, dass gesetzlich definierte Aufgabenbereiche, die abhängig vom Qualifikations- und Kompetenzniveau ausgeübt werden dürfen, sich konstruktiv auf die Pflegenden unabhängig ihrer Qualifikationsniveaus auswirken werden. Klarheit und Transparenz führen dazu, dass Pflegende in ihrem jeweiligen Handlungsrahmen Sicherheit finden. Jeder und jedem Pflegenden wird bewusst, wer wann und wie Verantwortung für welche Maßnahmen und Interventionen hat. Wer mehr Verantwortung in der Pflege will, der qualifiziert sich höher (Bensch, 2024a). Ein damit einhergehender Berufsstolz wird destruktive Aushandlungsprozesse überflüssig machen bzw. reduzieren.

12.9 Bedarfsorientiert bei Gesundheits- und Krankheitsversorgung ansetzen

SGB V ist die Grundlage für die Kranken- und Gesundheitsversorgung der Bevölkerung in Deutschland. Sein Stand aus dem späten 19. Jahrhundert und frühen bis mittleren 20. Jahrhundert mit Basis eines überwiegend kurativ-biomedizinischen Modells braucht dringend eine Weiterentwicklung. Erkenntnisse zu sozialer und gesundheitlicher Ungleichheit, vulnerablen Bevölkerungsgruppen müssen notwendigerweise aufgenommen werden bzw. ein Paradigmenwechsel hin zu bio-psycho-sozialer Gesundheitsversorgung muss erfolgen. Dann verteilen sich die Versorgungserfordernisse der Bevölkerung mindestens auf ärztliche, pflegerische, therapeutische Bereiche. Ziele sind notwendigerweise:

- zugehende wie niederschwellige Gesundheitsversorgung für soziale Milieus von Bevölkerungsgruppen durch spezifische Versorgungskonzepte wie *Public Health Nursing* bzw. *Community Health Nursing* und
- Primärversorgung mit und ohne Kooperation niedergelassener Ärzte*innen oder mit Ausrichtung auf bestimmte Bevölkerungsgruppen durch professionelle Pflege gestalten z. B. durch *Nurse Visitor* oder *Advanced Nurse Practitioner.*

Definition: Public Health Nurse und Nurse Visitors. Eine *Public Health Nurse* ist im Gesundheitssystem verantwortlich für die Förderung und den Schutz der Gesundheit von Bevölkerungsgruppen. Public Health Nurses bewerten die Gesundheitsbedarfe von Bevölkerungen, entwickeln in Zusammenarbeit mit der Gemeinschaft Interventionspläne und setzen diese effektiv um. Ein zentrales Ziel ist es, gesundheitliche Ungleichheiten zu reduzieren und durch Prävention und Gesundheitsförderung die Lebensqualität von Bevölkerungsgruppen zu verbessern. Die Rolle von Public Health Nurses umfasst die direkte Arbeit mit Einzelpersonen und Familien im Kontext ihrer Gemeinschaft, aber auch die Mitgestaltung von Gesundheitspolitik und -programmen auf verschiedenen Ebenen. *Community Health Nurses* bezieht sich auf eine pflegerische Gesundheitsversorgung, die innerhalb einer bestimmten Gemeinschaft oder eines geografisch definierten Gebiets stattfindet. Diese Art der Pflege zielt darauf ab, die Gesundheit von Einzelpersonen, Familien und Gruppen innerhalb der Gemeinschaft zu fördern, Krankheiten vorzubeugen und die Lebensqualität zu verbessern. Community Health Nurses arbeiten oft direkt mit Patienten in deren häuslichem Umfeld, in Schulen, Gemeindezentren oder anderen Gemeinschaftseinrichtungen. Sie bieten direkte pflegerische Gesundheitsversorgung, Gesundheitsbildung, Präventions- und Gesundheitsförderungsmaßnahmen an und koordinieren die Gesundheitsversorgung durch die Zusammenarbeit mit anderen Gesundheitsdienstleistern.

Nurse Visitors führen u. a. die Ersteinschätzung bei Patient*innen durch und leiten daraus personzentrierte Behandlungspläne ab, die sie interdisziplinär besprechen, monodisziplinär durchführen bzw. delegieren, anpassen und evaluieren.

Ihre Aufgabe ist ähnlich zu jenen von *Advanced Nurse Practicioners,* zu deren Aufgaben auch gehört, Medikamente, Heil- und Hilfsmittel anzuordnen und anzupassen. Advanced Nurse Practitioners haben je nach Land unterschiedliche gesetzlich definierte Verantwortungsbereiche, es zeichnet sie aber aus, dass sie in die Gesundheitsversorgung mit autonomen Aufgabenbereichen integriert sind und oftmals auch Krankheitsdiagnosen treffen und Therapien anordnen dürfen.

Die Entwicklung chronischer Krankheiten wie Herz-Kreislauf-Erkrankungen, Diabetes mellitus, chronische Bronchitis, Depression hängt vielfach von sozialen und Umweltfaktoren, von sozialer Ungleichheit uvm. ab (Statistisches Bundesamt (Destatis), 2021). Angesichts vielfältiger und komplexer Gesundheitsversorgungsbedarfe in der deutschen Bevölkerung braucht es einen Ansatz mit „Mehr-Blick", d.h. *interprofessionelle Gesundheitsversorgung,* die die Kompetenzen anderer Berufsgruppen integriert. Gesundheitsförderung und Prävention stehen im Vordergrund. Das Potenzial für professionelle Pflege liegt in den generellen und spezifischen Bildungserfordernissen der verschiedenen Bevölkerungsgruppen. *Patient*innenedukation* durch entsprechend qualifizierte Pflegefachpersonen ist eine „Goldgrube" für die professionelle Pflege. Sie stärkt nicht nur die Selbstmanagementkompetenzen von Menschen aller Altersgruppen in Deutschland, sondern auch das Selbstvertrauen und -wertgefühl der Pflegefachpersonen, einen wichtigen Beitrag für die Gesundheitsversorgung von Menschen insbesondere in wohnortnahen Bereichen zu haben. Wer wichtig ist und das in Form von Wertschätzung gespiegelt bekommt, ist i.d.R. zufrieden und verhält sich anerkennend gegenüber anderen Personen.

12.10 Interprofessionell agieren

Barriere einer umfassenden, bedarfsgerechten und interprofessionellen Gesundheitsversorgung ist ein von Krankheitsdiagnosen geprägtes und hierarchisch organisiertes Gesundheitssystem, wie es derzeit in Deutschland vorliegt. Collin und Autor*innenteam (2015) schreiben dazu:

„Es hat sich gezeigt, dass die größten Hindernisse für die Umsetzung der Zusammenarbeit in der Gesundheitsversorgung in der hierarchischen Organisation und Verwaltung liegen. (...) Darüber hinaus werden die Angehörigen der Gesundheitsberufe zwar berufsspezifisch ausgebildet und verwaltet, doch wird von ihnen erwartet, dass sie in der Praxis nahtlos zusammenarbeiten. Die starre und hierarchische Entscheidungsfindung im Gesundheitswesen verhindert eine kollegiale Entscheidungsfindung, insbesondere in Stresssituationen, und behindert den Informationsfluss und die Interaktion zwischen verschiedenen Berufsgruppen und Entscheidungsebenen" (Collin et al., S. 213; Übers. d. Aut.).

Dies hat Entwicklung und Strukturierung von Krankenhäusern beeinflusst, die in Deutschland immer noch darauf ausgerichtet sind, Krankheiten nach ärztlicher Diagnose zu identifizieren und zu behandeln. Nicht zuletzt zeigt sich das an der Krankenhausfinanzierung durch *Diagnosis related Groups* (DRG), die hauptsächlich medizinischen Diagnosen und Prozeduren folgen. Auch die in jüngerer Zeit eingeführten *Pflegebudgets* trennen lediglich die pflegerische von der ärztlichen Versorgung. Die Lösung für eine qualitativ hochwertige Versorgung von z.B. Patient*innen in Krankenhäusern ist eine *interprofessionelle Gesundheits- und Krankheitsversorgung,* d.h. eine Zusammenarbeit von Medizin, professioneller Pflege und Therapieberufen wie Logopädie, Physio- und Ergotherapie. Ein interprofessioneller Ansatz in der Gesundheits- und Krankheitsversorgung hat das Potenzial, Unter-, Fehl- und Minderversorgung von Patient*innen zu reduzieren oder zu verhindern. Er bedarf interprofessioneller Diagnosen, Maßnahmen und Outcomes. Grundlage ist eine interprofessionelle Finanzierung. Gleiches gilt für die wohnortnahe Versorgung bzw. Primärversorgung. Erste Projekte wie FAMOUS, ein G-BA-Innovationsfond-gefördertes Projekt (Laufzeit: 2021 bis 2024), in dem neun Advanced Practice Nurses (APN) in Hausarztpraxen im ländlichen Rheinland-Pfalz angestellt waren und diese eigenverantwortlich Versorgungsprozesse koordiniert und in interdisziplinärer Absprache durchgeführt haben (Bensch, 2024b), zeigen, welch hohes und langfristig stabiles Wohlbefinden durch interprofessionelle Zusammenarbeit in der Primärversorgung bei Patient*innen erreicht werden kann. (Anm. d. Aut.: Die Konsortialführung für das Projekt „FAMOUS" – Fallbezogene Versorgung multimorbider Patientinnen und Patienten in der Hausarztpraxis durch Advanced Practice Nurses – hat Prof.in Dr. Renate Stemmer von der Katholischen Hochschule Mainz. Näheres zum Projekt unter: https://www.kh-mz.de/forschung/projekte/famous). Derlei Modelle dürfen jedoch keine Modelle bleiben, sondern müssen dringend ins Regelangebot. Der neue Blick der Patient*innen auf die *Nurses,* die selbstständig für Gesundheitsversorgung verantwortlich sind, stärkt das Vertrauen dieser Pflegefachpersonen in eigenes Handeln. Er bestärkt Pflegefachpersonen im Weiterdenken, selbstsicherem Auftreten, mehr Mut zu Wissenschaft und Entscheidung und im Einfordern von Ressourcen. Wer selbstsicher ist und sich stark fühlt, muss sich nicht feindselig verhalten.

12.11 Abschließende Worte

Ziel dieses Beitrages war, auf strukturelle Elemente vorrangig auf Makroebene hinzuweisen, die Auswirkungen auf die bzw. der Mesoebene haben und die Situation der Pflegenden und ihr feindseliges Verhalten untereinander auf Mikroebene erklären können. Handlungsmaßnahmen oder Vorschläge, die der Gesetzgeber auf Bundes- und Landesebene oder andere Entscheidungstragende im Gesundheitssystem umsetzen können, sind vorgetragen worden. Veränderungen auf Makroebene zur Weiterentwicklung der Pflege als Profession und insbesondere der gesetzlichen Legitimation pflegefachlicher Versorgung im Leistungserbringungsrecht können sich positiv auf Meso- und Mikroebene auf die berufliche Pflege auswirken. Letzte ist nur indirekt Bestandteil dieses Beitrages. Erst mit Änderungen auf Makroebene werden den Pflegefachpersonen die Gestaltungsmöglichkeiten in die Hand gegeben, eigenes berufliches Handeln, Identität und Rollen sowie das Gesundheitswesen mitzugestalten.

Es ist zu einfach, die berufliche Pflege für vermeintlich selbstzerstörerische Effekte der pflegefachlichen Versorgung in die Verantwortung zu rufen, denn Pflegende dürfen derzeit in Deutschland gar keine Eigenverantwortung auf Makro-, Meso- und Mikroebene übernehmen, um Gesundheitsversorgung zu gestalten (Stand: August 2024). Sie werden von verschiedenen Seiten in eine moralische Verantwortung geführt, der sie bisher nicht gerecht werden können. Das erzeugt moralischen Stress (**Kap. 1**), aus dem es im Moment kein Entrinnen gibt. Wahrscheinlich haben diese schwierigen Rahmenbedingungen damit zu tun, dass berufliche Pflege in sich so zerstritten erscheint. Mit klaren politischen Bekenntnissen zur Förderung der Pflege als Profession könnte eine Vielzahl positiver Veränderungen erzeugt werden. Pflegefachpersonen als Expert*innen der Pflegepraxis und Pflegewissenschaftler*innen müssen an die Tische der politischen Entscheidungstragenden und nicht nur an die ihrer Ressorts. Dort müssen sie gehört und das Gehörte aufgenommen werden. Es braucht klare Strukturen für die Berufsausübung und ein Zulassen zur Umsetzung von pflegefachlicher Verantwortung und dazugehörigen Kompetenzen in der Gesundheitsversorgung. Das ermöglicht eine *Diffusion im Berufsbild,* die sich auf die Berufsangehörigen auswirkt. Immer öfter wird dabei folgende Idee eingebracht: Vielleicht hilft es, für die Pflegefachpersonen eine andere Berufsbezeichnung zu finden, die nicht

„Pflege" beinhaltet. Das Präfix „Pflege" hat offensichtlich einen negativen Einfluss auf Wahrnehmung der Möglichkeiten der beruflichen Pflege. Eine andere Berufsbezeichnung, die die Professionalität Pflegender unterstützt, könnte maßgeblich das „Mindset" aller ändern, einen psychologischen Effekt erzeugen und endlich Möglichkeiten und Mehrwert beruflicher Pflege erkennen lassen.

12.12 Literatur

Aiken, L.H., Sloane, D., Griffiths, P., Rafferty, A.M., Bruyneel, L., McHugh, M., Maier, C.B., Moreno-Casbas, T., Ball, J.E., Ausserhofer, D. & Sermeus, W. (2017). Nursing skill mix in European hospitals: cross-sectional study of the association with mortality, patient ratings, and quality of care. *BMJ Quality & Safety, 26*(7), 559–568.

Akca, S. & Kugler, C. (2016). Empowerment von Pflegenden in Akutkrankenhäusern. In G. Becke, P. Bleses, F. Frerichs, M. Goldmann, B. Hinding & M.K.W. Schweer (Hrsg.), *Zusammen – Arbeit – Gestalten* (S. 261–282). Springer. https://doi.org/10.1007/978-3-658-04059-8_15

Auffenberg, J., Becka, D., Evans, M., Kokott, N., Schleicher, S. & Braun, E. (2022). *„Ich pflege wieder, wenn …"*. Arbeitnehmerkammer Bremen. https://www.arbeitnehmerkammer.de/fileadmin/user_upload/Downloads/Politik/Rente_Gesundheit_Pflege/Bundesweite_Studie_Ich_pflege_wieder_wenn_Langfassung.pdf

Bensch, S. (2020). COVID-19 und die Pflegeoutcomes: Woran sich Wirksamkeit und Qualität von Pflegearbeit an Patientenergebnissen während und nach der Coronakrise messen lassen müssen. *Pflegewissenschaft, 2. Sonderausgabe: Die Corona-Pandemie*, 9–14.

Bensch, S. (2024a). Schlüsselposition Advanced Practice Nurse. *Pflegezeitschrift, 77*(7), 28–30. https://doi.org/10.1007/s41906-024-2638-4

Bensch, S. (2024b). Im Gespräch ... mit Nicole Schüßler. *Pflegezeitschrift, 77*(11), 39. https://doi.org/10.1007/s41906-024-2724-7

Collin, K., Herranen, S., Valleala, U.M. & Paloniemi, S. (2015). Interprofessional collaboration during an emergency ward's rounds. *International Journal of Emergency Services, 4*(2), 212–226. https://doi.org/10.1108/IJES-02-2015-0007

Corley, M.C. (2021). Moralischer Stress von Pflegenden: Vorschlag für eine Theorie und für eine Forschungsagenda. In N. Biller-Andorno, S. Monteverde, T. Krones, & T. Eichinger (Hrsg.), *Medizinethik* (S. 221–244). Springer. https://doi.org/10.1007/978-3-658-27696-6_11

Döhler, M. (1997). *Die Regulierung von Professionsgrenzen: Struktur und Entwicklungsdynamik von Gesundheitsberufen im internationalen Vergleich.* Campus-Verlag.

Entwurf eines Gesetzes über die Einführung einer bundeseinheitlichen Pflegeassistenzausbildung, Referentenentwurf (2024). https://www.bmfsfj.de/resource/blob/242638/a04d0fc0f516553172f8885effe07a8a/entwurf-eines-gesetzes-ueber-die-einfuehrung-einer-bundeseinheitlichen-pflegeassistenzausbildung-data.pdf

Foucault, M. (2016). *Die Geburt der Klinik: eine Archäologie des ärztlichen Blicks* (W. Seitter, Übers.; 10. Aufl.). Fischer Taschenbuch. (Ursprünglich erschienen 1988)

Giese, C. (2022). Die sozialethischen Herausforderungen der Pflege- und Gesundheitsethik. In S. Dinges, U.H.J. Körtner, & A. Riedel (Hrsg.), *Pflege- und Gesundheitsethik: Potentiale, Reflexionsräume und Handlungsimpulse für ein solidarisches Gesundheitswesen* (S. 195–199). Verlag Österreich.

Griffiths, P., Ball, J., Drennan, J., Dall'Ora, C., Jones, J., Maruotti, A., Pope, C., Recio Saucedo, A. & Simon, M. (2016). Nurse staffing and patient outcomes: Strengths and limitations of the evidence to inform policy and practice. *International Journal of Nursing Studies, 63*, 213–225.

Hasseler, M. (2021). Die Bedeutung professioneller Pflege für eine bedarfsangemessene gesundheitliche Versorgung: Perspektiven für die Zukunft. In A. Frewer, K. Franzò & E. Langmann (Hrsg.), *Die Zukunft von Medizin und Gesundheitswesen: Prognosen – Visionen – Utopien* (S. 171–194). Königshausen & Neumann.

Hasseler, M. (2023). Entwicklung der Pflegeprofession: Pflegeberufe als Profession in der Krankenhausversorgung. In V.A. Büchner, R. Engehausen, M. Peters, & M. Schwaiberger (Hrsg.), *Zukunft der Pflege im Krankenhaus gestalten: Probleme erkennen, Profession entwickeln, Potenziale fördern.* medhochzwei.

Hasseler, M., Laang, S. & Fajardo, A. (2023). Ambulantes Operieren auf dem Küchentisch: Auslagerung des Versorgungsbedarfs. *Heath & Care Management, 14*(6), 40–41.

Hürkamp, C. (1985). *Der Aufstieg der Ärzte im 19. Jahrhundert: Vom gelehrten Stand zum professionellen Experten*. Vandenhoeck & Ruprecht.

Jütte, R. (1997). *Geschichte der deutschen Ärzteschaft: Organisierte Berufs- und Gesundheitspolitik im 19. und 20. Jahrhundert*. Deutscher Ärzteverlag.

Kersting, K. (2020). *Die Theorie des Coolout und ihre Bedeutung für die Pflegeausbildung*. Mabuse.

Knol, J. & Van Linge, R. (2009). Innovative behaviour: the effect of structural and psychological empowerment on nurses. *Journal of Advanced Nursing, 65*(2), 359–370. https://doi.org/10.1111/j.1365-2648.2008.04876.x

Lehmann, Y., Schaepe, C., Wulff, I. & Ewers, M. (2019). *Pflege in anderen Ländern: vom Ausland lernen?* medhochzwei.

Maucher, H. (2020). Kompetenzmanagement in der Pflege mit Blick über den Tellerrand – Erfahrung im Magnet®Krankenhaus in den USA im Fokus von Kompetenz- und Wissensmanagement und Skill-Grade-Mix. In U. Bettig (Hrsg.), *Kompetenzmanagement für die erfolgreiche Personalarbeit in der Pflege* (S. 149–214). medhochzwei.

Ministerium für Soziales, Gesundheit und Integration Baden-Württemberg. (2024). *Quorum zur Errichtung einer Landespflegekammer verfehlt* [Pressemitteilung]. https://sozialministerium.baden-wuerttemberg.de/de/service/presse/pressemitteilung/pid/quorum-zur-errichtung-einer-landespflegekammer-verfehlt

Panke-Kochinke, B. (2020). *Die Geschichte der Krankenpflege (1679–2000): ein Quellenbuch* (6. Aufl.). Mabuse-Verlag.

Pilny, A. & Rösel, F. (2021). Personalfluktuation in deutschen Krankenhäusern: Jeder sechste Mitarbeiter wechselt den Job. In J. Klauber, J. Wasem, A. Beivers, & C. Mostert (Hrsg.), *Krankenhaus-Report 2021* (S. 267–275). Springer. https://doi.org/10.1007/978-3-662-62708-2_15

Pitkäaho, T., Partanen, P., Miettinen, M. & Vehviläinen-Julkunen, K. (2015). Non-linear relationships between nurse staffing and patients' length of stay in acute care units: Bayesian dependence modelling. *Journal of Advanced Nursing, 71*(2), 458–473. https://doi.org/10.1111/jan.12550

Simon, M. (2021). *Das Gesundheitssystem in Deutschland: eine Einführung in Struktur und Funktionsweise* (7. Aufl.). Hogrefe.

Spence Laschinger, H. K., Leiter, M., Day, A. & Gilin, D. (2009). Workplace empowerment, incivility, and burnout: impact on staff nurse recruitment and retention outcomes. *Journal of Nursing Management, 17*(3), 302–311. https://doi.org/10.1111/j.1365-2834.2009.00999.x

Statistisches Bundesamt (Destatis). (2021). *Auszug aus dem Datenreport 2021 – Kapitel 9: Gesundheit*. https://www.destatis.de/DE/Service/Statistik-Campus/Datenreport/Downloads/datenreport-2021-kap-9.pdf?__blob=publicationFile

Think Tank Vorbehaltsaufgaben (TT VA) & Deutsche Gesellschaft für Pflegewissenschaft e. V. (DGP). (2024). *Vorbehaltsaufgaben der Pflege – Pflegewissenschaftliche und pflegerechtliche Grundlegung und Einordnung*. https://dg-pflegewissenschaft.de/wp-content/uploads/2024/03/Vorbehaltsaufgaben-_Broschuere-DGP-1.pdf

Wagner, J. I. J., Cummings, G., Smith, D. L., Olson, J., Anderson, L. & Warren, S. (2010). The relationship between structural empowerment and psychological empowerment for nurses: a systematic review: Structural and psychological empowerment for nurses. *Journal of Nursing Management, 18*(4), 448–462. https://doi.org/10.1111/j.1365-2834.2010.01088.x

Wieczorek-Wojcik, B., Gaworska-Krzemińska, A., Owczarek, A. J. & Kilańska, D. (2020). In-hospital mortality as the side effect of missed care. *Journal of Nursing Management, 28*(8), 2240–2246. https://doi.org/10.1111/jonm.12965

Yarbrough, S., Martin, P., Alfred, D. & McNeill, C. (2017). Professional values, job satisfaction, career development, and intent to stay. *Nursing Ethics, 24*(6), 675–685. https://doi.org/10.1177/0969733015623098

Zurmehly, J., Martin, P. A. & Fitzpatrick, J. J. (2009). Registered nurse empowerment and intent to leave current position and/or profession. *Journal of Nursing Management, 17*(3), 383–391. https://doi.org/10.1111/j.1365-2834.2008.00940.x

Weiterführende Literatur

Institut für Pflege, Altern und Gesundheit e. V. (2023). *Care Share 13: Gesundheitsversorgung braucht Infrastruktur*. Institut für Pflege, Altern und Gesundheit e. V. https://www.i-pag.de

13 Berufspolitische Ansatzpunkte gegen Feindseligkeit in der Langzeitpflege

Annemarie Fajardo und Cindy Steinhöfel

Abstract. Horizontale Feindseligkeit ist ein Phänomen, das in Wechselwirkung zu den kollektiven Erfahrungen von Fremdbestimmung über viele Generationen von beruflich Pflegenden steht und vielfältig in die Pflegeprofession eingeschrieben wird. Insbesondere die einschränkenden und fragmentierten Rahmenbedingungen in der Langzeitpflege haben Auswirkungen auf das jeweilige Pflegeteam und verhindern eine wertschätzende Zusammenarbeit. Darunter leiden Motivation und Selbstbewusstsein von beruflich Pflegenden in den verschiedenen Settings der Langzeitpflege, die sich in Resignation und Frust ausdrücken können. Zeitknappheit und damit verbundene Einschränkungen der Gestaltungsfreiräume können bei beruflich Pflegenden letztendlich auch zu Feindseligkeit führen, die sich jedoch häufig nicht gegen die Ursache richtet, sondern an Vertreter*innen der eigenen Berufsgruppe. Begünstigende Faktoren wie Sektorendenken und -handeln, gewinnorientierte Managemententscheidungen oder machtzentrierende Führung in Organisationen werden in diesem Beitrag in Zusammenhang mit feindseligem Verhalten unter beruflich Pflegenden erläutert. Lösungsansätze beziehen sich u.a. darauf, moralische Verletzungen zu verhindern und zu lindern, Selbstbewusstsein durch Wertschätzung und Anerkennung zu steigern und Bedingungen für eine hochwertige Pflegepraxis zu schaffen. Elementar sind Zeiträume, in den beruflich Pflegende die Möglichkeiten haben, ihr Handeln und ihre Prozesse zu reflektieren, für sich selbst zu sorgen und berufsständische Vertretungen aufzubauen.

Schlüsselbegriffe

- Fremdbestimmung
- Organisationsgrad
- Professionelle Identität
- Zeitgerechtigkeit
- Zusammengehörigkeitsgefühl.

13.1 Einleitung

Bereits 1915 betonte die Krankenschwester Charlotte von Caemmerer, dass das Pflegepersonal von ihrem Koalitionsrecht kein Gebrauch macht. Sie argumentierte, dass „Berufskrankenpflegerinnen" eine ganzheitliche Organisation benötigen, deren Mitglieder die notwendigen Mittel zur Verfügung stellen, um bedeutende Macht im Gesundheitswesen zu etablieren (Caemmerer, 1915/2013).

Bis heute haben beruflich Pflegende Wichtigkeit und Bedeutung ihres Organisationsgrades nicht erkannt. Stattdessen reagieren sie fast reflexartig auf höhere Hierarchieebenen, auch weil ihnen Sinn und Zielsetzung von Vorhaben unklar bleiben. Diese Reaktion kann mit Pflichtgefühl und Unwissenheit begründet werden (Flaiz, 2018). Beruflich Pflegende in Deutschland sind häufig in *bedingungsloser Gehorsamkeit* und *Unterordnung* sozialisiert, die auf Dauer zu Ohnmacht führt. Diese kann wiederum passiv-aggressives Verhalten zur Folge haben (dazu Female Bullying, **Kasten 4-2**). Studien zu Unterdrückungstheorien untermauern die Entwicklung von Machtlosigkeitsgefühlen und die Reduzierung des Selbstwerts bei betroffenen Personen (Flaiz, 2018). Dieses Bild der *Fremdbestimmung* beruflich Pflegender tritt deutlich zutage. Sie stehen im Spannungsfeld zwischen Anspruch und Wirklichkeit. So sollen beruflich Pflegende zugewandt und zurückhaltend, rational und emotional, effizienzorientiert in der Organisation und empathisch gegenüber Menschen mit Pflegebedarf und deren An- und Zugehörigen sein (Flaiz, 2018).

Pflegepraxis basiert auf Interaktionen, die zu beiden Seiten wirken. Beruflich Pflegende müssen mit eigenen oder fremden Wünschen, Ängsten, Wut, Scham und anderen Gefühlen umgehen, Wege verhandeln oder zumindest akzeptieren (Thiessen et al., 2020). Dazu gehören auch potenzielle Misserfolge aufgrund von Missverständnissen, Vernachlässigung, Übergriffigkeit oder Gewalt. Für die Langzeitpflege sind bspw. dauerhafte Pflegebeziehungen charakteristisch. Eine Schieflage zwischen Hingabe und Abgrenzung, Verantwortung und Bevormundung, Desinteresse und Selbstausbeutung und zementierte, toxische Machtverhältnisse sind vorherrschend. Feindseligkeit und im schlimmsten Fall Gewalt und Abschottungen bleiben oft unsichtbar (Thiessen et al., 2020). Weder beruflich Pflegende untereinander noch Menschen mit Pflegebedarf können in der Langzeitpflege einander ausweichen. Das verstärkt die Belastungen der Akteur*innen in der Interaktion und die Feindseligkeit unter beruflich Pflegenden. Nachfolgend wird zunächst dargestellt, welche Faktoren, auch in gegenseitig verstärkendem Verhalten – zu verletzen und verletzt zu werden – zu horizontaler Feindseligkeit in der Pflege (**Kap. 2.1**), führen können. In diesem Kapitel wird der berufspolitische Fokus auf beruflich Pflegende in der Langzeitpflege gelegt. Im Anschluss werden Lösungen formuliert, die stets ihren Entwicklungsbeginn auf Makroebene, d.h. auf gesetzlicher Ebene nehmen müssen, bevor Veränderungen auf Meso- und Mikroebene vollzogen werden können. Abschließend wird dargestellt, dass der Faktor „Zeit" die entscheidende Ressource ist, um Räume für die Weiterentwicklung von beruflich Pflegenden zu schaffen, um u.a. das eigene Handeln zu reflektieren, nachhaltig Selbstfürsorge zu betreiben und sich berufsständisch zu engagieren.

13.2 Einflussfaktoren intraprofessioneller Feindseligkeit

Nachfolgend werden vier Einflussfaktoren beschrieben, die intraprofessionell zu Feindseligkeit führen können. Kursiv gesetzt in den einzelnen Abschnitten sind allerdings jene Begriffe, die auch zu einem wertschätzenden Miteinander und damit zur Abnahme von Feindseligkeit in der Pflege verhelfen.

Zusammengehörigkeit denken

Beruflich Pflegende fühlen sich eher einem Setting oder Versorgungsbereich zugehörig, als dass sie sektorenübergreifend denken bzw. handeln. Deshalb sind die unterschiedlichen Pflegepraktiken zwischen Langzeit- und Akutpflege der jeweils anderen Partei kaum bekannt. Beruflich Pflegende orientieren sich vorrangig am *Teamkodex* ihres jeweiligen Arbeitsbereichs. Ohne den Systemfehler dahinter zu überblicken, so wird bei Fehlern, z.B. in Behandlung oder Überleitung, „der Finger" auf das jeweils andere Setting oder Sektor gerichtet. Eine *sektorenübergreifende Lobbyarbeit* zur Stärkung des Berufsbildes und der Autonomiebestrebungen erscheint den beruflich Pflegenden aufgrund des geringen Organisationsgrades und der Unkenntnis der damit verbundenen Konsequenzen nicht möglich. Das Festhalten an traditionellen Berufsrollen, z.B. im eigenen Bereich, in der bisherigen Funktion etc. erschwert die Zusammenarbeit auf interprofessioneller und politischer Ebene. Das wäre jedoch nötig, damit ein Zusammengehörigkeitsgefühl aller beruflich Pflegender entsteht.

Sozialisation durch Berufsbilder

Zwischen Burnout, zeitlicher und fachlicher Arbeitsüberlastung, Rollenkonflikten und einem Mangel an Autonomie gibt es einen deutlichen

Zusammenhang (Schümann, 2018). Der Feindseligkeitsprozess wird durch fehlende Reflexionsangebote und einem Ungleichgewicht zwischen Verhalten und Verhältnissen (vgl. arztzentriertes Gesundheitswesen, **Kasten 12-1**) verstärkt. Als empfundene Medizinassistenz wirken in der Pflegepraxis Automatismen und Hysteresis-Effekte zugleich. Der Hysteresis-Effekt dient der Wiederholung bekannter Muster, die wenig revolutionär sind oder Veränderungsbereitschaft besitzen (Flaiz, 2018). Diese Handlung hat kein anderes Ziel als die Reproduktion der etablierten ökonomischen und gesellschaftlichen Ordnung zu sichern. Darüber hinaus hält der Mangel an *Teamzugehörigkeit* und *Solidarität* innerhalb der Berufsgruppe den Hysteresis-Effekt aufrecht bzw. stabilisiert ihn (Flaiz, 2018). *Kollektive Erfahrungen, berufliche Werte* des jeweiligen Pflegesektors und *persönliches Selbstverständnis* beeinflussen den Feindseligkeitsprozess bei beruflich Pflegenden ebenfalls. Ihr kulturelles Kapital speist sich vorrangig aus deren Fachkompetenz. (Anm. d. Aut.: Kulturelles Kapital ist ein Begriff des französischen Soziologen Pierre Bourdieu und bedeutet in Bezug auf beruflich Pflegende, dass sie Wissen aus sozialen Beziehungsgeflechten nutzen und nur auf der Beziehungsebene austauschen.) Das Kapital der Medizin nimmt jedoch eine bedeutendere Stellung im Gesundheitswesen ein. Nach Flaiz (2018) können *Vollakademisierung* und Einführung des Konzepts *Advocacy* zu Änderungen oder Kapitalverschiebungen im Gesundheitswesen führen (Flaiz, 2018). Advocacy bedeutet anwaltschaftliches Handeln oder Verantwortungsübernahme und meint in Bezug auf beruflich Pflegende eine Form der Fürsprecher*innenrolle im Kontext der Versorgung von Menschen mit Pflegebedarf. Durch Vollakademisierung in Deutschland würden Pflegefachpersonen automatisch in neue Berufsrollen hineinwachsen und ihr berufliches Umfeld verändern (Schilder & Boggatz, 2022). Darüber hinaus ist innovatives Handeln von Führungspersonen relevant, denn diese müssen in der Regel die Grundlagen für neue Berufsrollen in den Pflegeeinrichtungen entwickeln und Grundlagen für interprofessionelle Konzepte schaffen. Dies könnte die *interprofessionelle Zusammenarbeit* fördern und damit die beruflich Pflegenden zugunsten eigenverantwortlicher Handlungsfelder in einem bereits etablierten System deutlich voranbringen (Ballreich, 2023; Suling & Wildner, 2024).

Ökonomie

Insbesondere in der Langzeitpflege steigt der Arbeitsdruck mit jeder weiteren Managemententscheidung zugunsten der *Wirtschaftlichkeit.* Die geschieht gleichzeitig zu einer sich verschlechternden wirtschaftlichen Lage der Pflegeeinrichtungen (Altenheim, 2023; Holzkämper, 2024) Infolge müssen Arbeitnehmende noch mehr Tätigkeiten und Aufgaben in noch kürzerer Zeit übernehmen, mit dem Ergebnis regelmäßiger wöchentlicher Mehrarbeit und Überstunden (Bücker, 2023). Nach Bücker (2023) belief sich allein im Jahr 2021 die bezahlte und unbezahlte Mehrarbeit in der Langzeitpflege auf mehr als 1,7 Mrd. Stunden. Dort ist die pflegerische Versorgung heutzutage so konzipiert, dass die Aufgaben kaum zu bewältigen sind. Zeitknappheit und hohe Arbeitsintensität werden von beruflich Pflegenden deutlich wahrgenommen (Bücker, 2023). Da bereits mehr als die Hälfte der Pflegefachpersonen in der Langzeitpflege in Teilzeit arbeiten, wird es für sie zunehmend schwieriger, genügend Zeit einzuplanen, um sich zu erholen und Abstand zu gewinnen. *Weiterbildungen* und *betriebliche Schulungen* bzw. Zeit dafür sind auch wenig verbreitet (Thiessen et al., 2020). Zwar finden digitale Rationalisierungs- und Standardisierungsprozesse Einzug in der Langzeitpflege, aber diese führen bisher kaum zu Zeitersparnissen. Da nicht beachtet wird, dass die Pflegepraxis einer anderen Zeitlogik folgt. Die Zeit, die für eine „gute Pflege" benötigt wird, wird grundsätzlich von jenen Personen bestimmt, die gepflegt werden. Hier hilft nur eine gerechte *Zeitkultur* zu etablieren, die Beziehungsarbeit und Technikeinsatz gezielt miteinander verknüpft (Bücker, 2023). Steigende Mehrarbeit bei gleichzeitig zunehmender Teilzeitarbeit, mangelnde Bildungsoptionen (auch zur Selbstfürsorge), Inkongruenz zwischen digitalen bzw. standardisierten Arbeitsprozessen und den individuellen Bedürfnissen der Menschen mit Pflegebedarf sowie die zu kurz kommende Befriedigung der eigenen Bedürfnisse nach einem familiengerechten und fürsorglichen Zusammenleben (Bücker, 2023) führen bei den beruflich Pflegenden zu Stressoren, die untereinander in feindseligem Verhalten münden können. Beruflich Pflegende benötigen *zuverlässige Strukturen* und *Arbeitsprozesse,* die ihnen *Sicherheit* und *mentale Entlastung* bringen.

Organisationsführung

Professionelle Ansprüche an eine *personenzentrierte Langzeitpflege* werden bislang nicht erfüllt. Das manifestiert sich im Pflegealltag in ethischen Dilemmata und Konfliktsituationen und hat großen Einfluss auf Versorgungsqualität und Personalmanagement (Wöhlke & Riedel, 2023). Fühlen sich Pflegefachpersonen in ihren grundlegenden Handlungsfähigkeiten im Arbeitsalltag bedroht, greifen sie natürlicherweise auf Überlebensstrategien wie Flucht, Kampf oder Resignation zurück. Im rauer werdenden Arbeitsumfeld führt das dazu, dass beruflich Pflegende selbst verletzend werden. Wachsende Selbstzweifel, Schuldgefühle, Scham, Ekel, Verlegenheit, Wut und verringertes Selbstvertrauen (Wöhlke & Riedel, 2023) sind Katalysatoren für feindseliges Verhalten unter beruflich Pflegenden. Führungspersonen stehen in der Verantwortung, derartige Entwicklungen zu hinterfragen. Sie müssen betriebsbezogene Strukturen an die permanent wachsenden Arbeitsbelastungen anpassen und hinsichtlich der eigenen Führungsposition mehr Macht abgeben, um etwa *partizipativ Strukturanpassungen* vornehmen zu können. Krug und Kuhl beschreiben das Stadium der *gemeinschaftsdienlichen Machtausübung* (Krug & Stuhl, 2008, zit. nach Wöhlke & Riedel, 2023), das im Kontext partizipativ ausgerichteter Strukturanpassungen als notwendig erachtet wird.

Hierfür eignen sich Führungspersonen mit wenig persönlicher Machtorientierung. Sie streben danach, höhere Ziele und Werte in einer Organisation zu entwickeln und stellen eigene Interessen zugunsten gemeinschaftlicher Interessen und der Zukunft hintenan (Möller & Giernalczyk, 2022). Veränderungen im *Führungsverhalten* führen zu Veränderungen im *Teamverhalten.* Diese Art der Führungsperson ist aufgrund des großen Ökonomisierungsdrucks in der Langzeitpflege aber eher selten zu finden.

13.3 Unterstützung betroffener Pflegender

Pflegerisches Handeln ist oft unsichtbar, da es in der Gesellschaft als Liebesdienst gilt und in aktuellen Überbetonung der ökonomischen Leistungslogik nicht anerkannt (Emunds et al., 2021). Diese Unsichtbarkeit führt im Arbeitsalltag dazu, dass sich beruflich Pflegende über einen längeren Zeitraum hinweg abgewertet fühlen und von Mikroverletzungen gekennzeichnet sind (Ernst et al., 2020) („Moral Injury" und „Moral Distress", **Kap. 1**).

Verletzungen verhindern und lindern

Moralische Verletzungen, die bei professionell Pflegenden auftreten, können ein Gefühl der persönlichen Schuld und des „Versagens" bis hin zu Suizidgedanken auslösen. Um sich davor zu schützen, benötigen sie *ethische Reflexions-* und *Handlungskompetenzen* sowie einen entsprechenden *organisationsethischen Rahmen,* die unter Umständen je nach Situationen immer wieder neu sicherzustellen sind (Wöhlke & Riedel, 2023). Darüber hinaus spielt die professionelle Identität eine wesentliche Rolle, um mit emotionalen Belastungen in der Pflegepraxis umgehen zu können. Ein erweiterter Handlungsrahmen kann die professionelle Identität stärken und unterstützt beruflich Pflegende darin, autonomer zu handeln (Schaffrath, 2021) (siehe z. B. „Pflegevorbehalt" in **Kap. 12.3**, S. 169).

Selbstbewusstsein durch Wertschätzung und Anerkennung

In der Langzeitpflege sind Phänomene wie erlebte Undankbarkeit, seltene Erfolgserlebnisse, Kompetenzabsprache bis hin zu strukturellen Zwängen bekannt, die die Entwicklungen von Handlungsautonomie eher hemmen (Staudhammer, 2023). Hinzu kommt die permanente Belastung durch das Erleben menschlicher Endlichkeit, die Frustrationen bei beruflich Pflegenden auslösen kann. An einem gewissen Punkt sind ihre Bewältigungsstrategien erschöpft, was im Ergebnis zu Demotivation, Hilflosigkeit und Ohnmacht führen kann. Unfreundlichkeit, Aggression und sogar direkte Gewalt können die Folge sein (Staudhammer, 2023). Es braucht *Motivation* und *Selbstbewusstsein,* um zu verstehen, wie wichtig die Entwicklung einer eigenen Handlungsautonomie ist. Beruflich Pflegende müssen sich bewusst darüber werden, wie hoch ihr *„Mental Load"* ist und wie sie mit diesem sorgsam haushalten können. *„Mental Load"* bezeichnet unsichtbare Planungs- und Organisationsarbeit im privaten und im Berufsalltag. In der beruflichen Pflege bezieht sich das auf einen großen Anteil der Pflegeprozesssteuerung, die anderen Akteur*innen in der Gesundheitsversorgung intransparent bleiben, da nur verrichtungsbezogene Tätigkeiten anerkannt werden. Allgemein erleben insbesondere Frauen eine stärkere mentale Belastung als Männer, aufgrund der ungleichen Verteilung von Care-Arbeit (DIE ZEIT et al., 2023).

Auch die beträchtliche Menge an Planungs- und Organisationsarbeit, die zu den Aufgaben beruflich Pflegender gehören, spiegelt sich nicht in *Vergütungs-* und *Leistungsstrukturen* wider und führt zu ungerechter Verteilung von Ressourcen im Gesundheitswesen. Das muss sich dringend ändern.

Rahmenbedingungen für hochwertige Pflegepraxis schaffen

Die kurative Medizin dominiert strukturell das deutsche Gesundheitswesen. Das wirkt sich auch auf die Langzeitpflege und auf die Haltung der dort tätigen Pflegenden aus (Flaiz, 2018). Es führt dazu, dass der Fokus der Langzeitpflege auf Behebung von Defiziten liegt, anstatt Gesundheit zu fördern bzw. Ressourcen von Personen mit Unterstützungsbedarf zu erhalten (Flaiz, 2018). Infolge dieser Fremdbestimmung besteht die Gefahr, dass sich Pflegefachpersonen hinter ärztlichen Anordnungen oder Anweisungen höherer Hierarchieebenen zurückziehen und die jeweilige Dominanz unterstützen. Die Schaffung klarer *Kompetenz-* und *Aufgabenbereiche* zur sicheren Versorgung der Menschen mit Pflegebedarf verhindert international, dass sich Pflegefachpersonen ihrer Verantwortung entziehen können (Flaiz, 2018). Die mittlerweile hochkomplexen pflegerischen Versorgungssituationen von Menschen mit Multimorbidität insbesondere in der Langzeitpflege (Quernheim & Zegelin, 2025) machen die Weiterentwicklung der Kompetenz- und Aufgabenbereiche für deutsche Pflegefachpersonen dringend erforderlich. Dazu reicht es in den Betrieben nicht aus, niedrige *Qualifikationsniveaus* gemäß des neu eingeführten Personalbemessungsinstrumentes in der stationären Langzeitpflege (PeBeM) auszubauen. Notwendig ist, auch höhere Qualifikationsniveaus durch Akademisierung anzustreben (Koch, 2023; Quernheim & Zegelin, 2025). Offen bleibt in diesem Zusammenhang zudem, welche Haltung die *Gesellschaft* zur Ausdifferenzierung der Qualifikationsniveaus beruflich Pflegender einnimmt. Sie sieht zwar Care-Arbeit außerhalb wirtschaftlicher Zusammenhänge, nimmt jedoch in Kauf, dass die Versorgung in der Langzeitpflege in den Wirtschaftskreislauf integriert bleiben und damit Qualitätseinbußen zunehmen (Bauhardt, 2015). Bei der Aufwertung der Pflegeprofession haben politisch Entscheidungstragende eine entscheidende Rolle (**Kasten 9-6, Kap. 12.11**), im Kontext der Aufmerksamkeitsökonomie und Polykrise werden sie von dem eigentlichen Stellenwert der Profession tendenziell abgelenkt. Wäre ihnen die Bedeutung der professionell Pflegenden für die Sicherstellung der eigenen Gesundheitsversorgung bewusst, würden die

Debatten in den Ländern und im Bundestag über die *Weiterentwicklung der Gesundheitsberufe* mit größerer Aufmerksamkeit geführt.

Kollektives Arbeitsklima gestalten

Auf das Arbeitsklima haben auch innerbetriebliche Aspekte der Arbeitsverdichtung Einfluss, z.B. Zeitknappheit. Menschen werden zwar heute in der Schule darauf vorbereitet, Aufgaben in künstlich begrenzten *Zeiträumen* zu erledigen. Es ist aber belegt, Zeitmangel und Zeitdruck verdichten Handlungsepisoden (Fischer, 2022), wodurch Tätigkeiten häufig unterbrochen werden und sich das Arbeitstempo erhöht (Techniker Krankenkasse, 2025). Pflegefachpersonen brauchen Zeit für die *Steuerung des Pflegeprozesses* und ausreichend Zeit für *Beziehungsarbeit.* Allgemein sehen Menschen ihre Tätigkeit und ihr Leben als sinnvoll an, wenn sie eine Verbindung zur Welt und *Resonanz* empfinden (Fischer, 2022). Für diese Resonanz braucht es ein gegenseitiges Verhältnis zwischen dem Selbst und dem anderen auf gleichberechtigter Ebene. Für Pflegende in der Langzeitpflege ist es notwendig, mit eigener *Stimme* zu sprechen, um den bisher erlebten Mangel an Resonanz zu beheben (Fischer, 2022). Dazu gehört auch, das *gemeinsame Pflegeverständnis* der Berufsgruppe erheblich in den Vordergrund zu rücken, zu reflektieren, auszudifferenzieren und zu habitualisieren (Flaiz, 2018). Es braucht *Vorbilder* in der Praxis, die auf *Solidarität, Evidenz* und *Eigenverantwortung* beruhen und somit die *Pflegekultur* nachhaltig prägen und damit weiterentwickeln (Flaiz, 2018).

Gruppenzugehörigkeit entwickeln

Einzelpersonen, die keinerlei Zugehörigkeitsgefühl zu Teams haben oder grundsätzlich von bestimmten Arbeitsorganisationsstrukturen isoliert arbeiten, erleben häufig hohe personelle Belastungen (Flaiz, 2018). Beruflich Pflegende berichten des Öfteren, Einzelkämpfer*innen im Berufsalltag zu sein. Gleichzeitig arbeiten Pflegefachpersonen in Teams und gehören damit arbeitsbedingt einer (sozialen) Gruppe an. Gruppenzugehörigkeit wirkt als identitätsstiftendes Merkmal, das den einzelnen beruflich Pflegenden Raum zur *Orientierung* und *Identifizierung* geben kann. Teamangehörigkeit kann zu personeller Entlastung führen (Flaiz, 2018). Für *Teamkodizes* (dazu Teamcodes, **Kap. 10.5**) wie „Zusammenzuhalten und füreinander einzustehen" braucht es in der deutschen Pflegeprofession *gegenseitigen Austausch* und *fachlichen Diskurs,* um das gemeinsame Ziel der Performanz zu erreichen (Flaiz, 2018). Dabei geht es in erster Linie um pflegefachliche Inhalte, die dazu beitragen, das Team professionell weiterzuentwickeln.

13.4 Ausblick: Gesundheitspolitik ist Zeitpolitik

Es besteht kein Zweifel daran, dass Veränderungen auf allen Ebenen notwendig sind. Pflegerische Versorgung ist eine herausfordernde und verantwortungsvolle Aufgabe, die alles von beruflich Pflegenden abverlangt und auf die sich Pflegefachpersonen besonders gut vorbereiten müssen (Weidner, 2019). Die Neigung zur Beharrung auf bzw. der Automatismus von tradierten Prozessen in der Langzeitpflege werden deren horizontale Feindseligkeit weiterhin fortsetzen. Es braucht Prozesse und Zeit für Reflexion in der Pflegepraxis, um zu *Berufszufriedenheit* zu kommen. Erfolgreiche berufspolitische Entwicklungen zeigen sich u.a. darin, dass sich beruflich Pflegende mit dem Gegenstand ihrer Profession und mit dem Betrieb bzw. den dortigen Führungspersonen identifizieren und ambitioniert genug sind, an *transformativen Prozessen* mitzuarbeiten. Statt zu kündigen, bleiben sie und arbeiteten an bestehenden Aufgaben mit. Beruflich Pflegende benötigen aber auch genug Zeit und Gelegenheiten, sich mehr um ihre *eigene Gesundheit* kümmern bzw. die Vereinbarkeit von Beruf und Familie umzusetzen. Gelingt beides, steigern sich u. U. *Selbstmotivation* und *Selbstbewusstsein* beruflich Pflegender. Krankheitsausfälle könnten gesenkt und der Teamzusammenhalt verbessert werden (Stritzelberger, 2020).

Zeit ist dabei eine entscheidende Ressource bzw. politische Größe (Bücker, 2023). Die Identifizierung mit dem Beruf, mit dem Pflegebetrieb und den Vorgesetzten könnte besser gelingen, wenn mehr Zeit vorhanden wäre. Grundlegende Arbeitsbelastungen könnten reflektiert, gemeinsam in den Teams mit bzw. ohne Führungspersonen besprochen und Lösungen u. U. schneller und besser entwickelt werden (Thielsch, 2021). Zudem könnten sich beruflich Pflegende mehr engagieren, wenn ihnen das Recht auf Zeit für *politische Teilhabe* zugestanden würde (Bücker, 2023). Dann könnten sie sich *berufsständisch* organisieren und ihre politischen Anliegen und Forderung erarbeiten, formulieren und diese äußern (Bücker, 2023; Caemmerer, 1915/2013).

13.5 Literatur

Altenheim. (2023, Dezember 11). *Als es Pflegeheimen wirtschaftlich noch gut ging.* https://www.altenheim.net/als-es-pflegeheimen-wirtschaftlich-noch-gut-ging/

Ballreich, R. (2023). Transformation durch Mindful Leadership. *Konfliktdynamik, 12*(4), 300–303. https://doi.org/10.5771/2193-0147-2023-4-300

Bauhardt, C. (2015). Feministische Kapitalismuskritik und postkapitalistische Alternativen. *Aus Politik und Zeitgeschichte, 65*(35–37), 32–39.

Bücker, T. (2023). *Alle_Zeit: eine Frage von Macht und Freiheit* (4. Aufl.). Ullstein Taschenbuch Verlag.

Caemmerer, C. von. (2013). *Berufskampf der Krankenpflegerin: in Krieg Und Frieden.* Duncker & Humblot. (Ursprünglich erschienen 1915)

DIE ZEIT, infas, & WZB. (2023). *Ergebnisse aus der Vermächtnisstudie 2023.* https://www.zeit-verlagsgruppe.de/wp-content/uploads/2023/05/Ergebnisse-aus-der-Vermaechtnisstudie-2023_Presse_Langversion-1.pdf

Emunds, B., Hagedorn, J., Hänselmann, E. & Heimbach-Steins, M. (Hrsg.). (2021). *Pflegearbeit im Privathaushalt: Sozialethische Analysen.* Brill | Schöningh. https://doi.org/10.30965/9783657703340

Ernst, J., Staudacher, D., Brenner, G. & Petry, H. (2020). Psychische Gesundheit bei Gesundheitsfachpersonen während einer Pandemie – Auswirkungen und Bewältigung. *Pflegewissenschaft, Sonderausgabe: Die Corona-Pandemie* (5), 57–59.

Fischer, F. (2022). Individualität und Diversität in der Pflegekultur: Eine theoretische Verortung zwischen Beschleunigung, Entfremdung und Resonanz. *Pflege & Gesellschaft, 27*(3). https://doi.org/10.3262/PUG2203268

Flaiz, B. (2018). *Die professionelle Identität von Pflegefachpersonen: Vergleichsstudie zwischen Australien und Deutschland.* Mabuse. https://doi.org/10.5771/9783863214807

Holzkämper, H. (2024). *Auswirkungen der Corona-Pandemie auf die wirtschaftliche Situation von Pflegeheimen.* MA, Akademie Verlags- und Druck- Gesellschaft mbH. https://hdl.handle.net/10419/287779

Koch, P. (2023). Eine große Chance für die Langzeitpflege. *Die Schwester Der Pfleger, 62*(5), 14–19.

Möller, H. & Giernalczyk, T. (2022). New Leadership – Führen in agilen Unternehmen. *Organisationsberatung, Supervision, Coaching, 29*(1), 51–66. https://doi.org/10.1007/s11613-021-00741-4

Quernheim, G. & Zegelin, A. (2025). *Berufsstolz in der Pflege: Das Mutmachbuch* (3. Aufl.). Hogrefe. https://doi.org/10.1024/86364-000

Schaffrath, M. (2021). *Systemrelevant: Hinter den Kulissen der Pflege.* S. Hirzel Verlag.

Schilder, M. & Boggatz, T. (Hrsg.). (2022). *Praxisentwicklung und Akademisierung in der Pflege: Perspektiven für Forschung und Praxis.* Kohlhammer.

Schümann, B. (2018). *Fachkräfteerhalt Im Gesundheitswesen* [Dissertation, Technischen Universität Kaiserslautern]. https://kluedo.ub.rptu.de/frontdoor/deliver/index/docId/5416/file/_Fachkr%C3%A4fteerhalt+im+Gesundheitswesen.pdf

Staudhammer, M. (2023). Wie Gewalt entsteht. *Heilberufe, 75*(5), 26–27. https://doi.org/10.1007/s00058-023-3078-z

Stritzelberger, R. (2020). *Selbstmotivation: Wie Sie dauerhaft leistungsfähig bleiben.* Haufe.

Suling, L. & Wildner, J. (2024). *Führung in der Transformation: Megatrends und Management als Motor des Wandels* (No. 19/2024; IW-Report). Institut der deutschen Wirtschaft (IW). *https://hdl.handle.net/10419/289619*

Techniker Krankenkasse. (2025, Mai 12). *Zum Tag der Pflegenden: Krankenstand leicht gesunken – Pflegekräfte mit überdurchschnittlich vielen Fehltagen* [Pressemitteilung]. https://www.tk.de/presse/themen/pflege/pflegepolitik/krankenstand-bei-pflegekraeften-auf-rekordhoch-2149302

Thielsch, A. (2021). Durch Reflexion zu mehr sozialem Miteinander: Ein Modell zur Analyse von Begegnungsprozessen in der Online-Lehre. *Medien-Pädagogik: Zeitschrift für Theorie und Praxis der Medienbildung, 40*, 138–156. https://doi.org/10.21240/mpaed/40/2021.11.14.X

Thiessen, B., Weicht, B., Rerrich, M.S., Luck, F., Jurczyk, K., Gather, C., Fleischer, E. & Brückner, M. (2020). *Großputz! Care nach Corona neu gestalten: Ein Positionspapier zur Care-Krise aus Deutschland, Österreich, Schweiz.* Care.Macht.Mehr. https://care-macht-mehr.com/wp-content/uploads/2022/10/2020_08_13_Manifest-Care.macht_.mehr_final.pdf

Weidner, F. (2019). Pflege in Deutschland: Gesellschaftliche und gesundheitspolitische Dimension. In J. Prölß, V. Lux, & P. Bechtel (Hrsg.), *Pflegemanagement: Strategien, Konzepte, Methoden.* Medizinisch Wissenschaftliche Verlagsgesellschaft.

Wöhlke, S. & Riedel, A. (2023). Pflegeethik und der Auftrag der Pflege – Gegenwärtige Grenzen am Beispiel der stationären Altenpflege. *Bundesgesundheitsblatt – Gesundheitsforschung – Gesundheitsschutz, 66*(5), 508–514. https://doi.org/10.1007/s00103-023-03696-2

14 Erfordernisse gegen Feindseligkeit in der deutschen Langzeitpflege

Annemarie Fajardo und Cindy Steinhöfel

Abstract. Unzufriedenheit, Stress und schlechte Arbeitsumstände führen dazu, dass beruflich Pflegende ihrem Beruf und der Langzeitpflege dauerhaft den Rücken kehren. Unangemessene Bezahlung, mangelnde gesellschaftliche Wertschätzung, ein sich zuspitzender Personalmangel, hohe Arbeitsverdichtung und übermäßige psychische Belastungen beschleunigen den Ausstieg aus dem Pflegeberuf. Diese Negativspirale beeinflusst die Gesundheit von beruflich Pflegenden, die Versorgungsqualität und die Personalsituation in der Langzeitpflege. Einerseits bedarf es erheblicher Strukturreformen, die sich an den gegenwärtigen und zukünftigen Herausforderungen orientiert, statt den Status quo zu zementieren. Andererseits muss es einen gesellschaftlichen Konsens geben, dass sich eine qualitativ hochwertige pflegerische Versorgung nicht ausschließlich auf wirtschaftliche Prinzipien stützen kann, sondern die kontinuierliche Kompetenzentwicklung der Pflegeprofession mit in den Blick nimmt. Nur dann kann sich eine personenzentrierte und wertschätzende Arbeitskultur in der Langzeitpflege entwickeln. Das folgende Kapitel greift Lösungsansätze auf, die einer horizontalen Feindseligkeit in Pflegeteams, Organisationen der Langzeitpflege und allgemein im gesellschaftlichen Leben entgegenwirken können.

Schlüsselbegriffe

- Selbstbewusstsein
- Solidarität
- Berufsstolz
- Vorbilder
- Reflexion.

14.1 Neue Bewältigungsstrategien für beruflich Pflegende

Laut der STRAIN-Studie (Peter et al., 2021) haben Pflegende jeder Qualifikationsstufe im Bereich ihrer Tätigkeit im Vergleich zu anderen Gesundheitsberufen höhere emotionale und körperliche Ansprüche. Die Pflege von Menschen mit Pflege- und Unterstützungsbedarf benötigt sowohl im beruflichen als auch im privaten Kontext Zeit und folgt einer eigenen Logik. Sie kann nicht standardisiert werden und ist in hohem Maße auf Qualität angewiesen (Thiessen et al., 2020). Care-Arbeit muss außerdem in allen wirtschaftlichen und sozialpolitischen Abläufen berücksichtigt werden. Bisher ist das unter rechtlichen Gesichtspunkten im Sinne des Leistungsrechts noch nicht ausreichend der Fall. Dabei erscheint es notwendig, die Finanzierung von Langzeitpflegeeinrichtungen so anzupassen, dass der sozialpolitische

Kasten 14-1: Grundbedürfnisse beruflich Pflegender

Unter den aktuell extremen Arbeitsbedingungen in der Langzeitpflege ist es wichtig, auf basale Grundbedürfnisse von beruflich Pflegenden zu achten. Dafür müssen Organisationen in Arbeitsprozessen einen Rahmen schaffen, der die Gesundheit der Mitarbeitenden fördert, z. B. mit ausreichenden Pausenmöglichkeiten oder gesunder Ernährung (Ernst et al., 2020).

Auftrag statt die Gewinnerzielung im Mittelpunkt steht (Thiessen et al., 2020). Erst dann können neue Kapazitäten, etwa für die Anwendung von Bewältigungsstrategien durch beruflich Pflegende, geschaffen werden, um den Arbeitsalltag in der Langzeitpflege entlastender gestalten zu können.

Bewältigungsstrategien, die in früheren Krisen als nützlich empfunden wurden, können im beruflichen Alltag hilfreich sein (Ernst et al., 2020). Sie können dazu beitragen, dass psychische Belastungen verringert werden. Die Beibehaltung sozialer Kontakte, sei es privat oder beruflich, ist Bestandteil des Erhalts der psychischen Gesundheit. Die Erinnerung daran, dass beruflich Pflegende Teil eines Teams sind und eine sinnstiftende und gesellschaftlich relevante Aufgabe ausüben, kann ebenfalls psychisch entlasten (Ernst et al., 2020).

14.2 Wertschätzende Willkommenskultur stärkt das Gemeinschaftsgefühl

Erst der kollegiale Austausch verdeutlicht, dass die einzelne beruflich Pflegende nicht allein mit ihren Sorgen und Ängsten ist. Die Belastungen betreffen jeden und jede gleichermaßen. Gleichwohl ist es wichtig, sich als betreffende Person auch die Sorgen und Ängste der Mitarbeitenden anzuhören und gemeinsam nach Lösungen zu suchen. In diesem Zusammenhang können sowohl Vertrauen und Wertschätzung wie auch die Berücksichtigung der Vielfalt einer Gesellschaft im Kontext des Diversity-Managements die Umgestaltung in Organisationen unterstützen und etwa transformationale Prozesse voranbringen (Deutsches Institut für angewandte Pflegeforschung e. V. [DIP], 2022).

In der Langzeitpflege ist es sinnvoll, auch potenzielle atmosphärische oder motivationale Hindernisse und Barrieren frühzeitig zu identifizieren und im Blick zu behalten (DIP, 2022). Dazu gehört, auf alle Personen im Team aktiv zuzugehen und zu prüfen, ob einrichtungsbezogene soziale und kulturelle Aspekte verinnerlicht werden. Dies ist insbesondere bei der Einarbeitung von internationalen beruflich Pflegenden wichtig. Für eine wertschätzende Willkommenskultur braucht es aber auch mehr Neugier und Wissen über die Herkunftsländer der beruflich Pflegenden mit Migrationsgeschichte. Entsprechende Schulungen könnten dann für ein besseres Verständnis im Umgang miteinander sorgen (Schwencke, 2022). Kulturell und sozial vielfältige Teams können durch Individualität und Vielfalt ihre Kompetenzen stärken und sich gegenseitig positiv beeinflussen (Fischer, 2022). Insbesondere Führungspersonen müssen bei sehr diversen Teams mehr auf das Führen und das Management von Diversity achten.

Kasten 14-2: Menschliche Vielfältigkeit

Die Vielfalt einer Gesellschaft lässt sich in sechs grobe Kategorien aufteilen: Alter, Befähigung, ethnisch-kulturelle Prägung, körperliches und soziales Geschlecht, sexuelle Orientierung und religiöse Glaubensausprägung (Fuchs-Frohnhofen et al., 2019). In einem anderen Modell werden Diversity-Faktoren auf vier verschiedenen Ebenen, Persönlichkeit, innere sowie äußere Dimension und organisationale Dimension, eingeteilt.

Definition: Diversity Management. Dieses Konzept ist ganzheitlich und zielt darauf ab, alle Mitarbeitenden anzuerkennen und zu schätzen – ungeachtet ihrer Persönlichkeitsmerkmale, Lebensstile oder -entwürfe. Es beinhaltet sämtliche Strategien, Maßnahmen sowie Werkzeuge, die zur Förderung und Gestaltung von Vielfalt in Organisationen beitragen (Amstutz & Müller, 2013). Ein Diversity-Management geht aktiv die Unterschiede in der vielfältigen Belegschaft an, würdigt sie und denkt darüber nach, wie sie am effektivsten eingesetzt werden können.

Tabelle 14-1: Maßnahmen im Diversity-Management nach Liewald (2012) (zitiert nach und angelehnt an Fuchs-Frohnhofen et al., 2019) (Eigendarstellung)

Konzeptionelle Grundlagen	• Diversity der Institutionen analysieren • Leitbild sowie Pflege- und Betreuungskonzept an Diversity anpassen
Weiterbildungs-management	• Weiterbildung nach den spezifischen Anforderungen der Diversity
Personalführung	• Kompetenzentwicklung eines Diversity-Managements durch Führungspersonen • Optimierung des Kompetenzmix in Pflegeteams
Lernsystem Pflege und Betreuung	• Qualitätssicherung durch Berücksichtigung der Diversity • Konsensförderung zum Thema Diskriminierung • Wechsel von Schuldkultur zu positiver Fehlerkultur

In einem langfristigen Lern- und Entwicklungsprozess können Pflegequalität und Mitarbeiter*innenbindung nachhaltig erhöht werden. Dabei ist wichtig, dass sich die Führungspersonen den gesellschaftlichen Entwicklungen widmen und regelmäßig überprüfen, inwieweit sich entsprechende Trends auch auf die einrichtungsinternen Teams übertragen lassen (Boos et al., 2014). In der **Tabelle 14-1** werden Maßnahmen im Diversity-Management nach Liewald (2012) vorgestellt.

Ein tiefgreifender Wandel in der eigenen Organisation hängt eng mit der Art und Weise zusammen, wie Pflegende im Unternehmen behandelt und geschätzt werden und ist eng mit der jeweiligen Führungskultur verknüpft (DIP, 2022). Dieser Organisationswandel kann durch einen authentischen und transformationalen Führungsstil unterstützt werden (DIP, 2022).

14.3 Personenzentrierte Arbeitsverhältnisse binden Talente

Um Talente langfristig in einer Einrichtung zu binden, ist es notwendig, die einzelnen Personen individuell zu betrachten. Die Vereinbarkeit von Beruf und Familie in den verschiedenen Lebensphasen sowie horizontale und vertikale Karrierechancen müssen dabei von Führungspersonen berücksichtigt werden. Oftmals wird den Lebensphasen und der horizontalen Personalentwicklung, z.B. pflegerische Spezialisierungen wenig Aufmerksamkeit geschenkt. Außerdem muss das betriebliche Gesundheitsmanagement (BGM) zu den individuellen Strategien der Gesunderhaltung von beruflich Pflegenden passende Angebote bereithalten. Schümanns Typologie veranschaulicht die Verbindung zwischen der Vermittlung von gesundheitsfördernden Ritualen durch die Familie und dem daraus resultierenden Gesundheitsbegriff sowie den Maßnahmen, die von beruflich Pflegenden zur Förderung der Gesundheit in der Gegenwart angewendet werden (Schümann, 2018). In der **Abbildung 14-1** ist die Typenbildung dargestellt.

Um die pflegerische Praxis personenzentrierter zu gestalten, sind Wertschätzung, strukturelle und organisatorische Veränderungen besonders wichtig. Resilienz-Expert*innen empfehlen deshalb im Alltag, Räume zu schaffen, um selbstwirksames Handeln zu ermöglichen und somit die Widerstandskraft der Mitarbeitenden zu stärken (Schümann, 2018). Da sich ein BGM aus gemeinsamen Überzeugungen, Werten, Regeln, Führungsqualität, Beziehungsklima und Organisationskultur zusammensetzt, sind die Maßnahmen grundsätzlich einrichtungsspezifisch zu entwickeln (Schümann, 2018). Meist unterliegt das BGM jedoch einem knappen Haushalt und

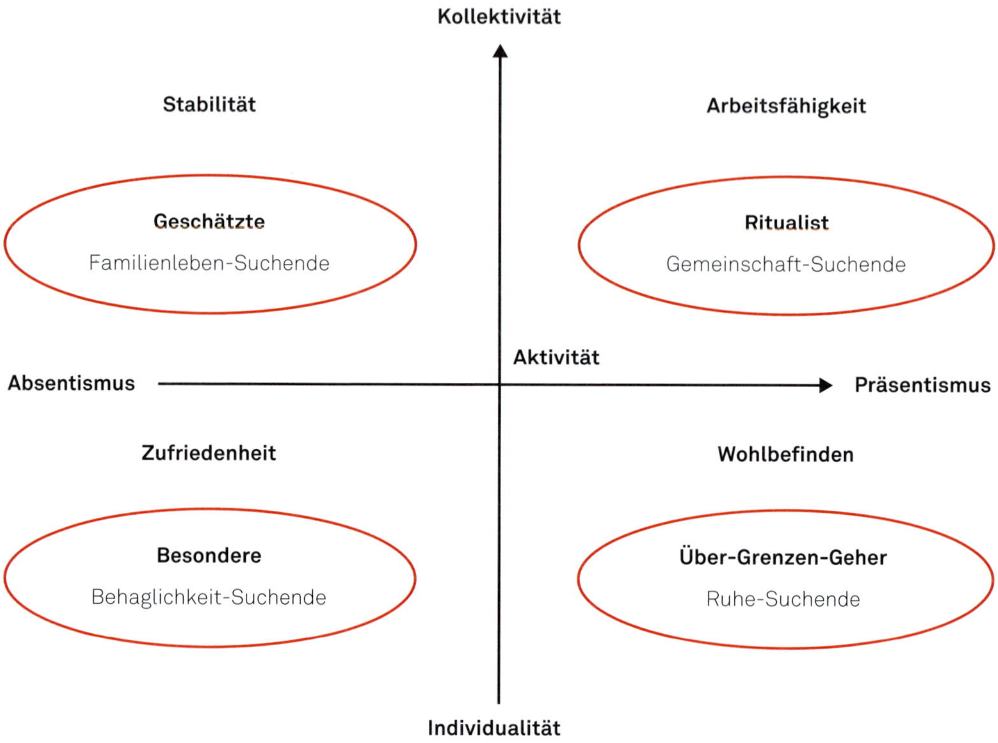

Abbildung 14-1: Typenbildung: GF/Kindheit – Kraft schöpfen – Gesundheitsbegriff (Schümann, 2018, S. 239; mit freundlicher Genehmigung von B. Schümann)

einer standardisierten Angebotsstruktur. Die individuellen Bedürfnisse der Mitarbeitenden werden dabei weniger berücksichtigt. Beruflich Pflegende übersetzen diese fehlenden Angebote jedoch mit einer Geringschätzung der Organisation gegenüber ihrer Arbeitsleistungen und -belastungen (Schümann, 2018).

Beispiel: Sich als beruflich Pflegende gesund halten

Um sich gesund zu halten, gibt es für beruflich Pflegende vier Arten von Interventionen (Schümann, 2018):

- Förderung des Gemeinschaftsgefühls (sportliche Aktivitäten)
- Unterstützung in Konflikten (Konfliktmanagement bei Überlastung)
- Verwöhnprogramme (Entspannung)
- Mittel zur Linderung von Beschwerden (Auszeit und Ruhe).

Führungspersonen sollen deshalb Fähigkeiten entwickeln oder aktivieren, die darauf abzielen, eine einfühlsame und respektvolle Unternehmenskultur zu schaffen (Höhmann et al., 2016), um Mitarbeitende länger an das Unternehmen zu binden. Mit diesem Repertoire an Lösungsmöglichkeiten, die sich Personen in ihren beruflichen Entwicklungsprozessen aneignen, kann auch eine reflexive Kompetenz entwickelt werden, um belastende Situationen gestalterisch zu bearbeiten (Höhmann et al., 2016). Beziehen Führungspersonen die zentralen Elemente des klassischen Leadership wie die „transformationale Führung“ ein, können sie ihren eigenen Handlungsspielraum ausschöpfen, Mut und Kraft zur Gestaltung ihrer

Spielräume gewinnen. Dies ist jedoch nur möglich, wenn auch grundlegende Kulturveränderungen vorgenommen werden, die formelle Anweisungssysteme abbauen, Selbstorganisation stärken und Gestaltungsspielräume schaffen (Höhmann et al., 2016).

14.4 Wertschätzung individueller Kompetenzen schafft Möglichkeiten

Die kollegialen und fachbezogenen Aspekte für einen ausgeprägten Berufsstolz scheinen bei beruflich Pflegenden in der Langzeitpflege weniger wichtig zu sein, wie etwa die positiven Bewertungen von externen Qualitätsprüfungen, der Presse oder der An- und Zugehörigen (Isfort, 2023). Pflegende neigen zu stereotypen Aussagen, die einen einseitigen altruistischen, dienenden und aufopfernden Charakter der Berufsausübung zum Ausdruck bringen. Dieses Rollenverständnis steht im Gegensatz zu den Ansprüchen einer professionellen Pflegepraxis (Isfort, 2023). Die Wertschätzung von individuellen Fähigkeiten beruflich Pflegender muss jedoch ein wesentlicher Bestandteil der Unternehmenskultur sein. Kommunikation, Transparenz und Beteiligung der Mitarbeitenden spielen eine wichtige Rolle. Dabei ist die berufliche Identität die Basis von Handlungen und Entscheidungen beruflich Pflegender (Flaiz, 2018) und verändert die pflegerische Praxis. Mit Wahrnehmung der eigenen Expertise bildet sich Berufsstolz heraus, der direkt in die Kommunikation und das praktische Handeln einfließt (Isfort, 2023). Insofern erscheint es wichtig, dass die professionelle Identität gestärkt und die interne Teamkommunikation unter Einflussnahme der Führungspersonen entsprechend gesteuert wird.

14.5 Bildung stärkt die professionelle Identität

Neben der Entwicklung von Berufsstolz und der Gestaltung von Rahmenbedingungen stärkt die kontinuierliche Bildung die professionelle Identität. Insbesondere wenn klar ist, dass horizontale Feindseligkeit möglichen Fortschritt und eine Form der professionellen Weiterentwicklung innerhalb einer Berufsgruppe verhindert. Wenn die Pflegeprofession als Berufsstand bzw. beruflich Pflegende individuell nicht wachsen, ist die Stärkung der professionellen Identität prinzipiell ausgeschlossen. Flaiz (2018) beschränkt sich im direkten Ländervergleich nicht nur auf die Analyse der Mangelverwaltung im Gesundheitssystem, sondern arbeitet die dahinter liegende Konstruktion professioneller Identitäten heraus. Hierzu zählen das lebenslange Lernen oder auch die Kompetenzkommunikation.

14.5.1 Wachsen durch lebenslanges Lernen

Beruflich Pflegende benötigen Fähigkeiten, die es ihnen ermöglichen, ihr Fachwissen entsprechend ihres Qualifikationsniveaus selbstsicher zu argumentieren und umzusetzen (Wegemann, 2023). Elementar erscheint auch, das eigene Wissen durch kontinuierliche Weiterqualifizierungsmaßnahmen auszubauen. Insbesondere die akademische Weiterqualifizierung kann die direkte Versorgung von Menschen mit Pflegebedarf in der Langzeitpflege unterstützen. Der gezielte Einsatz von akademisierten Pflegefachpersonen kann eine Verringerung von dekompensierten chronischen Erkrankungen bewirken oder dem Fortschreiten von Pflegebedürftigkeit entgegenwirken (Flaiz, 2018). Beruflich Pflegende müssen sich mehr darum bemühen, ihren Markenkern aufzubauen und sich öffentlich mit ihren jeweiligen Kompetenzen präsentieren. Reflexionsübungen, multidisziplinäre Fallbesprechungen, Ethikberatungen, Diskussionsrunden oder auch Ethikfortbildungen können dabei auch Maßnahmen sein, um Feindseligkeit im Team zu verringern und das eigene Wissen weiterzuentwickeln (Flaiz, 2018). Gerade bei internationalen Pflegefachpersonen ist das personenzentrierte Pflegeverständnis weitverbreitet. Um dies auch für die deutsche Langzeitpflege zu erreichen, braucht es dort einen verstärkten Einsatz von akademisierten Pflegefachpersonen und deren Handlungsautonomie, um die Prozesse in hochkomplexen Pflegesituationen in diesem Setting zu steuern. Damit können Stabilität in der pflegerischen Versorgung, eine höhere Resilienz oder Empowerment bei beruflich Pflegenden bewirkt werden (Flaiz, 2018). In Deutschland würde sich durch den Ausbau der Pflegekammern und die Weiterentwicklung der generalistischen Ausbildung bis hin zur Durchlässigkeit von Qualifikationen auch die professionelle Identität verändern (Flaiz, 2018). Allerdings sind die Auswirkungen verschiedener Sozialisationserfahrungen auf die professionelle Identität von beruflich Pflegenden noch nicht ausreichend erforscht (Flaiz, 2018).

Teamschulungen können beruflich Pflegende sensibilisieren, typische Formen von Feindseligkeit, Anzeichen, Auslöser und Ursachen zu erkennen. Dabei können Strategien zur Vermeidung von Gewalt und zur Gewaltsensibilität gemeinsam erarbeitet werden (von Reibnitz, 2023). Besonders die Fähigkeit zur Selbstreflektion können bei den Teammitgliedern sehr unterschiedlich ausgeprägt sein. Es ist zu empfehlen, die Selbstreflektion als gezielte Kompetenzförderung zu nutzen (von Reibnitz, 2023).

Beispiel: Strategien zur Personalentwicklung

Die gezielte Weiterentwicklung des Personals führt normalerweise zu einer Zunahme der Fähigkeiten im gesamten Team. Schulungen, Kurzfortbildungen, kollegiale Beratungen, Journalclubs, One-Minute-Wonders, Pocket Cards usw. können ein Team sensibilisieren, Wissen erweitern und neue Lösungswege präsentieren. Damit können die Handlungsfähigkeiten im Team, das Gemeinschaftsgefühl, die Bewältigung von Aufgaben und Handlungssicherheit gestärkt werden (DIP, 2022).

14.5.2 Fördern und Fordern

Um ein gesundes Arbeitsumfeld zu schaffen, sind Führungspersonen auf allen Hierarchieebenen von entscheidender Bedeutung, da die Unternehmenskultur maßgeblich von ihnen beeinflusst wird. Ihre Führungsqualitäten und -fähigkeiten sowie ihre Vorbildfunktion tragen dazu bei, dass Stress am Arbeitsplatz besser bewältigt wird (Peter et al., 2021). Es ist von Bedeutung, beruflich Pflegenden, die mit Feindseligkeit konfrontiert sind, das Gefühl zu vermitteln, dass sie ihre Vorgesetzten mit Vertrauen kontaktieren können (Ernst et al., 2020). Um die Förderung von Selbstwirksamkeit und Orientierung zu unterstützen, ist es wichtig, dass Führungspersonen klar und deutlich mit den Betroffenen in Kontakt treten und ihnen alle relevanten Informationen bereitstellen. Sie fungieren als Vorbilder. Außerdem spielen Führungspersonen eine bedeutende Rolle bei der Vermittlung von Anerkennung. Die Schaffung klarer Rollen- und Aufgabenverteilungen hat eine große Bedeutung bei der Bekämpfung und Prävention von horizontaler Feindseligkeit (Ernst et al., 2020). **Tabelle 14-2** stellt Interventionsprogramme für Führungspersonen vor.

14.5.3 Entwicklung einer Kompetenzkommunikation

Beruflich Pflegende sollen ihre Leistungen nicht unterschlagen. Sie dürfen nicht davon ausgehen, dass die Gesellschaft die pflegerische Versorgung schätzt, es sei denn, die beruflich Pflegenden selbst erkennen den Wert dieser Arbeit an (Bücker, 2023). Für die Langzeitpflege ist ein

Tabelle 14-2: Interventionsprogramm für Führungspersonen (Eigendarstellung in Anlehnung an Peter et al., 2021)

Stressbewältigung	• Stressreduktion auf Führungsebene • Vereinbarkeit von Berufs- und Privatleben fördern • Anforderungen bei der Arbeit in Einklang mit Fähigkeit und Ressourcen bringen
Führungsverständnis	• Führungsverständnis und Strukturen optimieren
Karriereförderung	• Verbundenheit mit dem Arbeitsplatz stärken • Kommunikation und Zusammenarbeit fördern
Zusammenarbeit	• Rollenklarheit und kompetenzgerechten Einsatz schaffen

solides pflegefachliches Know-how und eine ethisch professionelle Einstellung erforderlich, um eigenes sowie zukünftiges Verhalten situativ zu ändern oder neu auszurichten (Wöhlke & Riedel, 2023). Derzeit wird dieses pflegefachliche Wissen hauptsächlich im angelsächsischen Raum erzeugt. In Deutschland gibt es dazu einen großen Nachholbedarf, denn nicht alle Erkenntnisse können auf das Versorgungssystem hierzulande übertragen werden. Gleichzeitig ist eine gezielte Versorgungsforschung in der Langzeitpflege dringend notwendig, damit ein besseres Verständnis von Dynamiken zwischen Personen mit Pflegebedarf, ihren An- und Zugehörigen und beruflich Pflegenden erlangt wird (Wöhlke & Riedel, 2023). Im Sinne von Teilhabe sollen die Beteiligten nicht nur passiv beforscht werden, sondern auch aktiv daran teilnehmen und mitbestimmen. Diese Grundhaltung der Wertschätzung ermöglicht es, die wesentlichen Werte der Care-Arbeit zu betonen und sie zur Verbesserung der Pflegepraxis vorzubereiten (Wöhlke & Riedel, 2023). Pflegende sind in der Lage beziehungs- und berichtsorientierte Sprache miteinander zu kombinieren. Sie können auf ihre Fähigkeiten vertrauen, sich Wissen anzueignen, schwierige Fragen zu beantworten und es auszuhalten, Fehler zu machen (Buresh & Gordon, 2006). Mit der Förderung und einer wertschätzenden Fehlerkultur können beruflich Pflegende eine Stimme der Autorität entwickeln.

„Diese ‚Stimme der Autorität' kann den Zusammenhalt unter den Pflegenden stärken und dazu führen, dass einzelne Vorkämpfer von einer Kultur unterstützt werden, die auf ein gemeinsames Ziel hinarbeitet. In einer solchen Kultur hat die Pflege vielmehr Chancen, auch außerhalb ihrer Berufsgruppe Unterstützung zu gewinnen, die den Pflegenden endlich die Anerkennung, den Respekt und die Entlohnung verschaffen kann, die sie sich längst verdient haben" (Buresh & Gordon, 2006, S. 50).

14.5.4 Intra- und Interprofessionalität

Eine Begleitung und Unterstützung der Führungsebene sind notwendig, um Vorbehalte, Ängste und Ablehnung im Pflegeteam entgegenzuwirken, insbesondere bei einer Personalzusammensetzung mit verschiedenen Qualifizierungsniveaus. Dadurch können sich die individuellen Fähigkeiten im Team entfalten (DIP, 2022). Allerdings wird dafür eine umfassendere Betrachtung der bestehenden Fachkompetenzen im Hinblick auf die Zusammenarbeit in der direkten Patient*innenversorgung benötigt. Es macht mehr Sinn, die Pflegepraxis aus einer ganzheitlichen Perspektive zu sehen, denn Vorbehalte und Hindernisse könnten so betrachtet nach und nach beseitigt werden, wenn Möglichkeiten für einen beruflichen Austausch über Ziele, Aufgaben und Kooperationen vorliegen. Nicht nur die Bereitschaft zum gemeinsamen Lernen und Verändern ist für eine intraprofessionelle Zusammenarbeit erforderlich, sondern auch eine stabile Teamzusammensetzung trägt zur Teilnahme an Veränderungsprozessen bei (DIP, 2022). Die Verankerung der neuen Maßnahmen und Strukturen wird durch einen zunehmenden Bedarf an Leasingpersonal, eine hohe Fluktuation des Personals oder längere Krankheitsphasen erschwert. Der geplante Kulturwandel in der Langzeitpflege wird zudem verzögert oder behindert (DIP, 2022), da die Langzeitpflege oft von tradierten Rollenbildern geprägt ist und beruflich Pflegenden häufig eine geringere Bedeutung im Versorgungsprozess eingeräumt wird.

Mehr Vertrauen sowie das Arbeiten auf Augenhöhe aller Gesundheitsfachberufe benötigen auf allen Ebenen viel Geduld. Die fortlaufende Zusammenarbeit erfordert eine hohe Offenheit und eine Bereitschaft der Berufsgruppen, Rollenänderungen vorzunehmen (DIP, 2022). Eine vertrauensvolle Zusammenarbeit muss idealerweise von den Führungspersonen gestaltet werden, sodass teamübergreifende Themen und die direkte inter- und intraprofessionelle Zusammenarbeit sichergestellt werden können.

Beispiel: Qualifikationsmix beruflich Pflegender

Das Förderprogramm „360° Pflege – Qualifikationsmix für Patient*innen – in der Praxis" der Robert-Bosch-Stiftung und das ILEGRA-Graduiertenkolleg der Universität Osnabrück unterstützt interprofessionelle Kooperationen, innovative Kommunikationsstrukturen und berufsübergreifende Weiterbildungsangebote.

14.6 Reformierte Rahmenbedingungen schaffen Entlastung

Das immer häufigere und gleichzeitigere Auftreten von Krisen verdeutlicht die längst notwendigen Änderungen der Langzeitpflege. Diese Wechselwirkungen belasten beruflich Pflegende im besonderen Maße. Nur wenn die Politik mutig entscheidet, Pflegefachpersonen ihre Handlungsautonomie zuzugestehen und die anderen Gesundheitsakteur*innen den Nutzen einer eigenständigen Pflegepraxis wertschätzen, können beruflich Pflegende entlastet werden. Durch diese neue Zusammenarbeit können sich Synergie-Effekte entwickeln, die zu mehr Zeitgerechtigkeit und Solidarität führen würden.

14.6.1 Zeitgerechtigkeit und Systemveränderungen bewirken Solidarität

Die Evolutionsgeschichte des Kapitalismus ist geprägt von der Trennung von Kultur – Natur sowie Produktion – Reproduktion, die auch gut auf die Trennung zwischen Medizin – Pflege zu übertragen ist (Bauhardt, 2015). Auch die Langzeitpflege orientiert sich an diesen markt-

Kasten 14-3: Ein anderes Mindset des Wirtschaftens

Die Pflegeprofession muss sich mit alternativen Glaubenssätzen des Wirtschaftens beschäftigen, die den Begriff „Gutes Leben" neu definieren, angelehnt an Bauhardt (2015):

- Kooperation statt Konkurrenz
- Eigenständigkeit statt Abhängigkeit
- Gemeinschaftlichkeit statt Einzelinteressen
- Kreativität, Souveränität und Würde statt dauerndes Schielen nach oben
- Sinnstiftendes Einbinden anstatt kompensatorischen Konsums.

wirtschaftlichen Grundsätzen. Diese ökonomischen Kriterien bestimmen die Planung und Strukturierung der Versorgung. Das immaterielle Gut *„Sorgearbeit“*, wie emotionsbezogene und prozesssteuernde Pflegehandlungen, bleiben dabei im Leistungsrecht unberücksichtigt und führen zu Zeitungerechtigkeiten (Wöhlke & Riedel, 2023).

Die aktuell vorherrschenden Wirtschaftslogiken verhindern eine Neuverteilung der Aufgaben im Gesundheitswesen und damit, die mangelnde Wertschätzung der Fachlichkeit der Pflegeprofession materiell und symbolisch aufzuheben. Um Teams in der Langzeitpflege widerstandsfähiger für Krisensituationen zu machen, benötigen Organisationen ein ausreichendes Vertrauenskapital, was nur mit empathischer Kommunikation entstehen kann (Schümann, 2018). Gerade bei der Einführung eines erweiterten Qualifikationsmix für akademisierte Pflegefachpersonen zeigt sich ein transformationaler Führungsstil wirksam, um nicht allmählich frühere berufliche Rollen und persönliche Engagements abzuwerten (DIP, 2022). Erst wenn der Gesellschaft klar ist, dass die Aufgaben der Pflegeprofession nicht allein die Unterstützung und Entlastung der Medizin sind, sondern dass es Kernkompetenzen im salutogenetischen Bereich gibt, kann sich bei der Berufsgruppe Selbstbewusstsein und Selbstwirksamkeit entwickeln. Dann sind auch Kooperation und gegenseitiger Respekt möglich (Bauhardt, 2015). Gerade eine neue Betrachtungsweise von Zeitgerechtigkeit würde den Arbeitsalltag von beruflich Pflegenden verbessern und eine krisenfestere, solidarischere und freiere Zusammenarbeit fördern (Bücker, 2023). Mit dieser gewonnenen Zeitsouveränität könnte sich die Pflegeprofession stärker in die politischen Abläufe einbringen und ihre beruflichen Belange eigenständig vertreten.

14.6.2 Grundlegende Veränderungen brauchen Zeit

Die wissenschaftlichen Ergebnisse und Erkenntnisse weisen darauf hin, dass es sehr gut möglich ist, die Attraktivität der Pflegeberufe zu steigern und ihre Professionalisierung fortzusetzen. Zukünftige gesetzliche und tarifliche Rahmenbedingungen sowie motivierte und tatkräftige Akteur*innen in der Langzeitpflege sind notwendig, um diese Prozesse zu ermöglichen. Grundlegende Veränderungen benötigen viel Zeit.

Definition: Kondratjew-Zyklus. Sie basiert auf der Theorie eines langfristigen Konjunkturzyklus von 40 bis 60 Jahren. Die Ursachen für diese Zyklen werden in den Gesetzmäßigkeiten des Wirtschaftssystems „Kapitalismus“ vermutet. Neue Techniken und Innovationen wirken sich auf die lange Dauer des Zyklus aus (Kondratieff, 1926; s. a. Bundeszentrale für politische Bildung, o. J.).

Besonders die beruflichen Entwicklungen, die in der Regel mit gesetzlichen Veränderungen einhergehen, dauern teilweise über Jahrzehnte an. Die Akademisierung des Pflegeberufes ist hierbei ein wichtiger Aspekt und soll deshalb besondere Aufmerksamkeit erhalten. Akademische Pflegefachpersonen weisen in der Langzeitpflege nur niedrige Quoten auf. Gleichzeitig mangelt es an Erfahrungs- und Entwicklungsräumen (DIP, 2022). Mit frühzeitigen, begleitenden und vielfältigen Maßnahmen der Information, Überzeugung und Partizipation, können Selbstverständlichkeit und Arbeitszufriedenheit zunehmen (DIP, 2022). Auch die Einbindung von internationalen beruflich Pflegenden erfordert langfristige und ganzheitliche Konzepte, in denen frühzeitig ein Bewusstsein für die Herausforderungen des Personal-Recruiting und dessen Integration entwickelt werden.

Beispiel: Faire Anwerbung aus dem Ausland

Orientierung für Einrichtungen der Langzeitpflege bietet das RAL-Gütezeichen „Faire Anwerbung Pflege Deutschland" für eine ethische, faire und transparente Anwerbung internationaler Pflegender (unter https://www.faire-anwerbung-pflege-deutschland.de/).

Die Integration wird nur dann erfolgreich sein, wenn das bereits bestehende Pflegeteam für das Projekt gewonnen und von ihm unterstützt wird. Kaden und Geißler (2023) unterstreichen die Bedeutung eines Mentor*innen- oder Patient*innenprogramms, um sicherzustellen, dass es immer eine feste Ansprechpartner*in gibt, mit der Probleme und Sorgen besprochen werden können. Besondere Aufmerksamkeit solle der Einarbeitung gewidmet sein. Wenn dieser Prozess nicht sorgfältig geplant und überwacht wird, besteht die Gefahr, dass die beruflich Pflegenden die Integrationsphase und das Arbeitsverhältnis frühzeitig beenden (Kaden & Geißler, 2023).

14.7 Ausblick und Perspektiven

Die Pandemie hat deutlich gezeigt, dass die Pflegeprofession systemrelevant und unverzichtbar ist. Es ist an der Zeit, ihr den gebührenden Platz mit den entsprechenden Entscheidungskompetenzen einzuräumen. Am Ende müssen nicht nur politische Maßnahmen ergriffen werden, um künftiges Pflegepersonal anzuwerben, sondern auch, um bereits tätige Pflegende weiterhin und insbesondere auf lange Sicht im Beruf zu halten (Gferer & Gferer, 2021; Peter et al., 2021). Dafür muss die Langzeitpflege so gestaltet werden, dass sich beruflich Pflegende mehr Zeit nehmen können, um alle Facetten des Pflegeprozesses zu bewältigen. Dazu zählen genügend Zeit für die Aus-, Fort- und Weiterbildung, eine respektvolle Führung und eine angemessene Personalausstattung.

Um eine horizontale Feindseligkeit entgegenzuwirken, sind die hier zusammengefassten Aspekte hilfreich:

- sektorübergreifende Neuausrichtung der Pflegeprofession,
- konsequente Förderung von Pflegekompetenzen
- heilkundeausübung,
- Überarbeitung der berufs- und leistungsrechtlichen Normen,
- sichere Finanzierung der hochschulischen Qualifikationen,
- Einführung neuer Arbeitsfelder wie Community Health Nursing
- Kostenträger beteiligen sich an den Entwicklungen,
- personen- und familienorientierte Zusammenarbeit aller Professionen und Akteur*innen,
- Erhöhung der Akademisierungsquote,
- passgenaues BGM,
- bundesweite Selbstverwaltung,
- Ausbau von Versorgungsforschung.

Am Ende liegt es in der Verantwortung der Gesellschaft, der Berufsgruppe selbst und der Bundespolitik, die Vielschichtigkeit der pflegerischen Versorgung in der Langzeitpflege grundlegend in Gesetzesvorhaben zu berücksichtigen und erforderliche Reformen zu initiieren. Nur eine kompetente Pflegeprofession kann unter den zukünftigen Herausforderungen die Würde von Menschen mit Pflegebedarf wahren und ihren gesellschaftlichen Versorgungsauftrag sicherstellen.

14.8 Literatur

Amstutz, N. & Müller, C. (2013). Diversity Management. In T. Steiger & E. Lippmann (Hrsg.), *Handbuch Angewandte Psychologie für Führungskräfte* (S. 775–796). Springer. https://doi.org/10.1007/978-3-642-34357-5_17

Bauhardt, C. (2015). Feministische Kapitalismuskritik und postkapitalistische Alternativen. *Aus Politik und Zeitgeschichte, 65*(35–37), 32–39.

Boos, M., Hardwig, T. & Riethmüller, M. (2014). Führen und Arbeiten 2.0 – Neue Anforderungen an Führungskräfte. In K. Schwuchow & J. Gutmann (Hrsg.), *Personalentwicklung – mit Special Gesundheitsmanagement 2015: Themen, Trends, Best Practices 2015* (S. 133–146). Haufe.

Bücker, T. (2023). *Alle_Zeit: eine Frage von Macht und Freiheit* (4. Aufl.). Ullstein Taschenbuch Verlag.

Bundeszentrale für politische Bildung. (o. J.). Kondratieff-Zyklen. In *kurz & knapp: Das Lexikon der Wirtschaft*. Abgerufen 11. November 2025, von https://www.bpb.de/kurz-knapp/lexika/lexikon-der-wirtschaft/19806/kondratieff-zyklen/

Buresh, B. & Gordon, S. (2006). *Der Pflege eine Stimme geben: was Pflegende wie öffentlich kommunizieren müssen*. Huber.

Deutsches Institut für angewandte Pflegeforschung e. V. (2022). *Die erweiterte pflegerische Versorgungspraxis: Abschlussbericht der begleitenden Reflexion zum Förderprogramm „360° Pflege – Qualifikationsmix für Patient:innen – in der Praxis"*. Robert Bosch Stiftung GmbH. https://www.bosch-stiftung.de/sites/default/files/publications/pdf/2022-06/Abschlussbericht_360Grad%20Pflege_Qualifikationsmix.pdf

Ernst, J., Staudacher, D., Brenner, G. & Petry, H. (2020). Psychische Gesundheit bei Gesundheitsfachpersonen während einer Pandemie – Auswirkungen und Bewältigung. *Pflegewissenschaft, Sonderausgabe: Die Corona-Pandemie* (5), 57–59.

Fischer, F. (2022). Individualität und Diversität in der Pflegekultur: Eine theoretische Verortung zwischen Beschleunigung, Entfremdung und Resonanz. *Pflege & Gesellschaft, 27*(3).

Flaiz, B. (2018). *Die professionelle Identität von Pflegefachpersonen: Vergleichsstudie zwischen Australien und Deutschland*. Mabuse. https://doi.org/10.5771/9783863214807

Fuchs-Frohnhofen, P., Scheen, S., Metzen, D., Bessin, C., Hammann, G., Palm, G. & Bogert, B. (2019). Gesunde Arbeitsbedingungen in Pflegeeinrichtungen. In MA&T Sell & Partner GmbH (Hrsg.), *Handlungsanregung für eine gelingende Verhältnisprävention in der stationären Altenpflege*. MA&T Sell & Partner GmbH.

Gferer, A. & Gferer, N. (2021). Arbeitssituation und Gedanken an einen Berufsausstieg: GuK-C19-Studie: Gesundheits- und Krankenpflege während der COVID 19-Pandemie in Österreich. *ProCare, 26*(6–7), 50–52. https://doi.org/10.1007/s00735-021-1378-6

Höhmann, U., Lauxen, O., Larsen, C. & Schwarz, L. (2016). Ein theoretischer Begründungsrahmen zur Identifikation übergeordneter Kompetenzanforderungen an pflegerische Führungskräfte in Innovationsprozessen. *Pflege & Gesellschaft, 21*(03), 214–229.

Isfort, M. (2023). Kommunikation und Stolzerleben – Selbsteinschätzungen von Fachkräften. *transfær, 10*(1), 14–15.

Kaden, V. & Geißler, M. (2023). *Integrationsbarometer: Die Integration philippinischer Pflegefachkräfte in Deutschland*. Globogate.

Kondratieff, N. D. (1926). Die langen Wellen der Konjunktur. *Archiv für Sozialwissenschaft und Sozialpolitik*, 56, 573–609. Internet Archive (archive.org).

Liewald, K. (2012). Diversität in der stationären Langzeitpflege – kann die gesundheitliche Chancengleichheit gewährleistet werden? In Schweizerisches Rotes Kreuz (Hrsg.), *Transkulturelle Public Health: ein Weg zur Chancengleichheit* (S. 169–192). Seismo.

Peter, K.A., Renggli, F., Schmid, X., Lazarevic, T., Bürgin, R., Kunz, S., Voirol, C. & Hahn, S. (2021). *Arbeitsbedingter Stress bei Gesundheitsfachpersonen in der Schweiz – Abschlussbericht STRAIN für: alle Organisationen*. Berner Fachhochschule. https://www.bfh.ch/dam/jcr:db639caa-5afa-40d3-b3f4-6b06623d2406/STRAIN_Abschlussbericht_Gesamt_STRAIN_de.pdf

Schümann, B. (2018). *Fachkräfteerhalt Im Gesundheitswesen* [Dissertation, Technischen Universität Kaiserslautern]. https://kluedo.ub.rptu.de/frontdoor/deliver/index/docId/5416/file/_Fachkr%C3%A4fteerhalt+im+Gesundheitswesen.pdf

Schwencke, S. (2022). „Wo ist die richtige Schwester?" *CNE.magazin, 22*(4), 6–9.

Thiessen, B., Weicht, B., Rerrich, M. S., Luck, F., Jurczyk, K., Gather, C., Fleischer, E. & Brückner, M. (2020). *Großputz! Care nach Corona neu gestalten: Ein Positionspapier zur Care-Krise aus Deutschland, Österreich, Schweiz*. Care.Macht.Mehr. https://care-macht-mehr.com/wp-content/uploads/20

22/10/2020_08_13_Manifest-Care.macht_.mehr_final.pdf

von Reibnitz, C. (2023). Sich vor Übergriffen schützen. *Heilberufe, 75*(5), 32–34. https://doi.org/10.1007/s00058-023-3082-3

Wegemann, F. (2023). Stärkung der professionellen Gesundheits kompetenz in der Arbeit an und mit Menschen. In S. Hiestand (Hrsg.), *Beruflichkeit – Interaktionsarbeit – Kompetenz: Impulse für eine kompetenzorientierte Interaktionsarbeit in der Pflege* (S. 139–158). wbv.

Wöhlke, S. & Riedel, A. (2023). Pflegeethik und der Auftrag der Pflege – Gegenwärtige Grenzen am Beispiel der stationären Altenpflege. *Bundesgesundheitsblatt – Gesundheitsforschung – Gesundheitsschutz, 66*(5), 508–514. https://doi.org/10.1007/s00103-023-03696-2

15 Erfordernisse gegen Feindseligkeit in der deutschen Akutpflege

Vera Lux

Abstract. Akutpflege findet in vielzähligen Versorgungsfeldern, allen voran den Krankenhäusern statt. Sie ist durch ein hohes Maß an Flexibilität aufgrund bestehender Dynamiken gekennzeichnet. Patient*innenzustände verändern sich schnell. Nicht selten werden sie lebensbedrohlich. In deutschen Kliniken herrschen noch immer strenge Hierarchien. Obwohl Pflegefachpersonen in Ausbildung bzw. Studium vielfältige Kompetenzen zur Sicherstellung einer hohen Versorgungsqualität erwerben, zeigt sich vielerorts ein ähnliches Bild: Ärzt*innen ordnen an, beruflich Pflegende führen aus. Die geringe berufliche Autonomie führt zu Frust bei den Beteiligten, der sich nicht nur in vermehrten Krankheitstagen und Kündigungen widerspiegelt, sondern auch in feindseligem Verhalten untereinander, insbesondere gegenüber Auszubildenden, Studierenden bzw. Studierten und Mitarbeitenden aus dem Ausland in der beruflichen Pflege. Gefragt ist v.a. die Politik zur Erweiterung der Handlungsautonomie beruflich Pflegender sowie Arbeitgebende und Vorgesetzte, die für eine Null-Toleranzpolitik gegenüber Feindseligkeit unter Pflegenden in der Akutversorgung Sorge tragen.

Schlüsselbegriffe

- Akutpflege
- Macht
- Akademisierung
- internationale Pflegefachpersonen
- Null-Toleranzpolitik.

15.1 Einleitung

In Deutschland arbeiten beruflich Pflegende in unterschiedlichen Settings und Sektoren. Akutpflegende sind v.a. in öffentlichen, kommunalen und privaten Krankenhäusern, in Rehakliniken, in Fachkliniken, ambulanten Zentren, ambulanten OP-Zentren, in der ambulanten Notfallversorgung und in Rettungsdiensten tätig. Damit ist die Akutpflege enorm vielseitig und hochspezialisiert. Sie erfordert ein hohes Maß an Fachwissen, Flexibilität und Entscheidungskompetenz. In kritischen Situationen muss schnelle und effektive Hilfe geleistet werden, um Leben zu retten, Gesundheit zu stabilisieren oder Leiden zu lindern. Dennoch haben Pflegefachpersonen – historisch bedingt – noch immer eine geringe berufliche Autonomie und Eigenständigkeit.

Das Gesundheitssystem steht seit Jahren unter finanziellem Druck. Mit jeder Reform steigt der ökonomische Druck und macht auch vor der beruflichen Pflege nicht Halt. Seit Einführung der *Diagnosis Related Groups* (DRG) im Jahr 2003 werden sukzessiv Stellen in der Pflege abgebaut, um Effizienzreserven zu heben. Beruflich Pflegende müssen immer mehr Patient*innen versorgen. Damit steigt die physische und psychische Belastung der Gesundheitsmitarbeitenden. Deren Unzufriedenheit wächst. Die Ausfallzeiten in der beruflichen Pflege sind im Vergleich zu anderen Branchen und Berufen mit 26,7 Tagen im Jahr in der Krankenpflege am höchsten (Techniker Krankenkasse, 2025).

15.2 Kennzeichen von Akutpflege in Deutschland

Fast die Hälfte der beruflich Pflegenden arbeitet inzwischen in Teilzeit. Die Belastung in Vollzeit wird als zu hoch empfunden. Der Pflegeberuf verliert in den letzten Jahren zunehmend an Attraktivität. Viele beruflich Pflegende sind ganz aus dem Beruf ausgestiegen. Arbeitsbelastung und Arbeitsbedingungen seien nicht mehr akzeptabel. Die Ursachen für die gestiegene Arbeitsbelastung sind vielfältig. Die Verweildauer hat sich seit 2003 von neun auf circa sieben Tage im Durchschnitt reduziert. Dabei gibt es je nach Fachabteilung sehr große Unterschiede. Die Patient*innen werden immer älter und die Therapien komplexer. Gleichzeitig steigt die „Nurse to patient ratio", zulasten der Patient*innensicherheit (Simon & Mehmecke, 2017).

Definition: Nurse-to-Patient-Ratio. Bezeichnet die Anzahl an Menschen, die eine Pflegefachperson pflegerisch betreut. Studien weisen darauf hin, dass, je mehr Menschen mit Pflegebedarf durch eine Pflegefachperson in der Akutpflege betreut werden, u.a. Pflegequalität und Überlebenswahrscheinlichkeit der Menschen mit Pflegebedarf sinken, u.a. Sermeus (2015) und Driscoll und Autor*innenteam (2018).

Neben den hohen Ausfallzeiten und der Teilzeitquote hat die gestiegene Arbeitsbelastung in der stationären Akutpflege weitere Auswirkungen auf die Arbeitsbedingungen der beruflich Pflegenden. Der Patient*innensteuerung kommt eine hohe Bedeutung zu. Diese ist in der Akutpflege herausfordernd, da *nur bedingt planbar*. So müssen z.B. Patient*innen mit akutem Schlaganfall oder Herzinfarkt aufgenommen und erstversorgt werden, auch wenn die Notaufnahme voll, kein freies Bett oder nicht ausreichend Personal vorhanden ist. Darüber hinaus ermöglicht der Fortschritt in der Medizin und Diagnostik immer komplexere Therapien, auch im hohen Alter oder bei kleinsten Frühgeborenen. Mit der Behandlungskomplexität steigen die fachlichen Anforderungen an die Akutpflege. Hierfür braucht es qualitativ wie quantitativ ausreichend Pflegefachpersonen, die neben der klassischen Pflegeausbildung zusätzlich über eine Fachweiterbildung und/oder über einen akademischen Abschluss verfügen. Der Anteil akademisch qualifizierter Pflegefachpersonen liegt in Deutschland nur bei knapp 2,5 %. Das ist weit hinter den Empfehlungen des Wissenschaftsrats in Höhe von 20 % (Wissenschaftsrat, 2023).

Aus der *„Ich pflege wieder, wenn ..."*-Studie von Auffenberg et al. (2022) geht hervor, dass knapp

Tabelle 15-1: Ranking der wichtigsten Arbeitsbedingungen für Wiedereinstieg und Stundenerhöhung (Basis: Ergebnisse der Bremer Pilotstudie), W = 0,37, p < 0,001 (Eigene Berechnungen auf Grundlage der bundesweiten Befragung „Ich pflege wieder, wenn ..." (Auffenberg et al., 2022), alle Befragten n = 5.204)

Rangstufe	Arbeitsbedingungen	Mittlerer Rang
1	Mehr Zeit durch eine gute Pflege durch mehr Personal	2,15
2	Höhere Bezahlung	3,07
	Verlässliche Arbeitszeiten	3,32
3	Mehr Wertschätzung von Vorgesetzten	4,60
	Tarifbindung	5,05
4	Fachliche Aufstiegsmöglichkeiten	5,68
	Erlebtes während der Arbeitszeit verarbeiten zu können	5,97
	Betriebliche Interessenvertretung/ Mitsprache	6,15

70 % der Teilzeitkräfte eine Stundenerhöhung und ca. 88,2 % der ausgestiegenen Pflegefachpersonen einen Wiedereinstieg in Erwägung ziehen – vorausgesetzt, die Arbeitsbedingungen stimmen (Auffenberg et al., 2022). **Tabelle 15-1** stellt das Ranking der wichtigsten Arbeitsbedingungen für Wiedereinstieg und Stundenerhöhung vor. Hierin liegt ein enormes Potential, welches zu einer *Stabilisierung der Fachkräftesituation* beitragen könnte. Dies ist dringend notwendig, denn der demografische Wandel trifft die berufliche Pflege gleich in doppelter Hinsicht. Der Pflegebedarf steigt aufgrund der älter werdenden Bevölkerung. Gleichzeitig stehen aufgrund des Austritts der Babyboomer immer weniger Pflegefachpersonen zur Verfügung. Obwohl die Pflegeverbände seit vielen Jahren immer wieder darauf hinweisen, wird aus Sicht der Verfasserin viel zu spät reagiert und gehandelt.

15.3 Macht und Ohnmacht im Gesundheitssystem

Die prekäre Situation im Gesundheitswesen spitzt sich seit Jahren zu. Es ändert sich allerdings wenig. Beruflich Pflegende arbeiten in einem Gesundheitssystem, das arztzentriert und traditionell hierarchisch geprägt ist. Sie folgen Anordnungen der Ärzt*innen, selbst in originären Aufgabenfeldern beruflicher Pflege. Sie besitzen Kompetenzen, um Pflegehilfsmittel oder Inkontinenzmaterial zu verschreiben, ambulante Pflege anzuordnen oder den Pflegegrad zu erheben, dürfen es aber vor dem Gesetz nicht. Es ist ein mühsamer Weg, dies zu verändern. Im Vergleich zu anderen Staaten kommt das deutsche Gesundheitssystem diesbezüglich nur langsam voran. Beruflich Pflegende fühlen sich oft ohnmächtig, gegenüber Ärzt*innen, Vorgesetzten und Kolleg*innen bzw. in Bezug auf ineffiziente Prozesse und Abläufe. Sie fühlen sich der Situation oder einer Person ausgeliefert, sind machtlos und sehen keine Möglichkeiten, ihre Interessen durchzusetzen. Bei den beruflich Pflegenden entsteht entweder Frust und/oder Resignation. Sie *jammern* und *klagen* über die Arbeitsumstände, das fehlende Personal, hoher Zeitdruck und mangelnde Wertschätzung durch Vorgesetze, Politik und Gesellschaft. Leider ist das Bild, welches die berufliche Pflege von sich selbst in die Öffentlichkeit transportiert, nicht Kompetenz oder Professionalität, sondern genau das Gegenteil davon (Höring, 2024). Beruflich Pflegende wähnen sich in Deutschland in der Opferrolle, anstatt sich zu wehren. Der Berufsorganisationsgrad ist niedrig. Der beruflichen Pflege muss aus Sicht der Verfasserin klar sein, dass sie als Profession nur etwas erreichen und bewirken kann, wenn sie organisiert und gemeinsam für ihre Interessen eintritt. Leider ist die berufliche Pflege sogar ihr *eigener Feind* und protestiert gegen bestehende Pflegekammern in Nordrhein-Westfalen und Rheinland-Pfalz oder schafft existierende Kammern und damit ihre Selbstverwaltung wieder ab wie in Schleswig-Holstein und Niedersachsen. In der Bundesrepublik Deutschland ist die Selbstverwaltung im Gesundheitssystem gesetzlich verankert. Berufliche Pflege wird nur dann respektiert, wenn auch sie Teil des Selbstverwaltungssystems ist (dazu Definition Selbsverwaltungsorgan in **Kap. 12.1**).

15.4 Macht als Feindseligkeit ausüben

Anders als in anderen Versorgungsfeldern arbeiten in der stationären Akutpflege viele Menschen und Professionen miteinander auf *engem Raum.* Das funktioniert bei klaren Strukturen und Regeln:

- Wer ist für was zuständig?
- Wer hat welche Entscheidungsbefugnis?
- Wer trägt für was die Verantwortung?

Noch immer ist das Gesundheitssystem sehr hierarchisch geprägt. Berufliche Pflege verfügt über wenig Autonomie und Eigenständigkeit hierzulande. Ärzt*innen ordnen an und beruflich Pflegende führen aus. Eine Zusammenarbeit auf Augenhöhe mit gegenseitiger Akzeptanz der Kompetenzen ist nicht gegeben. Dabei erfordert gerade die zunehmende *Komplexität* in der Medizin und Diagnostik und die *Digitalisierung* eine völlig neue Zusammenarbeit der Professionen. Ein gesetzlicher Rahmen fehlt für Einleitung, Umsetzung und Evaluation dringend notwendiger Transformationen. Aus Sicht der Verfasserin fühlen sich beruflich Pflegende dem System *ausgeliefert*. Beruflich Pflegende sind allerdings nicht *macht-los*. Sie verfügen über hinreichend Macht. Sie setzen sie jedoch nicht konstruktiv und zielgerichtet, sondern eher destruktiv und subtil ein. Häufig gegenüber Kolleg*innen mit und ohne Migrationshintergrund bzw. mit und ohne akademischer Qualifizierung, Praktikant*innen, Auszubildenden oder Studierende. Patient*innen oder deren An- und Zugehörige bekommen feindseliges Verhalten ebenfalls zu spüren. Zegelin berichtet, wie sie kürzlich als Patient*in in einem deutschen Klinikum eine Pflegefachfrau nach ihrem Namen fragte und diese habe geantwortet, dass sie das als Patientin gar nichts anginge (Zegelin, 2024, zitiert n. Stadler, 2024).

Die Verfasserin beobachtet immer wieder, wie Pflegeauszubildende als Hilfskräfte und „Laufburschen“ behandelt werden, auf die Klingel geschickt (dazu „Schick-Kultur“, **Kasten 21-2, 21-3**), bei der Übergabe nicht einbezogen und gar nicht erst nach ihrer Einschätzung zu den Patient*innen befragt werden. Auszubildende aus der Langzeitpflege, die ihren Einsatz in der Akutpflege haben, werden belächelt und abschätzig behandelt (**Kap. 28.3.1**). Ihnen wird nichts zugetraut. Bei deren Praxisanleitungen wird sich oft weniger Mühe gegeben. Pflegefachpersonen lassen sie spüren, dass sie „nur“ aus der Langzeitpflege kommen.

Pflegestudierende erfahren auch oft feindseliges Verhalten durch Pflegefachpersonen. Besonders vulnerable Situationen sind, wenn sie davon erzählen, dass sie Pflege studieren (**Kasten 9-4**). Sie werden dann z. B. gefragt, ob sie etwas Besseres seien. Es wird behauptet, ihre Flucht „vom Bett“ sei vorprogrammiert.

Kasten 15-1: Feindbild „internationale Pflegefachpersonen“

Internationale Pflegefachpersonen mit noch unzureichenden Sprachkenntnissen und aus anderen kulturellen Hintergründen bzw. Bildungssystemen sind zu Beginn ihrer Arbeit im deutschen Gesundheitssystem häufig zurückhaltend und eher still (Bossle & Kuhnhard, 2021). Deren Zurückhaltung wird von ortsansässigen Pflegefachpersonen oft negativ interpretiert. Es wird an Kompetenz gezweifelt und wenig zugetraut (**Kap. 2.4.6**). Internationale Pflegefachpersonen fühlen sich zurückgesetzt, wenn sie wie Praktikant*innen behandelt werden. Es erzeugt auf Dauer Enttäuschung und Frustration. Teamintegration gelingt dann von beiden Seiten nicht (Match Redaktion, 2025). Vollkommenes Angleichen, z. B. in Sprache, Kultur, Werten und Normen, ist keine gelungene Integration, sondern Anpassung. *Erfolgreiche Integration* gelingt, wenn alle im Team daran mitwirken und Bedarfe, Bedürfnisse, Wissen sowie Erfahrungen der internationalen Pflegefachpersonen mit einbezogen werden. Darin zeigt sich Wertschätzung und Respekt vor der anderen Person und dem *Anders-Sein* (**Kasten 26-1**).

Das gilt auch für erfahrene Kolleg*innen, die zusätzlich eine akademische Laufbahn absolvieren. Laut Erzählung eines Pflegefachmannes gegenüber der Verfasserin werde so lange gestichelt, bis ein Ausscheiden aus dem Team als einziger Ausweg bleibt. Aus Sicht der Verfasserin erscheint es allerdings wesentlich sinnvoller, sich auf Station das *neueste Wissen* der Studierenden zunutze zu machen, z. B. für eine Verbesserung der Patient*innenversorgung, oder für innovative Projekte auf Pflegestation.

15.5 Perspektiven und Ausblick

Es hat gravierende Folgen, wenn gegen feindseliges Verhalten nicht interveniert wird, wie Krankheitstage, Kündigungen und Versorgungsmängel. Arbeitgebende und Vorgesetzte sind in der Pflicht, geeignete Instrumente zu Wertschätzung und gegenseitiger Anerkennung in Teams zu installieren und präventive Maßnahmen zu etablieren. Führungspersonen sind gefordert, Feindseligkeiten im Team nicht länger zu dulden, sondern unmittelbar und sofort einzugreifen, im Einzelfall ggf. arbeitsrechtliche Maßnahmen einzuleiten. Das sind Elemente einer *Null-Toleranz-Politik* gegen Feindseligkeit in einer Organisation. Ein Team kann nur dann Höchstleistung erbringen, wenn es in einem Klima arbeitet, welches durch Kollegialität, Vertrauen und Respekt geprägt ist.

15.6 Literatur

Auffenberg, J., Becka, D., Evans, M., Kokott, N., Schleicher, S. & Braun, E. (2022). *„Ich pflege wieder, wenn …"*. Arbeitnehmerkammer Bremen. https://www.arbeitnehmerkammer.de/fileadmin/user_upload/Downloads/Politik/Rente_Gesundheit_Pflege/Bundesweite_Studie_Ich_pflege_wieder_wenn_Langfassung.pdf

Bossle, M. & Kuhnhard, H. (Hrsg.). (2021). *Integration ausländischer Mitarbeiter in die Pflege. Theorien, Konzepte sowie pädagogische Erfahrungen und Rahmenempfehlungen für die Praxis*. Hogrefe.

Driscoll, A., Grant, M. J., Carroll, D., Dalton, S., Deaton, C., Jones, I., Lehwaldt, D., McKee, G., Munyombwe, T. & Astin, F. (2018). The effect of nurse-to-patient ratios on nurse-sensitive patient outcomes in acute specialist units: a systematic review and meta-analysis. *European Journal of Cardiovascular Nursing, 17*(1), 6–22. https://doi.org/10.1177/1474515117721561

Höring, I. (2024, Juli 31). Keine Berufsgruppe beherrscht das Jammern so gut wie wir Pflegekräfte [LinkedIn Pulse]. *LinkedIn*. https://www.linkedin.com/pulse/keine-berufsgruppe-beherrscht-das-jammern-so-gut-wie-wir-ingo-höring-49sqe/

Match Redaktion. (2025). *Integration ausländischer Pflegefachkräfte: Erfolgsfaktoren und Herausforderungen*. Match Pflege. https://www.match-pflege.de/integration/integration-auslaendischer-pflegefachkraefte/

Sermeus, W. (2015). Nurses' impact on quality of care: lessons from RN4CAST. *Obzornik zdravstvene nege, 49*(4), 260–269. https://doi.org/10.14528/snr.2015.49.4.78

Simon, M. & Mehmecke, S. (2017). *Nurse-to-Patient Ratios Ein internationaler Überblick über staatliche Vorgaben zu einer Mindestbesetzung im Pflegedienst der Krankenhäuser* (Working Paper Forschungsförderung No. 27; series). Hans-Böckler-Stiftung. https://www.boeckler.de/fpdf/HBS-006526/p_fofoe_WP_027_2017.pdf

Stadler, R. (2024, Februar 9). Experiment am eigenen Leib. *Süddeutsche Zeitung*, 6.

Techniker Krankenkasse. (2025, Mai 12). *Zum Tag der Pflegenden: Krankenstand leicht gesunken – Pflegekräfte mit überdurchschnittlich vielen Fehltagen* [Pressemitteilung]. https://www.wissenschaftsrat.de/download/2023/1548-23.html

Wissenschaftsrat. (2023). *Perspektiven für die Weiterentwicklung der Gesundheitsfachberufe | Wissenschaftliche Potenziale für die Gesundheitsversorgung erkennen und nutzen*. https://www.wissenschaftsrat.de/download/2023/1548-23.html

16 Wege aus der Arbeitsplatzgewalt – Berufspflege in Spanien

Andrea Cascales Martínez, María Diaz Monge Reyes López-López, Paloma López Ros, David Pina López, Esteban Puente López und Maria Joao Vidal Alves

Abstract. Arbeitsplatzgewalt (engl. Workplace Violence, WPV) gilt als ernsthaftes Problem, von dem Pflegefachpersonen in Spanien betroffen sind. Es handelt sich um ein erhebliches Berufsrisiko, das folgenschwere Auswirkungen auf Gesundheit und Wohlbefinden von Pflegefachpersonen hat. Angstzustände, Depressionen, Somatisierung und Burnout gehören dazu und wirken sich negativ auf Interaktionen mit Patient*innen und auf die Arbeitseffizienz aus. In Spanien durchgeführte Studien zeigen, dass es zur Problembewältigung unerlässlich ist, solide und wirksame Präventionsmaßnahmen zu ergreifen. Es ist notwendig, dass Organisationen eine „Null-Toleranz"-Politik gegenüber Gewalt fördern und bürokratische Mechanismen für Meldungen von Arbeitsplatzgewalt erleichtern. Fortlaufende Schulungsprogramme, die sich auf Konfliktmanagement, psychosoziale bzw. emotionale Fähigkeiten und effektive Kommunikation konzentrieren, sind von entscheidender Bedeutung. Es ist wichtig, regelmäßige Teamsitzungen durchzuführen, damit Gruppenzusammenhalt und Gleichstellung gefördert wird. Die Erstellung von Begrüßungsplänen für neue Mitarbeitende und gemeinsame Freizeitaktivitäten können die Kommunikation verbessern und lateraler Gewalt vorbeugen. Die Einführung klarer Handlungsrichtlinien und formeller Meldemechanismen ist ebenfalls notwendig, um die Dunkelziffer von Übergriffen zu verringern und die Mitarbeitenden zu unterstützen. Die Prävention von Arbeitsplatzgewalt muss sich mit Gewalt durch Patient*innen bzw. Bezugspersonen und mit lateraler Gewalt unter Mitarbeitenden befassen. Die Umsetzung von Strategien ist von entscheidender Bedeutung für die Förderung eines sichereren und gesünderen Arbeitsumfelds für Pflegefachpersonen. Sie verbessert ihr Wohlbefinden und die Qualität der Patient*innenversorgung.

Schlüsselbegriffe

- Arbeitsplatzgewalt
- laterale Gewalt
- Gesundheitswesen
- Intervention
- Prävention.

16.1 Einleitung

Arbeitsplatzgewalt ist in Spanien landesweit als starkes berufliches Risiko für Angehörige von Gesundheitsberufen anerkannt, mit erheblichen Auswirkungen auf die Versorgungssysteme und die Patient*innengesundheit. Das Nationale Institut für Sicherheit, Gesundheit und Wohlbefinden am Arbeitsplatz weist auf einen landesweiten Anstieg der psychosozialen Risiken im Zusammenhang mit Arbeitsplatzgewalt hin, einschließlich Belästigungen, Drohungen und Übergriffen. Obwohl es sich um ein globales Problem handelt, das jeden Arbeitsbereich betreffen kann, ist es im Gesundheitssektor besonders häufig. Täter*innen können Nutzer*innen (Anwendergewalt) oder Gesundheitsmitarbeitende untereinander (laterale Gewalt, **Kasten 2-1**) sein (Nationales Institut für Sicherheit, Gesundheit und Wohlbefinden am Arbeitsplatz, 2018, zit. n. Vidal-Alves et al., 2022). (Anm. d. Aut.: Patient*innen und ihre Bezugspersonen sind als Leistungsnehmende Nutzer*innen von Gesundheitsleistungen und werden im nachfolgenden Text unter „Nutzer*innen“ subsumiert.) Zu den am meisten betroffenen Berufsgruppen zählt Berichten zufolge das Pflegepersonal (Díaz et al., 2023; Vidal-Alves et al., 2021, 2022). Es ist schwierig, genaue Informationen über Übergriffe am Arbeitsplatz zu erhalten, da eine große Anzahl von Übergriffen nicht gemeldet wird. Das erschwert ein genaues Verständnis dieses Problems (Mayorca Yancán et al., 2013). Bisher fehlt ein Konsens bzw. Klarheit darüber, was unter einem gewalttätigen Vorfall zu verstehen ist (García-Pérez et al., 2021). Zudem findet eine *Normalisierung* von gewalttätigen Handlungen durch das Gesundheitspersonal statt. Mehr noch – es betrachtet gewalttätige Handlungen als Teil seiner Arbeitstätigkeit (Llor-Esteban et al., 2017; López-García et al., 2018).

Studien über laterale Gewalt unter beruflich Pflegenden zeigen unterschiedliche Ergebnisse. In einer früheren Studie sind es 17 % des Pflegepersonals, die irgendeine Art von Gewalt bzw. Aggression durch Kolleg*innen erlebt haben (Losa Iglesias & Becerro De Bengoa Vallejo, 2012). Eine neuere Studie hingegen zeigt, dass 42,17 % der Pflegefachpersonen bei der Arbeit Gewalt bzw. Aggressionen erlebt haben, wobei 13,35 % dieser Vorfälle auf Aggressionen von Kolleg*innen zurückzuführen sind (Climent-Rodríguez et al., 2023). Eine kürzlich veröffentlichte Studie zeigt sogar, dass es signifikante Unterschiede zwischen den Geschlechtern der Pflegefachpersonen gibt. Pflegefachmänner berichten von einer höheren Wahrnehmung lateraler Gewalt als Frauen. Pflegefachpersonen im Alter zwischen 30 und 50 Jahren und solche mit Berufserfahrung zwischen sechs und elf Jahren haben ein höheres Risiko, Opfer von Gewalt zu werden (Vidal-Alves et al., 2021). In derselben Studie war die *Art der Einrichtung* eine entscheidende Variable für arbeitsbedingte Gewalt. In Einrichtungen, die Abteilungen mit Sprechstunden haben, zeigt sich eine deutlich höhere Prävalenz an Arbeitsplatzgewalt als anderswo (Cánovas Pallarés et al., 2021; Vidal-Alves et al., 2021). Das gilt v. a. für ambulante Kliniken, gefolgt von Chirurgie, psychiatrischen Einrichtungen, Wochenstation, Notaufnahme und internistischen Stationen (Vidal-Alves et al., 2021).

Kasten 16-1: COVID-19, Gewalt und die Berufspflege in Spanien

Eine 2021 mit Pflegepersonal durchgeführte nationale Studie zeigt, dass 42,17 % der spanischen Pflegefachpersonen während der Corona-Pandemie – in Übereinstimmung mit internationalen Studien – Aggression oder Gewalt am Arbeitsplatz erlebt haben. Verbale Aggression war am häufigsten (54,73 %) im Gegensatz zu körperlicher Aggression (2 %). Zu den Angreifer*innen gehörten Patient*innen (16,99 %), Familienmitglieder (16,26 %) und Kolleg*innen (13,35 %). Weiterhin gaben 41,20 % der Befragten an, in irgendeiner Form bedroht worden zu sein, durch Familienmitglieder mit 13,23 % bzw. Patient*innen mit 8,37 %. Weiterhin informierten 7,6 % der Befragten über sexuelle Belästigung bzw. 38,90 % der Befragten generell über Belästigung am Arbeitsplatz (Climent-Rodríguez et al., 2023).

16.2 Prädisponierende und Risikofaktoren für Arbeitsplatzgewalt

Chappell und Di Martino (1998, 2006) haben ein Modell für den *Umgang mit Risikofaktoren für Arbeitsplatzgewalt* im Gesundheitswesen entwickelt. Sie betonen die vielschichtige und interaktive Natur von Arbeitsplatzgewalt sowie die Interaktion zwischen verschiedenen Faktoren. In **Abbildung 16-1** ist die interaktive Natur von Arbeitsplatzgewalt inkl. Interaktion verschiedener Faktoren dargestellt. Letztendlich komme es zur Manifestation von Gewalt auf kontextueller, individueller, beruflicher und sozialer Ebene

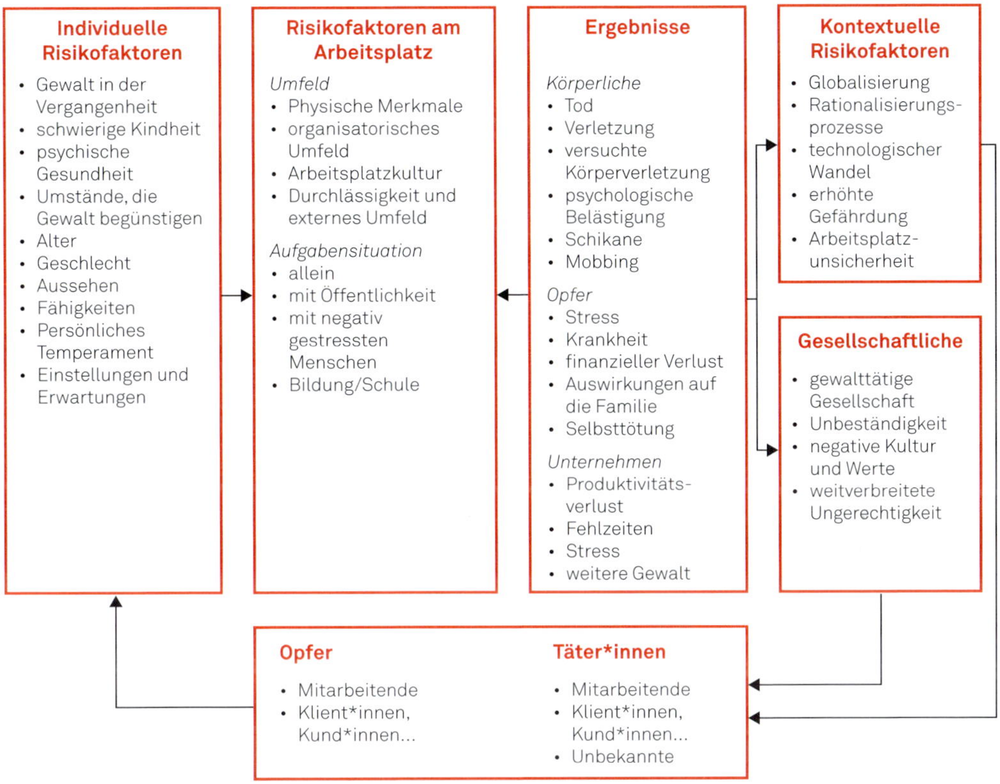

Abbildung 16-1: Interaktive Natur von Arbeitsplatzgewalt inklusive Interaktion verschiedener Faktoren (Eigendarstellung in Anlehnung an Chappell & Di Martino, 2006, S. 123)

(Chappell & Di Martino, 2006). Zu den *kontextuellen Faktoren* zählen Aspekte wie Globalisierung, Technologie, steigende Vulnerabilität und Arbeitsplatzunsicherheit. *Individuelle Faktoren* sind bestimmte Merkmale, die zu Gewalt prädisponieren, z.B. jung und männlich zu sein, eine Vorgeschichte von Gewalt und Drogenmissbrauch zu haben, aber auch Persönlichkeits- und Temperamentsprobleme, mangelnde Fähigkeiten und eine Diskrepanz zwischen Erwartungen und Realität. Diese Merkmale sind bidirektional, d.h., sie treten sowohl bei den Opfern als auch bei den Täter*innen auf (Chappell & Di Martino, 2006). Gesundheitsversorgungsmodelle sind von Staat zu Staat verschieden, sodass es wichtig ist, das Modell von Chappell und Di Martino (2006) in verschiedenen nationalen Kontexten zu untersuchen.

Kasten 16-2: Risikofaktoren für Arbeitsplatzgewalt in Spanien

Laut einer systematischen Übersichtsarbeit mit elf Studien mit verschiedenen spanischen Populationen zeigt sich, dass zu den Risikofaktoren für Arbeitsplatzgewalt hohe Anforderungen, Stress, Motivation, Angst, Zufriedenheit mit den Arbeitsbedingungen, Schichtarbeit, Flexibilität, Art des Arbeitsvertrags, Geschlecht, Karriereerwartungen und Art der Aufgaben zählen (Feijó et al., 2019).

In Spanien wurde z.B. damit das Problem der sexuellen Belästigung von Pflegefachpersonen untersucht, jedoch ohne schlüssige Ergebnisse in dieser Hinsicht (Vidal-Martí & Testor, 2017).

Während dieses interaktive Modell davon ausgeht, dass die Hauptverursacher*innen in der Regel Patient*innen, Mitarbeitende oder Personen außerhalb des Arbeitsumfelds sind, werden im spanischen Kontext hauptsächlich Patient*innen als Hauptaggressoren genannt (Galián-Muñoz et al., 2016; Llor-Esteban et al., 2017; Vidal-Martí & Testor, 2017). Die Hauptgründe, aus denen Gesundheitsmitarbeitende in der Regel von Nutzer*innen angegriffen werden, sind v.a. Verzögerungen bei der Versorgung oder mangelnde Informationen (Galián-Muñoz et al., 2014). Bezüglich der individuellen Variablen im Modell von Chappell und Di Martino (2006) existieren einige Risikofaktoren, die beim Pflegepersonal in Spanien zu beobachten sind und dies häufiger bei Männern bzw. jüngeren Mitarbeitenden (Vidal-Alves et al., 2021; Vidal-Martí & Testor, 2017). In den spanischen Studien kommen Erfahrung und Ausbildungsniveau als Risikofaktoren hinzu, was nicht mit den Ergebnissen des beschriebenen interaktiven Modells übereinstimmt. Die befragten spanischen Pflegefachpersonen gaben an, ihre Ausbildung zumeist auf die „harte Tour" erlebt zu haben. Sie seien dabei entweder „untergegangen" oder haben zu „Schwimmen" angefangen (engl. *Sink-or-Swim*). Dies ist sowohl in der akademischen als auch in der beruflichen Ausbildung tief verwurzelt. Diese Lektionen der „harten Tour" geschehen unter dem Vorwand eines strikten Lernprozesses und fördern während der ersten Jahre der Absolvent*innen eine permissive Kultur lateraler und vertikaler Gewalt (Vidal-Alves et al., 2021). Hat ein Krankenhaus eine hohe Anzahl an Beschäftigten, erhöht dies ebenfalls das Risiko an Aggressionen (Galián-Muñoz et al., 2014). Zu den Schutzfaktoren hingegen gehören organisatorische Gerechtigkeit und psychologische Flexibilität (Feijó et al., 2019; Sarabia-Cobo et al., 2021).

16.3 Folgen von Arbeitsplatzgewalt

Arbeitsplatzgewalt in der Berufspflege hat erhebliche Auswirkungen auf Gesundheit und Wohlbefinden spanischer Pflegefachpersonen, sowohl kurz- als auch insbesondere langfristig (Vidal-Alves et al., 2021). Mehrere Studien zeigen die negativen Auswirkungen von Gewalt im Arbeitsumfeld auf die Gesundheit der Gesundheitsmitarbeitenden. Dabei wurde festgestellt, dass gewalttätige Verhaltensweisen im Arbeitsumfeld direkt mit negativen gesundheitlichen Folgen im physischen und psychischen Bereich verbunden sind (Martos Martínez et al., 2021; Molero Jurado et al., 2023; Vidal-Alves et al., 2022). Beispielsweise existiert bei untersuchten Pflegefachpersonen unabhängig von der Art der Gewalt ein signifikanter Zusammenhang zwischen dem Ereignis, Opfer von Gewalt im Arbeitsumfeld geworden zu sein und einem höheren Maß an Angst, Depression, Somatisierung und Dysfunktion (Vidal-Alves et al., 2022).

Ebenso scheint *Burnout* eine wichtige Variable zu sein.

Definition: Burnout. Definiert als ein Zustand, der durch stressige Arbeitsplätze verursacht wird und emotionale Erschöpfung, Depersonalisierung und persönliche Überforderung umfasst (World Health Organization, 2019). Arbeitnehmende, die unter Burnout leiden, berichten über einen Zustand emotionaler Erschöpfung, der sich häufig durch Erschöpfung, Apathie und Verlust des Interesses an der Arbeit äußert. Derlei Berichte sind typisch für die Pflege (Pérez-Fuentes et al., 2020).

Gewalttätige Verhaltensweisen im Arbeitsumfeld des Pflegepersonals werden mit einem höheren Burnout-Niveau in Verbindung gebracht. Sie stehen in direktem Zusammenhang mit negativen gesundheitlichen Folgen für die Gesundheitsmitarbeitenden (Martos Martínez et al., 2021; Molero Jurado et al., 2023). Daraus resultiert eine gewisse Beeinträchtigung der Interaktion mit den Patient*innen und der Arbeitseffizienz, die sich wiederum in einer geringeren Arbeitszufriedenheit, einem geringeren Gefühl der Erfüllung bei der Arbeit und allgemein einer weniger positiven Arbeitserfahrung zeigt (Pina et al., 2022; Vidal-Alves et al., 2022).

In Anbetracht hoher Raten gesundheitsbezogener Arbeitsplatzgewalt müssen sich Organisationen mit Folgen, Häufigkeit und Auswirkungen dieser Gewalt auseinanderzusetzen (Vidal-Alves et al., 2021). Daher scheint die Umsetzung von Präventionsmaßnahmen, die auf eine „Nulltoleranz" von Arbeitsplatzgewalt abzielen und Strategien zur Erleichterung der Berichterstattung von Arbeitsplatzgewalt der richtige Mechanismus zu sein, um Aggressionen zu minimieren und Prävalenzen zu senken. Die überwiegende Mehrheit der Interventions-, Präventions-, Schulungs- oder Unterstützungsprogramme für Gesundheitsmitarbeitende konzentriert sich auf die Gewalt von Nutzer*innen (Anwendergewalt) gegen Gesundheitsmitarbeitende (Geoffrion et al., 2020; Raveel & Schoenmakers, 2019; Somani et al., 2021; Spelten et al., 2020). Allgemein zielen erfolgreiche Interventionen auf alle Beteiligten ab und verwenden einen Multikomponenten-Ansatz (Somani et al., 2021). Die Auswirkungen der Maßnahmen auf die Verringerung lateraler Gewalt sind jedoch unbekannt. Es gibt Hinweise, dass der Umgang mit Gewalt unter Kolleg*innen einen qualitativ und quantitativ anderen Ansatz erfordert als bei Anwendergewalt (Vidal-Alves et al., 2021).

16.4 Ausblick: Hilfen gegen Arbeitsplatzgewalt

Aktuelle spanische qualitative Studien liefern Vorschläge für Präventionsmaßnahmen gegen Arbeitsplatzgewalt. Darin wird u. a. empfohlen, die Kommunikation zu verbessern, die Bildung zu intensivieren bzw. Bildungsmaßnahmen für Gesundheitsmitarbeitende und Nutzer*innen anzubieten (Pina et al., 2021, 2022). Teilnehmende aus den Fokusgruppen von Pina und Autor*innenteam (2022) schlugen zur Prävention von Arbeitsplatzgewalt im Gesundheitswesen Schulungen und Maßnahmen zur Verbesserung von Quantität und Qualität der Kommunikation vor. Sie bezeichneten Fortbildungsmangel als Quelle von Konflikten und präferierten als Lösung für ihre Stärkung *Bildungsmaßnahmen, speziell am Arbeitsplatz,* während der Arbeitszeit, in Begleitung von Expert*innen und als regelmäßige Grundlage (Pina et al., 2022). Weiterhin teilten die Befragten mit, dass isolierte und punktuelle Bildungsmaßnahmen vermieden werden sollten. Wichtig seien *praktische Übungen* im Konfliktmanagement, psychosoziale und emotionale Trainings, die auf das eigene Wohlbefinden abzielen, sowie auf Kommunikationsfähigkeiten ausgerichtet sind. Zudem hielten sie es für wesentlich, Fähigkeiten wie Durchsetzungsvermögen, Empathie oder Frustrationsmanagement zu entwickeln, die einen Mehrwert für ihre eigene Arbeitsleistung darstellen (Pina et al., 2021).

Praktische Workshops fördern nicht nur den Gruppenzusammenhalt. Durch sie lassen sich Ziele wie Beseitigung von Hierarchien, Gleichheit von Berufsgruppen und Förderung des Respekts unter Kolleg*innen effizienter erreichen (Pina et al., 2022). Je früher, desto besser, d.h., diese Trainings eignen sich für die grundständige Ausbildung, einschließlich der Förderung von Zusammenarbeit in multidisziplinären Teams (Pina et al., 2021, 2022). Gleichzeitig soll jede berufliche Position innerhalb des „Trainingspakets" eine spezifische Bildungsmaßnahme erhalten, um Überlastungen anderer Gesundheitsmitarbeitender zu vermeiden (Pina et al., 2022; Pérez-Fuentes et al., 2020).

Zusammenfassend lässt sich festhalten, dass die Kommunikation zwischen den Arbeitnehmenden gestärkt werden muss, durch *regelmäßige gemeinsame Sitzungen* vor Ort und während der Arbeitszeit und durch Bildung von Arbeitsteams (López-García et al., 2018; Pina et al., 2022). Das vermeidet Individualisierung von Arbeit und fördert Kommunikation, Koordination und gegenseitige Unterstützung unter Kolleg*innen (Galián-Muñoz et al., 2018; Pina et al., 2022). Obwohl laterale Gewalt nicht immer nur Berufsanfänger*innen betrifft (Vidal-Alves et al., 2021), können *Begrüßungspläne* für neue Mitarbeitende, Eingliederungsprogramme und Organisationen gemeinsamer Freizeitaktivitäten sinnvoll sein (Pina et al., 2022). Organisationen sollten angesichts der Dunkelziffer von lateraler Gewalt in Unternehmen (Vidal-Alves et al., 2021) zunächst klar definieren, was als Arbeitsplatzgewalt im Gesundheitswesen gilt und *leicht zugängliche Kanäle für die Meldung* von Aggressionen an die Verwaltung entwickeln. Die Literatur zeigt deutlich, dass ein Mangel an Meldemechanismen besteht und zu Underreporting von Arbeitsplatzgewalt führt (Altemir & Arteaga, 2018; Pérez-Fuentes et al., 2020).

Dazu gehört obligat die Erstellung eines *Leitfadens* für Maßnahmen gegen Aggression, der formale Meldemechanismen, Messinstrumente und Unterstützungsstrukturen für Konfliktsituationen umfasst (Pina et al., 2022).

16.5 Literatur

Altemir, M. & Arteaga, A. (2018). Protocolo de actuación para prevenir y afrontar agresiones al personal sanitario. *Enfermería Clínica, 28*(2), 125–132. https://doi.org/10.1016/j.enfcli.2017.09.002

Cánovas Pallarés, J. M., Pina López, D., Ruiz-Hernández, J. A., Galián-Muñoz, I., Pardo Ríos, M., Llor-Esteban, B. & Puente-López, E. (2021). Violencia de usuarios hacia profesionales sanitarios y no sanitarios en servicios de Urgencias hospitalarias. Estudio transversal descriptivo-comparativo. *Revista Española de Salud Pública, 95*, Article e202107096.

Chappell, D. & Di Martino, V. (1998). *Violence in the Transport Workplace*. US Department of Justice; Office of Justice Programs.

Chappell, D. & Di Martino, V. (2006). *Violence at work* (3rd ed). International Labour Office.

Climent-Rodríguez, J. A., Navarro-Abal, Y., García-Iglesias, J. J., Vaca-Acosta, R. M., Ortega-Moreno, M. & Gómez-Salgado, J. (2023). [Violence at work and work engagement against nursing professionals in Spain: a cross-sectional study]. *Revista espanola de salud publica, 97*, Article e202301003. https://doi.org/10.1155/2023/9987092

Díaz, A., Utzet, M., Mirabent, J., Diaz, P., Ramada, J. M., Serra, C. & Benavides, F. G. (2023). Workplace aggression against healthcare workers in a Spanish healthcare institution between 2019 and 2021: The impact of the COVID-19 pandemic. *Frontiers in Public Health, 11*, Article 1070171. https://doi.org/10.3389/fpubh.2023.1070171

Feijó, F. R., Gräf, D. D., Pearce, N. & Fassa, A. G. (2019). Risk Factors for Workplace Bullying: A Systematic Review. *International Journal of Environmental Research and Public Health, 16*(11), Article 1945.

Galián-Muñoz, I., Llor Zaragoza, P., Ruiz Hernández, J. A. & Jiménez Barbero, J. A. (2018). [Exposure to service user violence and job satisfaction among nursing staff in public hospitals in Murcia Region]. *Anales del Sistema Sanitario de Navarra, 41*(2), 181–189.

Galián-Muñoz, I., Llor-Esteban, A. & Ruiz-Hernández, J. A. (2014). [Violence against nursing staff in hospital emergency services: risk factors and consequences]. *Emergencias, 26*(3), 163–170.

Galián-Muñoz, I., Ruiz-Hernández, J. A., Llor-Esteban, B. & López-García, C. (2016). User Violence and Nursing Staff Burnout: The Modulating Role of Job Satisfaction. *Journal of Interpersonal Violence, 31*(2), 302–315. https://doi.org/10.1177/0886260514555367

García-Pérez, M. D., Rivera-Sequeiros, A., Sánchez-Elías, T. M. & Lima-Serrano, M. (2021). Agresiones laborales a profesionales sanitarios e infradeclaración: Caracterización y brechas en el conocimiento para su prevención. *Enfermería Clínica, 31*(6), 390–395. https://doi.org/10.1016/j.enfcli.2021.05.001

Geoffrion, S., Hills, D. J., Ross, H. M., Pich, J., Hill, A. T., Dalsbø, T. K., Riahi, S., Martínez-Jarreta, B. & Guay, S. (2020). Education and training for preventing and minimizing workplace aggression directed toward healthcare workers. *Cochrane Database of Systematic Reviews, 9*, Article CD011860. https://doi.org/10.1002/14651858.CD011860.pub2

Llor-Esteban, B., Sánchez-Muñoz, M., Ruiz-Hernández, J. A. & Jiménez-Barbero, J. A. (2017). User violence towards nursing professionals in mental health services and emergency units. *The European Journal of Psychology Applied to Legal Context, 9*(1), 33–40. https://doi.org/10.1016/j.ejpal.2016.06.002

López-García, C., Ruiz-Hernández, J.A., Llor-Zaragoza, L., Llor-Zaragoza, P. & Jiménez-Barbero, J.A. (2018). User Violence and Psychological Well-being in Primary Health-Care Professionals. *The European Journal of Psychology Applied to Legal Context, 10*(2), 57–63. https://doi.org/10.5093/ejpalc2018a6

Losa Iglesias, M.E. & Becerro De Bengoa Vallejo, R. (2012). Prevalence of bullying at work and its association with self-esteem scores in a Spanish nurse sample. *Contemporary Nurse, 42*(1), 2–10. https://doi.org/10.5172/conu.2012.42.1.2

Martos Martínez, Á., Barragán Martín, A.B., Gázquez Linares, J.J., Molero Jurado, M.D.M., Simón Márquez, M.D.M. & Pérez-Fuentes, M.D.C. (2021). Anxiolytic and Antidepressant Use and Burnout: Optimism as a Mediator in Spanish Nurses. *Journal of Clinical Medicine, 10*(24), Article 5741. https://doi.org/10.3390/jcm10245741

Mayorca Yancán, I.A., Lucena García, S., Cortés Martínez, M.E. & Lucerna Méndez, M.Á. (2013). Violencia contra trabajadores sanitarios en un hospital de Andalucía: ¿Por qué hay agresiones no registradas? *Medicina y Seguridad Del Trabajo, 59*(231), 235–258. https://doi.org/10.4321/S0465-546X2013000200005

Molero Jurado, M.D.M., Gázquez Linares, J.J., Pérez-Fuentes, M.D.C. & Martos Martínez, Á. (2023). Aggression and burnout in nurses during COVID-19: A cross-sectional study. *Nursing & Health Sciences, 25*(1), 130–140. https://doi.org/10.1111/nhs.13001

Pérez-Fuentes, M.D.C., Gázquez, J.J., Molero, M.D.M., Oropesa, N.F. & Martos, Á. (2020). Violence and Job Satisfaction of Nurses: Importance of a Support Network in Healthcare. *The European Journal of Psychology Applied to Legal Context, 13*(1), 21–28. https://doi.org/10.5093/ejpalc2021a3

Pina, D., López-Ros, P., Luna-Maldonado, A., Luna Ruiz-Caballero, A., Llor-Esteban, B., Ruiz-Hernández, J.A., García-Jiménez, J.J., Puente-López, E. & Martínez-Jarreta, B. (2021). Users' Perception of Violence and Conflicts With Professionals in Primary Care Centers Before and During COVID-19. A Qualitative Study. *Frontiers in Public Health, 9*, Article 810014.

Pina, D., Peñalver-Monteagudo, C.M., Ruiz-Hernández, J.A., Rabadán-García, J.A., López-Ros, P. & Martínez-Jarreta, B. (2022). Sources of Conflict and Prevention Proposals in User Violence Toward Primary Care Staff: A Qualitative Study of the Perception of Professionals. *Frontiers in Public Health, 10*, Article 862896. https://doi.org/10.3389/fpubh.2022.862896

Raveel, A. & Schoenmakers, B. (2019). Interventions to prevent aggression against doctors: a systematic review. *BMJ Open, 9*(9), Article e028465. https://doi.org/10.1136/bmjopen-2018-028465

Sarabia-Cobo, C., Pérez, V., De Lorena, P., Fernández-Rodríguez, Á., González-López, J.R. & González-Vaca, J. (2021). Burnout, Compassion Fatigue and Psychological Flexibility among Geriatric Nurses: A Multicenter Study in Spain. *International Journal of Environmental Research and Public Health, 18*(14), Article 7560. https://doi.org/10.3390/ijerph18147560

Somani, R., Muntaner, C., Hillan, E., Velonis, A.J. & Smith, P. (2021). A Systematic Review: Effectiveness of Interventions to De-escalate Workplace Violence against Nurses in Healthcare Settings. *Safety and Health at Work, 12*(3), 289–295. https://doi.org/10.1016/j.shaw.2021.04.004

Spelten, E., Thomas, B., O'Meara, P.F., Maguire, B.J., FitzGerald, D. & Begg, S.J. (2020). Organisational interventions for preventing and minimising aggression directed towards healthcare workers by patients and patient advocates. *Cochrane Database of Systematic Reviews, 4*, Article CD012662. https://doi.org/10.1002/14651858.CD012662.pub2

Vidal-Alves, M.J., Pina, D., Puente-López, E., Luna-Maldonado, A., Luna Ruiz-Cabello, A., Magalhães, T., Pina-López, Y., Ruiz-Hernández, J.A. & Jarreta, B.M. (2021). Tough Love Lessons: Lateral Violence among Hospital Nurses. *International Journal of Environmental Research and Public Health, 18*(17), Article 9183. https://doi.org/10.3390/ijerph18179183

Vidal-Alves, M.J., Pina, D., Ruiz-Hernández, J.A., Puente-López, E., Paniagua, D. & Martínez-Jarreta, B. (2022). (Un)Broken: Lateral violence among hospital nurses, user violence, burnout, and general health: A structural equation modeling analysis. *Frontiers in Medicine, 9*, Article 1045574. https://doi.org/10.3389/fmed.2022.1045574

Vidal-Martí, C. & Testor, C.P. (2017). Is Chappell and Di Martino's interactive model of workplace violence valid? An article analysing workplace violence towards healthcare professionals in Spain. *Aggression and Violent Behavior, 35*, 83–90. https://doi.org/10.1016/j.avb.2017.05.006

World Health Organization. (2019, Mai 28). *Burn-out an „occupational phenomenon": International Classification of Diseases* [Pressemitteilung]. https://

www.who.int/news/item/28-05-2019-burn-out-an-occupational-phenomenon-international-classification-of-diseases

Weiterführende Literatur

Barranco, L., Freire, K. & Payne, G. H. (2022). Moving Evidence to Action: A Strategy to Support the Implementation of Comprehensive Violence Prevention Efforts. *Health Promotion Practice*, *23*(5), 824–833. https://doi.org/10.1177/15248399211028156

Instituto Nacional de Seguridad, Salud y Bienestar en el Trabajo. (2018). *Informe sobre el estado de la seguridad y salud laboral en España: 2018.*

International Labour Organization. (2003). Code of practice on workplace violence in services sectors and measures to combat this phenomenon. *Internatinal Labor Review*, 43.

International Labour Organization. (2019). *Violence and Harassment Convention* (No. 190).

Lippel, K. (2016). *Addressing occupational violence: an overview of conceptual and policy considerations viewed through a gender lens* (No. 5; Working Paper). International Labour Office.

17 Feindseligkeit in der Berufspflege in Österreich

Elisabeth Rappold

Abstract. Prognosen zeigen, dass der Bedarf an Pflegepersonal bis 2050 deutlich steigen wird, was die Qualität der Versorgung beeinflussen könnte. Maßnahmen wie die Einführung der Pflegefachassistenz und die Anwerbung internationaler Pflegekräfte sollen die angespannte Situation entspannen. Horizontale Feindseligkeit, wie verbale Angriffe und passive Aggressivität, kann durch belastende Arbeitsbedingungen und Personalmangel entstehen. Studien zeigen, dass nicht durchgeführte Pflegearbeiten und fehlende Betreuungskontinuität die berufliche Integrität der Pflegenden herausfordern. Maßnahmen zur Personalgewinnung und -bindung, wie faire Entlohnung und gute Arbeitsbedingungen, sind entscheidend, um die Situation zu verbessern. Offene Kommunikation und Teamarbeit sind ebenfalls wichtig, um Feindseligkeit entgegenzuwirken.

Schlüsselbegriffe

- Personalknappheit
- Horizontale Feindseligkeit
- Personalgewinnung und -bindung.

17.1 Einleitung

Eine Verbindung *zwischen* Personalknappheit im Pflegesektor und einer Zunahme an horizontaler Feindseligkeit wird angenommen. Dieses Problem wird durch Faktoren wie dem Mangel an Karriereentwicklungsmöglichkeiten und die Auflösung von Berufskontingenten weiter verschärft (Bensch, 2022). Personalprognosen für Österreich zeigen, dass der Bedarf an Pflegepersonal bis 2050 deutlich steigen wird, wenn alles so bleibt, wie es ist. Wie sich die Qualität der Versorgung verändern wird, kann heute noch nicht abgeschätzt werden (Juraszovich et al., 2023). Um der bereits bestehenden Personalknappheit entgegenzuwirken wurde 2016 eine neue Berufsgruppe, die Pflegefachassistenz, eingeführt. Zudem wird seit Kurzem auch in Österreich versucht, internationale Pflegende zu gewinnen. Inwieweit diese beiden Maßnahmen dazu beitragen, die angespannte Situation abzuschwächen, wird sich noch zeigen. Die Lage ist ernst, da der Personalmangel in der Pflege durch die COVID-19-Pandemie weiter verschlimmert wurde. Im Folgenden werden Aspekte dargestellt und argumentiert, die auf horizontale Feindseligkeit in Österreich hinweisen.

17.2 Pflegepersonen in Österreich

Die Registrierung im Gesundheitsberuferegister (GBR) ist verpflichtend, um in Österreich beruflicher Pflege nachzugehen. Jeweils zum Jahresende werden die Bestandsdaten aus dem GBR ausgewertet. Diese Daten aus dem Gesundheitsberuferegister (https://gbr.goeg.at/) sind auch Basis für Pflegepersonalprognosen und geben einen guten Einblick über die wichtigsten Einsatzgebiete der Pflegeberufe, beschrieben in der **Tabelle 17-1**.

Zurzeit arbeiten die meisten Pflegenden in Krankenhäusern, gefolgt von stationären Pflegeeinrichtungen und den ambulanten Pfle-

Tabelle 17-1: GuK-Berufe – Einsatzgebiete der angestellten Berufsangehörigen nach Setting in absoluten Zahlen und in Prozent, Stand 31.12.2024 (ausgewertete n = 146.011, Mehrfachzuordnungen möglich; Hinweis: x = Daten zur Wahrung der statistischen Geheimhaltung unterdrückt) (Pilwarsch et al., 2025, S. 21)

Setting	DGKP	PFA	PA	gesamt
Krankenanstalt	66.558 (71 %)	3.219 (60 %)	8.297 (18 %)	78.074 (53 %)
stationäre Pflegeeinrichtung/ Tageszentrum	16.564 (18 %)	1.834 (34 %)	28.148 (59 %)	46.546 (32 %)
mobile Dienste	6.394 (7 %)	277 (5 %)	6.992 (15 %)	13.663 (9 %)
Behindertenbetreuung	2.004 (2 %)	106 (2 %)	7.419 (16 %)	9.529 (7 %)
angestellt bei Ärztin bzw. Arzt, Gruppenpraxis	4.111 (4 %)	40 (<1 %)	505 (1 %)	4.656 (3 %)
Industrie und ähnliche Einrichtungen	2.914 (3 %)	42 (<1 %)	993 (2 %)	3.949 (3 %)
Kuranstalten, Rehaeinrichtungen	2.375 (3 %)	32 (<1 %)	418 (<1 %)	2.825 (2 %)
Ausbildungseinrichtungen	1.655 (2 %)	x	144 (<1 %)	x
weitere Einrichtungen im Gesundheitswesen (Hierzu zählen Straf- und Maßnahmenvollzugsanstalt inkl. Justizbetreuungsagentur), Gewebebank/ Gewebeentnahmeeinrichtung, Blutspendeeinrichtung, Rettungsdienst, Forschungseinrichtung und Anstellung bei freiberuflichen DGKP).	1.261 (1 %)	25 (<1 %)	260 (<1 %)	1.546 (1 %)
Selbstständiges Ambulatorium	1.009 (1 %)	9 (<1 %)	78 (<1 %)	1.096 (<1 %)
Primärversorgungseinheit	181 (<1 %)	x	14 (<1 %)	x

gediensten. Primärversorgungseinheiten sind noch nicht sehr verbreitet, daher sind derzeit auch noch wenige Pflegepersonen dort zu finden, wie aus **Tabelle 17-1** ersichtlich ist.

Definition: Primärversorgungseinheit. Primärversorgung ist die erste Anlaufstelle für alle Menschen mit gesundheitsbezogenen Fragen und Anliegen. Das Tätigkeitsfeld ist vielfältig. Der Berufsalltag lebt von intra- und vor allem interprofessioneller Zusammenarbeit. So entwickeln verschiedene Berufsgruppen unterschiedliche Fragestellungen.

Diplomierte Gesundheits- und Krankenpfleger*innen (DGKP) werden seit Beginn des Jahres 2024 ausschließlich an Fachhochschulen ausgebildet. Die Ausbildung dauert drei Jahre oder 180 ECTS. Pflegefachassistent*innen (PFA) absolvieren eine zweijährige Ausbildung (3.200 Stunden) an Gesundheits- und Krankenpflegeschulen. Dieser Beruf kann auch in berufsbildenden höheren Schulen und seit 2024 auch im Rahmen einer Lehrlingsausbildung erlernt werden. Die Ausbildung zur Pflegeassistenz (PA) dauert ein Jahr (1.600 Stunden), sie wird im Rahmen von Lehrgängen und

Tabelle 17-2: GuK-Berufe – Anteil der DGKP, PFA und PA mit beruflicher Erstqualifikation in Österreich nach Bundesland der Berufsausübung in Prozent, Stand 31.12.2024 (ausgewertete n = 148.147) (Pilwarsch et al., 2025, S. 30)

Bundesland	DGKP in Prozent	PFA in Prozent	PA in Prozent	GuK gesamt in Prozent
Burgenland	82 %	78 %	92 %	85 %
Kärnten	94 %	82 %	95 %	94 %
Niederösterreich	91 %	88 %	96 %	92 %
Oberösterreich	92 %	72 %	97 %	93 %
Salzburg	85 %	80 %	95 %	87 %
Steiermark	90 %	59 %	90 %	89 %
Tirol	90 %	86 %	94 %	91 %
Vorarlberg	86 %	61 %	90 %	86 %
Wien	73 %	72 %	87 %	76 %
Österreich	86 %	75 %	93 %	88 %

in berufsbildenden mittleren Schulen angeboten. Im Jahr 2024 verfügten sieben Prozent der DGKP in Österreich über einen Bachelorabschluss (Pilwarsch et al., 2025)

Internationale Pflegekräfte

Während die Schweiz oder auch Großbritannien schon seit Jahrzehnten auf Zuwanderung in der Pflege zählen, spielen in Österreich Pflegende aus dem Ausland noch keine allzu große Rolle. **Tabelle 17-2** zeigt den Anteil der DGKP, PFA und PA mit beruflicher Erstqualifikation in Österreich nach Bundesland der Berufsausübung in Prozent (Pilwarsch et al., 2025)

Im Mittel haben zwölf Prozent aller Berufsangehörigen in Österreich die Ausbildung im Ausland absolviert. Pflegefachassistent*innen und DGKP machen mit durchschnittlich 25 bzw. 14 Prozent den größten Anteil aus, während im Querschnitt nur 7 Prozent der Pflegeassistent*innen im Ausland ausgebildet wurden, ersichtlich aus **Tabelle 17-2**. Auffallend dabei ist, dass der Anteil der im Ausland Ausgebildeter in Wien deutlich höher ist als in den anderen Bundesländern. Im Gesundheitsberuferegister wird neben dem Land der beruflichen Erstqualifikation auch die aktuelle Staatsbürgerschaft erhoben. Eine Analyse der Staatsbürgerschaft zeigt, dass 87 Prozent der Gesundheits- und Krankenpflege (GuK)-Berufsangehörigen österreichische Staatsbürger*innen sind. Dies deckt sich nahezu mit dem Anteil der im Inland ausgebildeten Pflegekräfte. Die Herkunftsländer der dreizehn Prozent mit ausländischer Staatsangehörigkeit sind u. a. Deutschland (18 %) und die Slowakei (12 %), gefolgt von Rumänien (8 %), Ungarn (7 %), Slowenien (6 %), Bosnien und Herzegowina (6 %), Polen (5 %), Serbien (5 %), Tschechien und Italien (je 3 %) sowie den Philippinen und Indien (je 2 %) (Pilwarsch et al., 2025). In den nächsten Jahren ist eine Veränderung zu erwarten, da seit Kurzem vermehrt in außereuropäischen Ländern aktiv Personal angeworben wird.

17.3 Blick in die Zukunft

Die Zahl der Berufsangehörigen (DGKP, PFA, PA) müsste – unter Berücksichtigung der demografischen Entwicklungen bzw. Fortschreibung des Status quo in der Versorgung) – in der ambulanten und stationären Akut- und Langzeitpflege:

- bis 2030 *auf 143.200,*
- bis 2040 auf etwa *163.500* und
- bis 2050 auf *190.700 Pflegepersonen* anwachsen,

um die gegenwärtige Situation in der Versorgung aufrechtzuerhalten.

Dies erfordert zusätzlich etwa *70.000 Pflegende.* Weiteres Personal, wie Alltagsbegleiter*innen, Heimhilfen oder Angehörige der medizinisch-technischen Dienste, werden insbesondere in der ambulanten und stationären Langzeitpflege benötigt. Ihre Zahl muss unter den benannten Kautelen von etwa *18.200 auf 36.500* ansteigen. Bis 2050 gehen zudem rund 90.000 Personen in Pension, auch diese sind zu ersetzen (Juraszovich et al., 2023).

Kasten 17-1: Missed Nursing Care und ihre Folgen

Missed Nursing Care (MNC) beschäftigt sich mit nicht durchgeführter, teilweise durchgeführter oder nicht abgeschlossener Pflege. Damit geht eine implizite Rationierung in der Pflege einher. Diese Phänomene wurden in den letzten Jahren in Österreich dokumentiert, davon beeinflusst werden auch die Arbeitszufriedenheit von Pflegenden und deren Belastungsausmaß durch unzureichende Personalbesetzung im Skill- und Grade-Mix (Cartaxo et al., 2022a). Insbesondere Aufgaben, die aus den pflegerischen Kernkompetenzen (§ 14 GuKG) resultieren, werden rationiert. Dazu gehören im Wesentlichen Diagnostik, Planung und Umsetzung der pflegerischen Maßnahmen. Zu den am häufigsten rationierten pflegerischen Handlungen zählen Gespräche, die nicht geführt werden, fehlende Unterstützung im Selbstmanagement und der Befähigung von Patient*innen oder auch nicht durchgeführte Körperpflege bzw. emotionale oder psychologische Unterstützung. Die eigene Händehygiene wie Händewaschen bzw. -desinfektion, die Pflege von zentralen Venenkathetern (ZVK) nach Krankenhausstandards sowie so oft wie notwendige bzw. angeordnete Blutzuckermessungen wurden hingegen häufig durchgeführt (Cartaxo et al., 2022a).

17.4 Horizontale Feindseligkeit – eine Annäherung

Im Zusammenhang mit horizontaler Feindseligkeit in der Pflege sind keine rezenten Studien aus Österreich auffindbar. Allerdings ist denkbar, dass Symptome wie verbale Angriffe, Gerüchte, Klatsch, Sabotage, Ignorieren, Ausschließen, passive Aggressivität oder Konkurrenzdenken bei Pflegenden entstehen, wenn belastende Situationen zunehmen und keine Maßnahmen zur Deeskalation gesetzt werden. Bereits die *Art der Arbeit* bringt belastende Situationen mit sich. Durch Arbeitsverdichtung und Personalknappheit steigt die Belastung und kann so zu horizontaler Feindseligkeit führen (**Kasten 17-1**). Zwar liegen keine Forschungsergebnisse hierfür für Österreich vor, es gibt aber aktuelle Studien, welche Hinweise auf deren Vorhandensein geben. Horizontale Feindseligkeit scheint dabei auch daraus zu resultieren, dass pflegerische Tätigkeiten nicht durchgeführt werden (können). Dies steht wiederum häufig in Verbindung mit Personalmangel, emotionaler Erschöpfung, fehlenden Ressourcen, Problemen in der Teamzusammensetzung, Teamkommunikation und Teamarbeit oder auch mit ständigen Unterbrechungen der Arbeit (Cartaxo et al., 2022a, 2022b). Vor allem der *Personalmangel* wird anderswo bestätigt. In der Fokusstudie „Pflege" stimmen nur 19 Prozent der befragten Pflegenden der Aussage zu, dass ausreichend Personal vorhanden sei, um qualitativ gute Pflege zu gewährleisten (Kozisnik et al., 2023). Diese Befunde stehen im Einklang mit Ergebnissen internationaler Forschungsarbeiten (Aiken et al., 2013; Lasater et al., 2019). Nicht erledigte Pflegearbeiten und die damit einhergehende fehlende Betreuungskontinuität stellt Pflegende in Bezug auf ihre berufliche Integrität vor Hausforderungen. Sie erleben eine Diskrepanz zwischen ihrem Anspruch an gute Pflege und der beruflichen Realität. Kada und Lesnik (2019) verweisen auf diese Problematik und das damit einhergehende Phänomen des Coolout sowie die daraus resultierende Absicht, den Beruf zu verlassen (Kada & Lesnik, 2019). (Anm. d. Aut.: *Coolout* beschreibt den Prozess der *moralischen Desensibilisierung* in der Pflege, (siehe **Kap. 1**). Pflegekräfte stehen oft vor dem Widerspruch, einerseits patient*innenorientiert arbeiten zu sollen und andererseits aufgrund ökonomischer Zwänge schnell arbeiten zu müssen).

Nachfolgend weitere Aspekte, für die Zusammenhänge mit horizontaler Feindseligkeit unter Pflegenden denkbar sind.

Arbeitsbelastung bzw. Arbeitsverdichtung
Durch rascheres Durchschleusen von Patient*innen erleben Pflegende eine hohe Arbeitsbelastung bzw. Arbeitsverdichtung, denn bei reduzierter Aufenthaltsdauer erhöht sich gleichzeitig die Zahl der Aufnahmen und Entlassungen. Hinzu kommt der steigende Dokumentationsaufwand (Papouschek, 2011) – mit der Folge, dass Pflegende über Überlastung klagen. Mögliche Risikofaktoren für die Entwicklung horizontaler Feindseligkeit sind laut Fokusstudie „Pflege" fehlende Zeit und Möglichkeiten für den fachlichen Austausch sowie nicht ausreichende Personalausstattung für gute Pflege (Kozisnik & Pilwarsch, 2023). Vor dem Hintergrund, dass horizontale Feindseligkeit aus Überforderung resultieren kann, sind dies doch bedenkliche Ergebnisse.

GuKG-Novelle und deren mögliche Folgen
Mit der Novelle des Gesundheits- und Krankenpflegegesetzes (GuKG) in Österreich kam es zu zwei wesentlichen Veränderungen, welche sich möglicherweise auch in Konfliktsituationen auswirken könnten. Zum einen wurde eine neue Berufsgruppe, die PFA, eingeführt und zum anderen die Überführung der Ausbildung für den gehobenen Dienst für GuK in den tertiären Bildungsbereich beschlossen. Nicht alle Berufsangehörigen tragen diese massiven Veränderungen in der österreichischen Pflegelandschaft vorurteilsfrei mit. Allerdings zeigt sich, dass die Einführung der PFA mittlerweile gut gelungen ist und anfängliche Probleme scheinen überwunden (Pleschberger et al., 2021). Das Überführen der Sekundarausbildung in den tertiären Bildungsbereich hingegen führt nach wie vor zu schwierigen Situationen. Systematische Erhebungen liegen zwar nicht vor, aber insbesondere Studierende berichten, dass ihnen vorgeworfen werde, sie würden nicht pflegen und sofort in das Management gehen, zudem verstünde man ohnehin nicht, wozu es eine tertiäre Ausbildung für DGKP bräuchte.

Pflegereformmaßnahmen
Die Regierung (2020–2024) hat bereits während der Coronapandemie mit Maßnahmen begonnen, um die Pflegeberufe zu stärken bzw. zu attraktivieren. Diese Maßnahmen haben, zum Teil ungewollt, zu Unstimmigkeiten zwischen Pflege- und Sozialberufen beigetragen. Beispielsweise sollten die Leistungen während der Corona-Pandemie durch einen Gehaltsbonus anerkannt werden. Diese Regelung wurde von Berufsangehörigen als unvollständig, nicht nachvollziehbar und ungerecht erlebt, da der Bonus in unterschiedlicher Höhe und auch nicht für alle Berufsgruppen in der Pflege gleichermaßen ausbezahlt wurde. Weitere Maßnahmen, die bereits bestehende Probleme im Team möglicherweise verstärken, sind die Entgelterhöhung für bestimmte Pflegende. Sie gilt nur für diplomierte Gesundheits- und Krankenpfleger*innen, Pflegefachassistenz- und Pflegeassistenzpersonen sowie Angehörige der Sozialbetreuungsberufe nebst einer zusätzlichen Entlastungswoche für Pflegende ab dem 43. Lebensjahr. Die Maßnahmen grenzen Angehörige anderer Pflege- und Sozialberufe aus.

Personalgewinnung und -bindung
Ziel von Pflegereformbemühungen in Österreich ist es, bundesweit die Personalsituation

im Pflegebereich zu verbessern bzw. zu sichern. Die Pflegeauszubildenden erhalten bspw. monatlich 600 Euro Zuschuss. Darüber hinaus gibt es ein Pflegestipendium, welches die Existenz während der Ausbildung sichert und zahlreiche weitere Förderungen. Die GuKG- Evaluierung zeigt zudem, dass mit dem GuKG attraktive Berufsbilder geschaffen wurden. Beim Einsatz der verschiedenen Pflegeberufe in der Praxis können umfangreiche professionelle Handlungsspielräume ausgeschöpft werden, insbesondere dann, wenn der Grade-Mix an den Versorgungsansprüchen orientiert ist und wenn interprofessionelle Zusammenarbeit funktioniert. Dies trägt dazu bei, dass Versorgungskontinuität gewährleistet und Pflegequalität verbessert wird. Dies bewirkt wiederum, dass Berufszufriedenheit und Berufsverweildauer zunehmen und in Summe ausreichend qualifiziertes Pflegepersonal zur Verfügung steht (Kozisnik et al., 2023).

Die Anrechenbarkeit der Sekundarausbildung für eine verkürzte Bachelorausbildung erweist sich zusätzlich als wirksame Maßnahme, um den innerberuflichen Konfliktpunkt der Überführung der Sekundarausbildung in den fachhochschulischen Bereich mit der GuKG-Novelle zu entkräften. Darüber hinaus stimmt ein positiver Effekt, der in der Fokusstudie „Pflege" festgestellt wurde, hoffnungsfroh: Die Kooperation zwischen Pflegeberufen und anderen Berufsgruppen ist gut. Darüber hinaus wird im Bericht über signifikante Korrelationen mit unterschiedlichen Effektstärken (von r=0,38 bis r=0,55) für *„Attraktivität des Berufsfelds"* mit der *„erlebten Kontrolle über die berufliche Praxis"*, mit der *„beruflichen Autonomie"*, mit einer ausreichenden Personalausstattung, um gute Pflege zu gewährleisten sowie mit einer ausreichenden Personalausstattung, zur Bewältigung der Pflegearbeit berichtet (Kozisnik & Pilwarsch, 2023). Um horizontaler Feindseligkeit entgegenzuwirken, sind offene Kommunikation und Teamarbeit bedeutsam.

17.5 Ausblick

Horizontale Feindseligkeit erfolgt subtil und im Verborgenen. Obwohl für Österreich keine aktuellen Studien aufzufinden sind, die sich mit diesem Thema beschäftigen, gibt es ausreichend Befunde, die auf deren Vorhandensein hindeuten. Um diesem Phänomen entgegenzuwirken, sind Maßnahmen auf verschiedenen Ebenen zu treffen. Auf Bundesebene wird in Deutschland bereits die eine oder andere Maßnahme gesetzt (**Kap. 30**). Diese dienen im Wesentlichen dazu, Personal zu gewinnen und zu halten, um so die Arbeitslast besser zu verteilen.

Weitere Maßnahmen sind auf unterschiedlichsten Ebenen zu treffen, um insbesondere personell angespannte Situationen zu entlasten und damit maßgeblich zu einer Verbesserung im Team beizutragen. Dazu zählt beispielsweise *Telecare* als Möglichkeit, Patient*innen sowie Klient*innen aus der Ferne zu supervidieren. Bedeutsam sind auch eine faire Entlohnung und gute Arbeitsbedingungen sowie eine unterstützende und authentische Führungskultur sowie offene Kommunikation, Mitarbeiter*innenbeteiligung und eine *personzentrierte Haltung.*

17.6 Literatur

Aiken, L.H., Sloane, D.M., Bruyneel, L., Van Den Heede, K. & Sermeus, W. (2013). Nurses' reports of working conditions and hospital quality of care in 12 countries in Europe. *International Journal of Nursing Studies, 50*(2), 143–153. https://doi.org/10.1016/j.ijnurstu.2012.11.009

Bensch, S. (2022). Horizontale Feindseligkeit in der Pflege: Steig' aus (oder fang' gar nicht erst damit an). *PADUA, 17*(4), 203–208. https://doi.org/10.1024/1861-6186/a000689

Cartaxo, A., Eberl, I. & Mayer, H. (2022a). Die MISSCARE-Austria-Studie – Teil I: Häufigkeit von Missed Nursing Care und assoziierten Einflussfaktoren auf Allgemeinstationen in österreichischen Krankenhäusern. *HeilberufeScience, 13*(Suppl 2), 30–42. https://doi.org/10.1007/s16024-022-00387-x

Cartaxo, A., Eberl, I. & Mayer, H. (2022b). Die MISSCARE-Austria-Studie – Teil III: Missed Nursing Care auf Allgemeinstationen in österreichischen Krankenhäusern: Einfluss auf die Arbeitszufriedenheit und auf die Absicht, den Beruf zu verlassen. *HeilberufeScience, 13*(Suppl 2), 61–78. https://doi.org/10.1007/s16024-022-00390-2

Juraszovich, B., Rappold, E. & Gyimesi, M. (2023). *Pflegepersonalprognose: Update bis 2050: Aktualisierung der Pflegepersonalbedarfsprognose 2030: Ergebnisbericht*. Gesundheit Österreich. https://jasmin.goeg.at/id/eprint/3378/1/Pflegepersonalbedarfsprognose%20Update%20bis%202050_bf.pdf

Kada, O. & Lesnik, T. (2019). Facetten von „moral distress" im Pflegeheim: Eine qualitative Studie mit examinierten Pflegekräften. *Zeitschrift für Gerontologie und Geriatrie, 52*(8), 743–750. https://doi.org/10.1007/s00391-019-01645-w

Kozisnik, P. & Pilwarsch, J. (2023). *Fokusstudie Pflege zur Evaluierung der GuKG-Novelle 2016*. Gesundheit Österreich. https://jasmin.goeg.at/id/eprint/2965/1/Fokusstudie_GuKG_Eval_bf_akt.pdf

Kozisnik, P., Rappold, E. & Pilwarsch, J. (2023). *Evaluierung der GuKG-Novelle 2016*. Gesundheit Österreich. https://jasmin.goeg.at/id/eprint/3063/1/Endbericht_GuKG_Novelle_2016_bf_.pdf

Lasater, K.B., Richards, M.R., Dandapani, N.B., Burns, L.R. & McHugh, M.D. (2019). Magnet hospital recognition in hospital systems over time. *Health Care Management Review, 44*(1), 19–29. https://doi.org/10.1097/HMR.0000000000000167

Papouschek, U. (2011). *Umstrukturierungen im Krankenhaus und ihre Auswirkungen auf die Arbeitsbedingungen*. Forschungs- und Beratungsstelle Arbeitswelt. https://www.forba.at/wp-content/uploads/files/581-FORBA_FP%2005_11.pdf

Pilwarsch, J., Schichl-Zach, M., Gruböck, A., Mathis-Edenhofer, S., Wallner, A., Gyimesi, M., Czasný, I. & Huber, J. (2025). *Jahresbericht Gesundheitsberuferegister 2024*. Gesundheit Österreich. https://jasmin.goeg.at/id/eprint/4734/1/GBR_JB_2024_bf.pdf

Pleschberger, S., Kozisnik, P., Bajer, M. & Holzweber, L. (2021). *Case Study zur Evaluation der GuKG-Novelle 2016 im akutstationären Setting: Ergebnisbericht*. Gesundheit Österreich. https://jasmin.goeg.at/id/eprint/1844/1/CS_Bericht_fin_bf.pdf

18 Arbeitsplatz-Inzivilität in den USA

Susan Rux

Abstract. Unhöfliches Verhalten im Kolleg*innenkreis manifestiert sich in Inzivilität in Organisationen. Darunter leiden nicht nur die Gesundheitsmitarbeitenden selbst, besonders die Berufsanfänger*innen, sondern auch die Gesundheitsversorgung im Gesamten. Pflegefachpersonen, die unhöfliches Verhalten aus dem Kolleg*innenkreis erfahren, entwickeln finanzielle, physische und psychische Belastungen und denken über Arbeitsplatzfluktuation nach. Erfahrenes unhöfliches Verhalten gefährdet wiederum die Patient*innensicherheit. Hohe Kosten kommen auf die Organisationen zu, aufgrund von Pflegemängeln und fehlenden Arbeitsplatzbesetzungen. Studien zeigen, dass resiliente Pflegefachpersonen besser mit unhöflichen Verhalten am Arbeitsplatz umgehen können. Es ist eine Pflicht für Organisationen, Bildungsprogramme anzubieten, um Zivilität am Arbeitsplatz zu gewährleisten bzw. zu fördern. Dazu gehören u.a. Mentor*innenprogramme und Übungssituationen zum Umgang mit inzivilem Verhalten. Mit der Entwicklung von Zivilität am Arbeitsplatz erhöhen sich die Chancen einer verbesserten Gesundheitsversorgung und einer langfristigen Bindung von Gesundheitsmitarbeitenden an ihren Arbeitsplatz.

Schlüsselbegriffe

- Zivilität
- Inzivilität
- Berufsanfänger*innen
- Arbeitsplatzfluktuation
- Fortbildungsprogramm.

18.1 Einleitung

Inziviles Verhalten (Inzivilität, engl. *„incivility“*, **Kap. 4.1**) birgt mehrere Risiken für die berufliche Pflege und sogar für das gesamte Gesundheitswesen. Die Patient*innenversorgung wird bspw. dadurch stark gefährdet. Für die Gesundheitsmitarbeitenden besteht ein erhöhtes Risiko an Rollenentfremdung (Clark, 2022). Fortbildungsprogramme zum zivilen Umgang in Organisationen hilft Pflegefachpersonen, derlei unerwünschte Ereignisse zu vermeiden. (Anm. d. Aut.: Zum zivilen Umgang: Das englische *Civility* und *Incivility* lässt sich ins Deutsche schwer übersetzen. Es geht dabei um höfliches bzw. unhöfliches Verhalten, aber weniger als Momentaufnahme, sondern als Philosophie einer Organisation; vgl. dazu das Interview mit Cynthia Clark im Einleitungsteil des Buches und **Kap. 4.1**.) Dies wirkt sich wiederum positiv auf das pflegerische Arbeitsumfeld aus. Im Ethik-Codex bzw. Statement-Papieren der American Nurses Association (2015) steht, dass Pflegefachpersonen in den Beziehungen zu Kolleg*innen und anderen dafür verantwortlich sind, die Integrität und Sicherheit des Gegenüber zu wahren (American Nurses Association, 2015).

Für das vorliegende Buchkapitel wird eine Literaturrecherche innerhalb verschiedener Pflegeorganisationen bzw. wissenschaftlicher Journale durchgeführt. Ziel ist, evidenzbasierte Best-Practice-Beispiele für Wertschätzung und gegenseitige Anerkennung in der beruflichen Pflege zu finden. Eine Synthesematrix hilft, die Rechercheergebnisse zu organisieren bzw. zu analysieren. Zur Evidenz-Bewertung gefundener Publikationen hilft die *Johns Hopkins Nursing Evidence-Based Practice Rating Scale*. Die Primärquellen entstammen Zeitschriften mit *Peer Review* bzw. Berufsorganisationen wie ANA, Sigma Theta Tau International (STTI), Academic Search Premier, Cumulative Index to Nursing and Allied Health Literature (CINAHL) Plus with Full Text, Ovid, Education Resources Information Center (ERIC), Elton B. Stephens Co. Information Services (EBSCO), ProQuest Nursing and Allied Health Source. Schlagwörter sind *nursecivility, nursing civility, nurse incivility, nurse peer civility, nurse peer incivility, nursing workplace, and nurse practice environment.* Nachfolgend werden die Studienergebnisse, die diesen Ansprüchen standhalten, abgebildet.

18.2 „Gesicht" der Inzivilität und Wege daraus

Inzivilität zeigt sich am Arbeitsplatz durch Zurechtweisung, Belästigung, Demütigung und Tratsch. Ein Mangel an grundlegenden sozialen Fähigkeiten in den täglichen Interaktionen unter Kolleg*innen fördert unhöfliches Verhalten am Arbeitsplatz. Dieses wiederum kann in schwerwiegende Formen von Inzivilität und gar Gewalt übergehen (Clark, 2013; Crawford et al., 2019) (**Kap. 4.2**). Abolfazl Vagharseyyedin (2015) zufolge sind Organisationen dazu verpflichtet, Berufsanfänger*innen in der Pflege Präventionsfortbildungen anzubieten, wenn sie feststellen, dass diese Probleme mit sozialen Interaktionen am Arbeitsplatz haben. Zusätzlich kann den Noviz*innen eine/n Mentor*in zur Seite gestellt werden, um sich besser am Arbeitsplatz zurechtzufinden. Ein/e Mentor*in kann als Vorbild fungieren und respektvolle Interaktionen vorleben, die für die Förderung der Zivilität am Arbeitsplatz unabdingbar sind (Abolfazl Vagharseyyedin, 2015). Shi und Autor*innenteam (2018) haben die Bedeutung von Inzivilität am Arbeitsplatz für Berufsanfänger*innen in der Pflege in einer Querschnittsstudie erforscht. Darin zeigt sich, dass Inzivilität am Arbeitsplatz positiv mit Angst und Burnout am Arbeitsplatz der Pflegefachpersonen korreliert. Die Forschenden schließen daraus, dass resiliente Pflegefachpersonen eher in der Lage sind, negative Einflüsse von Inzivilität am Arbeitsplatz abzufedern, indem sie z. B. positive Bewältigungsstrategien an den Tag legen (Shi et al., 2018). Eine weitere exploratorische Korrelationsstudie untersucht die Zusammenhänge zwischen gezeigter Inzivilität am Arbeitsplatz, Stress, Burnout und Fluktuationsabsichten (Oyeleye et al., 2013). Sie kommen ebenfalls zum Ergebnis, dass erhöhte Stress- und Burnout-Raten mit Inzivilität am Arbeitsplatz verbunden sind. Hinzu kommt, dass Stress, Burnout und Inzivilität dazu führen kann, dass Pflegefachpersonen beabsichtigen, ihre Arbeitsplätze zu verlassen (Oyeleye et al., 2013). Daher erscheint es, Shi und Autor*innenteam (2018) folgend, für Organisationen besonders wichtig, auf Stärkung bzw. Aufbau von Resilienz bei Pflegefachpersonen abzuzielen. Dadurch lasse sich offenbar Stress reduzieren und wiederum Burnout und Arbeitsplatzfluktuation verringern (Shi et al., 2018).

18.3 Folgen von Inzivilität und deren Prävention

Letztlich wirkt sich Inzivilität in der Pflegepraxis nicht nur auf die Beziehungen zwischen Pflegefachpersonen aus und produziert dort negative Ergebnisse. Sie hat auch einen ultimativen Einfluss auf die Patient*innensicherheit (The Joint Commission, 2021). Zahlreiche Studien haben die Wirkung von unhöflichem Verhalten zwischen Pflegefachpersonen untersucht. Erhöhte Arbeitsplatzfluktuation aufgrund sinkender Arbeitszufriedenheit resultieren im Verlust von Produktivität und steigenden Kosten für die Gesundheitsorganisationen. Das bedeutet, dass neben den negativen Folgen von Inzivilität am Arbeitsplatz für Pflegefachpersonen, v. a. finanzieller, physischer und psychischer Art, auch immense Verluste für die Institutionen entstehen, in denen die Pflegefachpersonen arbeiten (Hogh et al., 2011; Laschinger et al., 2014; McKenna et al., 2003; Miner-Rubino & Cortina, 2007). Es wird angenommen, dass Zivilität im pflegerischen Arbeitsumfeld die Arbeitszufriedenheit verbessert und Arbeitsplatzfluktuationen reduziert. Pflegefachpersonen bleiben da, wo sie arbeiten (Laschinger et al., 2009). Daher ist es wichtig, das Auftreten von Inzivilität am Arbeitsplatz zu reduzieren. Dazu gehört wiederum, sich als Organisation zunächst mit der Bedeutung und dem Management von unhöflichem Verhalten im Kolleg*innenkreis auseinanderzusetzen. Eine Strategie, einen gesunden Arbeitsplatz zu schaffen, ist bspw. ein Team-Fortbildungsprogramm zu Zivilität. Darin bilden sich Pflegefachpersonen zum Konzept von Zivilität sowie deren Nutzen für Pflegefachpersonen, Patient*innen und die Organisation. Sie erhalten eine Vorstellung davon, was ein ziviler Arbeitsplatz ist bzw. sein kann.

Es ist für Organisationen von großem Nutzen, das Bewusstsein auf unhöfliches Verhalten im Kolleg*innenkreis zu lenken, um dessen Bedeutung zu verstehen. Es gilt, das Auftreten von Inzivilität in Organisationen zu elimieren (**Kap. 4.2**). Hansen (2015) zufolge profitieren Arbeitsfelder, die Zivilität fördern, von einer Verbesserung des respektvollen menschlichen Miteinanders (Hansen, 2015). Patient*innen sind wichtige *Stakeholder*, denn an der Gewährleistung ihrer Sicherheit lässt sich ablesen, ob unhöfliche Verhaltensformen unter den Gesundheitsmitarbeiten innerhalb der Organisationen stattfinden (Becher & Visovsky, 2012; Edwards et al., 2021; Farrell, 1997; Gaffney et al., 2012; Gelinas, 2017; Hughes, 2013; Laschinger & Grau, 2012; Purpora et al., 2015).

Kasten 18-1: Biomarker und positive soziale Veränderung

Eine Pilotstudie von Clark und Autor*innenteam (2023) arbeitete mit Biomarkern und simulierte einen klinischen Ansatz, in dem anhand kognitiver Übungen untersucht wurde, ob Berufsansanfänger*innen der beruflichen Pflege physisch und psychisch unmittelbar nach erfahrenem inzivilem Verhalten durch Kolleg*innen in der Lage sind, eine sichere Pflege für Patient*innen zu gewährleisten. Es handelt sich um einen verhaltenswissenschaftlichen Ansatz, bei dem ein/e Mentor*in die Teilnehmenden durch Erproben hilfreicher Wege darin unterstützt, problematische soziale Situationen zu benennen. Es finden Übungen statt, bei denen Pflegefachpersonen auf die Situationen vorbereitet werden (engl., *Prebriefing*), gefolgt von einer didaktischen Instruktion, bei der die Teilnehmenden Einblicke in Schlüsselsätze erhalten (vgl. dazu **Tab. 9-4**). Diese sollen sie nutzen, wenn sie erkennen, dass sie gerade unhöflich behandelt werden.

18.4 Ausblick

Die Entwicklung eines evidenzbasierten Bildungsprogramms, das sich auf Zivilität in der beruflichen Pflege fokussiert, bietet einen Rahmen, um zu vergleichbaren Teamfortbildungsprojekten in den verschiedenen Organisationen zu inspirieren. Pflegefachpersonen können dieses Bildungsprogramm nutzen, um die Kultur an ihrem Arbeitsplatz zu verändern und professionelles Verhalten zu fördern. Je mehr sich daran beteiligen, desto eher besteht die Chance, dass sich Zivilität in Organisationen erhält bzw. entwickelt.

Die Forschung zeigt vielversprechende Anzeichen positiver sozialer Veränderungen innerhalb von Organisationen, wenn das Thema des unhöflichen Verhaltens unter Pflegefachpersonen proaktiv angegangen wird. Dadurch erhöht sich wiederum die Chance, dass die Gesundheitsversorgung positiv beeinflusst wird. Pflegefachpersonen, die in der Lage sind, unhöfliches Verhalten im Kolleg*innenkreis anzusprechen und zu managen, profitieren potentiell von einer höheren Arbeitszufriedenheit. Zudem sind sie stärker in der Lage, „ihren" Patient*innen eine sichere Pflege zukommen zu lassen (Institute of Medicine, 2003, 2004, 2011).

18.5 Literatur

Abolfazl Vagharseyyedin, S. (2015). Workplace incivility: a concept analysis. *Contemporary Nurse, 50*(1), 115–125. https://doi.org/10.1080/10376178.2015.1010262

American Nurses Association. (2015). *Code of ethics for nurses with interpretive statements*. https://codeofethics.ana.org/provisions

Becher, J. & Visovsky, C. (2012). Horizontal violence in nursing. *Medsurg Nursing: Official Journal of the Academy of Medical-Surgical Nurses, 21*(4), 210–213.

Clark, C.M. (2013). *Creating & sustaining civility in nursing education*. Sigma Theta Tau International.

Clark, C.M. (2022). *Core competencies of civility in nursing & healthcare*. Sigma Theta Tau International.

Clark, C.M., Kardong-Edgren, S. & Willhaus, J. (2023). Pilot Study Using Cognitive Rehearsal, Simulation, and Biomarker Data to Address Workplace Incivility. *The Journal of Continuing Education in Nursing, 54*(2), 79–88. https://doi.org/10.3928/00220124-20230113-07

Crawford, C.L., Chu, F., Judson, L.H., Cuenca, E., Jadalla, A.A., Tze-Polo, L., Kawar, L.N., Runnels, C. & Garvida, R. (2019). An Integrative Review of Nurse-to-Nurse Incivility, Hostility, and Workplace Violence: A GPS for Nurse Leaders. *Nursing Administration Quarterly, 43*(2), 138–156. https://doi.org/10.1097/NAQ.0000000000000338

Edwards, J.J., Wexner, S. & Nichols, A. (2021). Debriefing for Clinical Learning. *PSNet* [internet]. https://psnet.ahrq.gov/primer/debriefing-clinical-learning

Farrell, G.A. (1997). Aggression in clinical settings: nurses' views. *Journal of Advanced Nursing, 25*(3), 501–508. https://doi.org/10.1046/j.1365-2648.1997.1997025501.x

Gaffney, D.A., DeMarco, R.F., Hofmeyer, A., Vessey, J.A. & Budin, W.C. (2012). Making Things Right: Nurses' Experiences with Workplace Bullying—A Grounded Theory. *Nursing Research and Practice, 2012*, Article 243210. https://doi.org/10.1155/2012/243210

Gelinas, L. (2017, April 12). *Using a pyramid to address the disrespect disconnect*. American Nurse. https://www.myamericannurse.com/using-a-pyramid-to-address-the-disrespect-disconnect/

Hansen, J. (Hrsg.). (2015). The Financial Case for Nurse Residency Programs, Part 3. *Journal for Nurses in Professional Development, 31*(2), 116–117. https://doi.org/10.1097/NND.0000000000000150

Hogh, A., Hoel, H. & Carneiro, I.G. (2011). Bullying and employee turnover among healthcare workers: a three-wave prospective study: Bullying and turnover among health care workers. *Journal of Nursing Management, 19*(6), 742–751. https://doi.org/10.1111/j.1365-2834.2011.01264.x

Hughes, A.B. (2013). Implementing AORN Recommended Practices for a Safe Environment of Care. *AORN Journal, 98*(2), 153–166. https://doi.org/10.1016/j.aorn.2013.06.007

Institute of Medicine. (2003). *Keeping Patients Safe: Transforming the Work Environment of Nurses* (S. 10851). National Academies Press. http://www.nap.edu/catalog/10851

Institute of Medicine. (2004). *Keeping Patients Safe: Transforming the Work Environment of Nurses* (S. 10851). National Academies Press. http://www.nap.edu/catalog/10851

Institute of Medicine. (2011). *The Future of Nursing: Leading Change, Advancing Health* (S. 12956). National Academies Press. https://www.nap.edu/catalog/12956

Laschinger, H.K.S. & Grau, A.L. (2012). The influence of personal dispositional factors and organizational resources on workplace violence, burnout, and health outcomes in new graduate nurses: A cross-sectional study. *International Journal of Nursing Studies, 49*(3), 282–291. https://doi.org/10.1016/j.ijnurstu.2011.09.004

Laschinger, H.K.S., Leiter, M., Day, A. & Gilin, D. (2009). Workplace empowerment, incivility, and burnout: Impact on staff nurse recruitment and retention outcomes. *Journal of Nursing Management, 17*(3), 302–311.

Laschinger, H.K.S., Wong, C.A., Cummings, G.G. & Grau, A.L. (2014). Resonant leadership and workplace empowerment: the value of positive organizational cultures in reducing workplace incivility. *Nursing Economic$, 32*(1), 5–15.

McKenna, B.G., Smith, N.A., Poole, S.J. & Coverdale, J.H. (2003). Horizontal violence: experiences of Registered Nurses in their first year of practice.

Journal of Advanced Nursing, 42(1), 90–96. https://doi.org/10.1046/j.1365-2648.2003.02583.x

Miner-Rubino, K. & Cortina, L.M. (2007). Beyond targets: Consequences of vicarious exposure to misogyny at work. *Journal of Applied Psychology, 92*(5), 1254–1269. https://doi.org/10.1037/0021-9010.92.5.1254

Oyeleye, O., Hanson, P., O'Connor, N. & Dunn, D. (2013). Relationship of Workplace Incivility, Stress, and Burnout on Nurses' Turnover Intentions and Psychological Empowerment. *JONA: The Journal of Nursing Administration, 43*(10), 536–542. https://doi.org/10.1097/NNA.0b013e3182a3e8c9

Purpora, C., Blegen, M.A. & Stotts, N.A. (2015). Hospital staff registered nurses' perception of horizontal violence, peer relationships, and the quality and safety of patient care. *Work, 51*(1), 29–37. https://doi.org/10.3233/WOR-141892

Shi, Y., Guo, H., Zhang, S., Xie, F., Wang, J., Sun, Z., Dong, X., Sun, T. & Fan, L. (2018). Impact of workplace incivility against new nurses on job burn-out: a cross-sectional study in China. *BMJ Open, 8*(4), Article e020461. https://doi.org/10.1136/bmjopen-2017-020461

The Joint Commission. (2021). *Bullying has no place in health care* [Quick Safety, Issue 24]. https://digitalassets.jointcommission.org/api/public/content/21ce061ab4fe4191ba32341a179e0489

19 Perspektiven für Bildungsprozesse am Lernort „Schule“

Jutta Busch

Abstract. Feindseligkeit in der Pflege ist auch ein Thema für den Lernort „Schule“, in diesem Kapitel vorgestellt in Bezug auf Perspektiven für Bildungsprozesse in Schleswig-Holstein. Ein wesentliches Ziel der Ausbildung von Pflegefachpersonen liegt in der Entwicklung einer beruflichen Identität, die dazu befähigt, selbstbestimmt im beruflichen Setting zu handeln und berufliche Verhältnisse verantwortlich mitzugestalten. Selbstbestimmung und Mitbestimmung sind zugleich Voraussetzungen für – und zu ergänzen durch die Fähigkeit zur Solidarität als drittes Bildungsziel. Dass jedoch die Solidarität in der Berufsgruppe der Pflegenden nicht immer optimal ist, erfahren auch Auszubildende bereits in ihren Praxiseinsätzen. Das Phänomen der horizontalen Feindseligkeit hat als Thema im Pflegeunterricht somit einen berechtigten Stellenwert.

Pflegepädagog*innen kommt die anspruchsvolle Aufgabe zu, geeignete Wege für eine konstruktive Auseinandersetzung mit diesem Phänomen zu finden und solidarisches Handeln anzubahnen, etwa durch Konzepte des Empowerments oder der Kollegialen Beratung. Gestaffelt über alle Ausbildungsjahre können in diesem Zusammenhang Lernmöglichkeiten angeboten werden, die zur beruflichen Identitätsentwicklung beitragen, ohne die Lernenden zu überfordern.

Schlüsselbegriffe

- Pflegeausbildung
- Berufliche Identität
- Empowerment
- Kollegiale Beratung
- Fallarbeit.

19.1 Einleitung

Kaum ein Beruf steckt aktuell und perspektivisch so sehr in der Krise wie der Pflegeberuf: Ungünstige Arbeitsbedingungen, Arbeitsverdichtung, erhebliche physische wie psychische Belastungen, Fachkräftemangel und wenige Aufstiegsmöglichkeiten kennzeichnen das Berufsfeld. Dem absehbar steigenden Bedarf an Pflegefachpersonen stehen enorme Schwierigkeiten bei der Rekrutierung von Nachwuchs gegenüber. Der Beruf gilt – wie wir in der Corona-Pandemie gelernt haben – zwar als systemrelevant, aber er ist unattraktiv.

Diese Ausgangssituation legt nahe, dass beruflich Pflegende in besonderer Weise kollegial und solidarisch zueinanderstehen müssten, um sich gegenseitig zu stärken, sich für Verbesserungen einzusetzen, Auszubildende für den Beruf zu gewinnen und Berufseinsteigende im Beruf zu halten. Tatsächlich lässt sich ein gegenläufiges Phänomen beobachten, das international als *horizontal hostility* oder *horizontal violence* diskutiert, als Feindseligkeit zwischen Gruppen auch und gerade in Pflegeberufen beschrieben und seit einigen Jahren ebenfalls im deutschsprachigen Raum beobachtet wird (Bensch, 2022). Horizontale Gewalt in der Pflege hat selbstzerstörerische Auswirkungen auf den Berufsstand, sie führt zu einer Eskalation prekärer Verhältnisse, zu Personalausfall aufgrund von Krankheit und Berufsausstieg (Wilson et al., 2011) und damit potenziell zur Einschränkung der Leistungsfähigkeit und Versorgungsqualität (Bloom, 2019).

Da Begriffsentstehung und Begriffsbestimmungen, theoretische Hintergründe, Ursachen und Formen von Feindseligkeit in der Pflege an anderen Stellen thematisiert werden (**Kap. 2, 3**), stehen Perspektiven für Pflegebildungsprozesse im Mittelpunkt des vorliegenden Buchkapitels.

19.2 Drei Szenarien horizontaler Feindseligkeit unter Pflegenden

Bei der Vorbereitung zu diesem Text sind der Autorin aus ihrem eigenen Berufsleben relativ rasch drei Szenarien von Feindseligkeit in der Pflege in Erinnerung gekommen, eine aus der Berufspraxis, eine aus der beruflichen Bildung und eine aus der berufspolitischen Arbeit. Die Szenarien stellen sich aus persönlicher Perspektive wie folgt dar:

Beispiel: Pflegepraxis

Als junge Krankenschwester war ich auf einer chirurgischen Station tätig, auf der das Pflegepersonal tagsüber in zwei Schichten mit konstanter Zusammensetzung organisiert war. Durch dauerhafte Personalausfälle in einer Schicht wurde eine Umstrukturierung notwendig. Die Kolleg*innen aus der gut besetzten Schicht weigerten sich aber geschlossen zu wechseln. Die Ablehnung richtete sich gegen die ganze Gruppe. Die andere Schicht sei langweilig, unintelligent und man könne dort keinen Spaß haben bei der Arbeit. Ein Interesse an der gemeinsamen Aufgabe, die Patient*innen über den Tag hinweg pflegerisch kontinuierlich gut zu versorgen, spielte keine Rolle.

Beispiel Pflegebildung

Während meiner Tätigkeit als Lehrende in der Weiterbildung wurden in einer Bildungsmaßnahme Pflegende von Intensivstationen und aus dem Bereich Intermediate Care (IMC) gemeinsam unterrichtet. Das Konzept basierte auf der Überlegung, dass es nicht nur eine deutliche Schnittmenge zwischen den beiden Tätigkeitsgebieten gäbe, sondern auch die Kooperation zwischen den beiden stationären Versorgungsstufen im Sinne der Patient*innenorientierung gefördert werden könnte. Es zeigte sich allerdings, dass die beiden Gruppen zwar nebeneinander, aber nicht miteinander lernten, da es Vorbehalte gegen die jeweils andere Gruppe gab. Die eine Gruppe wäre rücksichtslos und arrogant, die andere Gruppe stelle „dumme“ Fragen und sei eine Behinderung bei anspruchsvollen Themen. Die IMC-Gruppe fühlte sich diskriminiert und bat schließlich darum, zukünftig lieber in einem eigenen Kurs unterwiesen zu werden.

Beispiel: Pflegepolitik

Zu einer besonders irritierenden Erfahrung mit Feindseligkeit aus der eigenen Berufsgruppe kam es im Rahmen berufspolitischer Arbeit. Gegen die 2018 in Kraft getretene Pflegeberufekammer in Schleswig-Holstein gab es von Anbeginn starken Widerstand aus eigenen Reihen. Im November 2019 fand eine Demonstration der Kammergegner*innen mit rund 500 Teilnehmenden vor dem Kieler Landtagshaus statt. Die Delegierten der Kammerversammlung wollten dies nutzen, um mit den Demonstrierenden zu diskutieren, aber die Fronten waren verhärtet. Unter anderem wurde den ehrenamtlich in der Kammer Engagierten vorgeworfen, sie wollten sich nur persönlich profilieren und sogar bereichern. Ein Plakat zeigte die Vorsitzenden der Kammerversammlung, wie sie Geldsäcke abschleppen.

Alle drei Szenarien provozieren unmittelbar den Wunsch nach Konzepten zum konstruktiven Umgang mit den geschilderten Situationen. Maßnahmen zur Bearbeitung bzw. Prävention dürften in erster Linie Aufgaben sein, die in der Pflegepraxis bewältigt werden müssen. Eine besondere Verantwortung kommt hier dem Pflegemanagement auf allen Hierarchieebenen zu. Empfohlen werden Schulungen in Präventionsstrategien, Etablierung von Trainings- und Beratungsprogrammen und Möglichkeiten zur niederschwelligen Meldung feindseligen Verhaltens (Mitchell et al., 2014).

Bildungsmaßnahmen zu Vorbeugung und Abbau horizontaler Feindseligkeit sind vor diesem Hintergrund somit v.a. in berufsbegleitenden Fort- und Weiterbildungskonzepten zu berücksichtigen. Aber ist Feindseligkeit unter beruflich Pflegenden auch ein Thema für die Pflegeausbildung?

19.3 Implikationen für die Pflegeausbildung

In der beruflichen und hochschulischen Pflegeausbildung ist eine Auseinandersetzung mit horizontaler Feindseligkeit sinnvoll, da die zukünftigen Pflegefachpersonen in der Praxis damit früher oder später konfrontiert werden. Primäre Zielsetzung im Unterricht sind Wissensvermittlung, Empowerment und ggf. Austausch eigener Erfahrungen im geschützten Raum. Wissen über die Mechanismen der Anfeindung zwischen Pflegegruppen, Stärkung und Ermutigung der Lernenden sowie die Sicherheit, dass über negative Erfahrungen gesprochen werden darf und dann auch Hilfestellung gegeben wird, sind Bausteine, um frustrierende Erlebnisse im Berufsalltag bearbeiten zu können und einem vorzeitigen Berufsausstieg entgegenzuwirken. Zu bedenken ist dabei, dass die *Anforderungen an die Auszubildenden nicht zu Überforderungen* werden. Das Thema lässt sich jedoch mit abgestufter Tiefe in allen drei Ausbildungsdritteln verorten und gemäß Ausbildungs- und Prüfungsverordnung (PflAPrV, 2018) v.a. dem Kompetenzbereich III „Intra- und Interprofessionelles Handeln in unterschiedlichen systemischen Kontexten verantwortlich gestalten und mitgestalten“ zuordnen. **Tabelle 19-1** beschreibt den Kompetenzbereich III und Kompe-

Tabelle 19-1: Kompetenzbereich III (Eigendarstellung in Anlehnung an PflAPrV, 2018, Auszüge aus Anlage 1 und 2)

Ausbildungsdrittel	Kompetenzformulierung
1./ 2. Ausbildungsdrittel	Die Auszubildenden • beteiligen sich an Teamentwicklungsprozessen und gehen im Team wertschätzend miteinander um (III.1.e) • fordern kollegiale Beratung ein und nehmen sie an (III.1.b). • nehmen interprofessionelle Konflikte und Gewaltphänomene in der Pflegeeinrichtung wahr und verfügen über grundlegendes Wissen zu Ursachen, Deutungen und Handhabung (III.3.c)
3. Ausbildungsdrittel	Die Auszubildenden • übernehmen Mitverantwortung für die Organisation und Gestaltung der gemeinsamen Arbeitsprozesse (III.1.e) • beraten Teammitglieder kollegial bei pflegefachlichen Fragestellungen und unterstützen sie bei der Übernahme und Ausgestaltung ihres jeweiligen Verantwortungs- und Aufgabenbereiches (III.1.c). • sind aufmerksam für Spannungen und Konflikte im Team, reflektieren diesbezüglich die eigene Rolle und Persönlichkeit und bringen sich zur Bewältigung von Spannungen und Konflikten konstruktiv im Pflegeteam ein (III.1.f).

tenzformulierungen. Durch den Titel des Kompetenzbereichs III wird der Anspruch deutlich formuliert, dass neben der Kooperation im multiprofessionellen Team die Förderung von Zusammenhalt und Zusammenarbeit innerhalb der eigenen Berufsgruppe ein zentrales Ausbildungsziel darstellen sollte.

Da berufliche Sozialisation im Wesentlichen im Berufsfeld selbst, d.h. in der Pflegepraxis stattfindet, kommt der praktischen Ausbildung eine besondere Bedeutung zu. Becher und Visovsky (2012) verweisen darauf, dass gerade Auszubildende, ebenso wie Pflegefachpersonen in der Phase des Berufseinstiegs positive Vorbilder im Umgang mit horizontaler Gewalt benötigen, denn es besteht ein besonderes Risiko, dass sie sonst dem Beruf verloren gehen (Becher & Visovsky, 2012). Auszubildende können zudem während der praktischen Einsätze ganz eigenen Formen von horizontaler Gewalt ausgesetzt sein: In Folge der Ausbildungsreform berichten Lehrende aus der beruflichen Pflegeausbildung von herabsetzenden Bemerkungen im Sinne von *„Ihr Generalisten lernt ja gar nicht mehr richtig, was Pflege ist!“* Studierende der hochschulischen Pflegeausbildung sehen sich mit Vorurteilen konfrontiert, weil sie gar nicht mehr für die „Pflege am Bett“ qualifiziert werden würden.

Kasten 19-1: Diskriminierung in der Pflegeausbildung

Diskriminierung kann Auszubildende aufgrund von Merkmalen der Diversität (Alter, Geschlecht und geschlechtliche Identität, sexuelle Orientierung, soziale oder ethnische Herkunft) treffen. Im Rahmen der Gewinnung von Pflegeauszubildenden aus dem Ausland besteht die Gefahr der Ausgrenzung bis hin zur rassistischen Verunglimpfung. Dabei handelt es sich um die Anfeindung einer Gruppe und nicht um die Herabwürdigung der einzelnen Auszubildenden. Es geht also um horizontale Feindseligkeit in dem hier verstandenen Sinne.

Aus dem bis hierhin genannten Aspekten ergibt sich, dass der Praxisanleitung und -begleitung in Bezug auf das Phänomen „Feindseligkeit in der Pflege“ eine besondere Verantwortung zukommt. Dies ist aber nur in Abstimmung und Kombination mit einem für die Thematik sensiblen Pflegeunterricht sinnvoll. Als Unterrichtthema erfordert dies fundierte didaktische Konzepte ebenso wie Sensibilität und pädagogische Kompetenz der Lehrenden.

19.4 Empfehlungen für den Pflegeunterricht

Bereits im ersten Ausbildungsdrittel kann der theoretische Unterricht genutzt werden, um gemeinsam mit den Auszubildenden Strategien zu entwickeln, die sie befähigen in ihrer beruflichen Praxis selbstbewusst, selbstbestimmt und verantwortlich zu agieren. Bildungstheoretisch knüpft dies an die in der kritisch-konstruktiven Didaktik von Klafki formulierten Fähigkeiten zu Selbstbestimmung, Mitbestimmung und Solidarität an. Klafki versteht Bildung als einen „aktiven Aneignungsprozess, in dem sich geschichtliche Wirklichkeit für den sich bildenden Menschen aufschließt, zugänglich, verstehbar, kritisierbar, veränderbar wird, und in dem gleichzeitig das Subjekt sich für geschichtliche Wirklichkeit aufschließt, also Verständnis-, Handlungs-, Verantwortungsmöglichkeiten in sich entfaltet“ (Klafki, 1996, S. 96). In diesem Sinne ist Bildung – auch berufliche Bildung – immer auch auf die persönliche Identitätsentwicklung und die kritische Auseinandersetzung mit gesellschaftlicher Wirklichkeit ausgerichtet. Eine Reihe pflegedidaktischer Modelle hat solche bildungstheoretischen Überlegungen als Wurzeln und reflektiert diese „vor dem Hintergrund der Spezifik des pflegerischen Handelns und der Anbahnung einer pflegeberuflichen Identität“ (Ertl-Schmuck, 2023, S. 76). Im Zusammenhang mit dem hier behandelten Thema ist die Überlegung zentral, dass Selbstbestimmungsfähigkeit, Mitbestimmungs- und Solidaritätsfähigkeit in Wechselwirkung stehen und nur in ihrer Verknüpfung Wirkung entfalten können.

Beispiel: Empowerment-Ansatz in einer Pflegeschule

Die explorative Recherche an einer norddeutschen Pflegeschule zeigt, dass das Thema „Horizontale Gewalt" dort angekommen ist. Der *Ansatz des Empowerments* wird herangezogen, um der Problematik zu begegnen. Das Konzept zielt darauf ab, das Selbstbewusstsein Auszubildender zu stärken und sie zu befähigen, ihre Lebenswelt – auch die berufliche – eigenverantwortlich zu gestalten. Empowerment gilt als eine Strategie der Gesundheitsförderung, durch die Ohnmachtserleben verhindert oder aufgehoben und solidarisches Handeln fördert wird. „Empowerment beschreibt Prozesse von Einzelnen, Gruppen und Strukturen, die zu größerer gemeinschaftlicher Stärke und Handlungsfähigkeit führen" (Brandes & Stark, 2025). Dieser Ansatz kann bereits in Verknüpfung mit dem ersten Orientierungseinsatz der Pflegeauszubildenden zum Tragen kommen und im Rahmen der Reflexionen der Praxiseinsätze genutzt werden.

Frühzeitig im Ausbildungsverlauf ist es sinnvoll, das Verfahren der *Kollegialen Beratung* einzuführen, da es einerseits den Einzelnen entlasten kann und andererseits in besonderer Weise die Kollegialität und Solidarität fördert. Auch die Methode des *Szenischen Spiels* kann zum Einsatz kommen, um belastende Erfahrungen mit professioneller Distanz zu betrachtet und gemeinsam Lösungsmöglichkeiten durchzuspielen.

Im weiteren Verlauf der Ausbildung eignet sich für die Auseinandersetzung mit horizontaler Gewalt im Unterricht der Ansatz der *Fallarbeit*. Authentische Szenarien wie oben geschildert oder eigene Fallgeschichten der Auszubildenden können befreit vom unmittelbaren Handlungsdruck bearbeitet und vor dem Hintergrund theoretischen Wissens interpretiert werden.

Im 3. Ausbildungsdrittel der Pflegeausbildung bietet auch die kritische *Betrachtung ethischer Regeln* für Pflegende einen Ansatzpunkt für die thematische Behandlung horizontaler Gewalt. So heißt es in einer früheren Fassung des Ethikkodex des *International Council of Nurses:* „Die Pflegende sorgt für eine gute und respektvolle Zusammenarbeit mit ihren Kolleg/-innen ..." (International Council of Nurses, 2012) (**Kap. 33**). Im Kodex der Deutschen Gesellschaft für Fachkrankenpflege werden noch deutlicher Tugenden einer Pflegefachperson beschrieben: „Intensivpflegende verhalten sich gegenüber Kolleginnen und Kollegen ehrlich, aufrichtig, verlässlich und gerecht und tragen individuell dazu bei, die Kollegialität im Gesundheitswesen zu verbessern" (Deutsche Gesellschaft für Fachkrankenpflege und Funktionsdienste e. V., 2014). Die Zitate können als Anlass für die Diskussion genutzt werden, wie es mit der Kollegialität im Pflegealltag aussieht und welche Relevanz und Tragkraft die Formulierung solch normativer Anforderungen haben.

Im Rahmen der hochschulischen Pflegeausbildung können Fragen nach *historischen Hintergründen* und *Besonderheiten der beruflichen Identität Pflegender* in Deutschland aufgeworfen werden. In ihrer Dissertation hat Flaiz (2018) die professionelle Identität von Pflegefachpersonen in Australien und Deutschland im Vergleich untersucht. Bereits das Vorwort von Weidner liefert brisanten Diskussionsanreiz für Pflegestudierende: „Die deutschen Pflegefachpersonen hingegen orientieren sich vor allem an einem funktionierenden Ablaufgeschehen in den Organisationen, lassen sich leichter fremdbestimmen, argumentieren überwiegend subjektiv und erfahrungsorientiert und sind, wenn auch in gewisser Weise an Teams ausgerichtet, doch weitgehend orientierungs- und organisationslos, was die Berufsgruppe bzw. die eigene Profession anbelangt" (Weidner, 2017, zit. nach Flaiz, 2018, S. 19).

19.5 Abschließende Bemerkungen

Horizontale Gewalt ist ein bedeutsames Thema für den Lernort „Pflegeschule". Für Pflegepädagog*innen stellt sich die Aufgabe, sich mit der Thematik sowie ihrer angemessenen Einbindung im Pflegeunterricht auseinanderzusetzen. Dabei dürfen die Erwartungen an die Effekte nicht überzogen sein. Die Hoffnung, Veränderungen über die nächste Generation von Pflegenden zu erwirken, ist nicht nur fragwürdig, sondern kann von dieser auch als Zumutung empfunden werden. Auch wenn die Selbstwirksamkeitserwartungen der Auszubildenden gestärkt werden können, bleiben Frustrationen nicht aus. Die Einstellungen einer ganzen Berufsgruppe, ihr Berufsverständnis und ihre berufliche Identität werden sich nicht schlagartig wandeln. Strukturelle Bedingungen, gewachsene Machtverhältnisse und Beharrungstendenzen stehen dem entgegen. Auch mit Rückschlägen ist zu rechnen.

Ein besonderes Augenmerk soll darauf gerichtet sein, horizontaler Feindseligkeit in der Pflege nicht nur „symptomatisch" im Sinne einer Verhaltensänderung zu begegnen, sondern glaubwürdig auch die verursachenden Verhältnisse zu benennen und zu bekämpfen. Dies ist Aufgabe des gesamten Berufsstandes und kann nicht allein durch eine Veränderung der Pflegeausbildung erreicht werden.

19.6 Literatur

Becher, J. & Visovsky, C. (2012). Horizontal violence in nursing. *Medsurg Nursing: Official Journal of the Academy of Medical-Surgical Nurses, 21*(4), 210–213.

Bensch, S. (2022). Horizontale Feindseligkeit in der Pflege: Steig' aus (oder fang' gar nicht erst damit an). *PADUA, 17*(4), 203–208. https://doi.org/10.1024/1861-6186/a000689

Bloom, E.M. (2019). Horizontal violence among nurses: Experiences, responses, and job performance. *Nursing Forum, 54*(1), 77–83. https://doi.org/10.1111/nuf.12300

Brandes, S. & Stark, W. (2025). Empowerment/Befähigung. *Leitbegriffe der Gesundheitsförderung und Prävention: Glossar zu Konzepten*. https://leitbegriffe.bzga.de/alphabetisches-verzeichnis/empowerment-befaehigung/

Deutsche Gesellschaft für Fachkrankenpflege und Funktionsdienste e.V. (2014). *Ethische Prinzipien der Intensivpflegenden – Ethik-Kodex*. https://www.dgf-online.de/wp-content/uploads/DGF-Ethik-Kodex_2014.pdf

Ertl-Schmuck, R. (2023). Grundsatzfragen der Pflegedidaktik – ein sich wandelnder Diskurs. In W. von Gahlen-Hoops & K. Genz (Hrsg.), *Pflegedidaktik im Überblick: Zwischen Transformation und Diffusion* (Bd. 1, S. 69–93). transcript.

Flaiz, B. (2018). *Die professionelle Identität von Pflegefachpersonen: Vergleichsstudie zwischen Australien und Deutschland*. Mabuse. https://doi.org/10.5771/9783863214807

International Council of Nurses. (2012). *Der ICN-Ethikkodex für Pflegefachpersonen*. DBfK, ÖGKV, SBK [Übersetzung & Herausgabe].

Klafki, W. (1996). *Neue Studien zur Bildungstheorie und Didaktik: zeitgemäße Allgemeinbildung und kritisch-konstruktive Didaktik*. Beltz.

Mitchell, A., Ahmed, A. & Szabo, C. (2014). Workplace violence among nurses, why are we still discussing this? Literature review. *Journal of Nursing Education and Practice, 4*(4), 147–150. https://doi.org/10.5430/jnep.v4n4p147

PflAPrV (2018). https://www.gesetze-im-internet.de/pflaprv/

Wilson, B.L., Diedrich, A., Phelps, C.L. & Choi, M. (2011). Bullies at Work: The Impact of Horizontal Hostility in the Hospital Setting and Intent to Leave. *JONA: The Journal of Nursing Administration, 41*(11), 453–458. https://doi.org/10.1097/NNA.0b013e3182346e90

20 Horizontale Feindseligkeit in der hochschulischen Pflegebildung

Karsten Gensheimer

Abstract. Dieses Kapitel beschäftigt sich mit der Komplexität horizontaler Feindseligkeit in der Pflegebildung aus hochschulischer Sicht in Bayern, einschließlich der damit verbundenen Herausforderungen für die Pflegestudierenden. Während die Studierenden lernen, evidenzbasiertes Wissen in der Praxis anzuwenden, werden sie in der beruflichen Realität häufig mit abwertenden Kommentaren und Verhaltensweisen konfrontiert, die als horizontale Feindseligkeit kategorisiert werden können. Diese Erlebnisse belasten nicht nur die psychische Gesundheit der Studierenden, sondern gefährden auch deren Resilienz sowie die Qualität der pflegerischen Versorgung.

Um Pflegefachpersonen für diese Thematik zu sensibilisieren und Studierende besser zu schützen, sind präventive Strategien erforderlich. Dazu gehören die Etablierung eines respektvollen Umgangs, strukturierte Besprechungsprozesse und der Abbau von Verhaltensweisen wie Ignoranz, haltlose Kritik oder Isolation. Ebenso wichtig ist die Sensibilisierung der Studierenden selbst, um emotionale Auswirkungen frühzeitig zu erkennen und dysfunktionale Bewältigungsstrategien zu vermeiden.

Langfristig sind primärpräventive Ansätze wie Bewusstseinsbildung, sekundärpräventive Maßnahmen zur Stärkung individueller Bewältigungsmechanismen und tertiärpräventive Interventionen auf organisatorischer Ebene notwendig. Der kollegiale Austausch zwischen Hochschulen und Praxiseinrichtungen sowie eine engmaschige Begleitung der Studierenden während der Praxisphasen erweisen sich als besonders wirkungsvoll. Diese Maßnahmen fördern Arbeitszufriedenheit, Motivation und die Qualität der Pflege.

Schlüsselbegriffe
- Prävention
- Resilienz
- Psychische Gesundheitsförderung
- Interprofessionelle Zusammenarbeit
- Konfliktmanagement.

20.1 Einleitung

Im Kontext der Evidence Based Practice (EBP) erlernen die Studierenden, dass sich ihr pflegerisches Handeln u. a. durch die Integration aktueller Studienlage kennzeichnen sollte (Behrens & Langer, 2016). An einem Hochschullernort im südlichen Bayern bedeutet das konkret, die pflegerische Versorgungspraxis kritisch zu hinterfragen und sukzessive „W-Fragen“ – *Was mache ich? Wie gestaltet sich der Ablauf? Warum habe ich mich so entschieden?* – fundiert begründen zu können. Während sich die Studierenden entlang des Studiums allmählich wissenschaftlich fundiertes Wissen aneignen und motiviert sind, dieses in der Pflegepraxis umsetzen, steht die Empirie dem konfrontativ gegenüber. Dort, in den Stationszimmern, Wohnbereichsfluren usw., begegnen den Studierenden ebenso drei „W-Fragen“. Diese Fragen werden wie folgt formuliert: *„Wie, Du studierst Pflege? Was soll das bringen? Warum macht man sowas?“* und können somit schon horizontaler Feindseligkeit untergeordnet werden.

Es gilt, als Hochschullehrende die bewusste Auseinandersetzung mit dem Phänomen anzustoßen. Besonders präventive Strategien und Sensibilisierung für horizontale Feindseligkeit sind probate Mittel, Resilienz zu entwickeln bzw. zu erhalten und als Pflegestudierende die eigene psychische, seelische und körperliche Gesundheit aufrechtzuerhalten.

20.1.1 Präventive Strategien zum Schutz Pflegestudierender

Wenn Pflegefachpersonen über Dritte (hier exemplarisch als Studierende bezeichnet) in deren Beisein bewusst abfällige Bemerkungen äußern, deren Handlungen oder sogar die Personen selbst ins Lächerliche ziehen, ist im eigentlichen Sinn bereits die Rede von horizontaler Feindseligkeit (Bensch, 2022).

Um für die Komplexität des Phänomens zu sensibilisieren und ein klares Verständnis für horizontale Feindseligkeit entwickeln zu können, müssen entsprechende *präventive Strategien aufseiten der Pflegefachpersonen* entwickelt werden. Diese Strategien zielen darauf ab, Verhaltensweisen gegenüber den Studierenden, wie Ignoranz, haltlose Kritik, Ausschluss aus dem multiprofessionellem Team oder einfach nur das Augenbrauen hochziehen oder die Augen zu verdrehen, zu vermeiden (Aliafsari Mamaghani et al., 2023; Tee et al., 2016).

Auch ist es wichtig, den *Studierenden* zu verdeutlichen, dass sie keine Sorge bei der Meldung von eingetretenen Erlebnissen von Anfeindungen haben sollten. So können auch Verhaltensweisen wie Vermeidung oder Isolation vom multiprofessionellen Team entgegnet werden, um somit der Entwicklung inadäquater Bewältigungsstrategien im Umgang mit Feindseligkeit vorzubeugen. Vielmehr muss der Nichtbeachtung bzw. das Hinnehmen der Geschehnisse oder dies als alltägliche Praxis zu betrachten entgegengewirkt werden, da solche Arbeitsbedingungen vor allem negative Konsequenzen für die Bildungsresultate herbeiführen und dies wiederum negative Auswirkungen auf die pflegerischen Handlungen mit sich bringt (Aliafsari Mamaghani et al., 2023; Jaber et al., 2023; Purpora et al., 2015). Es braucht die Einführung strukturierter Besprechungsprozesse und v. a. eine respektvolle Unterstützung der angehenden akademischen Pflegefachpersonen. Dies erscheint unabdingbar. Dementsprechend müssen bei der Implementierung präventiver Interventionen eine Vielzahl von Faktoren berücksichtigt werden, damit die Verankerung durch Ausbilder*innen bzw. Personen in Leitungsfunktionen gewährleistet ist (Taylor, 2016). Bedauerlicherweise steht dies im Gegensatz zu den Hinweisen der Literatur, in der beschrieben wird, dass absichtliches und wiederholtes feindseliges Verhalten v. a. von Personen in leitenden Positionen, aber auch von etablierten Pflegefachpersonen auszugehen scheint. Die Adressat*innen sind dabei v. a. Studierende, die neu in bestehende Teams dazustoßen (Wilson, 2016).

20.1.2 Sensibilisierung Pflegestudierender für horizontale Feindseligkeit

Mit Blick auf den Umgang bei horizontaler Feindseligkeit erscheint es unabdingbar, die Frage zu beleuchten, wie sich Studierende fühlen, wenn sie horizontaler Feindseligkeit ausgesetzt sind. Auch als angehende akademische Pflegefachpersonen, die noch nicht vollständig in ihrem zukünftigen Beruf angekommen sind, können sie mit Verhaltensweisen horizontaler Feindseligkeit konfrontiert werden. Die Gefahr besteht, dass Pflegestudierende die Auswirkungen dieses Verhaltens oft nicht adäquat erkennen und entsprechend einordnen können. Demnach erscheint es wichtig, die Studierenden so zu *sensibilisieren,* dass hervorgerufene Emotionen realisiert werden. Nur so ist es möglich, diese Gefühle im weiteren Verlauf entsprechend einschätzen zu können. Im Wesentlichen können aufgrund der Exposition negative Emotionen und Einschränkungen im Bereich der psychischen Gesundheit und der damit einhergehenden Bewältigungsstrategien hervorgerufen werden (Tee et al., 2016). Psychische Funktionsstörungen, die nach dem Erfahren horizontaler Feindseligkeit auftreten, sind u.a. Stress, Ängste und sogar psychische Erkrankungen (z.B. Depressionen). Dysfunktionale Bewältigungsstrategien können bspw. zu Suchterkrankungen führen (Zhang et al., 2022). Das Auftreten dieser Emotionen können das Handeln der Studierenden so beeinflussen, dass sogar leichte Routineaufgaben nur noch unzureichend ausgeführt werden können (Rutherford et al., 2020).

Möglichkeiten, solche asymmetrischen Strukturen abzubauen, scheint die Implementierung von Assessments zur *Messung* horizontaler Feindseligkeit (Nemeth et al., 2017), sowie Rahmenbedingungen für eine Qualitätsverbesserung hinsichtlich Organisation der Teams und der Versorgung der pflegebedürftigen Menschen (Taylor & Taylor, 2018; Vessey et al., 2010).

20.2 Situationen aus dem Praxisfeld

Im Folgenden werden exemplarisch drei Szenarien aus dem Praxisfeld aufgeführt, die das Phänomen der horizontalen Feindseligkeit aus unterschiedlichen Perspektiven betrachten. Dabei konzentriert sich das erste Szenario auf den Lernort des Praxisfeldes der Studierenden. Das zweite und dritte Szenario sollen das professionsbezogene Konfliktpotential während bzw. kurz nach der hochschulischen Ausbildung verdeutlichen.

20.2.1 Feindseligkeit an Pflegestudierenden durch Pflegefachpersonen

Das erste Szenario am Lernort „Betrieb" zeigt auf, wie das Lernumfeld der Studierenden durch destruktives Verhalten von Pflegefachpersonen stark belastet werden kann. Es ist wichtig, solches Verhalten ernst zu nehmen und angemessene Maßnahmen zu ergreifen, um das Wohlbefinden der Studierenden zu schützen und eine unterstützende Lernumgebung zu schaffen, in der alle Mitarbeiter*innen respektvoll miteinander umgehen.

Beispiel: Schilderung eines ersten Szenarios am Lernort „Betrieb"

Larissa ist eine Pflegestudentin im letzten Jahr ihres Studiums. Sie absolviert derzeit einen Praxiseinsatz in einem Krankenhaus. Während ihres Praktikums erlebt sie feindseliges Verhalten von einigen der Pflegefachpersonen. Im Verlauf des Praktikums wird Larissa regelmäßig abwertend behandelt und herabgesetzt. Die Pflegefachpersonen geben ihr absichtlich falsche Anweisungen oder Informationen und kritisieren sie öffentlich vor anderen Teammitgliedern und Patient*innen. Sie wird oft ignoriert oder belächelt, wenn sie Fragen stellt oder um Hilfe bittet. Einige der Pflegefachpersonen machen sich sogar über ihre Unkenntnis in bestimmten Bereichen der Pflege lustig und geben ihr das Gefühl, dass sie unwissend und unqualifiziert ist. Larissa fühlt sich zunehmend isoliert und frustriert. Sie hat das Gefühl, dass sie keine Unterstützung von ihren Vorgesetzten oder Kolleg*innen erhält und dass sie nicht sicher ist, wem sie sich anvertrauen kann. Ihr Selbstvertrauen leidet unter dem ständigen Mobbing und sie beginnt sogar daran zu zweifeln, ob sie die richtige Entscheidung getroffen hat, eine Karriere in der Pflege zu verfolgen.

Lösungen aus dieser Abwärtsspirale an destruktiven Verhaltensweisen von Mitarbeiter*innen sind Teamgespräche mit den Personen in Leitungspositionen, v.a. im multiprofessionellen Team, um dem Verhalten und auch möglichen Vorbehalten gegenüber dem Studium gemeinsam mit *Vorbildern der jeweiligen Einrichtung* entgegenzutreten (**Kasten 20-1**). So kann vermieden werden, dass Reaktionen wie das Hinnehmen, Verdrängen oder Entwickeln von Funktionsstörungen (Tee et al., 2016; Zhang et al., 2022) „... zum Abstumpfen oder einem sog. Coolout führen“, bei dem Pflegende Strategien entwickeln, um belastende Alltagssituationen zu akzeptieren, obwohl diese im Widerspruch zu ihren eigentlichen beruflichen Ansprüchen und Zielvorstellungen stehen (Kersting, 2019).

Kasten 20-1: Interdisziplinarität beim „Push“ akademischer Pflegeausbildung

Es hat sich bewährt, der akademisierten Neudefinition der beruflichen Pflege in Deutschland auf *interdisziplinarer Ebene* zu begegnen. So werden bewusst *komplexe Fälle* von den Studierenden während ihres Praxiseinsatzes ausgewählt, die wissenschaftlich fundiert als Praxisauftrag ausgearbeitet und aufbereitet werden. In Form von interprofessionellen Fallbesprechungen während bzw. nach Ende des Einsatzes werden diese Fälle im Beisein der Vertreter*innen der Hochschule besprochen. Auf diese Weise kann der praxisorientierte, pflegerische Auftrag der Hochschule dargelegt, der Einsatz aus Sicht verschiedener Berufsgruppen reflektiert, und demzufolge ein neues Professionsverständnis der Pflege entwickelt werden.

Weiterhin ist ein *Nulltoleranzansatz* und klares bzw. schnelles *Eingreifen von Führungspersonen* erforderlich, um hierarchischen Strukturen, insbesondere dem Stillschweigen bzw. der Untätigkeit von Vorgesetzten bzw. deren dysfunktionalen Verhaltensweisen etwas Wirkungsvolles entgegenzusetzen. Vor diesem Hintergrund wird in der hochschulischen Ausbildung das *Phänomen mit leitenden Personen* in den Kooperationskliniken thematisiert. Inhaltlich werden dabei v.a. Merkmale, die feindseliges Verhalten definieren, Faktoren, die dieses Verhalten begünstigen, Folgen horizontaler Feindseligkeit sowie mögliche Interventionen besprochen. Als sinnvoll und wichtig haben sich in der Praxis wöchentliche, persönliche oder alternativ *online jour fixe Termine* zwischen Studierenden, Praxisanleiter*innen, Stations-/Wohnbereichsleiter*innen sowie Lehrenden der Hochschule herausgestellt, in denen ein interdisziplinärer Austausch aktiv gefördert und eingefordert wird. Es wird deutlich, dass hierdurch die Hürde, über negative Erlebnisse zu berichten, deutlich reduziert wird. Im Vergleich zu anlassbezogenen Meetings erscheint die Akzeptanz aller Beteiligten im Rahmen der jour fixe erhöht.

20.2.2 Feindseligkeit an Pflegestudierenden durch berufsschulisch Pflegelernende

Das zweite Szenario am Lernort „Betrieb“ zeigt auf, wie das Lernumfeld der Studierenden durch destruktives Verhalten von Pflegelernenden, die eine andere Form der Ausbildung absolvieren, stark belastet werden kann. Es kommt zu professionsbezogenen Konflikten während der Ausbildung.

Beispiel: Schilderung eines zweiten Szenarios am Lernort „Betrieb“

Sophie ist eine Auszubildende in einem Krankenhaus und befindet sich im letzten Jahr ihrer Ausbildung zur Pflegefachfrau. Sie ist stolz auf ihre Erfahrungen und Fähigkeiten, die sie während ihrer Ausbildung erworben hat, und fühlt sich selbstbewusst in ihrer Rolle als angehende Pflegefachperson.

Eines Tages wird Sophie einem Praktikanten namens Max zugeteilt, der gerade sein Pflegestudium begonnen hat und in seinem ersten Jahr ist. Sophie betrachtet Max als unerfahren und weiß nicht, wie sie mit seiner Anwesenheit umgehen soll.

Als Max anfängt, Fragen zu stellen und um Anleitung bei bestimmten Pflegeaufgaben bittet, reagiert Sophie zunächst geduldig, aber mit der Zeit beginnt sie, seine Unsicherheit als Ärgernis zu empfinden. Sie beginnt, seine Fragen abzuwehren und ihn bei kleinen Fehlern zu korrigieren, jedoch auf eine herablassende Art und Weise. Sophie fühlt sich durch Max' Anwesenheit herausgefordert und sieht ihn als Bedrohung für ihre Position als Pflegefachperson.

Sophie beginnt, Max zu ignorieren und sich von ihm zu distanzieren. Sie macht ihm gegenüber subtile abfällige Bemerkungen über sein geringes Wissen und seine mangelnde Erfahrung. Sie beschwert sich bei anderen Teammitgliedern über Max und versucht, ihn in einem schlechten Licht darzustellen, indem sie seine Fehler betont und ihre eigenen Leistungen hervorhebt.

Max fühlt sich von Sophies feindseligem Verhalten verletzt. Er ist unsicher, wie er mit der Situation umgehen soll und fühlt sich entmutigt in seinem Lernprozess. Er versucht, Sophie zu zeigen, dass er bereit ist, zu lernen und sich zu verbessern. Sophies feindselige Haltung macht es ihm schwer, Vertrauen aufzubauen und sich in seinem Praktikum wohlzufühlen.

Diese Formen des destruktiven Verhaltens sind in der beruflichen Pflege in Deutschland noch neu, da die hochschulische Ausbildung nach Teil 3 PflBG erst seit 2020 existiert. Es ist dringend geboten, sich möglichen aufbauenden Rivalitäten Pflegelernender der berufsschulischen und hochschulischen Pflegeausbildungen untereinander wirksam entgegenzustellen. Diese bedroht sowohl Pflege- als auch Ausbildungsqualität. Lernprozesse führen auf beiden Seiten nicht zu den gewünschten Zielen. Praxiseinrichtungen können etwas für die Unterstützung von Studierenden leisten, indem sie die Notwendigkeit der Verantwortlichkeit erkennen. Dies bedeutet, dass das zögerliche Verhalten von Studierenden, sich den Ausbilder*innen und weiteren zugehörigen Personen im Falle horizontaler Feindseligkeit anzuvertrauen, abgebaut und *unterstützende Strukturen* initialisiert werden müssen (Dafny et al., 2023).

Damit die Studierenden der Hochschule sich auf mögliche Szenarien in der Praxis vorbereiten können, werden ausgewählte *Module* genutzt, um solche Situationen im Vorfeld zu diskutieren. Die Studierenden sollen im Verlauf Kompetenzen entwickeln, da die Auseinandersetzung mit der Entwicklung des Pflegeberufs eine zentrale Voraussetzung für die Entwicklung einer *professionellen pflegeberuflichen Identität* darstellt. Auch wird auf das Spannungsverhältnis zwischen den normativen Zielen professioneller Pflege und dem gegenwärtigen *Habitus* aufmerksam gemacht. Im weiteren Verlauf sollen sich die Studierenden kritisch-reflexiv mit der Bedeutung verschiedener Ansätze von Profession und Professionalisierung für die eigene Profession auseinandersetzen.

20.2.3 Feindseligkeit zwischen Pflegefachpersonen verschiedener Qualifikationsniveaus

Das dritte Szenario am Lernort „Betrieb“ soll verdeutlichen, wie horizontale Feindseligkeit zwischen berufsschulisch und hochschulisch examinierten Pflegenden entstehen kann, wobei systemimmanente Dynamiken wirksam werden, die den professionellen Kernaufgaben und Zielsetzungen der Pflege zuwiderlaufen und deren Realisierung potenziell stark beeinträchtigen.

Beispiel: Schilderung eines dritten Szenarios am Lernort „Betrieb“

Ann arbeitet seit Jahren als Pflegefachperson in einem Krankenhaus. Sie hat viel praktische Erfahrung gesammelt und ist sehr geschickt darin, sich um die Patient*innen zu kümmern. Vor kurzem hat das Krankenhaus beschlossen, mehr akademisierte Pflegefachpersonen

einzustellen, um wissenschaftlich fundierte Praktiken zu fördern.
Als Maria, eine frisch ausgebildete Pflegefachperson mit einem Masterabschluss in Pflegewissenschaften, in das Team kommt, fühlt sich Ann unsicher und bedroht. Maria ist enthusiastisch und möchte neue Prozesse einführen, um die Pflegequalität zu sichern und potenziell verbessern zu können. Sie betont die Bedeutung von Forschung und wissenschaftlicher Fundierung in der Pflegepraxis.
Ann fühlt sich durch Marias Ansätze herausgefordert und beginnt, sich abwertend über Marias akademischen Hintergrund zu äußern. Sie macht abfällige Bemerkungen über „Bücherwürmer", die keine Ahnung von der Realität auf dem Krankenhausflur haben. Sie ignoriert Marias Vorschläge und lehnt es ab, mit ihr zusammenzuarbeiten, weil sie glaubt, dass ihre langjährige Erfahrung wichtiger ist als ein akademischer Abschluss.
Maria wiederum fühlt sich von Anns feindseliger Haltung verletzt und ist frustriert. Sie versucht, Ann zu erklären, dass sie zusammenarbeiten müssen, um das Beste für die Patient*innen zu erreichen, aber Ann zeigt sich wenig kooperativ.

Es ist wichtig, solche Konflikte durch offene Kommunikation, Respekt und Zusammenarbeit zu lösen, um ein unterstützendes und effektives Arbeitsumfeld für alle zu schaffen. Das Schlüsselelement scheint *Vertrauen* und *sozialer Zusammenhalt* in Arbeitsteams zu sein. Um dieses Vertrauen und einen Zusammenhalt zu erreichen, sollte ein Team für eine *ethische Führung* sowie eine *offene respektvolle Kommunikation* sensibilisiert werden (Arnetz et al., 2019). Daher ist es das Bestreben am hochschulischen Lernort, gemeinsam mit den Studierenden Fähigkeiten zu entwickeln, um so adäquate Rückmeldung an die Pflegenden hinsichtlich der Wahrnehmung ihres destruktiven Verhaltens zu schildern. Darauf aufbauend sollen Studierende in der Lage sein, Gründe für das entgegengebrachte Verhalten auf sachlicher Ebene zu eruieren, die vielleicht auf negativen Überzeugungen gegenüber der Akademisierung (z. B. fehlende Praxis, höherer Stellenwert oder ähnlichen) basieren, um so potenzielle Vorurteile abzubauen. Auch durch *erweitertes Pflegeverständnis* ist es möglich aufzuzeigen, dass der Fokus im Rahmen einer hochschulischen Ausbildung auf einem anderen Wissenszugang liegt wie z. B. auf einer forschungsdifferenzierten Pflegediagnostik oder wissenschaftlich fundierten Interventionen. Letztlich geht es um das *Zusammenspiel beider Pflegeverständnisse,* dem berufs- und dem hochschulischen, für die bestmögliche Versorgung der Menschen mit Pflegebedarf. Noch nicht vielen Pflegefachpersonen in Deutschland ist bekannt, dass die hochschulische Pflegeausbildung nach Teil 3 PflBG die identische Anzahl von praktischen Ausbildungsstunden wie die berufsschulische Ausbildung der Pflege nach Teil 2 PflBG abgeleistet hat (PflBG, 2017).

20.3 Ausblick

Horizontale Feindseligkeit stellt bereits seit geraumer Zeit eine sehr große Herausforderung in der hochschulichen Pflegebildung dar. Das darf nicht länger toleriert werden. Zwar existieren bereits diverse Interventionen zur Prävention, dennoch sollten *übergeordnete Anreize* sicherstellen, dass diese Interventionen auch umgesetzt werden (Castronovo et al., 2016).

Die beschriebenen Ansätze decken sich mit den Ergebnissen der aktuellen Literatur, bei denen die grundlegenden Interventionen horizontaler Feindseligkeit primärpräventiv durch *Bewusstseinsbildung,* sekundärpräventiv durch Entwicklung von *Bewältigungsmechanismen* sowie tertiärpräventiv durch *organisationelle Strukturen* und *soziale Unterstützung* im persönlichen Umfeld bewältigt werden können (Celdrán-Navarro et al., 2023; Yosep et al., 2022).

Durch *Aufklärung* über das Phänomen der horizontalen Feindseligkeit im Rahmen des Studiums sowie auf Seiten der Praxiseinrichtungen, im interprofessionellen Team auf Stationsebene und auf Leitungsebene der Einrichtungen können sowohl Arbeitszufriedenheit als auch eine bessere Versorgung begünstigt werden (Jaber et al., 2023; Taylor & Taylor, 2018).

Eine engmaschige Begleitung durch die Hochschule während des Praxiseinsatzes wird daher als unabdingbar angesehen, da auf diese Weise Missverständnisse zeitnah ausgeräumt werden können. Dabei erweist sich der *kollegiale Austausch* zwischen den multiprofessionellen Teammitgliedern der Praxiseinrichtungen und den Lehrenden der Hochschule als sehr gut und praktikabel. Negative Bildungsergebnisse oder sogar das Fernbleiben vom Lernort können somit reduziert werden. Demgegenüber können Motivation und Lernzufriedenheit der Studierenden durch die vorgestellten Best Practice Ansätze erhöht werden.

20.4 Literatur

Aliafsari Mamaghani, E., Rahmani, A., Hassankhani, H., Zamanzadeh, V., Dean, S., Irajpour, A. & Azadi, A. (2023). Iranian nursing students' experiences of workplace violence: a qualitative study. *Journal of Injury & Violence Research, 15*(1), 1–9.

Arnetz, J.E., Fitzpatrick, L., Cotten, S.R., Jodoin, C. & Chang, C.-H. (Daisy). (2019). Workplace Bullying Among Nurses: Developing a Model for Intervention. *Violence and Victims, 34*(2), 346–362. https://doi.org/10.1891/0886-6708.VV-D-17-00211

Behrens, J. & Langer, G. (2016). *Evidence-based Nursing and Caring: Methoden und Ethik der Pflegepraxis und Versorgungsforschung* (4. Aufl.). Hogrefe.

Bensch, S. (2022). Horizontale Feindseligkeit in der Pflege: Steig' aus (oder fang' gar nicht erst damit an). *PADUA, 17*(4), 203–208. https://doi.org/10.1024/1861-6186/a000689

Castronovo, M.A., Pullizzi, A. & Evans, S. (2016). Nurse Bullying: A Review And A Proposed Solution. *Nursing Outlook, 64*(3), 208–214. https://doi.org/10.1016/j.outlook.2015.11.008

Celdrán-Navarro, M.D.C., Leal-Costa, C., Suárez-Cortés, M., Molina-Rodríguez, A. & Jiménez-Ruiz, I. (2023). Nursing Interventions against Bullying: A Systematic Review. *International Journal of Environmental Research and Public Health, 20*(4), Article 2914. https://doi.org/10.3390/ijerph20042914

Dafny, H.A., McCloud, C., Pearson, V., Brown, S., Phillips, C., Waheed, N., Freeling, M., Parry, Y.K. & Champion, S. (2023). Nursing students' experience of workplace violence in clinical practice: A qualitative systematic review. *Journal of Clinical Nursing, 32*(17–18), 6136–6164. https://doi.org/10.1111/jocn.16746

Jaber, H.J., Abu Shosha, G.M., Al-Kalaldeh, M.T., Oweidat, I.A., Al-Mugheed, K., Alsenany, S.A. & Farghaly Abdelaliem, S.M. (2023). Perceived Relationship Between Horizontal Violence and Patient Safety Culture Among Nurses. *Risk Management and Healthcare Policy, 16*, 1545–1553. https://doi.org/10.2147/RMHP.S419309

Kersting, K. (2019). *„Coolout" in der Pflege: Eine Studie zur moralischen Desensibilisierung* (5. Aufl.). Mabuse.

Nemeth, L., Stanley, K., Martin, M., Mueller, M., Layne, D. & Wallston, K. (2017). Lateral Violence in Nursing Survey: Instrument Development and Validation. *Healthcare, 5*(3), Article 33. https://doi.org/10.3390/healthcare5030033

PflBG (2017). https://www.gesetze-im-internet.de/pflbg/

Purpora, C., Blegen, M.A. & Stotts, N.A. (2015). Hospital staff registered nurses' perception of horizontal violence, peer relationships, and the quality and safety of patient care. *Work, 51*(1), 29–37. https://doi.org/10.3233/WOR-141892

Rutherford, D.E., Smith, C.R., Bresler, S. & Gillespie, G.L. (2020). Emotions and feelings evoked in nursing students exposed to bullying behaviors in clinical settings. *Journal of Nursing Education and Practice, 10*(11), 54–61. https://doi.org/10.5430/jnep.v10n11p54

Taylor, R. (2016). Nurses' Perceptions of Horizontal Violence. *Global Qualitative Nursing Research, 3*, Article 2333393616641002. https://doi.org/10.1177/2333393616641002

Taylor, R.A. & Taylor, S.S. (2018). Reframing and addressing horizontal violence as a workplace quality improvement concern. *Nursing Forum, 53*(4), 459–465. https://doi.org/10.1111/nuf.12273

Tee, S., Üzar Özçetin, Y.S. & Russell-Westhead, M. (2016). Workplace violence experienced by nursing students: A UK survey. *Nurse Education Today, 41*, 30–35. https://doi.org/10.1016/j.nedt.2016.03.014

Vessey, J. A., Demarco, R. & Difazio, R. (2010). Bullying, Harassment, and Horizontal Violence in the Nursing Workforce The State of the Science. *Annual Review of Nursing Research, 28*(1), 133–157. https://doi.org/10.1891/0739-6686.28.133

Wilson, J. L. (2016). An exploration of bullying behaviours in nursing: a review of the literature. *British Journal of Nursing, 25*(6), 303–306. https://doi.org/10.12968/bjon.2016.25.6.303

Yosep, I., Hikmat, R., Mardhiyah, A., Hazmi, H. & Hernawaty, T. (2022). Method of Nursing Interventions to Reduce the Incidence of Bullying and Its Impact on Students in School: A Scoping Review. *Healthcare, 10*(10), Article 1835. https://doi.org/10.3390/healthcare10101835

Zhang, Y., Yin, R., Lu, J., Cai, J., Wang, H., Shi, X. & Mao, L. (2022). Association between horizontal violence and turnover intention in nurses: A systematic review and meta-analysis. *Frontiers in Public Health, 10*, Article 964629. https://doi.org/10.3389/fpubh.2022.964629

21 Horizontale Feindseligkeit in der praktischen Pflegeausbildung

Anke Jakobs

Abstract. Dieses Kapitel gibt ein Statement zum Umgang mit horizontaler Feindseligkeit in der praktischen Pflegeausbildung in Berlin und den östlichen Bundesländern. Die Pflegeprofession und die Pflegeausbildung stehen dort nicht erst seit 2020 mit der Pflegeberufereform in einem Change Prozess. Bereits 1990 mit der Wiedervereinigung Deutschlands hat es eine starke Veränderung in der Sozialisation der Pflegenden in Ostdeutschland gegeben, welcher als einschneidend zu betrachten ist. Professionell Pflegende benötigen einen intrinsisch ausgeprägten beruflichen Habitus, um die Berufsidentität an die Auszubildenden weiterzugeben. Wenn dieser jedoch durch den gesellschaftlichen Wandel durch Unsicherheit geprägt ist, wird dieser nicht bzw. nur gering sichtbar und erlebbar. Horizontale Feindseligkeit in der pflegerischen Ausbildung ist multifaktoriell zu betrachten und von den jeweiligen Protagonist*innen als kritisches Phänomen in den Fokus zu nehmen, um die gesellschaftlichen Normen in den Institutionen zu hinterfragen. Die Hierarchie im Gesundheitssystem im Allgemeinen und die Hierarchie der Institution im Speziellen sind nicht zu vernachlässigen. Die implizite Macht der gelebten Hierarchie bzw. die implizite Kultur der Institution haben starke Auswirkungen auf Beziehungsgestaltungen in den Teams. Auszubildende benötigen eine Willkommenskultur, welche durch Akzeptanz und Teilhabe geprägt ist, um sich als Lernende entfalten zu dürfen. Dies ist aus meiner Perspektive nur möglich, wenn sie mit ihrem aktuellen Wissenstand eines Lernenden an- und mitgenommen werden. Eine Berufsidentität bei Auszubildenden zu entwickeln und diese für sich als Habitus zu identifizieren, bedarf großer Anstrengung bei den professionellen Pflegeteams, denn dies ist mit der weitverbreiteten *„Schick-Kultur“* und dem Fokussieren auf das „Abarbeiten“ pflegerischer Handlungen nicht getan. Es bedarf einer begleitenden und unterstützenden Ausbildungskultur, mit hohem kommunikativen Anteil in Form von Reflektion, Feedback und starkem Pflegekompetenzhabitus.

Schlüsselbegriffe

- Pflegeprofessionschange
- Selbstwirksamkeit
- Führungsverantwortung
- Pflegekompetenz
- Begleitende Willkommenskultur.

21.1 Einleitung

Die Pflegeausbildung steht nicht erst seit 2020 mit dem Inkrafttreten des Pflegeberufegesetzes (PflBG) im Fokus der Veränderungen in den östlichen Bundesländern. Eine gravierende und einschneidende Veränderung war bereits 1990 im Zuge der Wiedervereinigung der beiden deutschen Staaten. In der ehemaligen DDR wurde Pflege im Rahmen eines Fachschulstudiums studiert. Der Zugang war mit einem sehr guten mittleren Schulabschluss möglich, die Studienplätze an den Fachhochschulen waren begehrt und der Status des Abschlusses war gesellschaftlich sehr hoch anerkannt. Die theoretische wie auch praktische Ausbildung wurde von Medizinpädagog*innen verantwortet. In den praktischen Einsätzen war der fachpraktische Unterricht fest installiert, sodass im klinischen Setting in Kleingruppen praktische Themen fallbezogen thematisiert, mit Begründungswissen hinterfragt und diskutiert wurden. Die Medizinpädagog*innen identifizierten für diesen fachpraktischen Unterricht eine entsprechende Patient*innengruppe, welche auch besucht, befragt sowie die pflegerischen Interventionen in der direkten Patient*innenversorgung durchgeführt wurden. Dies hatte eine hohe Lernwirksamkeit und der praktische Lernort wurde als Identifikationsort für die Professionsausbildung wahr- und mitgenommen. Die Begleitung der Auszubildenden fand während der praktischen Einsätze durch akademisch ausgebildete Medizinpädagog*innen statt. Diese waren nicht dem Stellenplan der Stationen zugeordnet, was sehr wertvoll für den Lernerfolg sowie für die Kommunikation bei herausfordernden Situationen in der Praxis war. Sie standen einerseits mit den Medizinpädagog*innen am Lernort „Theorie" im engen Austausch sowie mit den Pflegefachpersonen der klinischen Bereiche.

21.2 Deutsche Wiedervereinigung veränderte die berufliche Pflege

Neben diesen positiven Aspekten möchte ich die hierarchischen Strukturen und den naturwissenschaftlichen wie politischen Fokus nicht vernachlässigen. Meines Erachtens ist jedoch der *Habitus* und die *Selbstwirksamkeit,* welche die Pflegenden aus den ehemaligen östlichen Bundesländern verkörperten, der Ansporn für die Rekrutierung neuer Pflegefachpersonen und für die Strahlkraft in die Gesellschaft. Diese Strukturen wurden mit der Wiedervereinigung gekappt. Die Pflegeausbildung wurde installiert als „Ausbildung besonderer Art" und wurde nicht im dualen System verankert. Hiermit hat sich die Ausbildungsstruktur, die gesellschaftliche Wertigkeit, das Ansehen und die Autonomie der Profession drastisch verändert. Ferner hat der gesellschaftliche Umbruch dazu geführt, dass zahlreiche sehr gut ausgebildete Fachpersonen aus Pflege und Pflegebildung das Gebiet der ehemaligen DDR in Richtung westlicher Bundesländer verlassen haben, sodass das bisherige System strukturell, personell und ideologisch innerhalb kürzester Zeit gravierende Einschnitte erfuhr, welche es zu kompensieren bzw. neu auszurichten galt.

Kasten 21-1: Zugang zum Abitur in der DDR

Mit den gravierenden gesellschaftlichen Veränderungen in den östlichen Bundesländern hat sich auch das allgemeine Bildungssystem und deren Wertigkeit verändert. In der ehemaligen DDR bekamen nur sehr wenige Schüler*innen (10 % eines Jahrgangs) mit einem sehr guten zehnten Klassenabschluss den direkten Zugang zum Abitur. Somit gab es eine große Kohorte an Schüler*innen mit sehr guten und guten zehnjährigen Schulabschlüssen für den Bereich der Fachschulen und Bereich der beruflichen Bildung.

Die Historie zu kennen (**Kasten 21.1**) ist aus meiner Perspektive wichtig, um die Skepsis gegenüber den jetzigen Auszubildenden und der generalistischen Ausbildung nachvollziehen und begegnen zu können. Der Pflegeberuf als sozialer Beruf verlangt von den Pflegefachpersonen neben der fachlichen Kompetenz eine hohe soziale, emotionale, kommunikative und persönliche Kompetenz ab, welche sich in der pflegerischen Versorgung und Betreuung der zu Pflegenden widerspiegelt. Parallel hierzu gibt es das Phänomen der „Horizontalen Feindseligkeit" innerhalb der Teams, wie in diesem Buch ausführlich thematisiert wird.

21.3 Institutionelle Lösungsansätze

Der horizontalen Feindseligkeit in der beruflichen Pflege ist multifaktoriell und somit auch mit verschiedenen Ansätzen zu begegnen. Hierfür ist eine hohe Sensibilität und Aufmerksamkeit der Pflegepraxis zu widmen, denn pflegen kann nun mal nicht jeder/jede (Zegelin & Meyer, 2021). Zudem bedarf es aus meiner Perspektive wieder einer *Kompetenz-* und *Professionsdiskussion.* Der permanent kommunizierte Ressourcenmangel ist kein Motor für einen wertschätzenden Umgang in der bzw. hilfreich für eine mit positiven Werten besetzte Pflegepraxis! Ein Schlüssel für einen gelingenden *Change* in Pflegepraxis und Pflegeausbildung ist, systemisch auf die Beziehungen und Interaktionen zu schauen und die Beobachtungen differenziert und adressatengenau zu kommunizieren. Die *Aufrechterhaltung der Beziehungsebene* ist essenziell, damit die Auszubildenden die Fachlichkeit und Professionalität der Pflegefachpersonen wahrnehmen, erfassen und reflexiv in ihre eigene Entwicklung aufnehmen bzw. einbauen können.

Kasten 21-2: Einflüsse auf professionelle Beziehungsebene

Die professionelle Beziehungsebene in den individuellen Pflegesettings unterliegt multifaktoriellen Einflüssen. Neben dem Einfluss der *individuellen Persönlichkeiten* der Pflegenden in den jeweiligen Teams und dem *Führungs-* und *Leitungsstil* der Leitungspersonen, ist die *Hierarchie im Gesundheitssystem* im Allgemeinen und die *Hierarchie der Institution* im Speziellen nicht zu vernachlässigen. Die implizite Macht der gelebten Hierarchie bzw. die implizite Kultur der Institution haben starke Auswirkungen auf Beziehungsgestaltungen in den Teams. Die Erfahrung in der Zusammenarbeit mit den Auszubildenden haben gezeigt, dass eine Vielzahl von Herausforderungen – negative wie positive – sich in Bezug auf Teamintegration/Teamakzeptanz von Auszubildenden stabil halten und die Strukturen im Gesundheitswesen sehr immanent und verharrend sein können. *Wenn in Hierarchien gedacht wird, ist es schwer, einen Change in Willkommenskulturen zu ermöglichen.* Auszubildende als Lernende und sich entwickelnde Pflegepersönlichkeiten wahrzunehmen ist mehr, als Auszubildende für die anfallenden Tätigkeiten zu nutzen bzw. zu benutzen. In engen hierarchischen Strukturen ist die *„Schick-Kultur“* (Konsequenzen einer „Schick-Kultur“ in **Kasten 21-3**) stark ausgebildet: Auszubildende erhalten nur Aufgaben zur Erledigung aufgetragen, ohne Bezug zu den Pflegenden oder zum Pflegeprozess. Dies manövriert die Auszubildenden in der Rolle als Arbeitnehmer*innen in eine funktionale Handlungsstruktur, ohne eigene kognitive Denkprozesse. Sie werden zu *„Fleißbienchen“ mit geringem Kompetenzerwerb* im Pflegeprozessdenken und passen sich ausschließlich der institutionellen Gegebenheiten an. Informativ dazu sind die Ausführungen in dem Buch „Chamäleonkompetenz“ von Balzer (2019).

Hervorzuheben ist, dass es nicht *die* Pflegepraxis bundesweit gibt. Die horizontale Feindseligkeit ist nicht permanent zu beobachten und nicht einem Pflege- oder Versorgungssetting zuzuordnen. Best Practice zu kommunizieren soll aus meiner Perspektive der Weg sein, um die Vision des Machbaren in jene zu setzen, die sich der horizontalen Feindseligkeit bereits erfolgreich entgegenstemmen.

Kasten 21-3: Konsequenzen einer „Schick-Kultur“ in der Pflegeausbildung

Die „Schick-Kultur“ (**Kasten 21-2**) zementiert eine hierarchische Denk- und Arbeitsweise. Auszubildende lernen zu funktionieren, orientieren sich ausschließlich an Abläufen und erleben die Versorgung von zu pflegenden Menschen eher passiv und anonym. Sie können die Zusammenhänge der jeweiligen Tätigkeit nur begrenzt mit der Situation und Biografie des zu pflegenden Menschen verbinden, sodass Denkprozesse nur eingeschränkt möglich sind und die pflegerische Handlung nicht mit der Anamnese, Pflegediagnose und dem Pflegeziel verbunden werden kann. Dies wiederum ist zentral, wenn zu pflegende Menschen nicht adäquat reagieren bzw. sich eine nichtvorhergesehene Situation einstellt, bei der eine rasche Handlung erfolgen muss. Die Handlungsunfähigkeit bringt Unsicherheit und negative Emotionen beim Auszubildenden hervor, welche von den Pflegefachpersonen nicht erkannt werden, wenn sie nicht anwesend sind. Diese Situationen sind sehr prägend und handlungsleitend für die Auszubildenden in weiteren Pflegesituationen, sodass diese nicht unreflektiert hingenommen werden sollten.

21.3.1 Best practice – „Change“ bei den Rahmenbedingungen

Begrenzende Rahmenbedingungen bei der Ausübung unserer Profession und geringe wahrgenommene Wertschätzung ist ganz klar an das Management und die Politik zu adressieren. Dazu gehört *geteilte Führungsverantwortung.* Das Pflegemanagement führt die Station und das Pflegepersonal und die Praxisanleitenden führen die pflegefachlichen Bildungsprozesse und die Auszubildenden. Das ist in den pflegerischen Versorgungssettings mit Inkrafttreten des PflBG ein unausweichlicher Schritt. Die Anforderungen an die praktische Ausbildung und die Heterogenität der Auszubildenden bedarf mehr Aufmerksamkeit, höhere Investition und kann nicht „nebenbei“ abgewickelt werden. Bereiche, die dies erkannt und umgesetzt haben, zeigen Berichten zufolge bei den Auszubildenden und Pflegefachpersonen eine höhere Zufriedenheit. Das Erlernen der pflegerischen Kompetenzen steht deutlich häufiger im Mittelpunkt als das Echauffieren über ungenügende Rahmenbedingungen. *Feste Ansprechpartner*innen, transparente Strukturen* sowie das *Fördern* und *Fordern von Auszubildenden* sind Schlüsselelemente für wertschätzende und ehrliche Kommunikation untereinander und kann der horizontalen Feindlichkeit entgegenwirken.

21.3.2 Best Practice – „Back to the roots“

Best Practice im Sinne von „Back to the roots“ in der praktischen Pflegeausbildung bedeutet, der praktischen Ausbildung wieder die Verantwortung zu geben, welche sie innehat. Mit *bewusster systemischer* und *individueller Verantwortung für die Nachwuchsentwicklung* entsteht ein *Habitus der Wichtigkeit eines jeden Einzelnen im System.* Professionsidentität ist mehr als ein theoretisches Konstrukt und kann nur in *aktuellen Bezügen* hergestellt werden. Auszubildende benötigen *Vorbilder* und *Modelle,* an denen sie sich orientieren. Die praktische Pflegeausbildung ist zu einem hohen Prozentsatz mit „Modell-Lernen“ verbunden. Die Pflegefachpersonen haben eine sehr hohe implizite Wirksamkeit resp. einen impliziten Bildungseinfluss auf die Auszubildenden. Dies spiegelt sich im Phänomen der Chamäleonkompetenz wider (Balzer, 2019).

Definition: Chamäleonkompetenz. Die Auszubildenden bewegen sich in den Gesundheitsversorgungssystemen, beobachten, antizipieren und erkennen für sich den Weg, sich ein- bzw. anzupassen, um zu einem persönlichen erfolgreichen Abschluss zu kommen. Dies spiegelt indirekt die starren und hierarchischen Strukturen von Sektoren wider. Sie erschweren Veränderungen bzw. einen Change, da die Ausbildung für eine Vielzahl von Auszubildenden als nützlich erachtet wird und nicht als Selbstverwirklichung (Balzer, 2019).

Es ist notwendig, dass die *direkte Beziehungsarbeit* und die *„Face to Face“-Ausbildung* wieder in den Mittelpunkt rückt. Auszubildende haben feste personifizierte Ansprechpartner*innen. Das sind Pflegefachpersonen resp. Praxisanleitende, die die Ausbildenden in den jeweiligen Praxiseinsätzen begleiten. Es geht weg von der „Schick-Kultur" wieder hin zur *„Prozess-Kultur"* (**Kasten 21-4**).

Kasten 21-4: Arbeiten und lernen, Seite an Seite mit Pflegefachpersonen

Auszubildende verbringen den Dienst an der Seite der jeweiligen Praxisanleitenden bzw. Pflegefachpersonen, denen sie zugeteilt werden. Das implizite Erfahrungswissen dieser Pflegefachpersonen wird von den Ausbildenden direkt wahrgenommen und hinterfragt. Damit schärfen die Auszubildenden ihre Beobachtungsgabe sowie Kommunikationsfähigkeit. Reflexives Denken wird angeregt. „Denken ist erlaubt" ist die Devise, denn die Auszubildenden sehen nur die Aktionen der Pflegefachpersonen, können jedoch nicht deren Intentionen und Denkprozesse. Der kognitive Prozess wird *vor* der pflegerischen Intervention kommuniziert. So können die Auszubildenden den professionellen Pflegeprozess zu erkennen und in ein *prozessorientiertes* und *strukturiertes Pflegedenken* kommen.

Diese auf Beziehung ausgerichtete Ausbildung hat zudem einen hohen Wert für die Teambildung. Auszubildende und Pflegefachpersonen arbeiten gemeinsam, hinterfragen gemeinsame Situationen und Prozesse, lernen sich kennen und dies schafft das entsprechende Vertrauen, um auch kritische Themen auf kognitiver Ebene zu kommunizieren. Teamzugehörigkeit ist eng verbunden mit *Akzeptanz* und *Sichtbarkeit* des bzw. der einzelnen Auszubildenden. Auszubildende benötigen den Zugang zu professionellen Teambeziehungen, die von privaten Teambeziehungen stark abweichen. Diese sind für einen Großteil der Auszubildenden unbekannt, zudem verändern sie sich je nach Ausbildungsplan stetig. Auf der anderen Seite sind Pflegeteams gefordert, alle drei bis sechs Wochen neue Auszubildende in ihren Teams zu empfangen. Dies stellt systemisch betrachtet eine große Herausforderung dar, da mit jedem/jeder neuen Auszubildenden sich die Beziehungsvoraussetzungen ändern und eine hohe soziale und menschliche Flexibilität auf beiden Seiten erwartet wird. Jedes Team benötigt eine *Vielzahl an Praxisanleitenden* und *ausbildungswilligen Pflegefachpersonen*, um dies zu kompensieren und um die Willkommenskultur mit einem hohen Grad an Ausbildungsverständnis zu vermitteln. Auszubildende, die Vertrauen zum Team haben, können kritische und herausfordernde Situationen als solche erkennen und lernen, diese nicht persönlich auf sich zu beziehen. Die Pflegefachpersonen führen reflexive Gespräche mit den Auszubildenden zu diesen Situationen. Diese Gespräche haben einen enorm hohen Wert für die Auszubildende, um „Ursache-Wirkungs-Beziehungen" und persönliche Emotionen und Denkweisen aufzudecken. Eine auf Beziehung ausgelegte Ausbildung ist demnach förderlich für professionelle Teamkultur und Meistern von herausfordernden Pflegesituationen sowie zur Stärkung der eigenen Selbstwirksamkeit und Ausbildung einer kritischen und reflexiven Denkweise.

21.3.3 Best Practice – Lernorte Schule und Betrieb kooperieren

Eine weitere Komponente, um den Auszubildenden vor Ort eine lernförderliche Pflegepraxis zu präsentieren, ist eine Kooperation zwischen den Lernorten „Schule" und „Betrieb" auf Augenhöhe. Zwischen den Akteur*innen dieser beiden Lernorte bedarf es einer *Kommunikationsmatrix* auf verschiedenen Ebenen. Der Informationsfluss zwischen den beiden Lernorten ist zu garantieren, damit beide Lernorte sich auf die Auszubildenden und deren Pflegekompetenzentwicklung fokussieren können. Die Teams, die Praxisanleitenden und die Bereichs-/Stationsleiter*innen benötigen Informationen zu den schulinternen Curricula resp. zu den vermittelten Lerninhalten. Auf der anderen Seite benötigen die Pädagog*innen, Kursleiter*innen und Schulleiter*innen die Information aus der Praxis zu praktischen Schwerpunkten, Ausbildungskonzepten und Teamstrukturen, jede*r auf der entsprechenden Handlungs- und Entscheidungsebene. Dies schafft Vertrauen und ein Zugehörigkeitsgefühl zur Pflegeausbildung und nicht ausschließlich ein Zugehörigkeitsgefühl zur jeweiligen Institution. Ist die Kommunikationsstruktur bereits curricular bzw. im Ausbildungsplan als *verbindendes Element* verankert, ist dies Teil einer *gelebten Ausbildungskultur*. Informationen fließen und alle Akteur*innen können sich ihren Aufgaben der Pflegeausbildung widmen, ihre Verantwortung leben und individuelle professionelle Beziehungen für ihre Bereiche eingehen.

21.4 Perspektive zur Umsetzung institutioneller Lösungsansätze

Die *Verbands-* und *Netzwerkarbeit* ist der Schlüssel für Veränderung der Rahmenbedingungen. Wir verzeichnen in den östlichen Bundesländern – ähnlich wie in den westlichen Bundesländern – einen sehr geringen Organisationsgrad unter den beruflich Pflegenden. Dies ist ein starkes Manko, da die gesetzlichen Rahmenbedingungen politisch entschieden werden und Pflegefachpersonen nicht in den entscheidenden Gremien verortet sind. Die Installation des Deutschen Pflegetages, die wachsende Präsenz des Deutschen Pflegerates e. V. sowie die Manifestation der berufspolitischen Bildung innerhalb der Ausbildung sind wichtige Signale in Richtung Politik. Berufsverbände wie der Berufsverband der Lehrenden für Gesundheits- und Sozialberufe (BLGS e. V.) sowie der Deutsche Berufsverband für Krankenpflege (DBfK) sind im politischen Zirkel aktiv, benötigen jedoch für entsprechende Durchschlagskraft und für eine nachhaltige Stimme den Rückenwind durch die beruflich Pflegenden. Der stärkste und augenscheinlich bedeutendste Weg für einen *Change* in der Pflegepraxis ist die Installation von Pflegekammern in allen Bundesländern sowie der Bundespflegekammer, um in dem Selbstverwaltungssystem des Gesundheitswesens als anerkanntes und gleichberechtigtes und stimmberechtigtes Mitglied agieren zu können.

21.5 Literatur

Balzer, S. (2019). *Chamäleonkompetenz: eine Studie in der pflegepraktischen Ausbildung*. Mabuse.
Zegelin, A. & Meyer, G. (2021). Pflegen kann jede*r! *Pflegezeitschrift, 74*(4), 20–23. https://doi.org/10.1007/s41906-021-1001-2

22 Partizipation betrieblicher Ausbildung am hochschulischen Ausbildungssystem

Benjamin Kühme

Abstract. Betriebliche Ausbildung und Pflegestudium weisen an ihrer Schnittstelle Potenzial für horizontale Feindseligkeit auf. Die Pflegepraxis kann sich bisher wenig mit der hochschulischen Ausbildung identifizieren. Im Studiengang „Pflege dual" an der Hochschule Osnabrück in Niedersachsen wurde konzeptionell bewusst auf Praxisreflexion gesetzt, um die Stärken der Praxisanleitenden in die hochschulische Ausbildung einzubringen. Aus Sicht des Autors hat die Teilhabe der betrieblichen Kooperationspartner*innen, insbesondere der Praxisanleitenden, an der hochschulischen Bildung eine Schlüsselfunktion. Diese Partizipation beugt Feindseligkeiten an der Schnittstelle zur betrieblichen Praxis vor bzw. reduziert Feindseligkeiten gegenüber den Studierenden und der Hochschule.

Schlüsselbegriffe
- Praxisanleitung
- Hochschulische Ausbildung
- Identifikation Pflegepraxis
- Kooperation
- Praxislernen.

22.1 Ausgangslage: betriebliche Pflegepraxis und hochschulische Pflegeausbildung

Die Abstimmungen zwischen betrieblicher Pflegepraxis und Hochschule im Sinne hochschulischer Pflegeausbildung sind in Deutschland längst nicht selbstverständlich und etabliert. Im Gegensatz zu anderen europäischen Ländern fehlt es in Deutschland für die Zusammenarbeit beider Lernorte an Erfahrung, da erst sehr spät mit der gesetzlichen Novellierung von 2020 (PflBG, Teil 3) auf primärqualifizierende Pflegestudiengänge abgezielt wurde. Auch wenn u.a. in Modellstudiengängen seit 2010 Erfahrungen gesammelt wurden (Darmann-Finck et al., 2014; Lademann et al., 2016), kann keinesfalls von einer etablierten und selbstverständlichen Zusammenarbeit zwischen Hochschule und betrieblicher Pflegepraxis gesprochen werden. Die Berührungspunkte zwischen betrieblicher Praxis und akademischer Pflegeausbildung sind sehr jung und damit anfällig für Störungen und Konflikte, die in erster Linie aus *Unkenntnis* und *Ängsten vor dem Unbekannten* entstehen. Pflegepraktiker*innen werden damit konfrontiert, dass die Pflegeausbildung nun auch hochschulisch umgesetzt wird. Das kann implizit die eigene berufsfachschulisch erfahrene Ausbildung in Frage stellen. Einige Pflegefachpersonen empfinden sich mit ihrer eigenen Qualifikation offenbar nicht mehr zeitgemäß. Praktiker*innen und v.a. Praxisanleitende, die in praktischen Anleitungssituationen mit den Pflegestudierenden in Berührung kommen, geraten bewusst oder unbewusst in einen *Identitätskonflikt*. Praxisanleitende können sich noch nicht mit der hochschulischen Ausbildung identifizieren (**Kap. 20.2.2**). Die Entwicklung der akademischen Pflegebildung löst bis heute Ängste und Zweifel in der Pflegepraxis aus (Kühme & Narbei, 2017) und verunsichert in der Zusammenarbeit, was von Axmacher in den 90er Jahren bereits als „Heimatverlust der Krankenpflege" zur Sprache gebracht wurde (Axmacher, 1991, zit. n. Kühme & Narbei, 2017). Aus Sicht des Autors zeigt sich die *Verunsicherung* jüngst in zwei grob skizzierte Varianten, die pflegepädagogisch und berufssoziologisch freilich weiter zu untersuchen wären (**Kasten 22-1, 22-2**).

Kasten 22-1: Verunsicherung in der Zusammenarbeit von Pflegefachpersonen verschiedener Qualifikationsniveaus

Szenarium 1

Berufssozialisierte Pflegefachpersonen – die in ihrem Arbeitsbereich durchaus ein Expert*innenwissen erworben haben – erleben, dass eine neue Generation von Pflegefachpersonen nun hochschulisch ausgebildet wird. Das kann die eigene berufsfachschulische Ausbildung in Frage stellen. Die neue Form der Ausbildung impliziert, dass die eigene erfolgreich absolvierte Ausbildung für die Pflegepraxis nicht mehr reicht – anders macht eine Ausbildungsnovelle (und jetzt ein Studium!) keinen Sinn. *Neues entsteht dadurch, dass Altes in Frage gestellt wird.* Ein ähnliches Phänomen war mit der Ausbildungsreform von 2003 wahrzunehmen, als Kranken- und Kinderkrankenpflege integrativ zusammengeführt wurden und v.a. die Kinderkrankenpflege in einen Legitimationsnotstand (Kühme, 2023) mit Identitätskrise geriet. Aktuell erreicht die Identitätskrise unter der generalistischen Pflegeausbildung zur Pflegefachfrau/Pflegefachmann ihren Höhepunkt – insbesondere für die Kranken- und Kinderkrankenpflege, da das Differente der Langzeitpflege für die eigene Pflegepraxis nicht als Gewinn, sondern als unbekannt und damit als *unheimlich* empfunden wird. Verschärft wird der eigene (Identitäts-)Konflikt der Praktiker*innen dadurch, dass akademische und damit pflegewissenschaftliche Pflege in der Pflegepraxis bisher kaum wahrnehmbar ist. Schlichtweg fehlen in der Pflegepraxis die Erfahrungen, dass eine pflegewissenschaftlich reflektierte Pflege in der betrieblichen Praxis als sinnvoll erlebt wird. Warum sollte Pflege nun hochschulisch ausgebildet werden?

Kasten 22-2: Verunsicherung in der Zusammenarbeit von Pflegefachpersonen verschiedener Qualifikationsniveaus

Szenarium 2

Eine zweite Facette des „Identifikationsproblems" betriff die Anleitenden selbst. Da berufsfachschulisch ausgebildete Praxisanleiter*innen keine hochschulische Ausbildung kennen, entsteht die oft selbstgestellte Frage, ob sie mit der eigenen Ausbildung im Sinne einer akademischen Ausbildung überhaupt die Studierenden anleiten können, da ihnen der wissenschaftliche Hintergrund durch eine hochschulische Ausbildung fehlt. Dieser Identitäts-Konflikt wird durch den § 31 Absatz 1 PflAPrV verstärkt, der zukünftig eine hochschulisch qualifizierte Praxisanleitung für die Anleitung von Studierenden vorsieht und damit eine Differenzierung von regelhafter und hochschulischer Praxisanleitung in die Wege leiten wird. Dies mag in der betrieblichen Praxis mit dem Gefühl einer *Hierarchisierung* verbunden sein. Unbewusst bleibt den Betroffenen in der Regel ein wichtiger Umstand, der durchaus für die Rolle der Praxisanleitenden im Gesamtgeschehen von Ausbildung spricht:

- Praxisanleitende sind aufgrund ihrer beruflichen Erfahrungen und paradigmatischen Fallerfahrungen *Expert*innen* im Sinne Benners (2017). Sie bringen damit etwas Unschätzbares in die praktische Anleitung ein, was eine hochschulische Ausbildung in derart nicht leisten kann und für die Studierenden ungemein wichtig ist.

Daraus ergeben sich zwei Implikationen:

- Die Anleitenden sind immer wieder daran zu erinnern, dass sie ein Bewusstsein für das eigene Expert*innentum im Sinne Benners (2017) entwickeln und damit auch eine wichtige Rolle in der hochschulischen Pflegeausbildung innehaben.

- Die *Rolle* der erfahrenen Praktiker*in im Sinne Benners (2017) ist für die betriebliche Ausbildung von Studierenden zu stärken, damit sich die Anleitenden mit der hochschulischen Ausbildung identifizieren können.

Hochschulische Ausbildung wird von den Praktiker*innen oftmals als Umstrukturierung zur Hierarchisierung in der Pflege empfunden, weil aus Sicht der Praktiker*innen eine hochschulische Pflegeausbildung nur einen Sinn ergibt, wenn das Studium in einer Leitungsfunktion mündet. Dieses Vorurteil hält sich auch hartnäckig für die primäre Pflegeausbildung an der Hochschule. Eine unmittelbare Tätigkeit in der Pflegepraxis nach einem abgeschlossenen Pflegestudium macht für die Praktiker*innen mit dreijähriger Ausbildung keinen Sinn. Und so wundert es nicht, dass den Studierenden auch heute noch unterstellt wird, dass sie *„ja sowieso in der Leitung landen“* und deshalb keine Mühe in ihre praktische Ausbildung investiert werden muss. Nach Bensch (2022) wissen wir, dass Hierarchisierung in der Pflege die horizontale Feindseligkeit fördern kann. Gleiches ist für Pflegende aus dem Ausland festzuhalten, die in der Regel mit einem abgeschlossenen Studium nach Deutschland kommen (Bensch, 2022).

22.2 Osnabrücker Modell als Beitrag zur betrieblichen Pflegeausbildung

Konzepte betrieblicher Ausbildung müssen aus Sicht des Autors darauf abzielen, den dargestellten Problemstellungen zunächst Rechnung zu tragen und im Folgenden daraufhin zu arbeiten, dass auch Praktiker*innen mit dreijähriger Ausbildung Teil des Ausbildungssystems von Hochschule und betrieblicher Praxis werden. Damit erfahren diese eine Rollenstärkung im Sinne ihres Expert*innentums und nehmen an hochschulischer (Aus-)Bildung teil. Gefragt ist also, wie sich erfahrene Pflegefachpersonen als *Teil des Gesamtsystems* erfahren, das durch die gesetzlichen Novellierungen im Umbruch ist. Gleichsam geht es auch darum, dass sich die Studierenden der neuen Pflegegeneration selbst mit den fachschulisch ausgebildeten Pflegenden und der Pflegepraxis identifizieren können. Ziel ist, eine *Pflegeidentität in der Pflegepraxis* zu entwickeln. Die akademischen Pflegefachpersonen werden die Pflegepraxis verlassen, wenn ihnen ständig suggeriert wird, dass sie offenbar nicht dazugehören und eine akademische Pflegeausbildung nicht gebraucht wird. Der Vorgang der Identifikation ist nicht leicht, wenn das Gegenüber feindselig entgegentritt.

22.2.1 Modellbeschreibung

Für das Studienprogramm „Pflege dual“ an der Hochschule Osnabrück (**Kasten 22-3**) wurden Strukturen und didaktische Maßnahmen entwickelt, um eine Kultur zu schaffen, die einer Feindseligkeit präventiv und aktiv entgegentritt. Dies gilt insbesondere für die Schnittstelle zur betrieblichen Ausbildung im Gesamtverbund. Seit 2011 konnten Instrumente und Konzepte entwickelt werden, die in Zusammenarbeit mit der betrieblichen Praxis entstanden sind. So zeigte sich die Errichtung eines *Beirats* im Studienprogramm als fundamental richtig. In diesem Gremium erörtern Geschäftsführungen, Pflegedirektionen und Praktiker*innen der betrieblichen Einrichtungen, Schulen, Studierende und Lehrende der Hochschule gemeinsam die Belange des Studienprogramms. Positiv hat sich außerdem etabliert, dass *Praxisprojekte* im Studienprogramm in Zusammenarbeit mit der betrieblichen Praxis umgesetzt werden und die betrieblichen Kooperationspartner*innen einmal im Jahr an den Projektpräsentationen teilhaben können. Hierbei werden auch Projektthemen vorgestellt, die Studierende während ihrer Auslandsaufenthalte umsetzen und in ihre heimischen Ausbildungsbetriebe mitbringen, was den *Transfer* von internationalem Wissen für die Kooperationspartner*innen in Deutschland fördert.

Kasten 22-3: Dualer Studiengang an der Hochschule Osnabrück

Der duale Studiengang an der Hochschule Osnabrück verbindet die Ausbildung zur Pflegefachfrau/zum Pflegefachmann mit dem Bachelor of Science. Seit 2011 werden im Studienprogramm theoretische und praktische Ausbildung sowie Studium gleichberechtigt koordiniert und mit den Akteur*innen kooperativ gestaltet. Die drei Lernorte „Hochschule", „Berufsfachschule" und „Fachpraxis" sind strukturell und curricular miteinander verknüpft und abgestimmt (Böggemann et al., 2019). Die *Kooperation* sieht vor, dass die jeweiligen Stärken der Kooperationspartner*innen eingebracht werden. Dies ist wichtig zu betonen, da Hochschulen traditionell wenig Erfahrungen mit aufsichtführenden Behörden zur Sicherung der Berufsausbildung in der Pflege haben und die Berufsfachschulen hier ihre Kompetenzen und Erfahrungen in das kooperative System einbringen können. Ähnlich verhält es sich mit dem Lernort „Betrieb", in dem Praxisanleitende für das Feld der beruflichen Praxis stehen und Teil des Ausbildungssystems im Studienprogramm sind. Im Studiengang sind Lernorte und Akteur*innen durch Instrumente der Lernortverknüpfung, wie beispielsweise Praxislernmodule, Lernaufgaben und Studienbriefe miteinander verzahnt. 720 theoretische Stunden auf DQR-6-Niveau (analog HQR-1) an der Hochschule werden durch das Ministerium für Kultus in Niedersachsen für die Ausbildung nach PflBG anerkannt. (Anm. d. Aut.: DQR [Deutscher Qualifikationsrahmen]-6 bedeutet, dass die Kompetenzbildung auf Bachelorniveau abzielt und damit den ersten Hochschulabschluss im Bologna-System ermöglicht. Das Niveau entspricht den Anforderungen und Kompetenzen im HQR [Hochschulqualifikationsrahmen]-1.) Hierdurch existiert bereits eine *„gewendete" Denkweise:* Nicht Ausbildungsanteile werden für das Studium anerkannt, sondern das Hochschulcurriculum musste für die Ausbildung nach PflAPrV von den aufsichtführenden Behörden anerkannt werden. Die Akteur*innen im Studiengang mussten sich die Akzeptanz der betrieblichen Praxis einholen, was sich für die Etablierung des Programms bewährt hat. Die *systematische Einbindung* von Praxisanteilen in das Studium ist für die klinische Ausrichtung und Entwicklung der notwendigen Kompetenzen in der Pflegepraxis unabdingbar. Die fachpraktische Ausbildung wird darüber hinaus gezielt als Lernfeld für das Studium genutzt, was sich u.a. in Form von fünf Praxismodulen (Praxislernen 1–5) im Studienprogramm konkretisiert. *Praxislernen* in der betrieblichen Ausbildung bekommt hierdurch eine neue Bedeutung. Die Praxisanleitenden übernehmen eine zentrale Rolle in der Praxis-Theorie-Reflexion. Praxisbelange finden Berücksichtigung, da sie zum Gegenstand der theoretischen Auseinandersetzung werden.

22.2.2 Strukturen und didaktische Maßnahmen

Um horizontaler Feindseligkeit im Kontext betrieblicher und hochschulischer Ausbildung präventiv entgegenzuwirken, wurden *Lehr-Lern-Konzepte* entwickelt, die in unterschiedlicher Art und Weise den betrieblichen Lernkontext gestalten und dabei auf Partizipation der Praxisanleitenden setzen. Die Intensität der Einbeziehung von Praxisanleitenden variiert hierbei in unterschiedlicher Weise und wird von den Hochschullehrenden moderiert. Dies auch vor dem Hintergrund, die ohnehin hohe Arbeitsbelastung von Anleitenden in der betrieblichen Ausbildungspraxis im Blick zu behalten.

Curriculare Gestaltung und Umsetzung von Praxisaufgaben

In der curricularen Entwicklung und für die Umsetzung in der betrieblichen Ausbildung wurde zur Praxis-Theorie-Vernetzung das Instrument der studentischen Transferaufgaben entwickelt, um Chancen des besonderen Verhältnisses zwischen Praxis und Theorie zu nutzen. Das Instrument hatte sich schon in anderen Kontexten bewährt und wurde erfolgreich in der hochschulischen Pflegeausbildung eingesetzt (Kühme & Narbei, 2019). Der Grundgedanke der *Praxisaufgaben* folgt dem arbeitsverbundenen Lernen nach Darmann-Finck und Autor*innenteam (2014) und Darmann-Finck und Muths (2016). Die Rahmenpläne der Fachkommission nach § 53 PflBG sehen differenzierte Formen des Lernens in der Praxis vor, darunter in Anlehnung an Dehnbostel (2007) drei Varianten des arbeitsbezogenen Lernens:

- Das *arbeitsgebundene Lernen,* bei dem Arbeits- und Lernort identisch sind und der Lernprozess unmittelbar in den Arbeitsprozess integriert ist.
- Das *arbeitsverbundene Lernen,* bei dem Arbeits- und Lernort zwar getrennt sind, sich aber in unmittelbarer räumlicher Nähe befinden, wie z.B. bei auf den Lernprozess hin orientierte Fallbesprechungen in einer Versorgungseinrichtung.
- Und letztlich das *arbeitsorientierte Lernen,* in dem Arbeitsabläufe zu Lernzwecken simuliert werden und damit stets in ihrer Komplexität reduzierte Realitäten betrifft, siehe in den Rahmenplänen der Fachkommission nach § 53 PflBG (2020) und bei Darmann-Finck et al. (2014).

Für das Konzept im Studienprogramm in Osnabrück wurde das beschriebene arbeitsverbundene Lernen berücksichtigt. Mit Hilfe einer pflegedidaktischen Kategorialanalyse (Greb, 2010) wurden Themen und Problemstellungen der Pflegepraxis erhoben, pflegedidaktisch reflektiert und für Praxisaufgaben der Studierenden aufbereitet (Kühme, 2022a). (Anm. d. Aut.: Bei einer pflegedidaktischen Kategorialanalyse wird Ausgangsmaterial – u.a. Narrative, Fallgeschehen aus der Praxis, Belletristik, Lehrbücher, Interviews – mit dem Strukturgitter für die Pflege pflegedidaktisch reflektiert; Greb, 2010. Die paarig angelegten Kategorien im Kriteriensatz ermöglichen dialektisches Denken und hierdurch einen weiterführenden Erkenntnisgewinn. Das Ausgangsmaterial wird über diesen Weg didaktisch transformiert und der Bildungsgehalt wird herausgearbeitet.)

Im Studienprogramm „Pflege dual“ wird das arbeitsverbundene Lernen über die Praxislernmodule 1–5 sowie das Modul „Praxisprojekt“ in der Pflege umgesetzt (Kühme, 2022b). Dabei findet eine Anbahnung des Lernens in den Theorieanteilen der Module statt. Für die Praxisreflexion sind die praktischen Einsatzphasen nach den Rahmenausbildungsplänen für die praktische Ausbildung – siehe Rahmenpläne der Fachkommission nach § 53 PflBG (2020) – im Anschluss an die Hochschulmodule vorgesehen. Die Praxisphasen werden durch eine Präsenzphase an der Hochschule unterbrochen, um die arbeitsverbundenen Lernaufgaben zu besprechen und weiter zu bearbeiten. Die Rückbindung der bearbeiteten Aufgaben erfolgt in den Praxislernmodulen 1–5 und im Modul „Praxisprojekt in der Pflege“. Eine Auswahl von Praxisaufgaben zum arbeitsverbundenen Lernen ist in **Tabelle 22-1** beschrieben.

Die in **Tabelle 22-1** angeführten Praxislernaufgaben nach dem Modus des arbeitsverbundenen Lernens bilden nur einen Auszug an Aufgaben ab. In jedem Semester wird ein Praxismodul mit entsprechender Aufgabenstellung realisiert. Die Bildungsinhalte werden in den Theoriemodulen der entsprechenden Semester vermittelt. *Zentrale Ziele sind, Praxis theoriegeleitet neu zu gestalten und den entsprechenden Mehrwert für die Pflegepraxis zu reflektieren.* Zudem gilt es, zu überprüfen, wo Theorie in der Praxis nicht aufgeht und mit Blick auf die Praxisrealität weiterentwickelt und angepasst werden muss.

Tabelle 22-1: Praxisaufgaben zum arbeitsverbundenen Lernen (Auswahl) (Eigendarstellung)

Modul und Curriculare Einheit	Arbeitsverbundene Lernaufgabe	Transfer Modul	Rolle der Praxisanleitenden
Modul Systematisierung der Pflegepraxis/Pflegeprozessmethode CE 02 Zu pflegende Menschen in der Bewegung und Selbstversorgung unterstützen	Aufgabe (a.): Pflegeprozessplanung und Pflegeklassifikationen Aufgabe (b.): Evidenzbasierte Pflegeprozessplanung	Modul Praxislernen 1 (2. Semester)	Fallauswahl in der Praxis Patient*in/Bewohner*in Klärung interner Evidenz Anleiter*in (Behrens & Langer, 2010)
Modul Pflegeberatung CE 04 Gesundheit fördern und präventiv handeln	Aufgabe (a.): Pflegeberatung mittels Wittener Werkzeuge Aufgabe (b): Pflegeberatung/Analyse von Beratungssituationen Aufgabe (c.): Pflegebegutachtung nach dem NBA	Modul Praxislernen 2 (3. Semester)	Fallauswahl in der Praxis Patient*in/Bewohner*in
Modul Qualität bestimmen und entwickeln CE 05 Menschen in kurativen Prozessen pflegerisch unterstützen und Patientensicherheit stärken	Aufgabe: Pflegequalität/Qualität bestimmen, Planung Audit Expertenstandards DNQP	Modul Praxislernen 4 (4. Semester)	Themenauswahl Qualität in der Praxis, Unterstützung Planung, Moderation zur Pflegedirektion
Modul Projektentwicklung in der Pflegepraxis CE 05 Menschen in kurativen Prozessen pflegerisch unterstützen und Patientensicherheit stärken	Aufgabe: Projektentwicklung in der Pflegepraxis	Modul Praxisprojekt in der Pflege (6. Semester)	Vorschlag und Abstimmung Themenwahl für Projekt in der Praxis. Ergebnisdiskussion
Modul Familienorientierte Pflege, Bachelormodul CE 07 Rehabilitatives Pflegehandeln im interprofessionellen Team	Aufgabe (a.): Fallerhebung in der Pflegepraxis (Hermeneutische Fallarbeit) Aufgabe (b.): Fallerhebung hochkomplexe Pflegesituation (Hermeneutische Fallarbeit)	Modul Praxislernen 5 (7. Semester)	Fallauswahl in der Praxis Patient*in/Bewohner*in für die Bachelorarbeit. Teilnahme ethische Reflexion der Fallerhebung

Für die Umsetzung in der Pflegepraxis ist die *Beteiligung der Praxisanleitenden* elementar. Beispielsweise übernehmen die Anleitenden als Expert*innen im Sinne Benners (2017) die Auswahl von Patient*innen und Bewohner*innen. Sie können auf Basis ihres eigenen Fallverstehens und ihrer Intuition entscheiden, welchen Pflegebedürftigen eine Fallerhebung durch die Studierenden zugemutet werden kann. Ein großer Nutzen ist, dass Praxisanleitende im Vorfeld der Fallbearbeitung erkennen können, für welche Patient*innen die Aufgabenstellung sogar einen Gewinn bedeuten kann. Sie zeigen sich der Herausforderung sehr gut gewachsen, Teil des Lehr-Lernkonzepts werden. Im Rahmen der Praxismodule finden *Online-Sprechstunden* statt, an denen Studierende und Praxisanleitende direkt aus der Praxissituation teilnehmen. Hier werden die Aufgabenstellung näher besprochen, Unklarheiten und Probleme geklärt sowie die jeweilige Fallauswahl zur Disposition gestellt und erörtert. Bewährt hat sich, ethische Kriterien nach Mayer (2022), v.a. *„Respect for persons"*, *„Beneficence"* und *„Justice"* für die Fallauswahl heranzuziehen. Es zeigt sich, dass sich Anleitende im Lernort „Betrieb" mit den Hochschulaufgaben identifizieren, da ihre Pflegekompetenz nach Benner (2017) zum Thema gemacht wird und sie eine Aufgabe übernehmen, die von Hochschullehrenden nicht übernommen werden kann. Die Identifikation baut Ängste und Befürchtungen vor der „Wissenschaftlichkeit der Hochschule" und den Praxisaufgaben ab. Einer Feindseligkeit unter Pflegefachpersonen der beiden Lernorte (**Kap. 2.1, 22.1**) wird vorgebeugt.

Fachkommission „Praxiscurriculum"

Die Fachkommission „Praxiscurriculum" wurde im Studiengang eingerichtet, um die Praxisanleitenden strukturell in die Entwicklung und Ausrichtung der Praxisaufgaben einzubinden. Sie setzt sich aus Lehrenden der kooperierenden Berufsfachschulen, der Hochschule und den Praxisanleitenden zusammen. Die Kommission wird von einer Hochschullehrenden geleitet, die seit 2011 an der Entwicklung des Studienprogramms beteiligt ist (Böggemann et al., 2019). Zu Beginn eines jeden Semesters wird eine Sitzung realisiert, um die gestellten Lernaufgaben (**Tab. 22-1**) zu reflektieren und ggf. anzupassen. Gemeinsam mit den Praxisanleitenden wird erörtert, welche Problemstellungen in der Praxis zu erwarten sind und welche Lösungen für eine Umsetzung durch die Studierenden gefunden werden können. In diesen Sitzungen wird auch immer wieder thematisiert, welche Rolle und Aufgaben die Anleitenden im Kontext der Praxisaufgabe übernehmen sollen. Auch hier zeigt sich, dass Befürchtungen und Sorgen im Vorfeld bereits abgebaut werden können, die sich wie zuvor dargestellt, oftmals darauf beziehen, dem „wissenschaftlichen Anspruch" der Hochschule nicht gerecht zu werden. In diesem Gremium kommen die Praktiker*innen der betrieblichen Ausbildung zu Wort. Sie können sich in der Ausgestaltung und Umsetzung der Praxisaufgaben einbringen sowie evaluieren und rückmelden, wie Aufgaben nach dem arbeitsverbundenen Lernen in der Vergangenheit umgesetzt werden konnten. Zudem ist die Fachkommission „Praxiscurriculum" der Ort, in dem Praxisanleitende ihren Fort- und Weiterbildungsbedarf artikulieren, oftmals verbunden mit den Bildungsinhalten zu **Tabelle 22-1**. Die Arbeitsgemeinschaft entwickelt aus dem Bedarf Kurzfortbildungen (u.a. Theorien, Pflegedidaktik, wissenschaftliches Arbeiten). Es ist festzustellen, dass Praxisanleitende einen hohen Bedarf an Wissenszuwachs haben, dem gerne entsprochen wird. Sie entwickeln in der Auseinandersetzung mit den Themen Freude. Theoriefeindliche Tendenzen werden abgebaut, was sich auf das Verständnis für die Studierenden in der Praxis auswirkt.

Teilhabe: Anschlüsse zur Durchlässigkeit in der Pflegebildung

Praxisanleitende partizipieren zudem über das Projekt PfAD (Pflege_Anschlüsse_Durchlässigkeit) an der betrieblichen Ausbildung der

Hochschule Osnabrück im Studiengang „Pflege dual". Die Hochschule Osnabrück und in der Berufspraxis etablierte Institute für Fachweiterbildungen kooperieren seit 2018 für die Weiterbildung zur Praxisanleitung (§ 4 Abs. 3 PflAPrV), um die Durchlässigkeit zwischen den Bildungssektoren herzustellen. Das Projekt PfAD (Pflege_Anschlüsse_Durchlässigkeit) integriert drei hochschulische Bildungsmodule (HQR-1-Niveau) in die Weiterbildung zur Praxisanleitung. Mit Blick auf die Bedeutung des *Lebenslangen Lernens* (Wissenschaftsrat, 2012), gilt es Übergänge zu schaffen, welche der beruflichen und hochschulischen Aus- bzw. Weiterbildungslandschaft gerecht werden (Gieseking et al., 2022). In die Weiterbildung zur Praxisanleitung wurden jeweils drei Hochschulmodule auf HQR-1-Niveau integriert, sodass grundsätzlich Anrechnungsmöglichkeiten auf Studiengänge geschaffen werden. Damit werden im Rahmen der Kooperation die jeweiligen Stärken der Bildungseinrichtungen vernetzt: die berufsfachliche der Weiterbildungsstätte, mit Praxisnähe und etabliertem Zugang zum Feld, und die der Hochschule, mit wissenschaftlicher Kompetenzbildung und Zugang zum Bologna-System. Durch die Hochschulmodule bekommen die Teilnehmenden wissenschaftliche Erkenntnisse, Methoden und theoriegeleitetes Handeln an die Hand und können sich auf die zunehmend komplexeren Aufgaben in der betrieblichen Pflegebildung vorbereiten. Die Anleitenden entdecken Themen wieder, mit denen sich die Studierenden in Form von Praxisaufgaben beschäftigen. In der ersten Begegnung in der Praxis treffen die Studierenden seltener auf Ablehnung – stattdessen werden sie mit *„Ach ja, das Thema haben wir im Modul an der Hochschule auch gemacht!"* begrüßt. Zudem werden Schwellenängste zum Studium und mögliche Vorbehalte bezüglich der Zusammenarbeit mit akademischen Pflegefachpersonen abgebaut. Die ehemaligen Teilnehmenden stehen der Integration von Hochschulmodulen in pflegerische Weiterbildungen in der großen Mehrheit positiv gegenüber. Das wurde evaluiert (Gieseking et al., 2022). (Anm. d. Aut.: Die Modulprüfungen sind freiwillig, um den Teilnehmenden Ängste zu nehmen. Es zeigt sich, dass sich die Praxisanleitenden im Verlauf der modularen Lehre an die Prüfungsleistungen herantrauen und diese mittels intensiver Betreuung – Sprechstunde, Tutorium – auch leisten können. Oft braucht es den persönlichen Zuspruch durch die Lehrenden, um den Praxisanleitenden Mut zum Lernen zu machen.)

22.3 Ausblick für die Weitergestaltung

Mit Blick zurück lässt sich sagen, dass die Hochschule Osnabrück im Studiengang „Pflege dual" in den letzten 14 Jahren in Zusammenarbeit mit der betrieblichen Praxis reichhaltige und gewinnbringende Erfahrungen sammeln konnte. Strukturen und Lehr-Lernkonzepte haben sich bewährt. Die Akzeptanz des Studiengangs wurde in der Pflegepraxis gestärkt bzw. der Blick für die hochschulische Pflegeausbildung geöffnet.

Bereits heute leistet die Hochschule Osnabrück ihren Beitrag dazu, dass wahrscheinlich ab 2030 Praxisanleitende für Studierende akademisch ausgebildet sein müssen (§ 31 Absatz 1 PflAPrV). Bereits qualifizierte Praxisanleitende nehmen an Modulen im Themenbereich „Pflegebildung" teil, um ihre Weiterbildungsverpflichtung nach § 4 (3) PflAPrV zu erfüllen. Ziel ist es, sukzessiv die Quantität an *akademisch gebildeten Praxisanleitenden* zu erhöhen.

Bei allen Bemühungen und Konzeptionen ist anhaltend nach den Belangen der Praxis zu fragen, um diese in die Entwicklung mitzunehmen. Für diese Arbeit muss *viel miteinander gesprochen* werden. Nur so kann es gelingen, Feindseligkeiten an der Schnittstelle von Hochschule und betrieblicher Praxis abzubauen bzw. dieser präventiv entgegenzuwirken.

Gesetzliche Novellierungen erfordern eine Neugestaltung des Studienprogramms. Zukünftig sind – ebenfalls ab 2030 – kooperative

Modelle in Zusammenarbeit mit Berufsfachschulen nicht mehr vorgesehen. Vor diesem Hintergrund wird das Studienprogramm in Osnabrück in einen primärqualifizierenden Studiengang im Sinne des Teil 3 PflBG umgewandelt. Die gesammelten Erfahrungen seit 2011 bleiben hierbei nicht unberücksichtigt. Bewährte Elemente in der Zusammenarbeit mit Berufsfachschulen und betrieblicher Praxis werden sinnvoll in das neue Programm überführt. So ist beispielsweise vorgesehen, dass Praktiker*innen und Pflegedirektionen im Sinne einer *Berufsfeldanalyse* (Kühme & Narbei, 2017; Schneider et al., 2019) zu Wort kommen. Ziel ist, Inhalte, berufliche Prozesse und Problemstellungen der Praxis aufzunehmen und pflegedidaktisch für das zukünftige Curriculum zu transformieren. Auch soll mit Pflegedirektionen und Praxisanleitenden in Fokus-Gruppen gearbeitet werden, um die Berufseinmündung der Absolvent*innen zukünftig zu verbessern. Um Feindseligkeit in der Zusammenarbeit an der Schnittstelle betrieblicher Ausbildung zu ergründen, muss die Perspektive der Praktiker*innen eingenommen werden. Ängste, Sorgen und Unverständnis sind aufzunehmen und sinnvoll zu „wenden". Dann entstehen in der Gestaltung von Lehr-Lern-Arrangements sinnvolle Lösungen.

22.4 Literatur

Behrens, J. & Langer, G. (2010). *Evidence-based nursing and caring: Methoden und Ethik der Pflegepraxis und Versorgungsforschung* (3. Aufl.). Huber.

Benner, P. E. (2017). *Stufen zur Pflegekompetenz: from novice to expert* (D. Staudacher, Hrsg.; M. Wengenroth, Übers.; 3. Aufl.). Hogrefe.

Bensch, S. (2022). Horizontale Feindseligkeit in der Pflege: Steig' aus (oder fang' gar nicht erst damit an). *PADUA, 17*(4), 203–208. https://doi.org/10.1024/1861-6186/a000689

Böggemann, M., Kühme, B. & Schöniger, U. (2019). Das Praxiscurriculum im Studiengang Pflege dual – Das Osnabrücker Modell: Spagat zwischen Anspruch und Alltag. *PADUA, 14*(1), 21–27. https://doi.org/10.1024/1861-6186/a000469

Darmann-Finck, I. & Muths, S. (2016). Lernen im Prozess der Arbeit – Theorie-Praxis-Verknüpfung in der akademischen Erstausbildung. *Therapie Lernen, 5*(5), 6–13.

Darmann-Finck, I., Muths, S., Görres, S., Adrian, C., Bomball, J. & Reuschenbach, B. (2014). *Inhaltliche und strukturelle Evaluation der Modellstudiengänge zur Weiterentwicklung der Pflege- und Gesundheitsfachberufe in NRW: Abschlussbericht*. Ministerium für Gesundheit, Emanzipation, Pflege und Alter des Landes Nordrhein-Westfalen. https://www.mags.nrw/system/files/media/document/file/pflege_abschlussbericht_26_05_2015.pdf

Dehnbostel, P. (2007). *Lernen im Prozess der Arbeit*. Waxmann.

Fachkommission nach § 53 PflBG. (2020). *Rahmenpläne der Fachkommission nach § 53 PflBG* (Schriften der Fachkommission nach § 53 Pfl BG). Bundesinstitut für Berufsbildung. https://www.bibb.de/dienst/publikationen/de/16560

Gieseking, A., Kühme, B., Hotze, E., Braun von Reinersdorff, A. & Pope, M. (2022). Integration hochschulischer Bildung in die berufliche Weiterbildung. *Pflege & Gesellschaft, 27*(1), 32–46. https://doi.org/10.3262/PUG2201032

Greb, U. (2010). Die pflegedidaktische Kategorialanalyse. In R. Ertl-Schmuck & F. Fichtmüller (Hrsg.), *Theorien und Modelle der Pflegedidaktik: eine Einführung*. Beltz Juventa.

Kühme, B. (2022a). Theoriegeleitetes Handeln als pflegerisches Bildungsmuster: Teil I: Empirischer Zugang. *PADUA, 17*(3), 125–131. https://doi.org/10.1024/1861-6186/a000677

Kühme, B. (2022b). Theoriegeleitetes Handeln als pflegerisches Bildungsmuster: Teil II: Konsequenzen in einem Pflegestudiengang. *PADUA, 17*(3), 133–138. https://doi.org/10.1024/1861-6186/a000678

Kühme, B. (2023). Vorwort zur Neugestaltung der Weiterbildung Hochkomplexe Pflege von Kindern und Jugendlichen. In W. von Gahlen-Hoops & J. Busch (Hrsg.), *Hochkomplexe Pflege von Kindern und Jugendlichen: Ein Weiterbildungscurriculum Für Pflegeberufe*. transcript.

Kühme, B. & Narbei, E. (2017). Entwicklung von pflegedidaktisch reflektierten Transferaufgaben. In T. Evers, A. Helmbold, Ä.-D. Latteck, & F. Störkel (Hrsg.), *Lehr-Lern-Konzepte zur klinischen Kompetenzentwicklung: Best-Practice-Beispiele aus den Mo-*

dellstudiengängen NRW. Verlag Barbara Budrich. https://doi.org/10.2307/j.ctvddzpcs.8

Kühme, B. & Narbei, E. (2019). Aus der Praxis und für die Praxis: Entwicklung von pflegedidaktisch reflektierten Transferaufgaben. *PADUA, 14*(1), 13–19. https://doi.org/10.1024/1861-6186/a000468

Lademann, J., Latteck, Ä.-D., Mertin, M., Müller, K., Müller-Fröhlich, C., Ostermann, R., Thielhorn, U. & Weber, P. (2016). Primärqualifizierende Pflegestudiengänge in Deutschland – eine Übersicht über Studienstrukturen, -ziele und -inhalte. *Pflege & Gesellschaft, 21*(4), 330–345.

Mayer, H. (2022). *Pflegeforschung anwenden: Elemente und Basiswissen für Studium und Weiterbildung* (6. Aufl.). Facultas.

Schneider, K., Kuckeland, H. & Hatziliadis, M. (2019). Berufsfeldanalyse in der Pflege: Ausgangspunkt für die curriculare Entwicklung einer generalistisch ausgerichteten Pflegeausbildung. Starting Point for the Development of a Curricular Concept for a Generalist Training of Nurses. *Zeitschrift für Berufs- und Wirtschaftspädagogik, 115*(1), 6–38. https://doi.org/10.25162/zbw-2019-0001

Wissenschaftsrat. (2012). *Empfehlungen zu hochschulischen Qualifikationen für das Gesundheitswesen*. https://www.wissenschaftsrat.de/download/archiv/2411-12.pdf?_blob=publicationFile&v=5

Weiterführende Literatur

Kühme, B. (2020). *Identitätsbildung in der Pflege: Pflegepraxis und Bildungsmuster im Prozess beruflicher Sozialisation*. Mabuse. https://doi.org/10.5771/9783863214852

23 Wertschätzende Kommunikation am Lernort „Betrieb“

Ulrike Schleich

Abstract. Das vorliegende Kapitel beschäftigt sich mit dem Abbau des feindseligen Verhältnisses zwischen den Lernorten „Schule“ und „Betrieb“. Aufgrund der unterschiedlichen Handlungslogiken der beiden Lernorte kommt es immer wieder zu Konflikten zwischen ihnen. Betroffen sind Praxisanleitende, Pflegepädagog*innen und Pflegeauszubildende. Im Folgenden wird ein langjährig etabliertes Verfahren des Theorie-Praxis-Dialoges als Best-Patrice-Prävention dargestellt, das in verschiedenen Institutionen in Baden-Württemberg eingesetzt wird. Das Verfahren lässt sich von folgender Einsicht leiten:

„Nur im Eros des Gespräches vermag der Funke der Einsicht auf den anderen überzuspringen. Dieses Moment des Eros gehört unabdingbar zum Logos der Philosophie hinzu“ (Platon, zit. in Schmied-Kowarzik 2008, S. 23)

Es handelt sich um die seit 13 Jahren implementierte *PraxisAnleiterVisite (PAV)* (ein Eigenname) an den Kliniken Ostalb, Standort Stauferklinikum Schwäbisch Gmünd. Sie ist ein fester Bestandteil der Pflegebildung. Bei der PAV sitzen alle am Lernprozess beteiligten Personen an einem Tisch und lernen gemeinsam ausgehend von autobiographischen Fallerzählungen durch Pflegeempfänger*innen. In all den Jahren wurde die PAV von Auszubildenden, Lehrenden und Praxisanleitenden als *Instrument zur Förderung der Wertschätzung* durch gute Kommunikation und Sichtbarkeit des Pflegelernens beschrieben.

Schlüsselbegriffe
- Pflegeausbildung
- Theorie-Praxis-Dialog
- PraxisAnleiterVisite (PAV)
- situatives Lernen
- Vier-Viertel-Takt.

23.1 Einleitung

Nachfolgend wird Gewalt, Feindseligkeit bzw. Unterdrückung betrachtet und in Bezug auf den Theorie-Praxis-Aspekt interpretiert. Damit wird das Lernen an den Orten „Schule“ und „Betrieb“ angesprochen. An beiden findet Auseinandersetzung mit Theorie und praktisches Handeln statt. Horizontale Gewalt bzw. Feindseligkeit bezeichnet aggressives Verhalten unter Kolleg*innen. Es ist ein „andauerndes Verhaltensmuster, das Kollegen (oder eine Gruppe davon) kontrollieren, herabwürdigen oder abwerten soll und eine Gefahr für die Gesundheit und/oder Sicherheit darstellt“ (Farell, 2005, zit. n. Bartholomew, 2009, S. 22). Dies kann physisch und verbal zum Vorschein kommen (Bartholomew, 2009). Für die Institution sind die Folgen in Form von konfliktbeladender Teamarbeit, geringer Arbeitszufriedenheit, Gefährdung der Patientensicherheit sowie Einbußen hinsichtlich der Versorgungsqualität bekannt (Bartholomew, 2009). Gewalt in Organisationen steht in Verbindung mit dem Phänomen der Unterdrückung und demzufolge mit ungleichen Machtverhältnissen innerhalb einer Gemeinschaft (Bartholomew, 2009).

Kasten 23-1: Unterdrückungstheorie angewandt auf die berufliche Pflege

Roberts (1983) hat die Unterdrückungstheorie (Freire, 1972) auf die berufliche Pflege übertragen und beschreibt bei der unterdrückten Gruppierung Merkmale wie geringes Selbstwertgefühl, Selbstverachtung und das Gefühl der Machtlosigkeit (Bartholomew, 2009). Streng hierarchische Strukturen befeuern die Ausprägung von Feindseligkeit, indem sie Pflegende mit einem reflexiven Pflegeverständnis ins Abseits stellen (Mantzoukas & Jasper, 2004, zit. n. Bartholomew, 2009). Die Unterdrückung der reflektierten Pflegenden verhindert den Dialog zwischen Pflegenden. Sie schränkt die Solidaritäts- und Weiterentwicklung des Berufstandes ein. Er verharrt in Unsichtbarkeit und entwickelt folglich ein eher schwach ausgeprägtes Identitätsgefühl (Bartholomew, 2009).

Gerade am Anfang des beruflichen Lebens, in der Ausbildung, beginnt die Identitätsentwicklung und kann durch Unterdrückung möglicherweise nur bedingt ausgeprägt werden. Besonders Pflegeauszubildende sind horizontaler Feindseligkeit ausgesetzt (Bartholomew, 2009). Verschärft wird erlebte Feindseligkeit durch den nicht gelungenen Dialog zwischen den Lernorten „Schule" und „Betrieb", der zu Lasten der Auszubildenden geht. Das Verhältnis zwischen Pflegefachpersonen, die als Lehrende in der Schule ausbilden und Pflegefachpersonen, die in der Ausbildung in den Betrieben wirken, ist seit Jahrzehnten von Konflikten geprägt (Henke, 2002; Radke, 2008). Das liegt insbesondere an den zwei unterschiedlichen Welten, die von den Pflegeauszubildenden wahrgenommen werden – die eine, in der Lehrende in der Schule optimale Versorgung vermitteln und die andere mit den tatsächlichen Handlungen im Betrieb (Sahmel, 2002). Hier steht schnelles und routiniertes Handeln im Vordergrund. Ein reibungsloser Stationsablauf lässt meist nur oberflächliche Beziehungen zu Pflegeempfänger*innen zu. Beide „Welten" erleben sich dabei, Vorwürfe vom jeweils anderen zu erhalten. Gemeinsame Entwicklung erscheint bei gegenseitig erlebter Vorwurfshaltung schwer, ist aber nicht unmöglich (Henke, 2002; Radke, 2008).

23.2 Konzepte zur Förderung des Theorie-Praxis-Transfers

Die Auszubildenden müssen zwischen den Lernorten „Schule" und „Betrieb" jonglieren (**Kap. 23.1**). und dem daraus resultierenden Druck Stand halten. Oftmals fließt zu viel Energie in die Anpassung an die „jeweilige Lernwelt" (Ertl-Schmuck, 2017, S. 21).

Für eine sinnvolle Zusammenarbeit der beiden genannten Lernorte mit dem Ziel einer hochwertigen Ausbildungsqualität ist es notwendig, Konzepte zur Förderung des Theorie-Praxis-Transfers zu entwickeln und der Diskrepanz beider Handlungslogiken entgegenzuwirken (Deutscher Bildungsrat für Pflegeberufe, 2017; Vossler, 2015). Eine *lernförderliche* und damit *einhergehende wertschätzende Gestaltung des Ausbildungsprozesses* stärkt die Verzahnung der Prozesse des Arbeitens und Lernens. Das ist von großer Bedeutung (Beaugrand et al., 2017; Dehnbostel, 2015; Engelhardt, 2021; Görres et al., 2002). Nach dem Berufszulassungsgesetz (PflBG mit PflAPrV) sind alle an der Pflegeausbildung beteiligte Institutionen verpflichtet, Bildungsprozesse miteinander zu vernetzen bzw. neu zu organisieren (Deutscher Bildungsrat für Pflegeberufe, 2017; Igl, 2019).

Hierin liegt auch die Chance, das Thema „Feindseligkeit in der Pflege" am Lernort „Schule" und am Lernort „Betrieb" zu bearbeiten. Bartholomew (2009) beschreibt, dass es v. a. darum geht, für eine *wohltuende Umgebung am Arbeitsplatz* und den Abbau von Feindseligkeit geschlossene Systeme zu öffnen und Schweigen aufzubrechen (Bartholomew, 2009). Übertragen auf die Pflegeausbildung kann das

Öffnen von Schule und Betrieb sowie das Sprechen über die Ausbildung als hilfreiche Maßnahmen für eine bessere Arbeitsatmosphäre und somit gegen Feindseligkeit unter Pflegenden angesehen werden. Weitere hilfreiche Maßnahmen sind Aufbau flacher Hierarchien, Beteiligung der Pflegenden an Gestaltungsmöglichkeiten, Stärkung des Selbstwertgefühls, Förderung der Eigenständigkeit, Schaffung eines Netzwerks offener Kommunikation, Förderung der Reflexion (Bartholomew, 2009).

Zur Verbesserung der Kommunikation zwischen Schule und Betrieb sowie zur Förderung von Reflexionsfähigkeit und Fallverstehen wurde bereits im Jahr 2011 das Konzept der „PraxisAnleiterVisite“ (PAV) in die Pflegeausbildung der Kliniken Ostalb am Stauferklinikum Schwäbisch Gmünd implementiert. Damit wird folgendem philosophischen Leitgedanken gefolgt: „Die Dignität der Praxis ist unabhängig von der Theorie; die Praxis wird nur mit der Theorie eine bewusstere“ (Schleiermacher, 1826, zit. in Schmied-Kowarzik, 2008, S. 33).

Die Konzeption stellt eine echte *Brücke* zwischen Lernort „Schule“ und Lernort „Betrieb“ dar. Es ist ein Verfahren, das sich als *Best-Practice-Prävention gegen Feindseligkeit* und als *Weg der Wertschätzung in der Pflegeausbildung* bewährt hat.

23.3 Förderung der Dignität mit PAV

Die PraxisAnleiterVisite (PAV) an den Kliniken Ostalb, Standort Stauferklinikum ist durch alle an der Ausbildung beteiligten Personen, d.h. Mitarbeitende des Lernortes „Betrieb“, des Lernortes „Schule“ und die Auszubildenden, mitgedacht und gestaltet worden. Daher war diese Konzeption von Beginn an eine Interventionsmaßnahme gegen Feindseligkeit in der Pflege und ein Weg zur gegenseitigen Wertschätzung. Ziele waren die Entwicklung einer neuen Kommunikationsstruktur und Verbesserung der Ausbildungsqualität. Zentral war der Gedanke: Wie kann die Bildung am Lernort „Schule“ praxisorientiert und die „Betrieb“ theoriegeleitet gestaltet werden? Eine Idee lautete: „Wir müssen die räumliche Nähe unserer Klinik bzw. Stationen nutzen und unsere Klassenzimmer mit Hilfe der Patient*innenzimmer erweitern!“. Intuitiv resultierte daraus das damals genannte „Fallmanagement mit PraxisAnleiterVisite“. Später kam im Rahmen einer Masterarbeit die wissenschaftliche Reflexion hinzu (Schleich & Strimmer, 2013, 2016, 2017). Bis heute hält die Begeisterung in Schule und Betrieb für diesen besonderen Bildungstag an. Das liegt v. a. daran, dass es sich um Bildungsprozesse in realen Situationen handelt. Die gesamte Triade sammelt gemeinsam Erfahrungen. Aufgrund der *Face-to-Face*-Interaktion findet Begegnung zwischen Menschen statt. Dies kann emotionale Betroffenheit auslösen, eine Grundvoraussetzung für die Entwicklung von Empathie (Darmann-Finck et al., 2009).

23.3.1 Definition und Ziele der PAV

Unter PraxisAnleiterVisite (PAV) wird ein Lehr-Lern-Arrangement des gemeinsamen Lernens einer Triade aus Auszubildenden, Lehrenden aus Schule und Betrieb verstanden. Ausgangspunkt des Lehr-Lern-Prozesses sind die autobiografischen Erzählungen durch Patient*innen. Als übergeordnete Ziele werden die Förderung der Reflexionsfähigkeit und die Entwicklung von Fallverstehen bei den Pflegelernenden angestrebt. In **Abbildung 23-1** sind die Triade und Ziele der PAV dargestellt.

Im Grunde findet das Lernen am „runden Tisch“ statt. Da jede/jeder Teilnehmende mit ihrer/seiner Expertise wichtig ist, sind die Hierarchien flach gehalten und ein offener Dialog wird möglich. Die Vernetzung beider Lernorte eröffnet den Beteiligten umfassende Einblicke in die komplexe Denk- und Handlungslogiken des jeweils anderen Lernortes. Dies sorgt für Transparenz und gegenseitiges Verständnis.

Die übergeordneten Ziele der PraxisAnleiterVisite (PAV) sind Förderung von Reflexions-

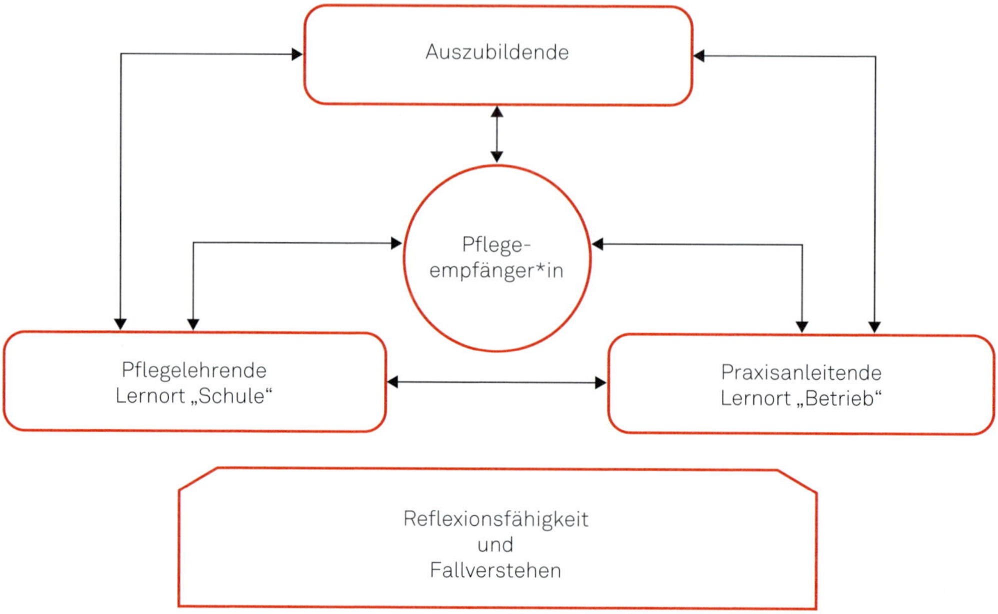

Abbildung 23-1: Triade und Ziele der PraxisAnleiterVisite (Eigendarstellung)

fähigkeit und Entwicklung von Fallverstehen. Darüber hinaus:

- Umsetzung der gesetzlichen Anforderungen unter Nutzung der Handlungsspielräume.
- Förderung des professionellen Handelns durch die Möglichkeit zur Reflexion zweiter Ordnung anhand des Settings.
- Kompetenzentwicklung bzw. -förderung für Auszubildende, Praxisanleitende und Lehrende.
- Anbahnung einer systemischen Denkweise
- Förderung eines respektvollen Umgangs der Akteur*innen beider Lernorte durch wertschätzende Kommunikation und gemeinsames Lernen.

Zur Reflexion zweiter Ordnung: In Reflexionsprozessen kann Fallverstehen in professionelles Handeln überführt werden. Professionelles Wissen entsteht durch Selbstreflexion im professionellen Handeln (Ryle, 1967, zit. in Wittwer & Mersch, 2007). Das zentrale Element dabei ist die Fähigkeit zur Reflexion zweiter Ordnung. Zweite Ordnung meint, sich bewusst zu machen, dass seine eigenen Wahrnehmungen und Entscheidungen nicht objektiv oder neutral sind, sondern von bestimmten Blickwinkeln, Rahmenbedingungen oder Annahmen beeinflusst werden. Es werden die Art und Weise, wie die Welt wahrgenommen wird und die dahintersteckenden Mechanismen reflektiert (Luhmann, 1997).

Im Verlauf der PAV-Umsetzung zeigte sich eine *Verbesserung der Pflegequalität*. Sie gilt fortan als weiteres Ziel und wurde in Bildungsprozessen deutlich durch:

- Fallbesprechung und Reflexion. Pflegebedarf und mögliche pflegerische Interventionen werden überlegt eruiert, geplant und umgesetzt.
- Patient*innenbesuche. Pflegeempfänger*innen haben auf Fehler und Missstände aufmerksam gemacht, z. B. nicht besprochene geplante Entlassungen. Diese konnten ausgeräumt und in der stressfreien und offenen Situation des Bildungstages als wertvoll betrachtet werden.

23.3.2 Organisation der PAV

Die PraxisAnleiterVisite (PAV) ist lernort- *und* kursübergreifend organisiert. Eine *Triade* setzt sich aus einer Praxisanleitenden, einer Pflegepädagog*in bzw. Auszubildenden aus dem jeweils zweiten und dritten Ausbildungsjahr zusammen. Die Zusammensetzung der personellen Organisation wird in **Abbildung 23-2** dargestellt. Jede Triade steht mit einer weiteren Expert*in (Pflegefachperson) aus der direkten Versorgungspraxis in Kontakt. Ziel ist, ein Netzwerk um die Pflegeempfänger*in zu involvieren. Alle Beteiligten erleben die Situationen als verbindend und wertschätzend. Jede Person kann ihr Wissen zur Verbesserung der Patient*innen- und Lernsituation teilen. Alle verspüren, dass sie geachtet werden und dass sie sich freuen, beteiligt sein zu dürfen. Gemeinsam werden positive Erfahrungen gesammelt.

Eine strukturierte und optimale Organisation ist für eine reibungslose Durchführung der PAV und einen dadurch effektiven wertschätzenden Lehr-Lern-Prozess wichtig. Die einzelnen Schnittstellen zwischen Lernort „Schule" und Lernort „Betrieb" sind definiert. Alle Beteiligten werden inhaltlich und organisatorisch auf den Tag vorbereitet. Ihre Rollen und Aufgaben sind der Triade bekannt. Das soll helfen, Konflikte zu vermeiden. **Abbildung 23-3** zeigt die Triade mit Rollen und Aufgaben. Bedeutsam für die PAV ist die lernortübergreifende Struktur sowie das *intraprofessionelle gemeinsame Arbeiten.* Dies schafft *Netzwerke* und *offene Kommunikation* für das weitere *berufliche Miteinander.*

Für die eintägige PAV steht ein Tag Vor- und ein Tag Nachbereitung zur Verfügung:

- *Vorbereitungstag.* Die Praxisanleitenden wählen auf den jeweiligen Stationen eine Pflegeempfänger*in aus, die bereit ist, einen Einblick in ihre Situation und ihren Genesungsverlauf zu gewähren. Daraufhin formulieren die Praxisanleitenden mit dem pädagogischen Team der Pflegeschule mögliche Beobachtungs- bzw. Arbeitsaufträge, die auf den ausgewählten Fall abgestimmt sind. **Abbildung 23-4** zeigt die Aufgaben am Vorbereitungstag.
- *Nachbereitungstag.* Pflegepädagog*innen und Auszubildende dokumentieren Lern-und Re-

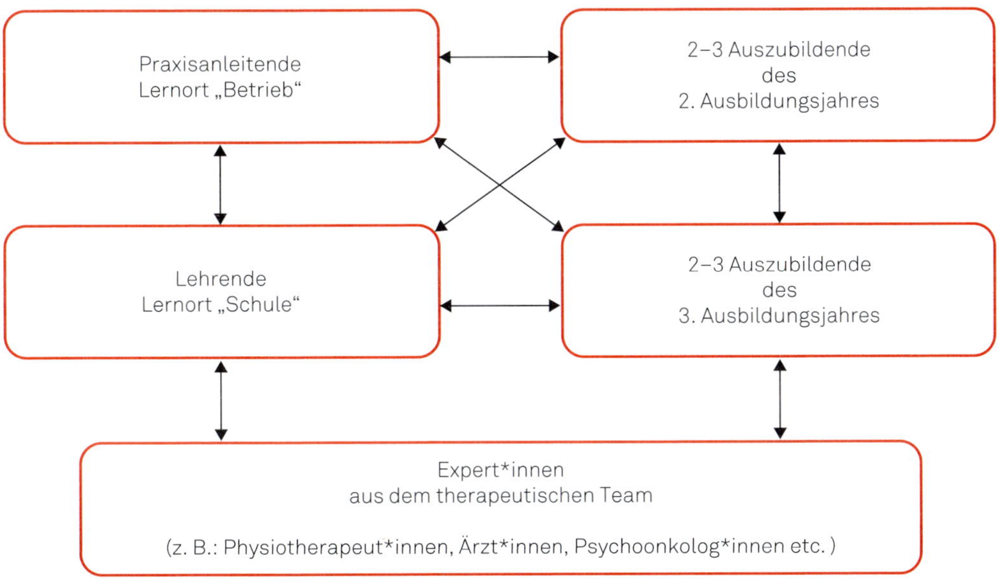

Abbildung 23-2: Personelle Organisation der PAV (Eigendarstellung)

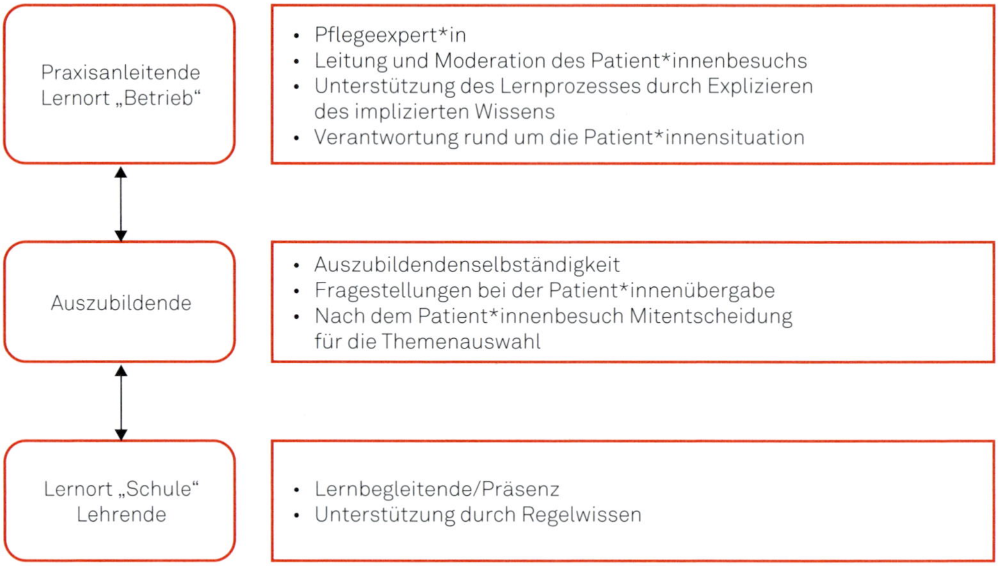

Abbildung 23-3: Rollen und Aufgaben der Triade (Eigendarstellung)

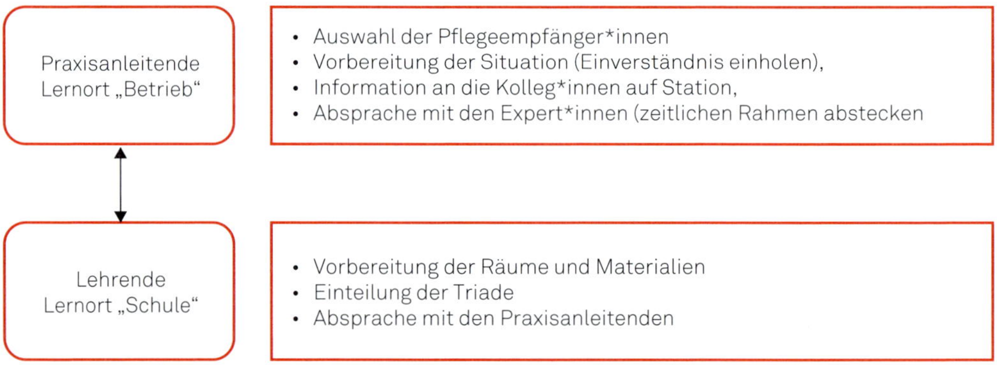

Abbildung 23-4: Aufgaben am Vorbereitungstag (Eigendarstellung)

flexionsprozesse. Dazu wird der Fall beschrieben und alle dazu erarbeiteten Konzepte, Ausarbeitungen und Pflegeplanungen.

Ablauf der PraxisAnleiterVisite (PAV)

Die PAV gliedert sich in fünf Phasen, dargestellt in **Tabelle 23-1**.

Erste Phase: Sie beginnt in der Schule mit Begrüßung und Briefing. Tagesablauf und organisatorische Aspekte werden geklärt.

Zweite Phase: In der sich anschließenden Phase geht jede Triade in ihren Gruppenraum. Die verantwortliche Praxisanleitende führt eine pflegerische Übergabe zur Pflegeempfänger*in durch.

Dritte Phase: Alle Beteiligten treffen sich in Dienstkleidung auf der entsprechenden Station zum Patient*innenbesuch. Dieser dauert ca. 15 bis 25 Minuten. Die Pflegeempfänger*in wird begrüßt. Die Beteiligten stellen sich vor, um den

Tabelle 23-1: Phasen der PAV im Überblick

Phase	Beschreibung	Zeitfenster	Lernort
I	Begrüßung und Überblick	15 Minuten	Schule
II	Übergabe	15 Minuten	Schule
III	Besuch beim Patienten und 1. Reflexion	40 Minuten	Betrieb
IV	Expertenrunde und 2. Reflexion	30 Minuten	Betrieb
V	Arbeitsphase/ Konzepterstellung und 3. Reflexion	2 Stunden	Schule
VI	Ergebnissicherung und 4. Reflexion	2 Stunden	Schule
VII	Evaluation des Tages und Abschluss	45 Minuten	Schule

Aufbau einer Vertrauensbasis zu ermöglichen. Die Auszubildenden haben die Möglichkeit, ihre Fragen an die Pflegeempfänger*in zu richten. In der Regel berichten die beteiligten Pflegeempfänger*innen offen über ihre Situationen. Die Pflegeauszubildenden sammeln diverse Beobachtungen zu Symptomen, Mimik, Gestik, Verhalten der Pflegeempfänger*in und haben auch die Möglichkeit, Lehrende und Praxisanleitende in der Interaktion miteinander und mit der Pflegeempfänger*in zu erleben. Die Triade bedankt bzw. verabschiedet und reflektiert bzw. wertet diese erste Sequenz in einem separaten Raum auf der Station aus.

Vierte Phase: Die Expert*innenrunde läutet die vierte Phase ein. Es besteht die Möglichkeit, das therapeutische Team über den Genesungsverlauf oder geplante Behandlungsmaßnahmen zu befragen. Dazu stehen den Auszubildenden u.a. Ärzt*innen, Breast Nurses, Psychoonkolog*innen und Physiotherapeut*innen zur Verfügung.

Fünfte Phase: In dieser Phase – der Arbeitsphase – hat die Triade Zeit, Arbeitsaufträge zu bearbeiten und eine Präsentation ihrer Ergebnisse zu erstellen. Zentral ist dabei, dass von *Ergebnisoffenheit* ausgegangen wird, d.h. es besteht keine inhaltliche Erwartungshaltung vonseiten der Praxisanleitenden bzw. Lehrenden. Jeweilige Situation und Bedürfnisse der Pflegeempfänger*innen sind Ausgangspunkt des Lernprozesses. Alle sind dazu aufgefordert, gemeinsam den Lernprozess mit Hilfe ihrer jeweiligen Expertise zu gestalten. Eine besondere Verantwortung liegt bei den Auszubildenden des 5. Semesters, da sie nicht nur inhaltlich, sondern auch pädagogisch arbeiten. Sie übernehmen für die Auszubildenden des 3. Semesters die *Rolle einer Mentor*in* und leiten die Auszubildenden – mit den Lehrenden und Praxisanleitenden im Hintergrund – in Bezug auf Recherchearbeiten oder die Vorbereitung der Präsentation an. Die Ausarbeitungsschwerpunkte für die Steuerung und Koordination des Pflegeprozesses der jeweiligen Pflegeempfänger*in sind selbst gewählt. Das können die soziale Situation der Patient*in, Pflegephänomene oder Pathophysiologie des Krankheitsbildes sein. Es besteht auch die Möglichkeit, ein Pflege- oder Beratungskonzept zu entwickeln.

Praxisanleitende, Lehrende und Auszubildende haben in der fünften Aufgabe Chancen, ihre unterschiedlichen Wissensschätze beizusteuern und Perspektivenwechsel vorzunehmen. Die Explikation des eigenen Wissens stärkt das jeweilige Selbstbewusstsein. Durch gegenseitige Anerkennung kann Verständnis füreinander entwickelt werden. *Lernen in Gemeinschaft trägt zur Vernetzung der einzelnen Bereiche bei.* Diese *gelebte Lernortkooperation* kann zur Förderung der beruflichen Identität beitragen (Fischer, 2013), weil sich die Triade in ihrer Profession und in ihrem Können erlebt.

Sechste Phase: In dieser Phase der Ergebnissicherung finden sich drei Arbeitsgruppen zusammen. Dadurch besteht die Möglichkeit, dass die Auszubildenden Einblicke in zwei weitere Patient*innensituationen erhalten. Sie tragen zusammen, welche Erkenntnisse sie im Verlauf des Tages gewonnen haben. Zentral für diese Bildungsprozesse am Lernort „Betrieb“ ist die aktive Auseinandersetzung mit Widerspruch zwischen Anspruch und Wirklichkeit (Kersting, 2019), d.h. der Vermittlung optimaler pflegerischer Versorgung am Lernort „Schule“ und den erfahrbaren, tatsächlichen Handlungen am Lernort „Betrieb“ (**Kap. 20.1**). Dabei sind *Zeit* und *Gespräche* Katalysatoren für Erkenntnisgewinn. Die Chance liegt in der Anschauung der beiden Orte über Metakommunikation.

Siebte Phase: Sie ist die Evaluation des Bildungstages. Es geht insbesondere darum, die erreichten Ziele gemeinsam zu evaluieren, den Einsatz aller Beteiligten zu würdigen und sich im Sinne der Qualitätsweiterentwicklung für die kommenden PAV aufzustellen. Vertrauen und gemeinsame positive Erfahrung durch offenen Dialog stellen gelingende Faktoren für ein sich *stabilisierendes Beziehungsfundament* dar (Bartholomew, 2009). Diese Erfahrungen werden als wirksame Maßnahmen zur Verbesserung der Arbeitsatmosphäre und Prophylaxe gegen Feindseligkeit interpretiert.

23.3.3 Effekte gegenseitiger Anerkennung durch PAV

Die Evaluationen der PraxisAnleiterVisiten zeigen deutliche Effekte, die in **Tabelle 23-2** zusammengefasst werden. Erkenntnisse der Akteur*innen lassen sich mit Bartholomews Zitat zusammenfassen: „Wir können nur dann handeln, wenn es uns gelingt, das Problem aus der Distanz zu betrachten“ (Bartholomew, 2009, S. 89)

Tabelle 23-2: Die Effekte gegenseitiger Anerkennung durch PAV

Praxisanleitenden	Auszubildenden	Lehrenden	Pflegeempfänger
• Reflexion der eigenen Pflegearbeit	• Lernen anhand der realen Situation	• Lernen von den Praxisanleitenden	• steht als Fallerzählende/r im Mittelpunkt und reflektiert sein/ihr Gesundheits- bzw. Krankheitserleben
• Kollegialer Austausch mit dem Lernort „Schule“ • Wahrnehmung der Auszubildenden außerhalb der Alltagsroutine	• Lernen in Gemeinschaft • Erleben von kollegialem Austausch – auf Augenhöhe	• Kollegialer Austausch mit Lernort „Praxis“ • Wahrnehmung der Auszubildenden im Praxisfeld und professionellen Austausch	• fühlt sich ernst und wahrgenommen
• Rolle der Anleitenden	• Rolle der Auszubildenden	• Rolle der Lehrenden	• wird in der realen Situation gesehen
• Erwerb von Wissen	• Freude am Lernen-Wissenserwerb	• Aufbau von Praxiswissen/-bezug (Sinnverstehen)	• kann seine Wahrnehmung und Wünsche äußern, wird ggf. informiert, beraten, geschult

Aus Sicht der Autorin ergeben sich durch die PAV deutlich Ergebnisse, die als Prävention gegen Feindseligkeit unter Pflegenden gewertet werden können. Hintergrund könnte das Sichtbarwerden der Ausbildung durch Öffnen der Systeme „Schule“ und „Betrieb“ sein. Zudem liegt die Vermutung nahe, dass entgegengesetzt der Unterdrückungstheorie (**Kasten 23-1**) alle Teilnehmenden aufgefordert sind, *systematisierte Reflexionsprozesse* zu nutzen, um in Distanz ihre Pflegearbeit und Lernprozesse zu betrachten. Reflektierte Pflegende fördern den Austausch zwischen Pflegenden und initiieren eine Solidaritäts- und Weiterentwicklung des Berufsstandes. Die beteiligten Pflegenden bekommen die Chance, ein Identitätsgefühl mit ihrem Beruf zu entwickeln. Dies kann prophylaktisch gegen feindseliges Verhalten wirken, genauso wie flache Hierarchien, offene Kommunikation, Netzwerkaufbau und (Mit)Gestaltungmöglichkeiten, die sich durch *situatives Lernen* in den PAV ergeben. Die zeitliche Herauslösung aus der Alltagsroutine der praktischen Pflegeausbildung wirkt vermutlich ebenfalls präventiv gegen Feindseligkeit unter Pflegenden, da der Bildungstag frei von negativem Stress erlebt wird. Der Eventcharakter sorgt für ein *lebendiges* und attraktives Lernen sowie eine *emotional positive Erfahrung*.

23.4 Ausblick und Perspektive

Die Pflegeempfänger*innen können als Herzschlag des beruflichen Selbstverständnisses in der Pflege betrachtet werden. Wenn es gelingt, innezuhalten und die Pflegeempfänger*innen in den Mittelpunkt der Pflegearbeit zu stellen und dies gepaart mit *lernort-* und *pflegegenerationsübergreifenden Lernprozessen* zu verknüpfen, dann kann Wertschätzung in der Pflege lebendig werden. Die Kliniken Ostalb, Standort Stauferklinikum Schwäbisch Gmünd, werden diesen Ansatz weiter verfolgen und weiter ausbauen. Dazu orientieren sie sich am *Vier-Viertel-Takt*, den Bensch (2020) erstmalig beschreibt und in Hochschulseminaren für Pädagogikstudierenden in Gesundheit und Pflege weiter ausformu-

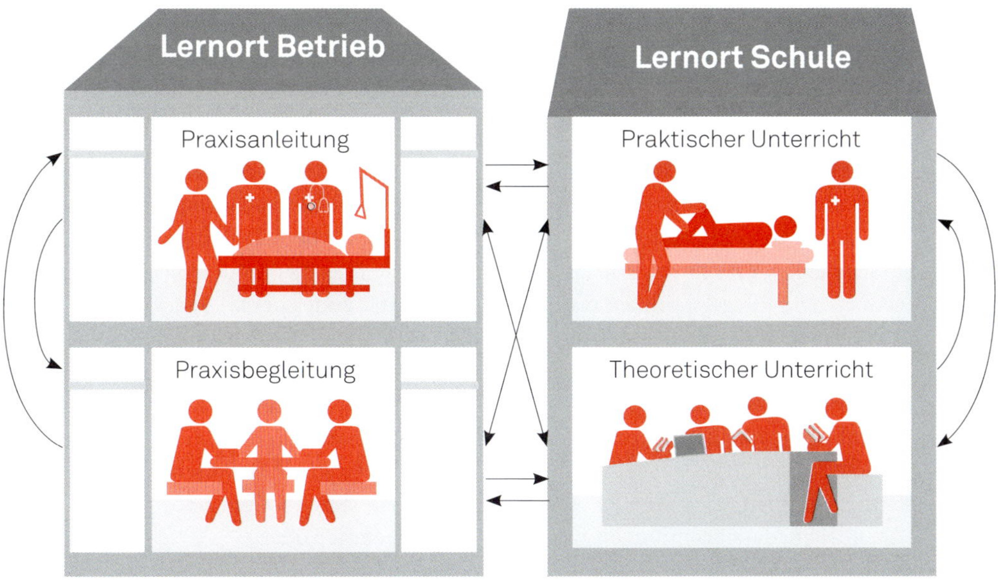

Abbildung 23-5: Vier-Viertel Takt der Pflegeausbildung (Eigendarstellung in Anlehnung an Bensch, 2024; Bensch, 2020, S. 19)

liert hat (Bensch, 2024). Er soll abschließend in Kürze vorgestellt werden, weil er zum einen Lernen in der Pflegeausbildung und zum anderen Pflege- und Berufssituationen (Fachkommission nach § 53 PflBG, 2020) in den Mittelpunkt von Bildungsarbeit stellt. **Abbildung 23-5** stellt den Vier-Viertel-Takt dar.

Vier-Viertel-Takt der Pflegeausbildung

Der Vier-Viertel-Takt von Bensch (2024) vereint die Lernorte „Schule“ und „Betrieb“ und betrachtet vier Lernräume zur Bildungsermöglichung – am Lernort „Schule“ das *Klassenzimmer,* das *Skills-Lab* und am Lernort „Betrieb“ die *Praxisbegleitung* und die *Praxisanleitung.* (Anm. d. Aut.: Das Skills-Lab dient dem Einüben fachpraktischer Fähigkeiten. Es findet entweder aneinander oder mit Simulationspatient*innen, mit und ohne Rollenspielen, oder an lebensechten Puppen bzw. anatomischen Körperteilen/Modelle statt. Der Vorteil der Skillslab-Übungen ist, dass das Handeln in echten Situationen simuliert wird, Fehler zu keinen signifikanten Folgen führen und die Erfahrungen v.a. nachbesprochen werden können. *Simulationsbasiertes Lernen bereitet auf Lernen am Lernort „Betrieb“ vor.*)

Im Zentrum steht das *exemplarische Lernen,* d.h., dass Bildungsgegenstände gefunden und curricular aufbereitet werden, die für sich selbst stehen und gleichzeitig hohe Übertragungsmöglichkeiten auf weitere Themen beruflicher Pflege bieten. Beispielsweise kann das Thema „Hygienisches Arbeiten“ nach einem Praxiseinsatz aufkommen, indem Auszubildende im Klassenzimmer zurückmelden, dass sie das *so* nicht „auf Station“ erleben. Die Pflegelehrenden realisieren, dass bei den Pflegeauszubildenden diskrepante Erfahrungen stattgefunden haben, z.B. durch Zurechtweisung von Pflegefachpersonen an Pflegeauszubildende, effizienter bzw. sparsamer zu arbeiten. Bensch (2024) prägt für Lernen im Klassenzimmer das *Lernen über die Arbeit,* um zu verdeutlichen, dass Erfahrungen aus der pflegerischen Berufspraxis in den Klassenraum gebracht und dort aufgearbeitet werden sollen. Es handelt sich um echte *Pflege-* und *Berufssituationen,* aus bzw. zu denen Begriffe, Modelle, Theorien benannt, definiert und erläutert werden (Bensch, 2024). Pflegesituationen beziehen sich auf direkte Interaktionen zwischen Pflegenden, Menschen mit Pflegebedarf bzw. deren Bezugspersonen. Berufssituationen sind bspw. Pflegeübergaben, interdisziplinäre Fallkonferenzen bzw. Visiten oder Pflegevisiten (Fachkommission nach § 53 PflBG, 2020).

Im Skills-Lab, als Lernort des fachpraktischen Unterrichts, findet *arbeitsorientiertes Lernen* statt (Fachkommission nach § 53 PflBG, 2020). Für „Hygienisches Arbeiten“ bedeutet das z.B., Lernsituationen mit Rollenspielen oder „Room-of-Errors“ zu *bedeutenden Situationen* zu kreieren. Dabei handelt es sich um Lernsituationen, bei denen Fehler in gestellte Situationen, z.B. Patient*innenzimmer, eingebaut werden, die die Pflegeauszubildenden finden sollen und argumentieren, mit welchen Maßnahmen Pflege- bzw. Versorgungsqualität hergestellt wird. Beispiele dafür sind:

- schnell ohne Handschuhe zu arbeiten, wo Kontaktschutz gegeben ist,
- unsterile Pinzetten oder Kompressen einzusetzen, wo steriles Arbeiten geboten ist oder
- Flächendesinfektionen zu versäumen, weil es unnötig erscheint.

Im Rahmen der Prävention feindseligen Verhaltens erlernen die Pflegeauszubildenden z.B. zu argumentieren und auf ihr pflegefachliches Handeln in ruhiger, sachlicher Art zu bestehen. Verbunden mit dem Training im Skills-Lab erstellen die Pflegelehrenden eine *Lern- und Arbeitsaufgabe* zum Thema „Hygienisches Arbeiten“. Das können Beobachtungsaufgaben sein:

- wie kontinuierliches hygienisches Arbeiten auf Patient*innen wirkt,
- welche unterschiedlichen Arbeitsweisen sie bei den Gesundheitsmitarbeitenden in Bezug auf Situationen oder Patient*innen wahrnehmen oder
- wie sich die Bewusstmachung hygienischen Arbeitens auf ihr Handeln und ihre Haltung auswirkt.

Dieses Vorgehen beschreibt die Ermöglichung vom *arbeitsverbundenen Lernen.* Die Pflegeauszubildenden untersuchen z. B., ob stressige Situationen zur Abnahme hygienischer Arbeitsweisen führen und argumentieren, wodurch dies gerechtfertigt wäre bzw. welche negativen Folgen entstehen können. Die Ergebnisse besprechen die Pflegeauszubildenden mit den Pflegelehrenden *vor Ort* in der stationären bzw. ambulanten Akut- und Langzeitpflege. Das PflBG sieht im Rahmen seiner PflAPrV (§ 5) vor, dass Pflegelehrende zur Praxisbegleitung regelmäßig im Lernort Betrieb sein sollen. Dies bietet die Chance, dass die Pflegelehrenden durch eigene Sinneseindrücke und Rückfragen an die Pflegeauszubildenden spontane Recherchen z. B. in der Dokumentation bzw. Patientient*innen- bzw. Mitarbeitendenbefragung ermöglichen und sich damit Verstehenshorizonte bei Lernenden und Lehrenden erweitern. Pflegelehrende können Impulse und Erfahrungen gewinnbringend für die gesamte Lerngruppe für Bildungssituationen im Skills-Lab und im Klassenzimmer aufarbeiten. Zudem sind Pflegelehrende nach § 5 PflAPrV verpflichtet, Praxisanleitende in der Übernahme ihrer Aufgaben zu unterstützen. Das kann z. B. bedeuten, dass in *regelmäßigen Praxisanleitendentreffen* zu aktuellen Themen, z. B. „Hygienisches Arbeiten", informiert wird und gemeinsam Arbeitsaufgaben für das *arbeitsgebundene Lernen,* d. h. das Lernen in der Berufs- oder Pflegesituation (Fachkommission nach § 53 PflBG, 2020) erstellt oder zur Praxisanleitung zum Thema unterstützt wird. Demgegenüber können Praxisanleitende ihre Erfahrungen an die Pflegelehrenden weitergeben für ggf. gemeinsam gestaltete Bildungssituationen am Lernort Schule.

Mit beiden Konzepten, der PraxisAnleiterVisite und dem Vier-Viertel-Takt, werden *Interaktions-* und *Aushandlungsprozesse* zwischen den Akteur*innen der Lernorte „Schule" und „Betrieb" sichtbar. Die Pflegeauszubildenden fühlen sich im Zentrum der Aufmerksamkeit, weil sich ihre Pflegeausbildung *logisch* durch die existierenden vier Lernräume zieht. Bemühungen um ihre Bildung sowie Ausbildungsqualität und damit Wertschätzung für sie werden sichtbar. Das Gleiche geschieht zwischen den Pflegelehrenden und Praxisanleitenden (**Kap. 23.3, 23.4**). Der *kontinuierliche Bezug* zu Pflege- und Berufssituationen fördert nach Ansicht der Verfasserin bei allen Beteiligten Identitätsgefühl mit der beruflichen Pflege und damit Mitarbeitendenzufriedenheit und Pflege- bzw. Versorgungsqualität.

23.5 Literatur

Bartholomew, K. (2009). *Feindseligkeit unter Pflegenden beenden* (R. Müller, Hrsg.; H. Bröger, Übers.). Huber.

Beaugrand, A., Latteck, Ä.-D., Mertin, M. & Rolf, A. (2017). *Lehr- und Lernmethoden im dualen Studium: Wissenstransfer zwischen Theorie und Praxis.* Kohlhammer. https://elibrary.kohlhammer.de/book/10.17433/978-3-17-030783-4 https://doi.org/10.17433/978-3-17-030783-4

Bensch, S. (2020). Lehrer- und Anleiterqualifizierung in der Pflege: Herausforderungen und Chancen mit dem Pflegeberufegesetz. *Berufsbildung in Wissenschaft und Praxis BWP, 49*(2), 17–21.

Bensch, S. (2024). *Lernen im Fach* [unveröffentlichter Foliensatz]. Wintersemester 2024/25 im Modul 6P MAGP „Fachdidaktische Ansätze und Fragestellungen", Katholische Hochschule Mainz.

Darmann-Finck, I., Böhnke, U. & Straß, K. (Hrsg.). (2009). *Fallrekonstruktives Lernen: Ein Beitrag zur Professionalisierung in den Berufsfeldern Pflege und Gesundheit.* Mabuse.

Dehnbostel, P. (2015). *Betriebliche Bildungsarbeit: kompetenzbasierte Aus- und Weiterbildung im Betrieb* (2. Aufl.). Schneider Verlag.

Deutscher Bildungsrat für Pflegeberufe. (2017). *Pflegeausbildung vernetzend gestalten – ein Garant für Versorgungsqualität* [Broschüre]. https://www.bildungsrat-pflege.de/wp-content/uploads/2022/02/2017-Broschuere-Pflegeausbildung-vernetzend-gestalten.pdf

Engelhardt, J. (2021). Theorie-Praxistransfer in der dreijährigen Pflegeausbildung. In A. Kerres, C. Wissing, & B. Wershofen (Hrsg.), *Skillslab in Pflege und Gesundheitsfachberufen* (S. 49–62). Springer. https://doi.org/10.1007/978-3-662-61928-5_4

Ertl-Schmuck, R. (2017). *Pflegedidaktik unter subjekttheoretischer Perspektive* (2. Aufl.). Mabuse-Verlag.

Fachkommission nach § 53 PflBG. (2020). *Rahmenpläne der Fachkommission nach § 53 PflBG* (Schriften der Fachkommission nach § 53 Pfl BG). Bundesinstitut für Berufsbildung. https://www.bibb.de/dienst/publikationen/de/16560

Fischer, R. (2013). *Berufliche Identität als Dimension beruflicher Kompetenz: Entwicklungsverlauf und Einflussfaktoren in der Gesundheits- und Krankenpflege.* wbv Publikation. https://doi.org/10.3278/6004350w

Freire, P. (1972). *Pädagogik der Unterdrückten* (2. Aufl.). Kreuz-Verlag.

Görres, S., Keuchel, R., Roes, M., Scheffel, F., Beermann, H. & Krol, M. (Hrsg.). (2002). *Auf dem Weg zu einer neuen Lernkultur: Wissenstransfer in der Pflege.* Huber.

Henke, I. (2002). Zum Verhältnis von Theorie und Praxis. In S. Görres, R. Keuchel, M. Roes, F. Scheffel, H. Beermann, & M. Krol (Hrsg.), *Auf dem Weg zu einer neuen Lernkultur: Wissenstransfer in der Pflege* (S. 56–70). Huber.

Igl, G. (2019). *Gesetz über die Pflegeberufe (Pflegeberufegesetz – PflBG), Pflegeberufe-Ausbildungs- und -Prüfungsverordnung (PflAPrV), Pflegeberufe-Ausbildungsfinanzierungsverordnung (PflAFinV): Praxiskommentar* (2. Aufl.). medhochzwei.

Kersting, K. (2019). *„Coolout" in der Pflege: Eine Studie zur moralischen Desensibilisierung* (5. Aufl.). Mabuse.

Luhmann, N. (1997). *Die Kunst der Gesellschaft* (5. Aufl.). Suhrkamp.

Radke, K. (2008). *Praxisbegleitung in der Pflegeausbildung: Theoretische Grundlagen und praktische Umsetzung.* Kohlhammer. https://doi.org/10.17433/978-3-17-026454-0

Roberts, S. J. (1983). Oppressed group behavior: implications for nursing. *Advances in Nursing Science, 5*(4), 21–30. https://doi.org/10.1097/00012272-198307000-00006

Sahmel, K.-H. (Hrsg.). (2002). *Grundfragen der Pflegepädagogik* (2. Aufl.). Kohlhammer.

Schleich, U. & Strimmer, K. (2013). *Praxisanleitervisite: Fallbezogenes Lernen in der Pflegeausbildung* [Masterarbeit]. Katholische Hochschule Nordrhein-Westfalen.

Schleich, U. & Strimmer, K. (2016). Lernen mit Eventcharakter. *Heilberufe, 68*(4), 52–53. https://doi.org/10.1007/s00058-016-2113-8

Schleich, U. & Strimmer, K. (2017). *Ein Verfahren aus der Praxis für die Praxis.* Beitrag präsentiert PiD Düsseldorf.

Schmied-Kowarzik, W. (2008). *Das dialektische Verhältnis von Theorie und Praxis in der Pädagogik.* kassel university press. https://doi.org/10.26530/OAPEN_355276

Vossler, B. (2015). Lernortkooperation: Standpunkte für die hochschulische Ausbildung in den Gesundheitsberufen am Beispiel der Pflegeausbildung. In J. Pundt & K. Kälble (Hrsg.), *Gesundheitsberufe und gesundheitsberufliche Bildungskonzepte.* APOLLON University Press.

Wittwer, W. & Mersch, A. (2007). *Professionalität und Qualität* [Studienbrief EB 0310]. Technische Universität Kaiserslautern.

Weiterführende Literatur

Bensch, S. (2022). Horizontale Feindseligkeit in der Pflege: Steig' aus (oder fang' gar nicht erst damit an). *PADUA, 17*(4), 203–208. https://doi.org/10.1024/1861-6186/a000689

Bohrer, A. (2013). *Selbständigwerden in der Pflegepraxis. Eine empirische Studie zum informellen Lernen in der praktischen Pflegeausbildung.* Wissenschaftlicher Verlag.

Deutsche Krankenhaus Gesellschaft Inhaber (2020). *Wegweisende Modelle zur Weiterentwicklung der Pflege im Krankenhaus Titel der Seite.* https://www.pflege-krankenhaus.de/neue-arbeitsteilung/kliniken-ostalb-/-stauferklinikum-schwaebisch-gmuend-praxisanleitervisite-pav

Heffels, W., Schleich, U. & Strimmer, K. (2016). *PraxisAnleiterVisite: Lebendiges und attraktives* [Beitrag präsentiert Kongress Pflege Berlin]. https://www.gesundheitskongresse.de/berlin/2016/dokumente/Praesentationen/Schleich-Ulrike---Strimmer-Klaus---PraxisAnleiterVisite-.pdf

Roes, M. (2004). *Wissenstransfer in der Pflege.* Huber.

Schleich, U. & Strimmer, K. (2019). PraxisAnleiterVisite – den Fall reflektieren und verstehen. *Heilberufe, 9*(71), 15–18. https://doi.org/10.1007/s00058-019-0125-x

24 Diskrimierungsphänomene – sprachlos in der Pflegeschule

Jana Werner

Abstract. Diskriminierungsprozesse sind mit nationalistischen, antisemitischen und rassistischen gesellschaftlichen Entwicklungen verknüpft. Praktiken der Abwertung und Exklusion sind Indikatoren eines erodierenden Normen- und Wertesystems, die den gesellschaftlichen Zusammenhalt gefährden und sich im Gesundheitssystem widerspiegeln. Die Pflege verfügt über ein Humanisierungspotenzial, da sie über eine Kultur der Sorge eine advokatorische Funktion für die von Diskriminierung betroffenen Personen ausüben kann. Leitende ethische Grundsätze müssen dafür in der Pflegeausbildung vermittelt werden. An Pflegeschulen lassen sich aber Diskriminierungshandlungen, die von Lernenden und Lehrenden ausgeübt werden, identifizieren. Die Bewältigungsmuster von Lehrenden als Reaktion auf Diskriminierungsereignisse sind meist durch Unsicherheiten, Sprachlosigkeit und ein oberflächliches fragmentarisches Wissen gekennzeichnet. Diskriminierungsprozesse an Pflegeschulen bleiben daher oft unbearbeitet.

Schlüsselbegriffe
- Diskriminierung
- Lehrende
- Lernende mit Migrationsgeschichte
- Pflegeausbildung
- Unterricht.

24.1 Einleitung

*„Es war doch nicht alles schlecht, was Hitler gemacht hat.“, „Warum dürfen die [Lernende mit Migrationsbiografie] im Unterricht immer den ‚Translator‘ benutzen?“, „Warum darf der [Trans*Person] beim Sportfest bei den Frauen starten?“*

Diese Aussagen, die mit Abwertung, Marginalisierung und geschichtsrelativierenden Äußerungen zum Nationalsozialismus einhergingen, wurden von Lernenden in der Pflegeausbildung getroffen und stehen exemplarisch für diskriminierende Situationen, mit denen die Autorin im Unterricht konfrontiert wurde. In der pflegepädagogischen Auseinandersetzung wurden diese Probleme bisher jedoch kaum thematisiert, sondern eher eine Strategie der Tabuisierung und des Wegschauens beobachtet (Werner, 2023). Diskriminierungsprozesse, praktiziert über Sprache, kodifiziert in formellen sowie informellen institutionellen Regeln und historisch gerahmt durch kulturell-hegemoniale Wissensdiskurse, verweigern Zugehörigkeit, Anerkennung und Teilhabe (**Kap. 4.1, 9.3.2**). Dazu vergrößern gesellschaftliche Dynamiken die Bruchstellen über kollektiven Erfahrungen zunehmender sozialer und gesundheitlicher Ungleichheit. Fragile unsichere Lebensverhältnisse sind mit erodierenden Normen- und Wertesystemen verbunden und führen zu Gefühlen von Entfremdung und Desintegration.

Gesellschaftliche und demografische Wandlungsprozesse stellen auch die Pflege vor neue Herausforderungen. Beruflich Pflegende müssen international angeworben werden, um den Fachkräftebedarf sicherzustellen, wodurch die

Bildung interkultureller Teams gefördert wird (Pütz et al., 2019). Gesellschaftliche Vielfalt bedingt unterschiedliche Lebensentwürfe, die mit heterogenen Bedürfnissen und veränderten Pflegebedarfen einhergehen (Brzoska et al., 2018). Menschen, die pflegebedürftig werden, sind in besonderer Weise von Diskriminierungsrisiken betroffen und bedürfen einer *Kultur der Sorge.* Lehrenden in der Pflegeausbildung obliegt damit der Bildungsauftrag, ein Pflegeverständnis bei den Auszubildenden zu entwickeln, welches an ethischen Prinzipien orientiert ist und ein Diskriminierungsverbot beinhaltet (International Council of Nurses, 2021) (**Kap. 33**). Dieses Gebot muss aber auch für Lernende in der Pflegeausbildung gelten. *Schulen sind keine neutralen Orte,* sondern auch dort werden Menschen nach ihrer Klassenzugehörigkeit, ihrer Leistungsfähigkeit und ihrer kulturellen Herkunft hierarchisch positioniert. Für Pflegeschulen und Lehrende stellen diese Überlegungen, aufgrund der Diskriminierungsrisiken im Gesundheitssystem und in pädagogischen Bildungsräumen, in doppelter Weise berufsethische Anforderungen dar. Auch für Auszubildende und Studierende gilt das Recht auf eine *diskriminierungsfreie Bildung* und *Chancengleichheit,* welches an Ethikkodizes und der Menschenrechtsorientierung gebunden bleibt. Diskriminierungsereignisse, ihre Formen und Merkmale stellen in der Pflegeausbildung ein zentrales Forschungsdesiderat dar. Daran anknüpfend werden im folgenden Artikel zentrale Ergebnisse einer empirisch qualitativen Studie thematisiert, bei der Lehrende zum Thema Diskriminierung befragt wurden. Wie Lehrende mit Diskriminierungsphänomenen umgehen und welche Haltungen sowie Wissensbestände sich darin zeigen, wird im folgenden Beitrag problematisiert (Werner, 2023).

24.2 Diskriminierung als Arbeitsbegriff

Diskriminierung ist Untersuchungsgegenstand verschiedener Disziplinen mit jeweils eigenen theoretischen Zugängen sowie historischen und inhaltlichen Spezifika (Scherr, 2017). Das Allgemeine Gleichbehandlungsgesetz von 2006 hat erstmals einen Diskriminierungsschutz geschaffen (Foitzik, 2019), bei der Benachteiligung aus Gründen der „Rasse“ oder ethnischen Herkunft, des Geschlechts, der Religion oder Weltanschauung, einer Behinderung, des Alters oder der sexuellen Identität zu verhindern oder zu beseitigen sind (§ 1 AGG) (**Kasten 33-1**). Der gemeinsame Bezugspunkt aller theoretischen Ansätze zum Verständnis von Diskriminierung sind *soziale Gruppenkonstruktionen* anhand von Merkmalen (bspw. Herkunft, Geschlecht, Alter), auf deren Grundlage Personen diesen Gruppen zugeordnet werden (Beigang et al.,

Kasten 24-1: Schule als Macht- und Normalisierungsraum

Kategorisierungsprozesse sind mit Vorstellungen über vermeintliche typische Merkmale für die konstruierte Gruppe verknüpft und führen zu inferioren bzw. superioren Positionierungen entlang eines hierarchisch aufgebauten Gesellschaftssystems. Gruppenzuordnungen sind mit gesellschaftlichen Rängen und Diskriminierungsverhältnissen (Czollek et al., 2019) verbunden, da Einstufungen mit Nicht-Privilegien, Ungleichheiten und Exklusionen einhergehen. In **Abbildung 24-1** werden die Diskriminierungsverhältnisse dargestellt. Differenzordnungen prägen gesellschaftliche Wirklichkeit, sodass auch Schulen als Teilsystem keine neutralen Orte sind, sondern Macht- und Normalisierungsräume (Grabau & Rieger-Ladich, 2014, zit. nach Mecheril & Shure, 2018, S. 68) in denen Leistungs-, Klassen- und soziokulturelle Differenzen hergestellt werden (Budde, 2015).

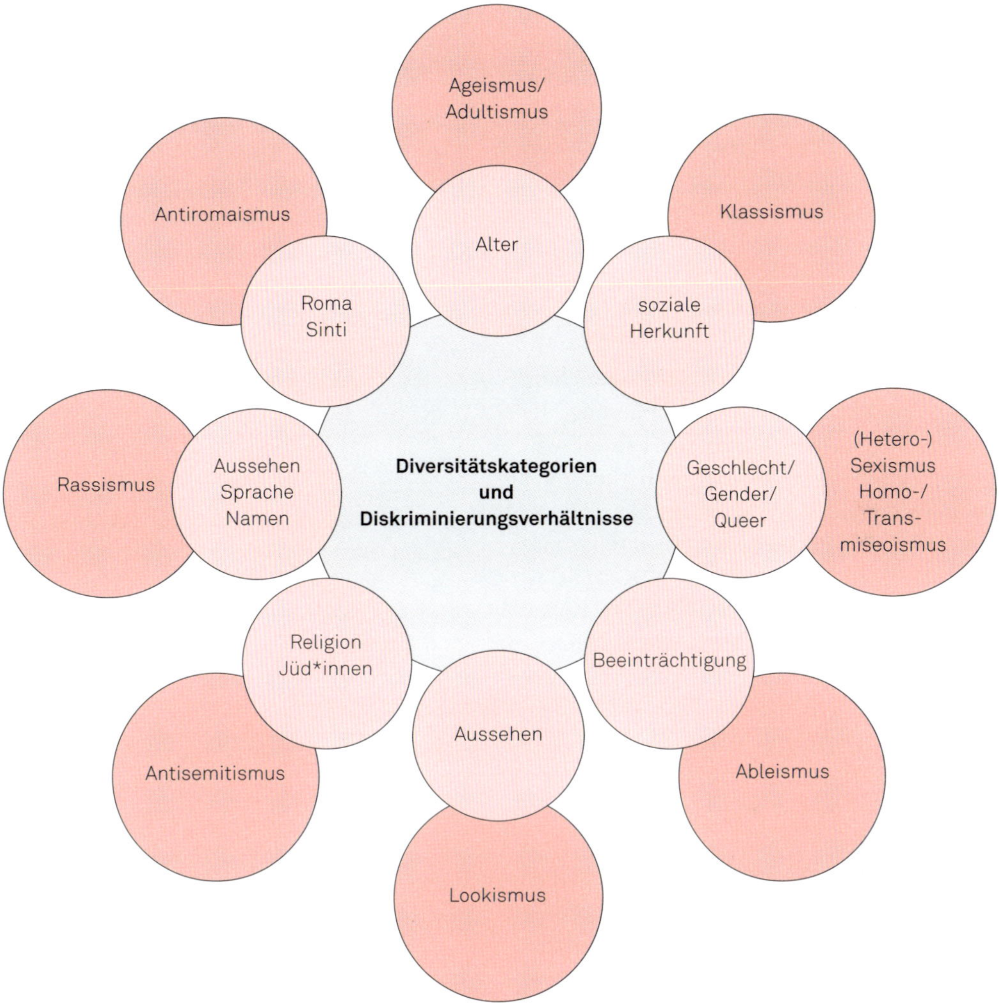

Abbildung 24-1: Diskriminierungsverhältnisse (Eigendarstellung in Anlehnung an Czollek et al., 2019, S. 28)

2018). Diese Kategorien wirken als Differenzlinien, die Gesellschaften durchziehen und über Unterscheidungspraktiken gesellschaftliche Ordnungsschemata wie „Geschlechter- und Begehrensordnungen, natio-ethno-kulturelle Zugehörigkeitsordnungen oder Fähigkeits- und Behinderungsordnungen“ (Mecheril et al., 2020, S. 1) herausbilden.

Institutionelle Räume vermitteln stets soziale Differenzordnungen und Normativitätsvorstellungen, bei der Teilnehmende von Bildungsmaßnahmen nach der natio-ethno-kulturellen Zugehörigkeit, der sozialen Klasse oder der Leistungsfähigkeit positioniert und identitär festgelegt sind. Diese Differenzordnungen prägen „Biografien, Handlungs- und Interaktionssituationen, Institutionen der formalen Bildung, wie etwa Schulen und Hochschulen, ebenso wie Institutionen und Orte außerschulischer Bildung (...)“ (Mecheril et al., 2020, S. 1). Die Herstellung von Gruppenkategorien muss vor dem Hintergrund einer dominanzkulturellen gesellschaftlichen Struktur verstanden werden (Rommelspacher, 1998). In dieser Dominanzkultur sind *gemeinsam geteilte Praktiken, Deutungen, Normierungen* (Rommelspacher, 1998) und *Wissensbestände* Bestandteile eines in Institutionen eingelassenen kulturellen und symbolischen Macht-Herrschaftsverhältnisses (Mecheril et al., 2020).

24.3 Diskriminierung im Gesundheitswesen

Menschen, die in Deutschland leben, berichten über offene und subtile Diskriminierung, die auf unterschiedlichen Merkmalen wie der sozialen und ethnischen Herkunft, dem Alter, einer Beeinträchtigung oder dem Geschlecht beruhen (Deutsches Zentrum für Integrations- und Migrationsforschung [DeZIM], 2023). Diskriminierungsereignisse sind dabei nicht räumlich beschränkt, sondern stellen weltweite Phänomene dar. Das *Gesundheitswesen* ist auch ein *Spiegelbild der Gesellschaft,* bei denen Personen von diskriminierenden Handlungen betroffen sein können (Yolci et al., 2022).

Die Diskriminierungsforschung ist in Deutschland bisher nur in Ansätzen entwickelt bzw. etabliert. Die Datenlage ist lückenhaft (DeZIM, 2023). Gleichzeitig stellen Diskriminierungsereignisse für Pflegende mit Migrationsbiografie national eine Realität dar (**Kasten 24-2**). Die Entwertung der beruflichen Qualifikationen, rassistische Kommunikationspraktiken, das Erleben von Drohungen und Gewalt sind alltägliche Phänomene (Fischer & Heier, 2019; Lugert-Jose, 2023; Ulusoy et al., 2024; Ulusoy & Schablon, 2020; Yolci et al., 2022) (**Kap. 4.2**). Einrichtungen des Gesundheitswesens sind konflikthafte Felder, die durch symbolische Kämpfe, Macht- und Hierarchieverhältnisse gekennzeichnet sind (Pütz et al., 2019). Innerhalb dieses Feldes lassen sich Figurationen von *Etablierten* und *Außenseiter*innen* (Elias & Scotson, 2017) erkennen. Dabei stellen etablierte *Pflegende* die Betroffenen in die Position von Außenseiter*innen. Sie arbeiten mit Wissenszurückhaltung und ihren Sprachkenntnissen als

Kasten 24-2: Diskriminierung im Spektrum „Pflege“

Diskriminierung im Spektrum „Pflege“ richtet sich gegen *Patient*innen* (Drewniak et al., 2017), *Angehörige des pflegerischen Personals* (Alexis et al., 2007; Moyce et al., 2016) sowie *Auszubildende* und *Studierende in den Gesundheitsberufen* (Miller & Nambiar-Greenwood, 2022; Werner, 2023). Während sich in Deutschland die Forschung bisher nur unzureichend mit dem Phänomen von Diskriminierung auseinandergesetzt hat (Braun & Zeeb, 2021), verweisen internationale Studien auf Diskriminierungsrisiken für alle genannten Gruppen. Häufig sind *Pflegende mit Migrationsbiografie* in Gesundheitseinrichtungen von diskriminierenden Handlungen betroffen (Likupe & Archibong, 2013; Moyce et al., 2016). Pflegende werden aufgrund ihrer Herkunft, Hautfarbe sowie Sprache durch Patient*innen und ihren Angehörigen, den eigenen Kolleg*innen und Leitungspersonen diskriminiert (**Kap. 6.2.3.1**). *Diskriminierung* manifestiert sich *individuell* in der Interaktion als offene, alltagsrassistische und subtile Ablehnung (Moyce et al., 2016) oder *institutionell* über Ungleichheiten bei Lohnniveau und höherer Arbeitsbelastung (Tuttas, 2015). Über Prozesse der *Rassifizierung, Kulturalisierung* und *Marginalisierung* werden beruflich Pflegende zu „Anderen“ gemacht und durch die dominante Gruppe der dort etablierten beruflich Pflegenden sozial ausgegrenzt (Likupe & Archibong, 2013; Tuttas, 2015, Informations- und Dokumentationszentrum für Antirassismusarbeit (o. D.-b)). *Abwertung fachlicher Kompetenzen* und *Qualifikationen* führt zu mangelnder Chancengleichheit mit der Folge, dass berufliche Aufstiegsmöglichkeiten begrenzt sind und zum Verlassen des Arbeitsplatzes führen können. Für Institutionen und Gesellschaft ist dies mit finanziellen und sozialen Kosten verbunden, da *Personalengpässe* und *diskriminierende Praktiken* die Patient*innensicherheit und -zufriedenheit gefährden (Baptiste, 2015).

Hierarchisierungs- und Verteidigungsmittel, um ihre symbolische Macht zu erhalten. *Kulturalisierende Stereotype* dienen ihnen als Legitimation, um Pflegende mit Migrationsbiografie in einer Organisation inferior zu positionieren (Pütz et al., 2019). Kulturalisierende Stereotype sind vereinfachte, generalisierende Vorstellungen, die kulturelle Zugehörigkeit als zentrale und oft ausschließliche Erklärung für das Verhalten, die Einstellungen und die Handlungen von Individuen oder Gruppen heranziehen (Informations- und Dokumentationszentrum für Antirassismusarbeit, o. D.-a). „Also die Spanier, das ist ja schon lustig, wenn sie schon kommen und der Spanier sagt zu mir: ‚Ja, warum fangen denn die Fachkräfte hier immer um sechs an?' [...], [...], [...]. Und dieser Arbeitsdruck, der in Deutschland da ist, den gibt es in Spanien scheinbar nicht. [...]." (Pütz et al., 2019, S. 190).

*Patient*innen* erleben im Gesundheitsbereich ebenfalls regelmäßig Diskriminierung und Rassismus (DeZIM, 2023). Menschen sind aufgrund ihres höheren Lebensalters und der sexuellen Identität von Abwertung, negativen Stereotypisierungen und Vorurteilen betroffen. Diese führen zu Benachteiligungen hinsichtlich Zugänglichkeit zum Gesundheitssystem und medizinischer sowie pflegerischer Versorgungsqualität. Zu den Faktoren, die Diskriminierungsprozesse begünstigen, zählen ungenügende fach- und kulturspezifische Wissensbestände. Sie beinhalten neben einem Mangel an interkultureller Kompetenz auch geriatrisch-fachliche Defizite und Wissenslücken bei behinderungsspezifischen sowie trans- und intergeschlechtlichen Versorgungsbedarfen (Bartig et al., 2021). Für eine Gesundheitsversorgung, die die Rechte und Würde des zu versorgenden Individuums achtet, muss für die Gruppe der Pflegenden neben *interkultureller Kompetenz* auch eine *ethische Haltung* voraussetzbar sein, die Diversität achtet und Fähigkeiten besitzt, eigene Vorurteile sowie Diskriminierungskategorien reflexiv zu bearbeiten (Leufgen, 2018). Lehrenden in den gesundheitsbildenden Berufen obliegt nach § 5 Abs. 4 PflBG der Auftrag, *Auszubildende* bei der Entwicklung eines professionellen, ethisch fundierten Pflegeverständnisses zu begleiten, in dem Menschenrechte verwirklicht und diskriminierende Benachteiligungen ausgeschlossen werden (International Council of Nurses, 2021). Es geht um die Übernahme einer *Advokat*innenfunktion* für die Gruppe der Pflegebedürftigen und darum, die Interessen vulnerabler Menschen, die in ihrer Autonomie eingeschränkt sind, zu vertreten (Robert Bosch Stiftung, 2018). Ziel ist, dass Auszubildende in der Pflegeausbildung lernen, Pflege unter Bewahrung ethischer Prinzipien zu gestalten. Diese Haltung muss in der Ausbildung reflektiert und entwickelt werden, da sie Voraussetzung für eine *achtsame* und *respektvolle Pflege* darstellt. Dafür ist pädagogisches Handeln notwendig, das sich mit Ausgrenzungs- und Abwertungsprozessen auseinandersetzt. Diese darf nicht nur fachdidaktisch und -wissenschaftlich stattfinden, sondern erfordert eine *Haltung des Wahrnehmens, Nicht-Wegschauens* und *Bearbeitens* (Werner, 2023).

24.4 Diskriminierung in der Pflegeausbildung

Auszubildende und Studierende in den Pflegeberufen erleben Diskriminierung ausgehend von Pflegenden, Patient*innen, Vorgesetzten (Ritter, 2024) sowie Lehrenden und Lernenden in der praktischen und theoretischen Ausbildung (Miller & Nambiar-Greenwood, 2022). Diskriminierungserfahrungen erfolgen aufgrund von Herkunft, Religionszugehörigkeit und Ausbildungsstatus (Stolle-Wahl & Reinhardt, 2022). Sie sind mit rassistischen Zuschreibungen, Entwertungen ihrer pflegerischen Fähigkeiten und mit Benachteiligung in verschiedenen Lernsettings verbunden (Miller & Nambiar-Greenwood, 2022). Folgen sind gesundheitliche und emotionale Belastungen und führen zu Leistungsabfall bzw. Ausbildungsabbruch (Bell, 2021). Von Diskriminierung betroffene Lernende erleben sich als Außenseiter*innen mit ungleichen Lernchancen und ignorierten Unterrichtsbeiträgen (Miller & Nambiar-Greenwood, 2022; White, 2018). Strategisch reagieren diese Studierenden paradox. Entweder sie schweigen, um nicht aufzufallen oder sie wollen sich über Leistungen emanzipieren (White, 2018). Die Rolle von Lehrenden, ihre Haltung und ihre reflexiven Fähigkeiten im Umgang mit diskriminierenden Praktiken von Lernenden sind in der Pflegeausbildung bisher kaum empirisch untersucht worden (Iheduru-Anderson & Waite, 2022). Lehrkräfte vermeiden schwierige Themen wie Rassismus im Pflegeunterricht, intervenieren selten bei Konflikten und verfügen über eine mangelnde Wissensbasis zum Thema „Diskriminierung" (Bell, 2021; Holland, 2015). Der pädagogische Umgang ist meist durch Essentialisierungen des „Fremden" geprägt, der mit nicht-intendierten Otheringprozessen einhergeht (Riegel, 2016) sowie auf Emotionalisierungen und Moralisierungen anstelle von Argumentation setzt (Schmidt & Pates, 2017). Zu den Begriffen *Fremde* und *Othering:* Essentialisierung ist eine Form des Othering, bei der einzelne körperliche oder kulturelle Merkmale überbetont und Personen darauf reduziert werden. Dieses Merkmal wird stellvertretend für den vermeintlichen „Wesenskern" der gesamten Gruppe betrachtet, während andere Identitätsaspekte ausgeblendet werden (Informations- und Dokumentationszentrum für Antirassismusarbeit, o. D.-a). Othering (other, otherness: „anders", „andersartig") bezeichnet den Prozess, bei dem Menschen als „Andere"/ „Fremde" in Abweichung von einer Normalität konstruiert werden. Dies geschieht oft aufgrund von Merkmalen wie ethnischer oder sozialer Herkunft. Solche Unterscheidungen beruhen auf stereotypen und hierarchischen Denkweisen, die Diskriminierung begünstigen können (Riegel, 2016).

Lehrende nehmen in Interaktionen mit Lernenden selbst Unterscheidungen vor, die über ein dominantes Zuordnungsmuster zu Ausgrenzungen führen, z. B. über Aussagen wie „... *für diejenigen unter ihnen mit einem Abitur wird der Stoff nur eine Wiederholung sein, die anderen hören jetzt bitte zu ...*". Über Differenzkonstruktionen, bei denen auf hegemoniale soziale Kategorisierungen und Normalitätserwartungen zurückgegriffen wird, werden Gruppen als abweichend zum „WIR" hergestellt und als „Nicht-Zugehörige" ausgegrenzt (Holland, 2015). Es fehlen antidiskriminierungskritische Didaktiken sowie die Professionalität von Lehrenden im Umgang mit diesen Situationen (Schmidt & Pates, 2017). *Diskriminierungsereignisse sind ein Lern- und Bildungsproblem und benötigen Lehrende, die problematisierend, sachlich argumentierend und dialogorientiert humanistische und demokratische Grundwerte vertreten.* Jedoch bestehen Unsicherheit und Unwissenheit darüber, wie Diskurse im Kontext von Diskriminierungsprozessen zu gestalten sind und welche Haltungen Lehrende einnehmen müssen (Werner, 2023).

24.4.1 Diskriminierungsrealitäten in der Pflegeausbildung

Hintergrund des Buchkapitels bildet die Dissertation der Autorin (Werner, 2023). Es handelt sich um eine qualitative Studie, die kategorienbasiert nach der Grounded Theory Methodologie ausgewertet wurde. Insgesamt wurden 11 Pflegelehrende aus 5 Bundesländern interviewt. Die empirischen Daten wurden unter Verwendung des Kodierparadigmas (Strauss & Corbin, 1996) zu einem erklärenden Modell zusammengeführt: Diskriminierungsphänomene in der Pflegeausbildung.

Aus den Interviews der Lehrenden ließen sich Diskriminierungsphänomene in Unterrichtssituationen und Ausbildungspraxis rekonstruieren, die sich häufig auf die ethnische und soziale Herkunft, das Aussehen und die Sprache bezogen: *„Sie ist Klassenbeste und kann nicht mal richtig Deutsch sprechen", „Die aus der Hauptschule", „Die Kopftuchträgerin hat eh nichts in der Pflege zu suchen", „Na umsonst haben sie die [Anmerkung J. W.: die Jüd*innen] ja nicht wegverfrachtet."*

Diskriminierungsprozesse sind nicht allein auf individuelle vorurteilsbehaftete Einstellungsmuster zurückzuführen, sondern sind eingebettet in historisch gebildete gesellschaftliche Strukturen. Soziale Gruppenkonstruktionen mit stereotypisierenden Zuschreibungen führen zu *inferioren* und *superioren Positionen.* Dabei bilden sich Gegensatzpaare von Zugehörigkeit – Nicht-Zugehörigkeit, Inklusion – Exklusion oder Anerkennung – Nicht-Anerkennung heraus. Diese Zuordnungsprozesse münden auch in der Pflegeausbildung in *Diskriminierungsverhältnisse.* Das Spektrum reicht von rassistischen, klassistischen, lookistischen und linguizistischen Diskriminierungsformen, welche um einen sekundären Antisemitismus (Holocaustleugnung) erweitert werden. Zu den Diskriminierungsformen und ihre Bedeutung (Czollek et al., 2019; Dirim et al., 2018):

- *rassistisch:* diskriminierende Praxis gegenüber Menschen, die aufgrund ihrer Herkunft oder äußerlichen Merkmale als „Andere" konstruiert, abgewertet und benachteiligt werden
- *klassistisch:* diskriminierende Praxis gegenüber Menschen aufgrund ihrer sozialen Herkunft und/oder ihres sozialen und ökonomischen Status
- *lookistisch:* diskriminierende Praxis gegenüber Menschen, deren Aussehen von gesellschaftlich festgelegten Schönheits-, Gesundheits- und Körpernormen abweicht
- *linguizistisch:* diskriminierende Praxis gegenüber Menschen aufgrund eingeschränkter Sprachkompetenzen, Dialekten oder Akzenten.

Auszubildende, insbesondere jene mit Migrationsgeschichte, erleben in schulischen Kontexten und Ausbildungspraxis abwertende Sprache und Ausgrenzung aus Bildungsprozessen. Sie führen zu erheblichen *Beschämungen* über die Nicht-Anerkennung ihrer Person. Folgen sind Vertrauensverluste, Kränkungen und Exklusion aus Ausbildungsstrukturen (**Kasten 24-3**).

Kasten 24-3: Diskriminierung und die Formen, Prozesse und Strukturen

Diskriminierung vergegenständlicht sich in *(körper)sprachlichen* und *aktiven (Mikro)Praktiken* der Ausgrenzung, die zudem emotional subtil oder offensiv-aggressiv artikuliert werden. Diese Praktiken werden *beiderseits,* von *Lehrenden* und *Lernenden* absichtsvoll oder nicht-absichtsvoll vollzogen und werden als *Diskriminierungstypiken* bezeichnet. Diese zeigen sich *kristallin,* als offen-deutlich wahrzunehmende Diskriminierungshandlung oder *latent,* als stumm, subtil verlaufender Prozess. Diskriminierungstypiken werden durch amorphe Diskriminierungsverhältnisse ergänzt. (Anm. d. Aut.: Amorphe Elemente sind gestalt- und konturlos. Sie sind strukturierend sowie Struktur zugleich und bestehen aus expliziten und impliziten Regeln sowie Normen, die in den Institutionen als allgemeine Wissensbestände die Mikrotextur für Handlungsorientierungen und Routinen darstellen.) Diese wirken unsichtbar von der institutionell-strukturellen Ebene auf die darunterliegende schulische Ebene und die Lehr- und Lernkontexte. *Amorphe Diskriminierungsprozesse* beruhen auf Gleichbehandlungsgrundsätzen, die in schulische Strukturen und darüber in die pädagogische Tätigkeit einfließen. Gerade Gleichbehandlung kann, weil Lernvoraussetzungen der Auszubildenden verschieden sind, in eine diskriminierende Benachteiligung münden. So wird *Gleichbehandlung,* ob der Ungleichheiten für Auszubildende mit Migrationsgeschichte, zum *benachteiligenden Diskriminierungsverhältnis.* Insbesondere über Sprache und Bewertungssystem werden Auszubildende mit Migrationsgeschichte marginalisiert, obwohl sie teilweise in ihrer Berufsbiografie akademische Abschlüsse besitzen (Werner, 2023).

Diskriminierende Praxis in der Pflegeausbildung wird über die drei Faktoren:
- Zugänglichkeit zu schulischen Lernräumen,
- Gestaltung von Unterrichtssituationen sowie
- individuelle und institutionelle Bedingungen, die Handlungsmöglichkeiten für Lehrende eröffnen oder hemmen,

konstituiert und nachfolgend (**Kap. 24.4.2**) für den Lernort „Schule" beschrieben.

24.4.2 Diskriminierungsräume am Lernort „Schule"

Kristalline und latente Diskriminierungspraktiken (**Kasten 24-3**) vergegenständlichen sich in Unterrichts- und Gruppenarbeitsräumen, Lehrer*innenzimmern, Pausenecken oder digitalen Räumen. Jeder dieser *Räume* hat für die Lehrenden und Lernenden eine unterschiedliche Offenheit und Zugangsweise. Diskriminierungshandlungen entstehen häufig dann, wenn Räume für Lernende und Lehrende *wechselseitig verschlossen* bleiben oder der *Zugang partiell* eingeschränkt wird, wie bei Gruppenarbeiten innerhalb des Unterrichts. Lehrende und Lernende kommunizieren ihre diskriminierenden Haltungen nicht nach außen, da sie die Erwartungen und Anforderungen an moralisch-ethisches Verhalten in Pflegeausbildungskontexten antizipieren. Sie äußern sich eher in nicht-öffentlichen Räumen (Pausenecken, Lehrer*innenzimmer), die für die andere Gruppe nur eine eingeschränkte Zugänglichkeit besitzt. In diesen Räumen wird offen diskriminiert und insbesondere rassistisch diskreditiert. Die Lokalitäten fungieren als Hinterbühne (engl.: *racism in the backstage*) und dienen als *Übungsraum, der auf einen normkonformen Umgang in einer multikulturellen Gesellschaft vorbereitet* (Picca & Feagin, 2007). Neben den zuvor benannten Faktoren begünstigen *angewandte Unterrichtsprinzipien* (Neutralität), *Unterrichtsthema* und *Sozialform* des Unterrichts Diskriminierung in schulischen Kontexten.

Kasten 24-4: Diskriminierung durch Gruppenarbeiten

Diskriminierungsereignisse finden durch die methodische Unterrichtsgestaltung in Form von Gruppenarbeiten statt. Diese stellen einen wesentlichen Bestandteil von Unterrichtsgestaltung dar. Sie bieten gleichzeitig Impulse für *aktive Ausgrenzungsprozesse*. Lehrende können bei der Aufgabe, Gruppenprozesse pädagogisch anzuleiten, Arbeitsräume nur beschränkt kontrollieren. Diskriminierungsprozesse betreffen den *Ausschluss von* und *in Gruppenarbeiten* und *thematisch abwertende Dialoge* innerhalb der Lerngruppen. Insbesondere sozialwissenschaftliche, historisch-politische Unterrichtsdiskussionen und kultursensible Themen können rassistische und antisemitische verbale Diskriminierungsprozesse auslösen.

Explizite und implizite Regeln in Schulen sind Teil einer gesellschaftlichen Wissensstruktur, über die gesellschaftsstrukturelle Ordnungsmuster in die Klassenräume hineinverlagert werden. *Dominante Macht-* und *Ordnungsmuster* fließen in Unterrichte hinein, mit der Folge, dass Auszubildende in Rangfolgen positioniert werden. Da Normalitätsvorstellungen der jeweiligen gesellschaftlichen Ordnung den Unterrichtsraum prägen, geschieht das nach Leistungsfähigkeit, ethnischer Zugehörigkeit oder sozialer Klasse, z.B. Einteilung in „leistungsschwache und leistungsstarke" Auszubildende. Diese *Normalisierungsräume* werden von den Lehrenden stets mit reproduziert, da sie über ihre eigene Sozialisation und Herkunft Vorstellungen von Unterricht und gesellschaftlicher Ordnung besitzen (Werner, 2023).

24.4.3 Pädagogisches Handeln zwischen Sprachlosigkeit und Positionierung

Lehrende setzen keine rational bewussten Strategien im Umgang mit Diskriminierung ein, sondern nutzen verschiedene Bewältigungsformen. Sie beschreiben in den Interviews (Werner, 2023) eine Bandbreite an Reaktionen, die von „Schockmomenten" und „Sprachlosigkeit", über „Verstehen-Wollen" bis zur advokatorischen Positionierung für die von Abwertung und Ausgrenzung Betroffenen reichen. **Abbildung 24-2** zeigt Bewältigungsmodi diskriminierungsspezifischer Situationen. Lehrende gehören nicht zu einem bestimmten *Bewältigungsmuster-Typus.* Vielmehr reagieren sie je nach Situation *verschieden* und bisweilen *paradox*. Lehrende können sich advokatorisch positionieren und trotzdem in diskriminierenden Situationen hilf- und sprachlos sein. Diesen Bewältigungsmodi fehlen häufig theoretische diskriminierungsspezifische Wissensbestände, sodass entweder *Sprachlosigkeit* herrscht oder der Versuch unternommen wird, mit *pädagogischen Routinen* die Situation zu bewältigen. Der *Aufbau von Handlungsroutinen* scheitert zumeist aufgrund der Spezifik von Diskriminierungssituationen. Es fehlt an Grundlagenwissen, Methoden und häufig an einer selbstreflexiven Haltung. Lehrende haben in der beruflichen Bildung „Blinde Flecke", über die sie unbewusst stereotypisieren, kulturalisieren und klassistisch diskreditieren. Sie agieren nicht selten auf Grundlage eines *oberflächlichen, stark fragmentierten Wissens,* das als Interpretationshilfe fungiert. Dabei handelt es sich um amalgamiertes praktisches Handlungswissen und (Berufs-)biografisch codiertes Wissen der Lehrenden. (Anm. der Aut.: Amalgamiert bedeutet verschmolzen, d.h., es handelt sich aus einem Handlungswissen, zusammengelegt aus mehreren Wissensformen.) Beiden Wissensformen fehlen ohne theoretische Hintergrundfolie *reflektierte Deutungsmöglichkeiten* und *routinierte Reflexivität* (Lorenz & Schwarz, 2014).

Kasten 24-5: Paradoxe Momente bei „Pflegefachperson-Lehrenden"

Lehrende, die selbst Pflegefachpersonen sind, haben Mentalitäten beruflicher Pflege verinnerlicht. Dabei demonstrieren sie ihre sozialen Kompetenzen als ehemals beruflich Pflegen-

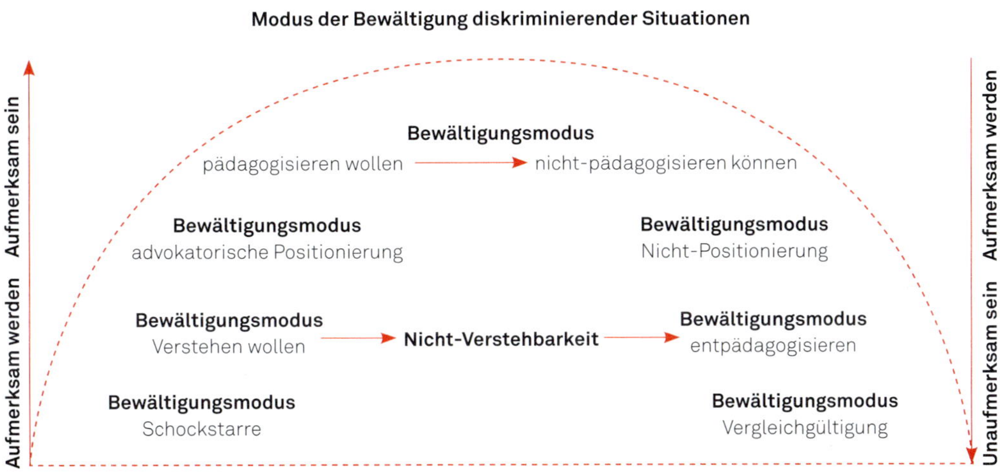

Abbildung 24-2: Darstellung Teilmodell: Bewältigungsmodi diskriminierungsspezifischer Situationen (Eigendarstellung in Anlehnung an Werner, 2023, S. 309)

de, die aber in Unterrichtssituationen zu paradoxen Reaktionen führen können und mit Diskriminierung im Zusammenhang stehen. Zum einen greifen die „Pflegefachperson-Lehrenden“ auf das *Neutralitätsprinzip* zur eigenen Entlastung zurück. (Anm. d. Aut.: Lehrende unterstützen – nicht-intendiert – mit Bezug auf das Neutralitätsgebot Perspektiven mit Diskriminierungspotential als Bestandteil von Meinungsfreiheit und Gleichberechtigung. „Und bin aber dort tatsächlich auch jemand, der dort eher sich mit der eigenen Meinung zurückhält“; Werner, 2023, S. 273). Das führt dazu, dass Diskurse und die damit verbundene Positionierung *suspendiert* bzw. *exkludiert* werden. Zum anderen werden Räume für Meinungen geöffnet, die professionell unbearbeitet unter der Deutung von Gleichberechtigung der Perspektiven *nebeneinanderstehen* bzw. *inkludiert* werden. Diskriminierungspotenziale werden nicht erkannt und nicht als Lerngegenstände pädagogisch bearbeitet. Diskriminierungsprozesse mit der Verletzung von Grund- und Menschenrechten fordern aber Lehrkräfte auf, sich zu positionieren (Werner, 2023).

24.5 Ausblick und Perspektiven

Nach Einführung eines Arbeitsbegriffs „Diskriminierung“ (**Kap. 24.2**) und seiner Bedeutung für das Gesundheitswesen (**Kap. 24.3**) wurden für den Bereich der Pflegeausbildung Diskriminierungsverhältnisse in Beziehungen zur Unterrichtssituation und den Handlungsorientierungen der Lehrenden dargestellt (**Kap. 24.4**). Für Lernende und Lehrende der Pflegeausbildung am Lernort „Schule“ lassen sich *intendierte* und *nicht-intendierte* Diskriminierungshandlungen identifizieren. Die Bewältigungsmuster von Lehrenden als Reaktion auf Diskriminierungsereignisse sind größtenteils durch Unsicherheiten, Sprachlosigkeit und ein oberflächliches fragmentarisches Wissen gekennzeichnet. Diskriminierung als Lerngegenstand wird unter diesen Bedingungen *entpädagogisiert,* weil insbesondere methodisch-didaktisches Handwerkszeug fehlt. Das hat zur Folge, dass Diskriminierungsprozesse an Pflegeschulen unbearbeitet bleiben. Obwohl Lehrende Diskriminierungsprozesse wahrnehmen, verstehen sie sie größtenteils weder in ihrer Entstehung noch in ihrer gesellschaftlichen Funktion und ihren Konsequenzen. Über ihre Handlungen stereotypisieren, kulturalisieren sowie essentialisieren sie selbst und reproduzieren damit schulische Macht- und Normalisierungsräume. Benötigt werden *Didaktiken* sowie *curriculare* und *methodische Gestaltungselemente,* die Diskriminierung als Lerngegenstand bearbeitbar machen. Für die Professionalisierung von berufspädagogisch ausgebildeten Lehrenden sind Studium und Weiterbildungsmöglichkeiten zu überdenken. *Disziplinbildungsprozesse* sollen stärker *diskriminierungsspezifische* und *politische Wissensinhalte* berücksichtigen und in den Studienkanon der Pflegelehrendenbildung aufgenommen werden. Anschlüsse ergeben sich auch durch den Lernort „Betrieb“. In der praktischen Pflegeausbildung sind Auszubildende, insbesondere diejenigen mit einer Migrationsbiografie, häufig diskriminierenden Praktiken ausgesetzt.

Diskriminierungsereignisse stellen hochproblematische Geschehnisse dar, die mit antidemokratischen, antisemitischen und rassistischen gesellschaftlichen Entwicklungstendenzen einhergehen (Zick et al., 2019). Sie sind auch Symptome von „Kälteflüssen“, die gesellschaftliche Brüche verstärken. Berufliche Pflege kann als Profession Würde kultivieren, Risse im soziokulturellen Gefüge überbrücken und damit ein stabilisierendes gesellschaftliches Element sein. Damit liegt ihr ein *Humanisierungspotenzial* zugrunde, da sie den Schutz von Menschenrechten verwirklichen kann. Diese Aufgaben aus einer pflegespezifischen Sicht anzunehmen, ist aus Sicht der Autorin obligat und eine Passung zur gewollten gesellschaftlichen Bedeutung bzw. ein Professionalisierungsmerkmal. *Ethische Prinzipien, die Auszubildenden für spätere Aufgaben in der beruflichen Pflege vermit-*

telt werden, müssen auch für Lehrende gelten. Lernende, die diskriminiert werden, erleben die Paradoxie, dass sie in ihrem Beruf eine Werteordnung vertreten müssen, die sie in den schulischen Bildungsräumen nicht erfahren. Sie erleben Ausgrenzung und Abwertung, erfahren sich missachtet in Räumen, die Bildungschancen für das Selbst eröffnen sollen. Für Lernende in den Pflege(Hoch)schulen gilt das Recht auf diskriminierungsfreie Bildung.

24.6 Literatur

Alexis, O., Vydelingum, V. & Robbins, I. (2007). Engaging with a new reality: experiences of overseas minority ethnic nurses in the NHS. *J Clin Nurs.*, *16*(12), 2221–2228. https://doi.org/10.1111/j.1365-2702.2007.02080.x

Baptiste, M. (2015). Workplace Discrimination: An Additional Stressor for Internationally Educated Nurses. *Online J Issues Nurs.*, *20*(3). https://doi.org/10.3912/OJIN.Vol20No03PPT01

Bartig, S., Kalkum, D., Le, H. M. & Lewicki, A. (2021). *Diskriminierungsrisiken und Diskriminierungsschutz im Gesundheitswesen-Wissensstand und Forschungsbedarf für die Antidiskriminierungsforschung.* Antidiskriminierungsstelle des Bundes.

Beigang, S., Fetz, K., Kalkum, D. & Otto, M. (2018). *Diskriminierungserfahrungen in Deutschland: Ergebnisse einer Repräsentativ- und einer Betroffenenbefragung.* Nomos.

Bell, B. (2021). White dominance in nursing education: A target for anti-racist efforts. *Nurs Inq.*, *28*(1). https://doi.org/10.1111/nin.12379

Braun, G. & Zeeb, H. (2021). Gesundheitliche Dimension von Rassismus und Diskriminierung. In J. Spallek & H. Zeeb (Hrsg.), *Handbuch Migration und Gesundheit: Grundlagen, Perspektiven und Strategien* (S. 389–396). Hogrefe.

Brzoska, P., Yilmaz-Aslan, Y. & Probst, S. (2018). Umgang mit Diversität in der Pflege und Palliativversorgung am Beispiel von Menschen mit Migrationshintergrund. *Z Gerontol Geriat.*, *51*(6), 636–641. https://doi.org/10.1007/s00391-017-1265-8

Budde, J. (2015). Konstruktionen von Gleichheit und Differenz im schulischen Feld. In K. Bräu & C. Schlickum (Hrsg.), *Soziale Konstruktionen in Schule und Unterricht: Zu den Kategorien Leistung, Migration, Geschlecht, Behinderung, soziale Herkunft und deren Interdependenzen* (S. 95–108). Verlag Barbara Budrich. https://doi.org/10.2307/j.ctvdf0brd.9

Czollek, L. C., Perko, G., Kaszner, C. & Czollek, M. (2019). *Praxishandbuch Social Justice und Diversity: Theorien, Training, Methoden, Übungen* (2. Aufl.). Beltz Juventa.

Deutsches Zentrum für Integrations- und Migrationsforschung. (2023). *Rassismus und seine Symptome. Bericht des Nationalen Diskriminierungs-und Rassismusmonitors.*

Dirim, İ., Knappik, M. & Thomas, N. (2018). Sprache als Mittel der Reproduktion von Differenzordnungen. In İ. Dirim & P. Mecheril (Hrsg.), *Heterogenität, Sprache(n), Bildung: Eine differenz- und diskriminierungstheoretische Einführung* (S. 51–62). Verlag Julius Klinkhardt. https://doi.org/10.36198/9783838544434

Drewniak, D., Krones, T. & Wild, V. (2017). Do attitudes and behavior of health care professionals exacerbate health care disparities among immigrant and ethnic minority groups? An integrative literature review. *Int J Nurs Stud.*, *70*, 89–98. https://doi.org/10.1016/j.ijnurstu.2017.02.015

Elias, N. & Scotson, J. L. (2017). *Etablierte und Außenseiter* (8. Aufl.). Suhrkamp.

Fischer, F. & Heier, L. (2019). Man fühlt sich nicht dazugehörig? wie Pflegekräfte mit Migrationshintergrund Diskriminierung im beruflichen Alltag erleben. *Pflege & Gesellschaft* (1), 75–87.

Foitzik, A. (2019). Einführung in theoretische Grundlagen: Diskriminierung und Diskriminierungskritik. In A. Foitzik & L. Hezel (Hrsg.), *Diskriminierungskritische Schulentwicklung: Eine Einführung* (S. 12–39). Beltz.

Holland, A. E. (2015). The lived experience of teaching about race in cultural nursing education. *J Transcult Nurs.*, *26*(1), 92–100. https://doi.org/10.1177/1043659614523995

Iheduru-Anderson, K. & Waite, R. (2022). Illuminating antiracist pedagogy in nursing education. *Nurs Inq.*, *29*(4). https://doi.org/10.1111/nin.12494

Informations- und Dokumentationszentrum für Antirassismusarbeit (o. D.-a). Essentialisierung. In *Glossar*. Zugriff am 14. September 2025 unter, https://www.idaev.de/recherchetools/glossar/E

Informations- und Dokumentationszentrum für Antirassismusarbeit (o. D.-b). Kulturalisierung. In *Glossar*. Zugriff am 14. September 2025 unter, https://www.idaev.de/recherchetools/glossar/K

International Council of Nurses. (2021). *Der ICN-Ethikkodex für Pflegefachpersonen*. DBfK, ÖGKV, SBK

[Übersetzung & Herausgabe]. https://www.dbfk.de/media/docs/newsroom/publikationen/ICN_Code-of-Ethics_DE_WEB.pdf
Leufgen, M. (2018). Interkulturelle und interreligiöse Kompetenzen als Qualitätsmerkmal professioneller Handlungspraxis. In P. Hensen & M. Stamer (Hrsg.), *Professionsbezogene Qualitätsentwicklung im interdisziplinären Gesundheitswesen: Gestaltungsansätze, Handlungsfelder und Querschnittsbereiche* (S. 311–340). Springer Verlag. https://doi.org/10.1007/978-3-658-17853-6_14
Likupe, G. & Archibong, U. (2013). Black African Nurses' Experiences of Equality, Racism, and Discrimination in the National Health Service. *J Psych Issues Organ Cult.*, *3*(S1), 227–246. https://doi.org/10.1002/jpoc.21071
Lorenz, F. & Schwarz, M.P. (2014). Reflexive Professionalität: Strukturen und Dimensionen. In M.P. Schwarz, W. Ferchhoff & R. Vollbrecht (Hrsg.), *Professionalität: Wissen – Kontext: Sozialwissenschaftliche Analysen und pädagogische Reflexionen zur Struktur bildenden und beratenden Handelns* (S. 411–433). Verlag Julius Klinkhardt.
Lugert-Jose, G. (2023). *Philippinische Pflegekräfte in Deutschland: Eine Studie zur Mitarbeiterzufriedenheit. Schwerpunkt Diskriminierung und Rassismus.* https://gracelugert.com/wordpress/wp-content/uploads/2024/02/GLJ-Arbeitsplatz-Studie-Phil.Nurses-09-2023-FokusD_R-de-V20240211.pdf
Mecheril, P., Bücken, S., Streicher, N. & Velho, A. (2020). Einleitung. In P. Mecheril, S. Bücken, N.P. Streicher & A. Velho (Hrsg.), *Migrationsgesellschaftliche Diskriminierungsverhältnisse in Bildungssettings: Analysen, Reflexionen, Kritik* (S. 1–20). Springer. https://doi.org/10.1007/978-3-658-28821-1_1
Mecheril, P. & Shure, S. (2018). Schule als institutionell und interaktiv hervorgebrachter Raum. In İ. Dirim & P. Mecheril (Hrsg.), *Heterogenität, Sprache(n), Bildung: Eine differenz- und diskriminierungstheoretische Einführung* (S. 63–89). Verlag Julius Klinkhardt.
Miller, E. & Nambiar-Greenwood, G. (2022). Exploring the lived experience of student nurses perspective of racism within education and clinical practice: Utilising the flipped classroom. *Nurse Educ Today.*, 119. https://doi.org/10.1016/j.nedt.2022.105581
Moyce, S., Lash, R. & Leon Siantz, M.L. de. (2016). Migration Experiences of Foreign Educated Nurses: A Systematic Review of the Literature. *J Transcult Nurs.*, *27*(2), 181–188. https://doi.org/10.1177/1043659615569538
Picca, L.H. & Feagin, J.R. (2007). *Two-faced racism: Whites in the backstage and frontstage.* Routledge.
Pütz, R., Kontos, M., Larsen, C., Rand, S. & Ruokonen-Engler, M.-K. (2019). *Betriebliche Integration von Pflegefachkräften aus dem Ausland: Innenansichten zu Herausforderungen globalisierter Arbeitsmärkte.* Hans-Böckler-Stiftung.
Riegel, C. (2016). *Bildung – Intersektionalität – Othering: Pädagogisches Handeln in widersprüchlichen Verhältnissen. Pädagogik.* transcript Verlag. https://doi.org/10.14361/9783839434581-006
Ritter, M. (2024). *Rassismus und Altenpflege in Ostdeutschland: Zum „Unbehagen" in der beruflichen Zusammenarbeit mit Migrant*innen.* transcript Verlag.
Robert Bosch Stiftung. (2018). *Mit Eliten pflegen. Für eine exzellente, zukunftsfähige Gesundheitsversorgung in Deutschland: Manifest.* https://www.bosch-stiftung.de/de/publikation/mit-eliten-pflegen
Rommelspacher, B. (1998). *Dominanzkultur: Texte zu Fremdheit und Macht* (2. Aufl.). Orlanda-Frauenverlag.
Scherr, A. (2017). Einleitung: Interdisziplinäre Diskriminierungsforschung. In A. Scherr, A. El-Mafaalani & G. Yüksel (Hrsg.), *Handbuch Diskriminierung* (S. V–X). Springer VS.
Schmidt, D. & Pates, R. (2017). Anti-Diskriminierungs-Pädagogik. In A. Scherr, A. El-Mafaalani & G. Yüksel (Hrsg.), *Handbuch Diskriminierung* (S. 777–792). Springer VS. https://doi.org/10.1007/978-3-658-10976-9_42
Stolle-Wahl, C. & Reinhardt, D. (2022). Gemeinsam gegen Diskriminierung. *Pflegezeitschrift, 75*(8), 38–41. https://doi.org/10.1007/s41906-022-1303-z
Strauss, A.L. & Corbin, J.M. (1996). *Grounded theory. Grundlagen qualitativer Sozialforschung.* Beltz.
Tuttas, C.A. (2015). Perceived racial and ethnic prejudice and discrimination experiences of minority migrant nurses: a literature review. *J Transcult Nurs.*, *26*(5), 514–520. https://doi.org/10.1177/1043659614526757
Ulusoy, N., Nienhaus, A. & Brzoska, P. (2024). Erfahrungen eingewanderter Pflegefachpersonen mit Diskriminierung durch Pflegebedürftige. *Pflege*, 1–10.
Ulusoy, N. & Schablon, A. (2020). Discrimination in In-Patient Geriatric Care: A Qualitative Study on the Experiences of Employees with a Turkish Migration Background. *Int J Environ Res Public*

Health, 17(7), *Article 2205*. https://doi.org/10.3390/ijerph17072205

Werner, J. (2023). *„Wenn ich manchmal so sprachlos bin": Pflegelehrende und ihr Umgang mit Diskriminierungsphänomenen: eine professionstheoretische Perspektive* [Dissertation, BTU Cottbus-Senftenberg]. https://opus4.kobv.de/opus4-btu/6483

White, B. J. (2018). African American nurses describe pre-licensure education experiences: A qualitative study. *Journal of Professional Nursing, 34*(5), 346–351. https://doi.org/10.1016/j.profnurs.2017.12.008

Yolci, A., Schenk, L., Sonntag, P.-T., Peppler, L., Schouler-Ocak, M. & Schneider, A. (2022). Observed and personally experienced discrimination: findings of a cross-sectional survey of physicians and nursing staff. *Human resources for health, 20*(1). https://doi.org/10.1186/s12960-022-00779-0

Zick, A., Küpper, B. & Berghan, W. (2019). *Verlorene Mitte – feindselige Zustände: Rechtsextreme Einstellungen in Deutschland 2018/19*. Dietz.

Weiterführende Literatur

Esswein, A. (2024). *Rassismus im Gesundheitswesen (1/2) – Diskriminierung von Ärzten und Pflegekräften*. SWR Kultur. http://swr.li/rassismus-gesundheitswesen1

Foitzik, A. & Hezel, L. (Hrsg.). (2019). *Diskriminierungskritische Schulentwicklung: Eine Einführung*. Beltz.

Heinemann, A. M. B., Pape, N. & Kakkattil, J. M. (2022). Zum Umgang mit Heterogenität in der Ausbildung von Pflegefachpersonen. In I. Darmann-Finck & K.-H. Sahmel (Hrsg.), *Pädagogik im Gesundheitswesen* (S. 1–17). Springer Verlag. https://doi.org/10.1007/978-3-662-61428-0_29-1

Hoffmann, E. (2024). *Rassismus im Gesundheitswesen (2/2) – Patienten in Gefahr*. SWR Kultur. https://www.swr.de/swrkultur/wissen/rassismus-im-gesundheitswesen-patienten-in-gefahr-104.html

25 Pflegemanagement – Magnet4 Europe und Exzellenzentwicklung

Helene Maucher

Abstract. Der Beitrag erläutert zunächst, was Pflegemanagement in der stationären Akutpflege im Kontext der Professionalisierung der Pflege bedeutet, und gibt eine kurze Übersicht zur Geschichte der beruflichen Pflege in Baden-Württemberg. Im Anschluss werden aktuelle Entwicklungen vorgestellt, wobei die persönlichen Erfahrungen der Autorin einfließen. Ein besonderer Fokus liegt auf der Reise zum Magnet®-Krankenhaus am Beispiel der Universitäts- und Rehabilitationskliniken (RKU) Ulm in Baden Württemberg, wobei *shared-governance* als zentrales Prinzip dieser Krankenhäuser hervorgehoben wird. Der Beitrag schließt mit Empfehlungen für organisatorische Veränderungen in stationären Akutpflegeeinrichtungen, um die Unternehmenskultur zu verbessern. Dabei wird betont, dass eine wertschätzende Unternehmenskultur, Pflegequalität und Patientenzentrierung als identitätsstiftende Faktoren wesentlich sind. Zudem spielt die Autonomie für eine professionelle Pflege eine entscheidende Rolle, um die Pflegequalität zu sichern und die Pflege zu stärken.

Schlüsselbegriffe
- Magnet4Europe
- Transformation
- Netzwerk
- Zufriedenheit
- Versorgungsqualität.

25.1 Einleitung

Ein Blick in die Geschichte von Baden-Württemberg zeigt viele Pionierinnen, die die akademische Tradition der beruflichen Pflege vorangetrieben haben, wie etwa die Universität Heidelberg. Eine herausragende Persönlichkeit in diesem Kontext war Antje Grauhan (1930–2010). Nur wenige Jahre nach ihrem Tod begab sich die Universität Heidelberg auf den Weg, Magnet®-Krankenhaus zu werden. 2016 nahmen drei Pflegeexpertinnen der Universität Heidelberg, sowie weitere Pflegepersonen, darunter auch die Autorin, als eine der ersten deutschen Teilnehmerinnengruppen am Magnet®-Kongress in den USA teil (Auer, 2016).

Ab 2019 beginnt für einige Kliniken in Baden-Württemberg die Teilnahme an der Magnet4Europe-Studie. Dazu gehören, das Robert-Bosch-Krankenhaus, die RKU - Universität und Rehabilitationskliniken Ulm - die Sana Herzchirurgie sowie das RKK Stuttgart. Insgesamt nehmen 20 Kliniken in Deutschland an dieser Studie teil (**Kasten 25-1**).

Kasten 25-1: Magnet4Europe

Magnet4Europe ist ein Forschungsprojekt, das eine evidenzbasierte Intervention auf Grundlage des Magnet®-Programms umsetzt. Im Rahmen der Intervention wurde eine Partnerschaft mit einem Magnet®-zertifizierten Krankenhaus in den USA etabliert. Gleichzeitig wurde ein Austausch- und Schulungsprogramm ins Leben gerufen, um den Wissens-

transfer und die Umsetzung bewährter Praktiken zu fördern.
Das Forschungsprojekt war von 2019 bis 2024 angelegt. Über 60 Krankenhäuser aus sechs europäischen Staaten (Belgien, Deutschland, England, Irland, Norwegen, Schweden) nahmen an der Studie teil. Die Interventionsphase hat fünf Kernelemente und entspricht den Schlüsselkomponenten des Magnet®-Modells, sogenannten *Magnet Forces:* (1) transformationale Führung, (2) strukturelle Befähigung, (3) exemplarische professionelle Praxis, (4) neues Wissen, Innovationen und Verbesserung, unterstützt durch (5) empirische Daten. **Abbildung 25-1** zeigt die fünf Schlüsselkomponenten des Magnet®Modells in Anlehnung an das American Nurses Credentialing Center (ANCC, o.J.-b). Das Besondere am Verfahren ist, dass jedes teilnehmende europäische Krankenhaus einen „Twin" aus den USA und somit eine 1:1 Unterstützung durch ein erfahrenes Magnet®-Krankenhaus erhält. Ziele von Magnet4Europe waren Burnout-Raten bei Gesundheitspersonal zu reduzieren und die Patient*innensicherheit zu erhöhen (Magnet4Europe, o.J.).
Die Magnet®-Zertifizierung ist eine freiwillige Auszeichnung für Krankenhäuser und Gesundheitseinrichtungen, die vom American Nurses Credentialing Center (ANCC) vergeben wird. Sie steht für herausragende Versorgungsqualität, verbesserte Arbeitsbedingungen für beruflich Pflegende und nachhaltige, positive Ergebnisse in der Patientenversorgung.

Deutschland geht mit 21 Krankenhäusern an den Start von Magnet4Europe. Davon bleiben 18 bis zum Schluss dabei. Aus Baden-Württemberg beteiligen sich sechs Kliniken an Mag-

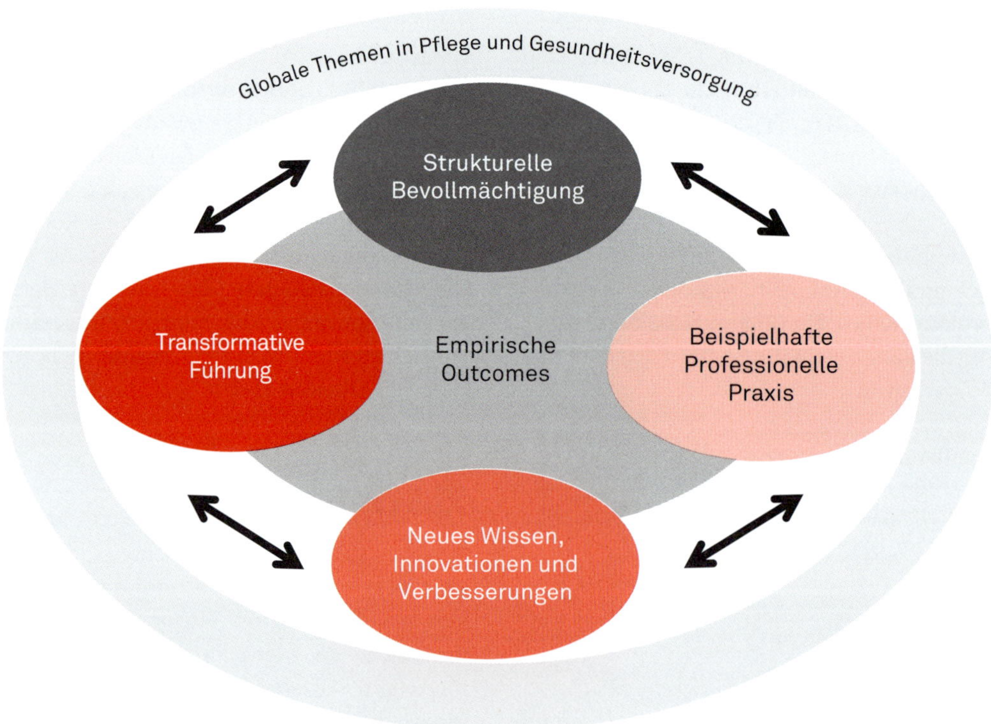

Abbildung 25-1: Die fünf Schlüsselkomponenten des Magnet®Modells (Eigendarstellung in Anlehnung an Magnet® modell, ANCC, o.J.-b)

net4Europe: vier Universitätskliniken (Freiburg, Tübingen und das RKU Ulm), weiter die Sana Herzchirurgie mit RKK (Rotes-Kreuz-Krankenhaus) sowie Robert Bosch-Krankenhaus, alle drei in Stuttgart). Zunächst geht es in Bezug auf die Magnet®-Krankenhaus-Entwicklungen um den *Changeprozess,* der Dreh – und Angelpunkt in der Entwicklung einer professionellen Pflegepraxis ist. Hier bestehen einige Herausforderungen für das Pflegemanagement.

25.2 Herausforderungen der Exzellenzentwicklung beruflicher Pflege

Das Pflegemanagement ist im Wandel, die Exzellenzentwicklung in der beruflichen Pflege bringt viele Herausforderungen mit sich. Die Kliniklandschaft befindet sich in einem tiefgründigen Wandel mit verstärktem Ökonomisierungsdruck. Dieser Druck wird unter anderem auch mit der Einführung des G-DRG begründet. Durch die Einführung der Budgetdeckelung 1993 und des *Diagnosis Related Group* (DRG)-Systems im Jahr 2001 hat sich die Situation in den Kliniken fundamental verändert. Die Folge ist eine verkürzte Liegedauer und eine Leistungsverdichtung (Greß & Stegmüller, 2014). Die Einführung der DRG-Kalkulation bedeutet somit die grundsätzliche Gefahr der minimierten Mittelzuweisung (Simon, 2008; Thomas et al., 2014). Viele Reformen versuchen, der Entwicklung entgegenzuwirken, nicht zuletzt ist die Ausgliederung des Pflegebudgets aus den DRG ein fundamentaler Wandel in der Entwicklung der Gesundheitsversorgung in den Kliniken in Deutschland. Es ist ein Umdenken erforderlich, denn plötzlich werden Pflegende zu Erlösmanager*innen. Allerdings hat in den Vorjahren ein kontinuierlicher Stellenabbau stattgefunden. Berufliche Pflege gilt als Kostenfaktor.

25.3 Exzellenzentwicklung braucht exzellente Führung

Vor diesen Hintergründen reicht es nicht aus, Reformen umzusetzen. Es geht um Exzellenzentwicklung. Dazu braucht es exzellente Führung, die v. a. eine *strategische Ausrichtung* kommuniziert und dabei Mitarbeiter*innen in die Gestaltung von Veränderungen einbezieht und unterstützt. Aber wie ist das umzusetzen? Maucher et al. (2022) empfehlen:

„(...) Um Exzellenz zu fördern, braucht es die entsprechende Haltung, Persönlichkeiten, die sich mit der Organisation und dem Beruf verbunden fühlen und ihre professionelle Haltung auf allen Ebenen einbringen (...)" (Maucher et al., 2022, S. 132).

Vor dem Hintergrund der großen Veränderungsdynamiken im bundesdeutschen Gesundheitssystem mit hohem Druck in den Kliniken ist eine Anpassung der Geschäftsstrategie und der internen Strukturen und Prozesse sowie die Transformation der bestehenden Systeme unabdingbar. Es geht v. a. darum, im Kontext der sich verändernden Rahmenbedingungen und der sich wandelnden Bedürfnisse von Patient*innen und Mitarbeitenden die bestmögliche Gesundheitsversorgung zu ermöglichen. Parallel zu den Veränderungsdynamiken ist in Deutschland die Akademisierung beruflicher Pflege vorangeschritten. Insgesamt haben verschiedene Reformen große Auswirkungen auf das Pflegemanagement, auf die tägliche Arbeit in der stationären Akutpflege und insgesamt auf die Professionalisierung beruflicher Pflege bzw. Gesundheitsversorgung, wie die Einführung der Pflegepersonaluntergrenzen (PPUG) oder der Pflegepersonalregelung (PPR) 2.0 sowie die Ankunft von Akademisierung, Pflegewissenschaft und Pflegebudget.

25.4 Innen und- Außen-spannungen und Freiheitsgrade

Vogd und Autor*innenteam (2018) zufolge entstehen Außen- und Innenspannungen auf das Pflegemanagement durch sich verändernde Situationen. Es komme darauf an, wie diese Spannungen von Führungspersonen bearbeitet werden und v. a., wie daraufhin Menschen handeln und (Folgen von) Handlungen beobachtet werden können (Vogd et al., 2018). Die Autorenschaft beschreibt, dass das TOP-Management nach innen und außen *Freiheitsgrade* habe, auch dann, wenn übergeordnete Sozialstrukturen wie die kapitalistische Marktwirtschaft den Betrieb zu erwerbswirtschaftlichen Prinzipien verpflichten (Ortmann, 2000, zit. in Vogd et al., 2018). Dabei sei es selbsterklärend, dass *wettbewerbsfähige Marktstrukturen weniger bringen würden als eigene nutzenstiftende und schwer imitierbare Institutionsstrukturen* (Vogd et al., 2018).

Definition: Führung. Führung ist keine Fähigkeit einer einzelnen Person, sondern beruht auf die Art sozialer Beziehungen. Das heißt, Führungsstile ergeben sich aus der Beziehung zu anderen. Management und Führung wird immer zusammengeführt und bedeutet: *Es kann auch immer anders entschieden werden.* Führung beruht auf komplexe Verschränkungen unterschiedlicher Ebenen. Sie erweist sich als *spezifisches Arrangement,* welches Machtverhältnisse bündelt und mit performativen Lösungen reagiert (Vogd et al., 2018).

Führung reagiert mit Blick auf betriebswirtschaftliches Management v. a. auf Innenspannungen, mit Haltungen und Orientierungen der Berufsgruppen wie Medizin, berufliche Pflege und Verwaltung (Rohde, 1974, zit. in Vogd et al., 2018). An dieser Stelle kommt nicht zuletzt die *professionelle Haltung* im Pflegemanagement zum Tragen. Sie wird aus einem professionellen Selbstverständnis heraus entwickelt, das sich im täglichen Handeln mit allen Hierarchieebenen und insbesondere mit Kolleg*innen der „Basis" immer wieder neu konstituiert. Es geht bei Führungspersonen der beruflichen Pflege um eine professionelle Haltung, die sich aus ethischer, moralischer und pflegefachlicher Expertise heraus entwickelt.

25.5 Impulse und Innovationen für Pflegeexzellenz

Sowohl Impulse als auch Ermöglichungen zum Kennenlernen von Magnet®-Programmen für Krankenhäuser in Baden-Württemberg gehen von der Robert Bosch Stiftung Stuttgart (jetzt: Bosch Health-Campus) aus. Die Autorin hospitiert zwei Mal in den USA und vermittelt relativ zeitnah zwölf weitere Pflegefachpersonen für Hospitationsprogramme, u. a. für eine interprofessionelle Teamaufstellung zur Atmungstherapie bei amyotropher Latersklerose (ALS) oder zum Aufbau von Case-Management-Strukturen. Im Jahr 2022 gibt es weltweit 601 Magnet®-Krankenhäuser. Die überwiegende Zahl befindet sich in den USA. In Europa gibt es derzeit zwei Magnet®-Krankenhäuser: das Universitätsklinikum Antwerpen (Belgien) und das Nottingham University Hospitals NHS Trust – City Hospital (England) (Kleine et al., 2023) In Deutschland gibt es noch kein Magnet®-Krankenhaus.

Die Magnet®-Programme vereinen Leistungsstreben mit einer wertschätzenden Haltung gegenüber Mitarbeitenden. In diesem Sinne initiiert die Autorin des vorliegenden Buchkapitels die Nominierung von Stefanie Russ für den ersten Pflegemanagement-Award des Bundesverbands Pflegemanagement. Die Auszeichnung wird im Jahr 2012 erstmals verliehen – an die Pflegefachfrau und erste Bachelorabsolventin der damaligen Kreisklinik Biberach – in Anerkennung ihres „Blicks über den Tellerrand" und ihres Engagements für den Aufbau von Case-Management-Strukturen.

Die Autorin macht es sich persönlich zur Aufgabe, zur Weiterentwicklung der beruflichen Pflege in Baden-Württemberg beizutragen, Chancen und Möglichkeiten zu nutzen,

Verbündete zu suchen bzw. zu beteiligen und die Beteiligten in der Umsetzung von Maßnahmen Selbstwirksamkeit spüren zu lassen. Der Fokus liegt auf nachhaltiger Entwicklung, indem Pflegefachpersonen bzw. Verbündete der beruflichen Pflege ihre Kompetenzen für die Menschen und ihre Familien in Baden-Württemberg einbringen und dabei ein effektives und effizientes Gesundheitsversorgungssystem mitentwickeln.

Auf Metaebene bleibt die Aufgabe der Öffentlichkeitsarbeit dauerhaft relevant – insbesondere, um die professionelle Pflege und ihre vielfältigen Kompetenzen sichtbar zu machen. Ein Beispiel dafür ist die Gründung des Vereins „Pflege-BRÜCKE" e. V. mit Standorten in Ochsenhausen, Biberach und Ulm. Weitere Initiativen sind der alle zwei Jahre in Ulm stattfindende Kongress *Excellence in Nursing and Healthcare* sowie die 2024 gestartete internationale Pflege-Summerschool am RKU in Ulm.

Im Mittelpunkt all dieser Aktivitäten steht das Ziel, Pflegefachpersonen in ihrer beruflichen Autonomie zu stärken, ihre Selbstwirksamkeit erfahrbar zu machen und einen reflektierten Berufs- und Pflegestolz zu entwickeln – mit dem übergeordneten Anliegen, ihre berufliche Identität auf Basis ihrer Professionalität zu entfalten, die sich beispielsweise durch Caring, Pflegequalität, ethische Grundsätze, Verantwortungsbewusstsein und Leadershipkompetenzen auszeichnet und diese nachhaltig zu festigen. Ein zentrales Anliegen ist zudem der Aufbau eines Netzwerks von und für Pflegeexpert*innen – verbunden mit der kontinuierlichen Erweiterung und Aktualisierung einer interaktiven Netzwerkkarte.

25.6 Einführung einer übergreifenden Strategie

Das RKU Ulm hat 2013 einen großen Pflegenotstand zu verzeichnen. Zu diesem Zeitpunkt tritt die Autorin ihre Stelle als Pflegedirektorin an. Schnell wird klar, dass sich die Mitarbeitende am RKU Ulm mit teilweise hochkomplexen Patient*innensituationen beschäftigen, z. B. in der Neurologie mit der Beatmung von ALS-Patient*innen oder mit der herausfordernden pflegetherapeutischen Arbeit im Querschnittgelähmten-Zentrum. Trotz deutschlandweit steigendem Pflegepersonalmangel sind seit dieser Zeit viele Entwicklungen auf den Weg gebracht worden, bspw. der Aufbau einer Pflegeschule mit heute 220 Auszubildenden, die Anbahnung der Akademisierung von null auf heute 25 % des Pflegefachpersonals mit Bachelor-Abschluss und höher, Entwicklungen von klinischen Weiterbildungen am eigenen Bildungszentrum. Insgesamt wird die Bettenzahl erweitert und werden neue Bereiche aufgebaut, z. B. in Phase B nach der Akutversorgung nach Schlaganfall, somit werden alle Rehaphasen am RKU angeboten. Es entstehen ein Patient*innenhotel und ein Apharesezentrum. Der Bereich für die Versorgung von Menschen mit Querschnittlähmungen wird erweitert. Das RKU Ulm hat seit vielen Jahren positive Betriebsergebnisse und investiert kontinuierlich in die Weiterentwicklung der Mitarbeitenden und in die Entwicklung neuer Bereiche für eine verbesserte Patient*innenversorgung sowie verbesserte Arbeitsbedingungen für Mitarbeitende. Die Pflegeforschung wird aufgebaut und die Pflegefachpersonen vor Ort führen Pflegeforschung mit Unterstützung einer promovierten Pflegeforscherin durch. Die Themen kommen aus der Praxis, z. B. zu Robotik in Phase B der neurologischen Rehabilitation. Insgesamt beginnt diese positive Dynamik mit der Reise zum Magnetkrankenhaus im Jahr 2012. Der Kompass für die Entwicklung ist das Magnet®-Konzept der ANCC. Sie gelingt mit dem Commitment der Betriebsleitung bzw. den Mitarbeitenden und mit der übergreifenden Strategie „Akademisierung, Digitalisierung und beruflicher Pflege als gleichberechtigter Gesundheitsfachberuf".

25.7 Transformation zum Magnet®-Krankenhaus

Das RKU Ulm entscheidet sich 2015 gemeinsam mit den Mitarbeitenden, die Magnet®-„Reise" zu beginnen. Somit ist das Konzept seit mindestens einer Dekade ein Treiber für mehr Patient*innen- und Mitarbeitendenorientierung und steht für kontinuierliche Weiterentwicklung. Viele Faktoren unterstützen diese Reise, z.B. das Netzwerk, das bereits durch Hospitationen in die USA besteht und das sich seit 2013 entwickelnde deutschlandweite Netzwerk. Letzteres erweitert bzw. festigt sich mit den alle zwei Jahre stattfindenden Kongressen zur Exzellenz-Entwicklung in Ulm. Die Magnet4Europe-Studie (**Kasten 25-1**) gleicht einem Katalysator für die Entwicklung exzellenter Versorgungsstrategien in europäischen bzw. deutschen Krankenhäusern, gemessen am US-amerikanischen Vorbild. Das Wichtigste sind dabei die Mitarbeitenden, die die Transformation mitgehen und die Erfolge in der direkten Patient*innenversorgung erfahren.

Nachfolgend wird zunächst auf das Magnet®-Konzept eingegangen, danach am Beispiel des RKU Ulm beschrieben und dabei das *Shared Governance*-Konzept als Rückgrat von Magnet®-Krankenhäusern vorgestellt. Dabei wird auf Hospitationen der Mitarbeitenden im US-„Zwillingskrankenhaus" in der Billings-Clinic Montana (USA) eingegangen. Hospitationen vor Ort erleichtern den Mitarbeitenden die Umsetzung der Vision eines Magnet®-Konzepts im baden-württembergischen Heimatkrankenhaus.

25.7.1 Magnet®-Konzept – Entstehung und Entwicklung

Der Pflegenotstand in den USA führt in den 1980er Jahren zur notwendigen Transformation einiger Kliniken. Ihre Hauptkennzeichen sind *geringe Personalfluktuation* und *hohe Qualität in der Patient*innenversorgung.* Sie ziehen Mitarbeitende und Patient*innen *magnetisch* an. Daraus entspringt der Begriff „Magnet®-Hospitals". Die *American Academy of Nursing* (AAN) lässt im gleichen Zeitraum Studien durchführen, um die anziehenden Faktoren in den Blick zu nehmen. Erste wegweisende Forschungsergebnisse stammen von McClure und Autor*innenteam (1983) als *„Attraction and Retention of Professional Nurses"*. Erkenntnisse dieser Studie gelten als *Magnetstärken.* Das sind sogenannte Beweise für exzellente Pflegequalität. Daraus entwickelt sich ein Zertifizierungsprogramm für (inter)nationale Kliniken und Gesundheitseinrichtungen mit Anerkennung als Magnet®-Krankenhaus. Seit 1989 gilt dies auch für exzellente Pflegeleistungen in Langzeiteinrichtungen. Dieses Programm heißt seit 2002 „Magnet Recognition Programm®". Ziel ist u.a., pflegerische Strategien und Methoden weiterzugeben (ANCC, o.J.-a). Zur Magnet®-Anerkennung existiert ein Handbuch, das *Magnet® Application Manual.* Der Fokus liegt seit 2014 verstärkt auf Outcome-Faktoren. Die fünf Schlüsselkomponenten – wie in **Abbildung 25-1** dargestellt – werden detailliert in 14 Magnetkräften konkretisiert. Zentral geht es um die Einbindung beruflicher Pflege in globale Themen der Bevölkerung mit Wirkungsradius über Klinikgrenzen hinaus in die Gemeinden (ANCC, o.J.-b) Anmerkung dazu: Globale Gesundheit ist eine Fortbildungsklasse in der Fortbildungsordnung der Landespflegekammer Rheinland-Pfalz, die am 1. Juli 2025 in Kraft tritt (Landespflegekammer Rheinland-Pfalz, 2025).

Kasten 25-2: Caring and Healing Environment

Zentrales Ziel der Magnet®-Kliniken ist es, eine exzellente Patient*innenversorgung zu realisieren, dabei eine gute Atmosphäre für Patient*innen und Mitarbeitende zu schaffen und das in Einklang mit den zur Verfügung stehenden Mitteln zu bringen. Die besondere Atmosphäre in den Magnet® Krankenhäusern, welche mit *Kulturentwicklung* verbunden ist, wird als *„Caring and healing environment"* beschrieben. Dazu gehört, als Mitarbeitende die individuelle Geschichte der Patient*innen zu kennen, sie zu unterstützen sowie die Patient*innen und ihre Familien aktiv in Planung und Management ihrer Versorgung zu involvieren (Koloroutis, 2004).

Graystone (2018) sieht das *unterstützende, interdisziplinäre Arbeitsumfeld* des Menschen als den Grundpfeiler einer Organisation. Die Orientierung am Magnet®Modell schafft dafür einen Rahmen. Darin kann Autonomie, Verantwortung, gemeinsame Entscheidungsfindung, vertrauensvolle Führung und Zusammenarbeit ausgebildet werden und eine Umgebung für Innovationen entstehen (Graystone, 2018). Das Magnet®-Programm gilt als Goldstandard für Pflegeexzellenz (ANCC, o.J.-b; Maucher, 2017).

25.7.2 Magnet4Europe am RKU Ulm

Magnet4Europe ist eine großangelegte randomisierte Interventionsstudie, um Arbeitsumfelder in europäischen Krankenhäusern unter Nutzung des Magnet®-Programms aus- und umzugestalten (**Kasten 25-1**). Die Autorin ist maßgeblich an dessen Umsetzung im RKU Ulm beteiligt. Eines der wesentlichen Ziele ist, durch die Implementierung von Magnet®-Bausteinen psychische Gesundheit von Mitarbeitenden zu verbessern bzw. Wohlbefinden in der Arbeitswelt von Gesundheitspersonal herzustellen (Magnet4 Europe, o.J.). *Shared Governance* (Maucher & Block, 2025) gilt dabei als Rückgrat des Magnet®-Krankenhauses.

Kasten 25-3: Shared Governance

Shared Governance (geteilte Verantwortung) ist durch council structure (Beratungsstruktur) gekennzeichnet (Maucher & Block, 2025). Kolleg*innen führen die Councils selbstständig durch. Aus verschiedenen Fachbereichen sind die Kolleg*innen unterhalb der Führungsstrukturen, d.h. aus den Teams, vertreten. Sie suchen Lösungen für ihre Probleme und setzen sie auf ihre Weise um. Die Namen der Councils führen die Mitarbeiter mit den englischen Bezeichnungen, damit sich im Austausch mit den Kolleg*innen aus dem „Zwillingskrankenhaus", der Billings-Clinic Montana (USA), schneller ein gemeinsames Verständnis entwickelt. Folgende Councils sind etabliert:

- Executive Council (Bereichsleitungen)
- Leadership Council (Teamleitungen)
- Patient and Quality Council (Qualitätsfragen)
- Collaborative Practice and Paedagogic Council (Ausbildung)
- Evidence Based Practice and Research Council (Forschung und Entwicklung)
- Recruitment and Retention Council (Gewinnung und Halten von Mitarbeitenden) (Maucher & Block, 2025).

Shared Governance bringt den Pflegefachpersonen mehr Autonomie (Underwood & Hayne, 2017) und eine erhöhte Berufszufriedenheit (Speroni et al., 2021). Das wirkt sich auf die Versorgungsqualität aus und führt zu einer besseren Patient*innenzufriedenheit (Speroni et al., 2021) bzw. zu verbesserten Patient*innenoutcomes (Moreno et al., 2018). Daraus ergibt sich eine geringere Fluktuationsrate der Pflegefachpersonen und mehr Akzeptanz der Leitungen gegenüber Machtaufteilung, sowie die eigenständige Adressierung und Bearbeitung von Problemen aus der Praxis durch Pflegefachpersonen (Speroni et al., 2021). Je nach Bedarf der Praxis können weitere Councils etabliert werden (**Kasten 25-3**). Shared Governance ist ein wichtiger Baustein auf der Magnet®-Reise (engl. *magnet®journey*).

25.8 Ausblick

Das RKU Ulm ist mit eines der ersten deutschen Krankenhäuser, das sich auf die Reise zur „Pflegeexzellenz“ gemacht hat. Es ist ein langer Weg, bedarf Disziplin und braucht einen Trainingsplan, um mit Begriffen aus der *Champions League* zu spielen.

Eine Pflegestrategie mit dem Fokus auf die Professionalisierung der Pflege ist unverzichtbar. Harte Arbeit zahlt sich aus – der Weg zur „Pflegeexzellenz“ erfordert Ausdauer und einen klaren Strategieplan. Nur so kann er erfolgreich gemeistert werden. Das Management ist gefordert, klare Leitplanken zu setzen und den Beteiligten den Sinn und die Ziele der Magnet®-Reise – insbesondere den Wert für eine gute Patientenversorgung – überzeugend zu vermitteln.

Es gibt Rückschläge, z. B. das Nicht-Zustandekommen einer Pflegekammer Baden-Württemberg als Akt der Selbstverwaltung beruflicher Pflege. Das bedeutet jedoch nicht, am Bemühen um die Stärkung der Pflege nachzulassen, so Landesgesundheitsminister Lucha in einem Interview im SWR, 2024). Längere Wege bis zum nächsten Entwicklungsdurchbruch gibt es immer wieder in der Geschichte. Das zeigt sich in der Ablehnung der wissenschaftlichen Entwicklung beruflicher Pflege auf Gremien- und Verbändeebene, auch in den eigenen Reihen der Pflegedirektor*innen in den 1970er Jahren.

Für eine bessere Qualität der Gesundheitsversorgung, eine höhere Zufriedenheit der Mitarbeitenden und Patient*innen sowie eine bezahlbare Gesundheitsversorgung ist es in naher Zukunft entscheidend, dass weitere Krankenhäuser den Weg zur Magnet®-Anerkennung einschlagen. Dieser Prozess fördert nicht nur die Professionalisierung der Pflege, sondern trägt auch maßgeblich zu einer verbesserten Versorgungsqualität und einer nachhaltigeren Arbeitsumgebung bei und fordert die interprofessionelle Zusammenarbeit.

Auch die Magnet4Europe-Krankenhäuser aus Deutschland (**Kasten 25-1**) befinden sich noch auf ihrem Weg. Das RKU Ulm hat als erstes deutsches Krankenhaus das Pre-Intend-Programm erfolgreich abgeschlossen und im Dezember 2024 die Applikation positiv eingereicht. Diese Schritte sind entscheidend, um die Zertifizierung zu erreichen. Doch die Zertifizierung ist nie das eigentliche Ziel – immer steht die bestmögliche Patientenversorgung und die Schaffung guter Arbeitsbedingungen für die Mitarbeitenden im Mittelpunkt.

Die RKU-Mitarbeitende berichten auf Kongressen, Konferenzen, Plattformen und in Kooperationsnetzen ihr Wissen und ihre Erfahrungen bzw. Erkenntnisse, um andere Krankenhäuser auf ihren Wegen zu unterstützen. Dazu gehört auch die Ausrichtung der internationalen Summerschool 2024 in Ulm mit Angebot eines einwöchigen *Nursing Excellence.*

In einem respektvollen und unterstützenden Miteinander geben sich die Kolleg*innen der beruflichen Pflege die notwendige Anerkennung und zeigen die gebotene Seriosität im Umgang mit pflegeprofessionellen Themen, Aufgaben und Wissen. Dies sind wesentliche Beiträge für eine professionelle Pflegepraxis, die Spitzenleistungen in der beruflichen Pflege und in der Gesundheitsversorgung sowohl in Europa als auch weltweit fördert.

25.9 Literatur

American Nurses Credentialing Center. (o. J.-a). *Journey to Magnet Excellence.* Abgerufen 14. November 2025, von https://www.nursingworld.org/organizational-programs/magnet/journey-to-magnet-excellence/

American Nurses Credentialing Center. (o. J.-b). *Magnet Model – Creating a Magnet Culture.* Abgerufen 14. November 2025, von https://www.nursingworld.org/organizational-programs/magnet/magnet-model/

Auer, C. (2016). P25: Das Magnetkrankenhaus in historischer Perspektive [In Supplement zum 6. HeilberufeSCIENCE-Symposium in Dresden, April 2016, Abstracts_Poster]. *HeilberufeScience, 7*(S1), 12–29.

Graystone, R. (2018). Creating the Framework for a Healthy Practice Environment. *JONA: The Journal of Nursing Administration, 48*(10), 469–470. https://doi.org/10.1097/NNA.0000000000000652

Greß, S. & Stegmüller, K. (2014). *Personalbemessung und Vergütungsstrukturen in der stationären Versorgung : Gutachterliche Stellungnahme für die Vereinte Dienstleistungsgewerkschaft (ver.di)* (pg-papers). Fachbereich Pflege und Gesundheit Hochschule Fulda. http://fuldok.hs-fulda.de/opus4/frontdoor/index/index/docId/301

Kleine, J., Maier, C. B., Köppen, J. & Busse, R. (2023). Magnet®-Krankenhäuser: Eine Chance für Deutschland? In J. Klauber, J. Wasem, A. Beivers, & C. Mostert (Hrsg.), *Krankenhaus-Report 2023* (S. 107–117). Springer. https://doi.org/10.1007/978-3-662-66881-8_7

Koloroutis, M. (Hrsg.). (2004). *Relationship-Based Care: A Model for Transforming Practice*. Springer.

Landespflegekammer Rheinland-Pfalz. (2025). *Fortbildungsordnung der Landespflegekammer Rheinland-Pfalz*. https://pflegekammer-rlp.de/download/fortbildungsordnung/?wpdmdl=52775

Magnet4Europe. (o. J.). *Magnet4Europe in Deutschland*. Magnet4 Europe. https://www.magnet4europe.eu/deutschland.html

Maucher, H. (2017). Magnetkrankenhaus – Qualifikation und Versorgungsqualität. In A. Simon (Hrsg.), *Akademisch ausgebildetes Pflegefachpersonal* (S. 155–179). Springer. https://doi.org/10.1007/978-3-662-54887-5_12

Maucher, H., Bettig, U., Knuth, K., Dehe, N. & Matulenski, S. (2022). Pflegemanagement im Krankenhaus. In U. Bettig, H. Maucher, & B. Spitz (Hrsg.), *Praxiswissen Pflegebudget im Krankenhaus* (S. 105–132). medhochzwei.

Maucher, H. & Block, D. (2025). Shared Governence – das Rückgrat von Pflegeexzellenz. In S. Dienst, H. Maucher, & J. Prölß (Hrsg.), *Exzellenz im Krankenhaus: Optimale Arbeitsbedingungen als Schlüssel zu herausragender Patientenversorgung*. Medizinisch Wissenschaftliche Verlagsgesellschaft.

McClure, M., Poulin, M., Sovie, M. & Wandelt, M. (1983). *Magnet hospitals: Attraction and retention of professional nurses*. American Nurses Association.

Moreno, J. V., Girard, A. S. & Foad, W. (2018). Realigning Shared Governance With Magnet® and the Organization's Operating System to Achieve Clinical Excellence. *JONA: The Journal of Nursing Administration, 48*(3), 160–167. https://doi.org/10.1097/NNA.0000000000000591

Simon, M. (2008). *Personalabbau im Pflegedienst der Krankenhäuser: Hintergründe – Ursachen – Auswirkungen*. Hogrefe.

Speroni, K. G., Wisner, K., Ober, M., Haines, F., Walters, C. & Budhathoki, C. (2021). Effect of Shared Governance on Nurse-Sensitive Indicator and Satisfaction Outcomes by Magnet® Recognition Status. *JONA: The Journal of Nursing Administration, 51*(7/8), 379–388. https://doi.org/10.1097/NNA.0000000000001033

SWR. (2024). *Pflegekammer in Baden-Württemberg wohl gescheitert*. https://www.swr.de/swraktuell/baden-wuerttemberg/pflegekammer-vor-dem-aus-sozialminister-lucha-rechnet-mit-ablehnung-100.html

Thomas, D., Reifferscheid, A., Pomorin, N. & Wasem, J. (2014). *Instrumente zur Personalbemessung und -finanzierung in der Krankenhauspflege in Deutschland* (IBES Diskussionsbeitrag No. 204). Universität Duisburg-Essen, Institut für Betriebswirtschaft und Volkswirtschaft (IBES). https://hdl.handle.net/10419/101317

Underwood, C. M. & Hayne, A. N. (2017). System-Level Shared Governance Structures and Processes in Healthcare Systems With Magnet®-Designated Hospitals: A Descriptive Study. *JONA: The Journal of Nursing Administration, 47*(7/8), 396–398. https://doi.org/10.1097/NNA.0000000000000502

Vogd, W., Feißt, M., Molzberger, K., Ostermann, A. & Slotta, J. (2018). *Entscheidungsfindung im Krankenhausmanagement*. Springer. https://doi.org/10.1007/978-3-658-17001-1

26 Pflegemanagement – Rahmenbedingungen für eine kollegiale Zusammenarbeit

Martina Kramp

Abstract. Das folgende Kapitel beleuchtet den Beitrag des Pflegemanagements zur Förderung der kollegialen Zusammenarbeit in der stationären Akutpflege, hier ein Beitrag aus Hessen.

Die Einführung des DRG-Systems und der Rückgang der Verweildauer von Patienten*innen erfordern neue Strategien in der stationären Akutpflege, um pflegerische Qualität sicherzustellen und die berufliche Sinnhaftigkeit der Pflegefachpersonen zu stärken. Im Mittelpunkt steht die Gestaltung von Rahmenbedingungen, die nachhaltig Orientierung geben, eine professionelle und wertschätzende Zusammenarbeit in der Akutpflege ermöglichen und kollegiales Miteinander fördern. Hierzu zählen eine zukunftweisende Personalentwicklung, strukturierte Einarbeitungsprogramme, strukturierte Mitarbeitendengespräche sowie die Entwicklung von Kernkompetenzen innerhalb der Ausbildung zur Pflegefachperson.

Dargestellt werden praxisnahe Beispiele, basierend auf Teilaspekten des Konzeptes des Pflegedienstes der Akutklinik (Hessen), die den Fokus auf die kollegiale Zusammenarbeit der Mitarbeitenden legen, ausgehend von der Annahme, dass diese zur Kompetenzförderung beitragen und Teamentwicklung fördern. Instrumente wie Patientennahe Übergabe, Pflegevisiten, wöchentliche Feedbackgespräche, Teamleaderkonzepte unterstützen den kontinuierlichen Austausch und die Reflexion im Team.

Abschließend wird jedoch betont, dass in der Akutversorgung die kooperative Zusammenarbeit aller an der Patient*innenversorgung beteiligten Professionen unabdingbar ist. Es muss Ziel sein, dass die Aufgabenerfüllung in der Akutversorgung *interprofessionell* und in kollegialer Zusammenarbeit geschieht. Die Entwicklung einer Kultur der gemeinsamen Verantwortung und Entscheidungsfindung in der Patient*innenversorgung ist unabdingbar.

Schlüsselbegriffe
- Einarbeitungsprogramme
- Mitarbeitendengespräche
- kollegiales Miteinander
- Teamentwicklung
- interprofessionelle Zusammenarbeit.

26.1 Einleitung

Durch Einführung des DRG-Systems (engl. *Diagnosis Related Groups*) und Finanzierung der stationären Behandlung durch Fallpauschalen hat sich in den Akutkliniken die durchschnittliche Verweildauer der zu versorgenden Patient*innen in den letzten Jahrzehnten nahezu halbiert, von 13,3 Tagen im Jahr 1992 auf 7,2 Tage in 2023 (Statistisches Bundesamt (Destatis), 2025). Verbunden mit dem Fehlen von ausreichendem Pflegefachpersonal ist es in der Regel für die verbliebenen Pflegefachpersonen selten möglich, die erworbenen Fähigkeiten umfassend in der Patient*innenversorgung einzusetzen. Die Versorgung der Patient*innen im Sinne der Ganzheitlichkeit und gemäß (Vorbehalts)Aufgaben nach §§ 4 und 5 PflBG – d.h. mit Erhebung des individuellen Pflegebedarfs, Planung der Pflege, Gestaltung und Steuerung des Pflegeprozesses, Beratung und Anleitung, Sicherung und Entwicklung der Qualität der Pflege und vielem mehr – wird in der täglichen Arbeit nicht kontinuierlich erlebt. Die Inhalte der Arbeit, die sich hauptsächlich auf medizinisch-assistive Tätigkeiten reduzieren, werden von vielen Pflegefachpersonen als wenig sinnhaft wahrgenommen. Gemäß Berufszulassungsgesetz (PflBG) erforderliche Kompetenzen, insbesondere hinsichtlich der Ausbildungsziele nach § 5 PflBG, werden in der täglichen Arbeit wenig abgerufen. Die Befähigung für die eigentliche Arbeit wird in Frage gestellt.

An dieser Stelle ist es primäre Aufgabe des Pflegemanagements – dazu gehören: Leitung Pflegemanagement, Pflegebereichsleitung und Stationsleitung – Pflegefachpersonen in derart zu unterstützen, dass sie ihre Arbeit professionell und im kollegialen Austausch erfüllen können. Es müssen innerhalb der Akutkliniken Rahmenbedingungen geschaffen werden, die den Mitarbeitenden *nachhaltig Orientierung geben und gleichzeitig Freiräume schaffen, in denen sinnstiftende Arbeit in kollegialer Zusammenarbeit möglich wird.* Als Pflegedienstleiterin einer hessischen Akutklinik mit 316 Betten und 460 Mitarbeitenden wird die Verfasserin anhand von Beispielen, orientierend an den Grundsätzen beruflicher Pflege, darstellen, wie dies gestaltet werden und wie das Pflegemanagement dabei unterstützen kann. Dabei stehen Personalentwicklung, Aus-, Fort- und Weiterbildung/Studium sowie Qualitätssicherungsinstrumente und Förderung der Kompetenzen im Fokus.

26.2 Kollegiale Zusammenarbeit gestalten

Es bedarf verbindlicher Rahmenbedingungen, um professionell in der stationären Akutpflege zusammenzuarbeiten. Dazu gehört, dass das Pflegefachpersonal fachliche und soziale Kompetenzen und Fähigkeiten in den Arbeitsprozess einbringen darf, sodass im *kollegialen Miteinander* qualitative und bedarfsgerechte Versorgung der Patient*innen möglich wird. Es ist einerseits wichtig, dass das Pflegemanagement eine gemeinsame Vorstellung von Führung hat, um Rahmenbedingungen entsprechend zu gestalten. Andererseits muss das *Pflegemanagement* basierend auf *Philosophie, Leitbild* und *Kultur des Unternehmens gemeinsam mit den Pflegefachpersonen* Grundsätze entwickeln, die als Handlungsorientierung für alle Mitarbeitenden beruflicher Pflege dienen. Dabei müssen wesentliche Grundlagen, Voraussetzungen und Komponenten berücksichtigt sein, die wirksames, d.h. pflegeprofessionelles Handeln bestimmen, begründen und ermöglichen. Zentral ist die Festlegung von *Grundsätzen* für *kollegiales* und *wertschätzendes Miteinander.* Diese Grundsätze müssen von allen Führungsverantwortlichen als *Handlungsleitlinie* betrachtet und in der gemeinsamen Arbeit erlebbar gemacht und gelebt werden. Die praktische Umsetzung verbindlich festgelegter Strukturen und Konzepte wird vom Pflegemanagement begleitet und evaluiert. Es leitet, wenn nötig, entsprechende (Gegen)Maßnahmen gemeinsam mit den Mitarbeitenden ein.

26.3 Qualität, Innovation und soziale Mitverantwortung

Für den Pflegedienst oben genannter Akutklinik (Hessen) existiert ein Konzept, das sich nach den Grundwerten des Trägers richtet: *Qualität, Innovation* und *soziale Mitverantwortung.* Das Konzept soll den Mitarbeitenden Orientierung geben, damit diese ihre Fähigkeiten in strukturierte Arbeitsprozesse einbringen. Es befähigt die angestellten Pflegenden, ihre Aufgaben in derart wahrzunehmen, dass die genannten Aspekte innerhalb der beruflichen Pflege gesichert, optimiert und stets weiterentwickelt werden. Darüber hinaus werden die Pflegefachpersonen zu professionellem, eigenverantwortlichem Handeln befähigt. Im Folgenden werden Teilaspekte des Konzeptes vorgestellt, die den Fokus auf die kollegiale Zusammenarbeit der Mitarbeitenden legen.

26.3.1 Innovation durch Personalentwicklung

Eine *zukunftsweisende Personalentwicklung* sind Kerngebiete der Personalplanung. Personalentwicklung liegt in der Verantwortung der Führungsverantwortlichen auf den Stationen. Sie wird bedarfsorientiert durchgeführt und mit den Pflegefachpersonen in jährlich stattfindenden, strukturierten *Mitarbeitendengesprächen* bzw. innerhalb der *Einarbeitungsphase* besprochen und geplant. Auf den Stationen befinden sich für die pflegerische Versorgung berufsschulisch ausgebildete Pflegefachpersonen mit und ohne (Fach)Weiterbildungen, Pflegende mit einjähriger Hilfeausbildung und – als Pflegeexpert*innen – Pflegefachpersonen mit Bachelor-Abschluss. Zusammen bilden sie in ihren jeweiligen Fachbereichen das Team der Akutpflege und arbeiten, mit allen an der Patient*innenversorgung beteiligten Personen, in *verbindlich festgelegten Strukturen* zusammen. Weitere zur Personalentwicklung gehörende Bausteine sind strukturierte Einarbeitung und Mitarbeitendengespräche (**Kasten 26-1, 26-2**).

Kasten 26-1: Strukturierte Einarbeitung

Die Einarbeitungszeit dient neuen Mitarbeitenden zum *Kennenlernen neuer Strukturen* und *Prozesse* und zum *Austausch über gemeinsame Einstellungen, Werte* und *Normen,* um bewusst zu machen, wie Mitarbeitende miteinander und/oder mit Patient*innen und deren Angehörigen umgehen. Die Einarbeitungsphase endet in einem *Reflexionsgespräch* mit der Leitung des Pflegemanagements. Darin werden Ziele evaluiert, die erlebte Zusammenarbeit reflektiert und Weiterentwicklungsmöglichkeiten ausgehandelt bzw. festgehalten. Für IEN *(engl. International Educated Nurses)* existieren besondere Einarbeitungspläne, mit *Schulungen* in Pflegesituationen durch Personen aus dem angegliederten Bildungszentrum, *Deutschkurse* einmal wöchentlich, *Begleitungen* auf den Stationen durch freigestellte Praxisanleitende und Reflexionsgesprächen mit der Bereichsleitung der Pflegeintegration und der Bezugsperson vor Ort im Rhythmus von vier Wochen. Pflegefachpersonen, die direkt nach ihrer Ausbildung starten, werden in ihrer neuen Rolle durch den ganzjährigen *Workshop „Gut Ankommen in der Pflege“* unterstützt. Dieser beinhaltet vier Module wie „Einarbeitung“, „Interdisziplinäre Kommunikation“, „Psychohygiene“, „Fort- und Weiterbildung“, moderiert durch die Leitung des Pflegemanagements gemeinsam mit zwei Kolleg*innen aus dem Bildungsbereich. Darüber hinaus haben die berufsjungen Kolleg*innen die Möglichkeit, sich mit individuellen Themen auseinanderzusetzen, bei denen sie besondere Unterstützung benötigen.

Strukturierte Einarbeitung, insbesondere von IEN (**Kasten 26-1**) führt dazu, dass diese Menschen nicht nur ihre Anerkennung absolvieren, sondern auch Teile der Teams sind und sein wollen. Aufbauend qualifizieren sie sich teilweise in Weiterbildungen, z. B. der Notfall- oder geriatrischen Pflege.

Kasten 26-2: Strukturierte Mitarbeitendengespräche

Strukturierte Mitarbeitendengespräche finden zwischen Stationsleitungen und -mitarbeitenden einmal im Jahr bzw. innerhalb der Führungsebene zu Beginn eines jeden Kalenderjahres statt. Auf Stationsebene stehen Reflexion und gegenseitiges Feedback im Vordergrund, verbunden mit Wünschen zur weiteren Zusammenarbeit. Zwischen der Leitung des Pflegemanagements und den Bereichsleitungen bzw. der Leitung des Pflegemanagements und den Stationsleitungen finden Zielplanungsgespräche statt. Darin sind Qualitätssicherungsmaßnahmen in der beruflichen Pflege, Personalentwicklung und -planung sowie

Organisation und Strukturen zentrale Gesprächsinhalte. Die strukturierten Gespräche ermöglichen Transparenz und geben allen in der stationären Akutpflege beteiligten Personen Orientierung, einerseits auf inhaltlich-fachlicher Ebene und andererseits bezogen auf persönliche und soziale Kompetenzen.

Durch Reflexionsgespräche, zeitlich festgelegt nach den strukturierten Mitarbeitendengesprächen (**Kasten 26-2**) – durch die Leitung des Pflegemanagements mit den Bereichsleitungen zur Jahresmitte bzw. durch die Bereichsleitungen mit den Stationsleitungen nach sechs Monaten – werden kontinuierlicher Austausch und Zwischenevaluation bezogen auf die gemeinsame Zielsetzung sichergestellt.

26.3.2 Innovation durch Ausbildung und Studium

Derzeit stehen in der Klinik 17 Praxisanleitende für strukturierte Praxisanleitungen im Rahmen der praktischen Ausbildung zur Verfügung. Sie sind hierfür in ihren Fachbereichen, anteilig ihrer Arbeitszeit, freigestellt und werden durch drei freigestellte Praxiskoordinator*innen unterstützt.

Neben der einjährigen Ausbildung zur Krankenpflegehilfe bietet die Klinik in Kooperation mit dem angegliederten Bildungszentrum (BZ) die Vollzeitausbildung zur Pflegefachperson nach Teil 2 PflBG an. Die Anforderungen hinsichtlich der Kompetenzen nach Anlage 2 PflAPrV zeigen deutlich, dass Eigenverantwortung, Urteilsbildung und Entscheidungsfähigkeit neben anderen Fähigkeiten Schlüsselkomponenten im professionellen Handeln von Pflegefachpersonen darstellen. An Aufgaben, die mit der Entwicklung dieser Kernkompetenzen verbunden sind, werden die Auszubildenden über Kooperationsprojekte zwischen praktischem und theoretischen Ausbildungsträger herangeführt:

- Im ersten Ausbildungsjahr durch das Projekt „Auszubildende leiten Auszubildende an“, bei dem Auszubildende vor dem ersten praktischen Einsatz durch Auszubildende des dritten Ausbildungsjahres unter Supervision Praxisbegleitender und Praxisanleitender bei ausgewählten Aufgaben in Lernstationen am Lernort „Schule“ und bei ausgewählten Aufgaben am Lernort „Betrieb“ betreut werden. Projektschwerpunkt ist *kollegiales Miteinander* zwischen den Auszubildenden.
- Im dritten Ausbildungsjahr durch das fünfwöchige Projekt „Auszubildende leiten eine Station“. Grundidee dieses Projekts ist die praktische Ausbildung u. a. als Lernfeld für kollegiale Zusammenarbeit. Innerhalb dieses Projektes werden die Auszubildenden befähigt, ihre Rollen als Stationsleitung, Wundbeauftragte, Hygienebeauftragte, Key User etc. selbst festzulegen. (Key User in der Akutpflege sind beauftragte Pflegefachpersonen, mit der Verantwortlichkeit, die Kolleg*innen in den eigenen Teams bei der Implementierung neuer Software, z. B. digitale Patientenakte, zu schulen und bei der Umsetzung zu begleiten).
- Frei von Vorgaben – ausgenommen, gesetzliche Vorgaben wie Arbeitszeitgesetz etc. – entscheiden die Auszubildenden sich für die Ablaufstruktur in ihrer täglichen Arbeit. Dies geschieht ebenfalls unter Supervision Praxisbegleitender und Praxisanleitender, aber v. a. im kollegialen Miteinander.

Auszubildende mit Hochschulzugangsberechtigungen haben seit 2008 das Angebot zum ausbildungsintegrierten, dualen Bachelorstudium „Gesundheit und Pflege“ an der Katholischen Hochschule Mainz. Jährlich nehmen zwei Auszubildende teil, mit dem Ziel, als Absolvent*innen Rollen entsprechend ihrer Qualifikation zu übernehmen. Insgesamt haben sechs Pflegefachpersonen mit dem beschriebenen Bachelor-Abschluss Aufgaben in der Klinik übernommen. Nachfolgend Beispiele für ihren Einsatz.

Pflegebereichsleitung: Mit den Aufgabenschwerpunkten der Personalplanung und Personalentwicklung im festgelegten Verantwortungsbereich. Sie begleitet die Stationsleitung bei der Umsetzung und Evaluierung verbindlich festgelegter Strukturen und Konzepte und wirkt bei der Entwicklung zeitgemäßer Arbeits- und Organisationskonzepte mit. Gleichzeitig trägt jede Bereichsleitung Verantwortung für die Umsetzung von Einzelprojekten im individuellen Schwerpunktbereich.

Stationsleitung: Mit den Aufgabenschwerpunkten der Umsetzung festgelegte Qualitätsvorgaben auf operativer Ebene. Sie verantwortet die Einarbeitung und Begleitung von Pflegefachpersonen in ihrem Team, damit diese Strukturen, Prozesse und Konzepte kennenlernen und zu professionellem, eigenverantwortlichen Handeln befähigt werden. Die Sicherstellung, dass Pflege prozess- und zielorientiert nach gesetzlichen und unternehmensinternen Vorgaben in den Teams stattfindet und eine gute professionelle Patient*innenversorgung gewährleistet ist, liegt auf operativer Ebene im Verantwortungsbereich der Stationsleitung.

Pflegeprojektmanager*in: Mit dem Aufgabenschwerpunkt der Koordination und Evaluation von Projekten des allgemeinen Pflegedienstes, der Koordination des Bewerbungs- und Einstellungsmanagements und der Umsetzung des Nachweismanagements (Statistiken). Sie unterstützen das Pflegemanagement bei der Vorbereitung von Leitungssitzungen, Workshops, Projekten u.v.m.

Freigestellte Praxiskoordinator*in: Als „Bindeglied" zwischen Theorie und Praxis mit dem Aufgabenschwerpunkt der Erstellung und Koordination der Einsatzplanung der Auszubildenden. Praxiskoordinat*innen sind Ansprechpartner*innen zu allen Fragen (organisatorisch und fachlich) für Kooperationspartner*innen, Praxisanleiter*innen sowie den Führungsverantwortlichen im Pflegemanagement. Die Leitung von Arbeitsgruppentreffen der Praxisanleiter*innen liegen in ihrem Verantwortungsbereich.

Pflegeexpert*in für Patient*innen mit kognitiven Einschränkungen und Demenz: Unterstützung von Pflegefachpersonen im Umgang mit kognitiv eingeschränkten Patienten*innen. Hierzu zählen u.a. Sicherheit geben im Umgang mit kognitiv eingeschränkten Menschen; stressfreieres Arbeiten durch (neues) Wissen und Handlungsoptionen; positive innere Einstellung und wertschätzende verstehende Grundhaltung seitens des Personals erlangen; (frühzeitiges) Erkennen, Verstehen und ggf. präventives Agieren bei herausforderndem Verhalten kognitiv beeinträchtigter Menschen; Wohlbefinden der Patient*innen mit ihren Angehörigen unterstützen; u.v.m.

Ihre systematische Einarbeitung dahin findet statt, indem sie in ihren neuen Rollen durch das Pflegemanagement strukturiert eingearbeitet und begleitet werden. Der Aspekt des Voneinanderlernens findet hierbei Berücksichtigung. Die Verfasserin nimmt in ihrer Aufgabe als Leitung des Pflegemanagements die Zusammenarbeit zwischen den verschiedenen Qualifikationsebenen – Pflegefachpersonen mit Bachelor-Abschlüssen, berufsschulisch qualifizierte Pflegefachpersonen, Pflegehelfende – in erster Linie als Vorgesetzte, aber auch als Coach wahr. Dies gelingt insbesondere durch strukturierte Mitarbeitenden- und Reflexionsgespräche und das aktive Einbinden der Pflegefachpersonen in die Gestaltung von Strukturen und Prozessen.

26.3.3 Innovation durch Weiterbildung, Schulung und Coaching

Fachliche Qualifikation ist ein Bestandteil zur Sicherung der pflegerischen Qualität und zur Gestaltung der kollegialen Zusammenarbeit. Durch Fachlichkeit kann Zusammenarbeit auf Augenhöhe stattfinden. Die Leitung des Pflegemanagements sichert durch Freistellung ihrer Mitarbeitenden, dass diese sich mit erworbenen Weiterbildungsinhalten innerhalb ihrer Arbeitszeit gezielt auseinandersetzen. Zu den

Qualifizierungsabschlüssen gehören „Pflegeexpert*in Geriatrie“ sowie Fachpflegeperson für Intensiv- und Anästhesiepflege, Notfallpflege, Palliativ Care sowie Praxisanleiter*in oder Wundexpert*in. Hinzu kommen fachbezogene Fortbildungen stationärer Akutpflege, z. B. im Hygienebereich, im IT-Bereich der Akutpflege und in der Arbeitssicherheit sowie Workshops auf sozial-kommunikativer Ebene. Die Mitarbeitenden in Leitungsfunktionen erhalten für ihre Führungsaufgaben gesonderte Qualifizierungsmaßnahmen, die von fortlaufenden Inhouse-Workshops über Weiterbildungen bis zum Studium bzw. Einzelcoaching reichen und sie befähigt, ihre Aufgaben in Eigenverantwortung zu übernehmen.

26.3.4 Qualitätssicherungsinstrumente und Kompetenzförderung

Strukturen und Konzepte dienen dazu, die Kompetenzen der Mitarbeitenden auf fachlicher, persönlicher und sozial-kommunikativer Ebene zu fördern und zu unterstützen. Dadurch wird erreicht, dass Fachexpertise in pflegerisches Handeln umgesetzt, Ergebnisse im kollegialen Austausch evaluiert und Pflegequalität gesichert wird. Dazu gehören nachfolgende Instrumente:

- **Patient*innennahe Übergabe.** Ziele sind lückenlose Informationsweitergabe zwischen den einzelnen Arbeitsschichten mit Stärkung des professionellen Austauschs zwischen den Pflegefachpersonen und Einbezug der Bedürfnisse der zu versorgenden Menschen.
- **Pflegevisite.** Ziele sind Verbindung personenbezogener Informationen mit visueller Wahrnehmung, Möglichkeit direkter Kommunikation bzw. Beratung der Patient*innen sowie moderierter Austausch der Pflegefachpersonen. Die Qualität pflegerischer Leistung wird in der Pflegevisite *am* und *mit* den Patient*innen beurteilt, mit entsprechenden Folgen der Adaption des Pflegeprozesses. Spezielle Pflegevisiten existieren im palliativen Bereich und im Wundmanagement.
- **Wöchentliche Feedback Gespräche.** Durch zehn Minuten retrospektiver Betrachtung – moderiert zu Beginn des Changemanagement-Prozesses durch Pflegebereichs- bzw. Stationsleitung, zunehmend durch Dienstverantwortliche (engl. *teamleader*) – stellen die Teams fest, welche Aspekte ihnen positiv aufgefallen und welche Themen verbesserungswürdig sind. Dies geschieht strukturiert, indem jede der anwesenden Pflegefachpersonen folgende Sätze vollendet: *„Mir ist positiv aufgefallen, dass ...“*, *„Ich habe folgende Veränderungsideen: ...“*.
- **Teamleaderkonzept.** Das Konzept dient v. a. organisatorischen Themen wie Management von Personalausfall bzw. Umsetzung festgelegter Strukturen, z. B. patient*innennahe Übergabe. Ziel ist Verständnis für Teamleitungsaufgaben in Abwesenheit der Stationsleitung zu erlangen. Dafür findet abwechselnd die Übernahme der Verantwortung für oben genannte Themenbereiche durch jeweils eine/n Teammitarbeiter*in statt.
- **Team Timeout.** Es geht um ein gemeinsames Innehalten in einer stressigen Arbeitssituation, um sicherzustellen, dass sich alle Mitarbeitenden auf die Aufgabenerfüllung fokussieren und um im kollegialen Austausch festzulegen, wie die aktuelle Arbeitssituation gemeinsam strukturiert und bewältigt werden kann.
- **Teamevents.** Alle Mitarbeitenden erhalten ein bis zweimal pro Jahr die Möglichkeit, sich außerhalb der Klinik auszutauschen, z. B. bei einer Wander-, Fahrrad- oder Städtetour. Das fördert Verständnis füreinander und wirkt sich positiv in Arbeitssituationen auf die kollegiale Zusammenarbeit aus. Für eine Sicherstellung der Teilnahme werden Vertretungen für die Teams geplant.

26.4 Ausblick und Perspektiven

Am Beispiel organisationeller Strukturen, Prozesse und Ergebnisse der oben genannten Akutklinik (Hessen) zeigt sich, wie fachliche und sozial-kommunikative Kompetenzen in das tägliche Handeln Mitarbeitender der stationären Akutpflege einfließen. Akutversorgung bedeutet jedoch Zusammenarbeit aller an der Patient*innenversorgung beteiligten Professionen. Es muss Ziel sein, dass die Aufgabenerfüllung in der Akutversorgung *interprofessionell* und in kollegialer Zusammenarbeit geschieht. Für das Monoprofessionelle ist der Support des Pflegemanagements wichtig; für das Interprofessionelle ist der Support des gesamten Klinikmanagements unabdingbar. *Es muss in den Kliniken eine Kultur der interprofessionellen Zusammenarbeit Einzug halten.* Diese muss so gestaltet werden, dass die ärztlichen, die therapeutische und die Expertise von Pflege und Pflegewissenschaft im kollegialen Miteinander im Arbeitsalltag gelebt wird. Wund- und Palliativversorgung gehört nach Ansicht der Verfasserin in die Eigenverantwortung der entsprechend qualifizierten Pflegefachperson. Eine Arzt*anordnung* ist obsolet! Es geht um gemeinsame Entscheidung, ausgehend vom Versorgungsauftrag der jeweiligen Profession. Hierfür braucht es neue gesetzliche Regelungen der Verantwortungsbereiche in der Akutversorgung. Führungsverantwortliche der Akutkliniken ermöglichen einen verantwortungserweiterten Rahmen für Pflegefachpersonen, Verantwortlichkeiten, Strukturen und Prozesse so zu gestalten, dass die Mitarbeitenden stationärer Akutpflege mit besonderen Qualifikationen in die Abläufe der Patient*innenversorgung eingebunden werden und mit ihren Fachexpertisen Aufgaben übernehmen, die derzeit noch dem ärztlichen Bereich liegen. Es geht in neuzugestaltenden Rahmenbedingungen um interprofessionelle, kollegiale Zusammenarbeit und um ein Voneinanderlernen der Professionen auf fachlicher bzw. sozial-kommunikativer Ebene.

26.5 Literatur

Statistisches Bundesamt (Destatis). (2025, September 12). *Krankenhäuser: Einrichtungen, Betten und Patientenbewegung.* https://www.destatis.de/DE/Themen/Gesellschaft-Umwelt/Gesundheit/Krankenhauser/Tabellen/gd-krankenhaeuser-jahre.html

27 Pflegemanagement – Maßnahmen für ein demokratisches Miteinander

Tanja Dreischer, Jana Lutz, Sylvia Pfefferkorn, Katrin Kubina, Stephanie Schierack und Katrin Weigelt

Abstract. Das nachfolgende Kapitel beleuchtet praxiserprobte Maßnahmen des Pflegemanagements am Universitätsklinikum Dresden in Sachsen zur Förderung eines respektvollen, integrativen und demokratischen Miteinanders in der beruflichen Pflege. Ausgangspunkt ist die Erkenntnis, dass horizontale Feindseligkeit – also Konflikte unter Kolleg*innen – eine erhebliche Belastung für die Pflegekräfte sowie die Versorgungsqualität darstellt. Vorgestellt werden sechs Best-Practice-Beispiele, die auf die Förderung von Wertschätzung, Beteiligung und individueller Entwicklung zielen.

Dazu gehören u. a.: der *„Pflegeparcours"*, der Auszubildenden Einblicke in unterschiedliche Arbeitsbereiche ermöglicht und zur Berufsbindung beiträgt, das *Projekt „Auszubildende leiten eine Station"*, das Verantwortungsbewusstsein und Handlungskompetenz stärkt sowie ein *strukturiertes Einarbeitungsprogramm*, das den Berufseinstieg erleichtert. Das *Tandem-Konzept* fördert durch gezielte Begleitung die Integration neuer Mitarbeitender im Pflegepool. Eine *offene Sprechstunde mit der Pflegedirektorin* fördert Transparenz, Austausch und Mitarbeitendenbindung. Schließlich stärken die *„Engagier dich Tage!"* das demokratische Bewusstsein und soziale Engagement der Auszubildenden.

Zentral ist in allen Beispielen das Zusammenspiel aus partizipativer Führung, struktureller Unterstützung und gelebter Wertschätzung. Diese Maßnahmen fördern eine konstruktive, kollegiale Arbeitskultur, sichern die Versorgungsqualität und stärken die Pflegefachpersonen in ihrer Rolle.

Schlüsselbegriffe
- Willkommenskultur
- Einarbeitungsprogramm
- Tandem-Konzept
- Offene Sprechstunde
- Demokratie.

27.1 Einleitung

In einer Zeit, in der die Pflegebranche vor erheblichen Herausforderungen steht, ist es essenziell, die Dynamik zwischen beruflich Pflegenden zu verstehen und positiv zu gestalten. Die vorliegenden Best-Practice-Beispiele bieten einen Einblick in die gelebte Praxis und Führungskultur des Direktoriums „Krankenpflege" des Universitätsklinikums (UK) Dresden und beschreiben den Umgang mit einem oft übersehenen, aber entscheidenden Thema: der horizontalen Feindseligkeit in der beruflichen Pflege. Dieses Phänomen, auch bekannt als „Mobbing unter Kolleg*innen", kann die Arbeitsatmosphäre, die Gesundheit der beruflich Pflegenden und letztlich die Qualität der Patient*innenversorgung stark beeinträchtigen. Hinzu kommt, dass viele berufsjunge Pflegefachpersonen sich schlecht auf die Berufsrealität vorbereitet und durch gestiegene Erwartungen und komplexe Pflegesituationen überfordert fühlen (Duchscher, 2009; Labrague & McEnroe-Petitte, 2018; Pasila et al., 2017).

In diesem Kontext ist das Konzept der *gelebten Demokratie* von großer Bedeutung. Gelebte Demokratie in der beruflichen Pflege bedeutet, dass alle beruflich Pflegenden respektvoll und wertschätzend miteinander umgehen, unabhängig von ihrer Herkunft, ihrem Alter oder ihrer Position. Dies fördert nicht nur ein positives Arbeitsumfeld, sondern stärkt auch das Wir-Gefühl und die kollektive Verantwortung.

Es wird dringend dazu aufgerufen, aufmerksam gegenüber feindseligen Dynamiken zu sein, die sich innerhalb der Teams abspielen können. Denn nur durch ein aktives, bewusstes und strategisches Eingreifen können negative Auswirkungen minimiert und eine gesunde, produktive Arbeitsumgebung geschaffen werden. Hierbei gilt es, präventiv tätig zu sein und Angebote zu schaffen, die negativen Dynamiken entgegenkommen.

27.2 Best Practice für ein starkes Miteinander

Die praktischen Impulse, welche in diesem Buchkapitel beschrieben werden, bieten einen Einblick, wie das Direktorium „Krankenpflege" des UK Dresden den Herausforderungen begegnet. Die Grundlage für das Gelingen liegt in einer Kultur der Anerkennung und Wertschätzung. Sie muss nicht nur theoretisch propagiert, sondern praktisch gelebt werden. Eine solche Kultur ist die Grundlage dafür, dass sich beruflich Pflegende sicher und unterstützt fühlen. Das fördert wiederum ihre Leistungsfähigkeit und ihr Engagement. Umfassende Strategien zur Konfliktbewältigung und zur Förderung eines respektvollen Miteinanders müssen entwickelt und implementiert werden, um dies zu erreichen. Eine wichtige Rolle spielen dabei *Führungspersönlichkeiten* und *Mentor*innen,* die durch ihr Vorbild und ihre Unterstützung maßgeblich dazu beitragen, eine positive Arbeitskultur zu etablieren. Ihre Aufgabe besteht nicht nur darin, Konflikte zu moderieren, sondern auch aktiv auf die Bedürfnisse und Sorgen der beruflich Pflegenden einzugehen, ihre Stärken zu fördern und ein Gefühl der Zugehörigkeit und des gegenseitigen Respekts zu vermitteln.

Die vorliegenden Strategien bieten praktische Ansätze und Lösungen, die in der Praxis umgesetzt werden können. Durch gezielte Schulungen, Mentoring-Programme und klare Kommunikationsstrukturen kann das Arbeitsumfeld verbessert und das Wohlbefinden der beruflich Pflegenden nachhaltig gesteigert werden.

Es liegt in der Verantwortung der Führungsebenen, ein Arbeitsumfeld zu schaffen, das von Respekt, Wertschätzung und Zusammenarbeit geprägt ist. Nur so können hohe Standards in der beruflichen Pflege aufrechterhalten und gleichzeitig Gesundheit und Zufriedenheit der Pflegenden gesichert werden. Ziel ist, gemeinsam an einer besseren Zukunft für die berufliche Pflege zu arbeiten – einer Zukunft, in der horizontale Feindseligkeit keinen Platz hat, gelebte Demokratie im Arbeitsalltag verankert ist und jede Einzelne ihr volles Potenzial entfalten kann.

27.2.1 Pflegeparcours – Dein Wegweiser für die Praxis

Die generalistische Pflegeausbildung nach PflBG bietet am UK Dresden Auszubildenden die Möglichkeit, verschiedene Pflegebereiche kennenzulernen. Im dritten Ausbildungsjahr können gem. PflAPrV 160 Stunden nach eigenen Interessen gestaltet werden. Zur Unterstützung der Auszubildenden in der Entscheidungsfindung existiert das Projekt „Pflegeparcours", bei dem Pflegefachpersonen ihre Arbeitsbereiche kreativ und praxisnah vorstellen (**Kasten 27-1**).

Der Pflegeparcours wurde am UK Dresden bereits fünfmal erfolgreich durchgeführt und hat sich als fester Bestandteil der Pflegeausbildung etabliert. Das Projekt fördert die Mitarbeitendengewinnung und -bindung, stärkt das Wir-Gefühl und schafft eine vertrauensvolle Atmosphäre für den generationsübergreifenden Austausch. Pflegefachpersonen beteiligen sich aktiv und übernehmen Verantwortung. Das wird von allen Beteiligten als große Bereicherung empfunden. Die intensive Auseinander-

Kasten 27-1: Ausbildungsprojekt „Pflegeparcours"

Ziel von „Pflegeparcours" ist, das vielfältige Einsatzspektrum vom UK Dresden zu zeigen, die Bindung der Auszubildenden an das Klinikum zu stärken und ihre Motivation für ihren Beruf zu fördern. Im Pflegeparcours durchlaufen Auszubildende in Kleingruppen verschiedene vorbereitete Stationen, darunter Innere Medizin, Chirurgie, Anästhesie und Intensivmedizin. Jede Gruppe hat etwa 20 Minuten pro Station, um sich zu informieren und Fragen zu stellen. Zwischen den Durchgängen gibt es Pausen für Regeneration und Austausch. Die Pflegefachpersonen haben sich intensiv vorbereitet und nutzen kreative Medien, um ihre Bereiche vorzustellen. Nach dem Parcours werden die Auszubildenden um Feedback gebeten. Dieses dient zur kontinuierlichen Projektverbesserung. Ziele von „Pflegeparcours" sind:

- Unterstützung bei Auswahl des Wunscheinsatzes im 3. Ausbildungsjahr nach PflBG
- Vorstellung der Arbeitsbereiche durch Pflegefachpersonen
- Förderung der Mitarbeitendenbindung
- Veranschaulichung der Vielseitigkeit beruflicher Pflege
- Aufzeigen von Karrierewegen und Weiterbildungsmöglichkeiten in der beruflichen Pflege.

Nach Abschluss des Pflegeparcours geben die Auszubildenden Feedback. Das wird zur Projektweiterentwicklung genutzt.

setzung mit verschiedenen Pflegebereichen stärkt das Vertrauen und die Motivation der Auszubildenden. Vielseitige Karrierewege und Fortbildungsmöglichkeiten werden aufgezeigt. Das Engagement der Pflegefachpersonen hinterlässt einen nachhaltigen Eindruck und sichert langfristig die pflegerische Versorgung am UK Dresden. Aufgrund des Projekterfolgs ist eine zeitliche Verlängerung geplant. Zudem wird eine Projektöffnung für interessierte Schüler*innen und eine Ausweitung der mitwirkenden Berufsgruppen angestrebt (**Kasten 27-1**).

27.2.2 Empowerment: Auszubildende leiten eine Station

Die Einführung der generalistischen Pflegeausbildung nach PflBG bringt viele Veränderungen in der Ausbildungsstruktur mit sich. Sowohl Lehrpersonal als auch Pflegefachpersonen äußern Bedenken, ob Auszubildende ausreichend Wissen erwerben, um sicher in der Praxis agieren zu können. Diese Skepsis kann langfristig zu Demotivation und Rückgang der Ausbildungsbereitschaft führen. Das UK Dresden hat das Projekt „Auszubildende leiten eine Station" etabliert, um dem entgegenzuwirken. Darin übernehmen Auszubildende für zwei Wochen die Verantwortung für eine Station. Dies stärkt ihre beruflichen Fähigkeiten bzw. ihr Selbstwertgefühl und gibt Einblicke in den Arbeitsalltag. Die Pflegefachpersonen geben ihre Erfahrungen weiter und stärken ihre pädagogischen Fähigkeiten (**Kasten 27-2**).

Kasten 27-2: Projekt „Station leiten"

Zentrales Ziel, das die Direktion „Krankenpflege" am UK Dresden mit dem Projekt verfolgt, sind positive, selbsterlebte Erfahrungen. Die Auszubildenden erhalten die Möglichkeit, ihre Fähigkeiten in geschütztem Rahmen unter Beweis zu stellen und wertvolle praktische Erfahrungen zu sammeln. Durch die Verantwortungsübernahme für eine Station sollen die Auszubildenden ihre beruflichen Handlungskompetenzen entwickeln, ihre Selbstkompetenz stärken und sich auf die praktische Prüfung vorbereiten. Bei den Auszubildenden wird zudem interprofessionelle Teamfähigkeit gefördert, während beteiligte Pflegefachpersonen ihre pädagogischen Kompetenzen erweitern. Schlussendlich finden durch das Projekt

verschiedene notwendige mono- und interdisziplinäre Interaktionen statt, die dazu führen, dass Vorurteile gegenüber der neuen Ausbildungsstruktur abgebaut werden.
Vier Stationen beteiligen sich am Projekt: Akutgeriatrie, Strahlenklinik, Neurologie und Wochenbettstation. In die Vorbereitung sind die Pflegefachpersonen mit einbezogen, um die Auszubildenden intensiv vorzubereiten. Wichtige Aspekte der Vorbereitung sind Vorstellung der Räumlichkeiten und des Teams, Einweisung in medizinische Geräte, Vermittlung der Tagesstruktur und Anleitung stationsspezifischer Tätigkeiten. Die Hauptverantwortung des Projekts liegen bei Leitung und Personal der Station, mit klaren Rollendefinitionen und Regeln. Regelmäßige Besprechungen gewährleisten, dass alle Beteiligten gut informiert sind. Ein Kernelement ist die gemeinsame Reflexion zwischen Auszubildenden und Pflegefachpersonen. Die Mitarbeitenden und Auszubildenden geben nach Projektdurchführung Feedback.

Die Projektergebnisse zu „Auszubildende leiten eine Station“ sind durchweg positiv. Die Auszubildenden zeigen sich fachlich kompetent, bewerten das Projekt positiv, fühlen sich gut begleitet und in ihrer zukünftigen Rolle gestärkt. Das Verständnis gegenüber der generalistischen Pflegeausbildung verbessert sich bei Pflegefachpersonen und an der Gesundheitsversorgung beteiligten Berufsgruppen. Die Arbeitslast verringert sich zunehmend bei den Mitarbeitenden während des Projekts, wodurch sie eine erneute Durchführung befürworten. Im Projektanschluss haben sich viele Auszubildenden um eine Stelle im jeweils kennengelernten Bereich beworben.

Entscheidend für den Projekterfolg von „Auszubildende leiten eine Station“ sind intensive Vorbereitung der Auszubildenden und gezielte Einbindung der Mitarbeitenden. Ihr tägliches Engagement ist ausschlaggebend, um Akzeptanz und Integration von generalistisch ausgebildeten Pflegefachpersonen zu fördern. Letztendlich führt das zur Gewinnung von neuen motivierten Kolleg*innen. Dies stärkt wiederum die pflegerische Gesundheitsversorgung.

27.2.3 New graduated Nurses – Berufsstart als Pflegefachperson

Der Übergang von Ausbildung zu Berufstätigkeit als Pflegefachperson ist eine herausfordernde Phase. Sie ist geprägt von Unsicherheit und Stress. Am UK Dresden sind die Anforderungen an Berufsanfänger*innen aufgrund des Versorgungsauftrages besonders hoch. Das Risiko eines *Übergangsschocks* ist erhöht (Graf et al., 2020). Zudem sind traditionelle Einarbeitungskonzepte oft nicht zeitgemäß. Das UK Dresden bietet ein umfangreiches Einarbeitungsprogramm mit gezielten Maßnahmen und individuellem Mentoring an (**Kasten 27-3**). Das erleichtert jungen Pflegefachpersonen den Einstieg in den Berufsalltag und reduziert Stressfaktoren (Pasila et al., 2017). Ziele sind, Selbstvertrauen und Zugehörigkeitsgefühl zu stärken, Burnout zu verhindern und langfristigen Verbleib und Zufriedenheit im Beruf zu sichern.

Das Einarbeitungsprogramm kommt bei den neuen Mitarbeitern insgesamt sehr gut an (**Kasten 27-3**). Es fördert die nachhaltige Mitarbeitendenbindung und stärkt Selbstvertrauen sowie Fachkompetenz der neuen Pflegefachpersonen. Themen wie Wund-/Stoma- bzw. Notfallmanagement und Reanimationstraining werden besonders positiv bewertet. Eine Verstetigung des Programms wird empfohlen. Das Einarbeitungsprogramm soll künftig auch auf andere Berufsgruppen wie medizinische Fachangestellte ausgeweitet werden. Durch die Verbindung des Einstiegskonzepts mit bestehenden Einarbeitungskonzepten können Unsicherheiten abgebaut und ein erfolgreicher Übergang in die Berufspraxis gewährleistet werden. So wird eine starke und motivierte Zusammenarbeit der Mitarbeitenden geschaffen, die den Herausforderungen der Zukunft gewachsen ist und die bestmögliche Versorgung der Patient*innen sicherstellt.

Kasten 27-3: Einarbeitung zum Berufsstart

Das UK Dresden besitzt seit 2023 ein durch eine interdisziplinäre Arbeitsgruppe entwickeltes passgenaues Einarbeitungskonzept. Die Eckpunkte lauten:

- offenes Angebot für jede neue Mitarbeiter*in im Pflegedienst,
- spezifisches Themenangebot für Erwachsenenpflege und Pädiatrie,
- Themenangebot gemäß Berufsexpertise durch Wahlmodule,
- zwei Projektwochen vor weiterführender intensiver Stationseinarbeitung, Verlängerung der regulären Einarbeitungszeit.

Die ersten beiden Einführungswochen beinhalten einen fachlichen Fokus und Überblick über das UK Dresden (erste Woche) sowie fachspezifische Inhalte und Bereichsrotationen (zweite Woche). Die Inhalte der Einführungstage umfassen vor allem theoretisch präsentierte klinische Querschnittsthemen (z.B.: Mangelernährung, Stoma, Aromapflege) und administrative Aspekte (z.B.: PPR 2.0, Pflegestandards, SAP Mitarbeiterportal) sowie Themen der Psychohygiene (z.B.: Umgang mit Konfliktsituationen oder mit dem Tod – Kommunikation mit Angehörigen) im Rahmen interaktiver Workshops. Das Projekt ist von der Pilotphase im Jahr 2024 ins Regelangebot (2 Durchläufe pro Jahr) übergegangen. Feedbacks werden regelmäßig von den Beteiligten eingeholt und in die Neukonzeption zur Themenschärfung übernommen.

27.2.4 Von Erfahrung lernen: das Tandem-Konzept

Im UK Dresden wird Wertschätzung aktiv gelebt. Es steht für Anerkennung aller Mitarbeitenden und externer Partner*innen. Schon 2014 betont der Geschäftsbericht unter dem Titel „Eine Frage der Kultur" die Bedeutung eines respektvollen und kooperativen Miteinanders. Besonders in der beruflichen Pflege sind die Herausforderungen gewachsen, v.a. bei der Integration neuer Mitarbeitender. Durch Fluktuation, Arbeitszeitveränderungen und -unterbrechungen sind Poolpflegende, Leiharbeitende und ausländische Pflegende gefragt, um die pflegerische Versorgung sicherzustellen. Ihre Flexibilität und Resilienz füllen die Lücken der Stationsteams und verdienen es, voll integriert zu werden. Eine *herzliche Integration* schafft Vertrauen, stärkt den Zusammenhalt und fördert respektvolles Miteinander. Das Tandem-Konzept des UK Dresden dient der verbesserten Integration neuer Mitarbeitender in den „Pflegepool" und der Schaffung eines unterstützenden Arbeitsumfelds (**Kasten 27-4**). Führungspersonen spielen hierbei eine unverzichtbare Rolle, die weit über das Management der Teams hinausgeht. Sie sind verantwortlich für eine unterstützende und integrierende Atmosphäre, in der Patient*innen optimal versorgt und Stationsabläufe aufrechterhalten werden können.

Definition: Führungspersönlichkeit am UK Dresden. Sie zeichnet sich durch eine Vielzahl von Kompetenzen aus, die über die rein fachliche Expertise hinausgehen: Sie besitzt eine klare Vision für die Qualität der Pflege und setzt sich entschlossen für deren Verwirklichung ein. Durch ihre Empathie und Fürsorge schafft sie eine Atmosphäre des Vertrauens und der Sicherheit, die es den Teammitgliedern ermöglicht, ihr Bestes zu geben. Sie steuert und koordiniert verschiedene Zusammenarbeitsmodelle mit Zugriff auf Springer-Pool, Leiharbeiter und Grade-Mix. Oberstes Ziel ist, die pflegerische Versorgung sicherzustellen. Die Integration von ausländischen Pflegenden hat sie im Blick und beteiligt sich an der Stärkung der interkulturellen Kompetenz im Team. Der „Pflegepool" mit dem Tandem-Konzept ist dabei von besonderer Bedeutung (**Kasten 27-4**).

Kasten 27-4: Tandem-Konzept für „Pflegepool"

Am UK Dresden existiert seit 22 Jahren ein „Pflegepool". Er bietet durch die Zusammenarbeit von Mitarbeitenden aus 70 Nationen die Chance, kulturelle Kompetenzen zu stärken. Innerhalb des „Pflegepools" gibt es seit 2023 das Tandem-Konzept zur Integration neuer Mitarbeitender. Dieses basiert auf dem Prinzip „Junior*in trifft Senior*in". In den ersten beiden Monaten arbeiten neue Poolmitarbeitende eng mit erfahrenen Kolleg*innen zusammen. Das ermöglicht intensive Austausch- und Mitarbeitendengespräche. Regelmäßige Feedbackgespräche und eine vertrauensvolle Atmosphäre sind fester Bestandteil. Führung und Koordination der im „Pflegepool" Beteiligten werden kontinuierlich reflektiert und an Veränderungen angepasst.
Das Tandem-Konzept trägt gemeinsam mit Schulungen für festes Personal, Integrationsprogrammen, klarer Kommunikation, gemeinsamen Aktivitäten, fairer Arbeitsverteilung, Feedback, Anerkennung sowie Partizipation und Mitbestimmung zu einem harmonischen Arbeitsumfeld und einer verbesserten Patient*innenversorgung bei. Hinzu kommen jährliche Teamtage, regelmäßige Teamberatungen und Einzelgespräche, die Möglichkeiten für fachlichen und arbeitsbezogenen Austausch bieten.

Inklusive und starke Teams lassen sich durch verschiedene Maßnahmen formen. Der „Pflegepool" mitsamt Tandem-Konzept erweist sich als unverzichtbar für hochqualifizierte pflegerische Patient*innenversorgung (**Kasten 27-4**). Für die Weiterentwicklung ist die aktive Mitwirkung von Führungspersonen unerlässlich. Diese müssen flexibel und innovativ auf Digitalisierung und sich verändernde Arbeitsbedingungen reagieren. Insgesamt bietet der „Pflegepool" mit Tandem-Konzept eine vielversprechende Perspektive für die Gestaltung beruflicher Pflege im UK Dresden. Alle Mitarbeitenden können ihr Potenzial entfalten und gemeinsam, engagiert und in guter Atmosphäre zusammenarbeiten.

27.2.5 Offene Sprechstunde mit der Pflegedirektorin

Die Arbeitswelt ist einem fortschreitenden Wandel unterworfen. Der steigende Bedarf an hochqualifizierten Mitarbeitenden im Gesundheitswesen wird sich in den kommenden Jahren weiter verschärfen. Gesundheitseinrichtungen, die die Bedürfnisse ihrer Mitarbeitenden mit den bestehenden Versorgungsaufträgen besser in Einklang bringen können, werden bei Gewinnung und Bindung von Beschäftigten profitieren. *Mitarbeitendenbindung* stellt dabei eine wesentliche Aufgabe in der sich wandelnden Arbeitswelt dar (Müller & Teigeler, 2025). Vorteile langfristiger Beschäftigtenbindung sind geringere Fluktuation, krankheitsbedingte Ausfallzeiten und Personalkosten, gesteigerte Produktivität und Mitarbeitendenzufriedenheit sowie Verbleib von Wissen und Know-how im Unternehmen.

Vorgesetzte auf den obersten Ebenen müssen sich dafür einbringen und *Angebote bieten, die von allen Mitarbeitenden barrierefrei wahrgenommen* werden können.

Kasten 27-5: Pflegedirektion – offene Sprechstunde

Die offene Sprechstunde ermöglicht es allen Beschäftigten des UK Dresden, regelmäßig in einen gemeinsamen Austausch mit der Direktorin für Krankenpflege zu treten. Hierfür steht ihnen einmal im Monat ein 4-stündiges Zeitfenster zur Verfügung, in dem sie einen Termin

für ein *persönliches Gespräch* vereinbaren können. Die zu vergebenden Gesprächstermine umfassen für Einzelpersonen 20 Minuten und für Gruppen mit bis zu drei Mitarbeitenden 30 Minuten. Alle Gesprächstermine werden dabei als Arbeitszeit angerechnet.
Zur Wahrung der eigenen Interessen haben alle interessierten Beschäftigten die Möglichkeit, *anonym* einen Termin zu vereinbaren. Dadurch sollen sowohl potenzielle Hemmungen der Mitarbeitenden abgebaut als auch die Wahrung eines vertraulichen Gespräches erzielt werden. Sind die angebotenen Sprechstundentermine keine Option, sind auch individuelle Gesprächstermine möglich. Ziele der offenen Sprechstunde sind:

- Verbesserung der Mitarbeitendenbindung am UK Dresden
- Erarbeitung konstruktiver Lösungs- und Ideenvorschläge für die Praxis
- frühzeitige Erkenntnis praxisrelevanter Herausforderungen
- Gewährleistung umfassenderer Handlungsfähigkeit.

Durch den direkten, persönlichen Austausch mit der Direktorin werden hierarchische Barrieren im Unternehmen abgebaut und eine Förderung des Informationsflusses auf allen Ebenen erreicht. Dadurch gelingt ein Verständnis füreinander und beeinflusst den beruflichen Alltag der Mitarbeitenden positiv. Horizontaler Feindseligkeit wird entgegengewirkt.

27.2.6 Pflegeauszubildende gestalten Zukunft und übernehmen Verantwortung

Das UK Dresden bildet als praktischer Ausbildungsträger und damit Arbeitgeber allein in der generalistischen Pflegeausbildung nach Teil 2 PflBG jährlich ca. 120 Auszubildende aus. Für die Ausbildung auf den Stationen, in den Notaufnahmen, diagnostischen Abteilungen usw. ist folgender Handlungsleitsatz unabdingbar:

„Die Würde des Menschen ist unantastbar“ (Artikel 1 Grundgesetz).

Für die Ausbildung zukünftiger Pflegefachpersonen, die professionell mehr oder weniger komplexen Pflegesituationen begegnen, verantwortungsvoll Berufssituationen gestalten und anwaltschaftlich Personen mit Pflegebedarf in ethisch anspruchsvollen Situationen vertreten, hat das Direktorium „Krankenpflege“ des Universitätsklinikums (UK) Dresden den zitierten Artikel weiter ausgestaltet:

„Die Achtung der Menschenrechte, der kulturellen Rechte, das Recht auf Würde und respektvolle Behandlung, unabhängig von Merkmalen wie Alter, Hautfarbe, kultureller Zugehörigkeit, Behinderung oder Krankheit, Geschlecht, sexueller Orientierung, Nationalität, Sprache, ethnischer oder religiöser Zugehörigkeit, politischer Überzeugungen, rechtlicher, wirtschaftlicher oder sozialer Status – alle Menschen sind gleich zu behandeln.“

Der Führungsebene ist bewusst, dass dies nicht immer pflegerische Realität ist. Die Gründe hierfür liegen nicht nur in Insuffizienzen des Gesundheitsversorgungssystems, sondern auch an Wohlstandsrisiken, die sich aus demografischen Entwicklungen, Fachkräftedefiziten, Gefährdung demokratischer Grundwerte und drohend unzuverlässigen politischen Rahmenbedingungen ergeben. Mit der Aktion *„Engagier dich Tage!“* möchte das UK Dresden mit seiner Akademie zusammen mit dem Verein „Wirtschaft für ein Weltoffenes Sachsen“ das *Wir-Gefühl* im Unternehmen stärken. Argumentationen innerhalb demokratischer Leitplanken sieht das UK Dresden als eine wichtige Aufgabe. Zuallererst ist damit *Kompromisskultur* für partnerschaftliche Zusammenarbeit der bzw. in den Teams gemeint. Zuhören und Meinungen zulassen, auch die man nicht so gern hört, führen zum Nachdenken und öffnen den Diskurs (**Kasten 27-6**).

Kasten 27-6: Engagement-Tage Pflege

Ziele der Aktion sind, Möglichkeiten zur demokratischen Teilhabe zu eröffnen, selbstbestimmtes Arbeiten in der beruflichen Pflege zu stärken, den Teilnehmenden Möglichkeit zu geben, Verantwortung zu übernehmen und Selbstwirksamkeit erlebbar zu machen. Es geht um Aktivierung des zivilgesellschaftlichen Engagements von Mitarbeitenden und Auszubildenden. Deshalb führen das UK Dresden die *„Engagier dich Tage!“* durch. Im Projekt steht im Vordergrund, sich zu informieren, die eigene Stimme zu erheben und sich für die Belange der Gemeinschaft einzusetzen. Die Aktion ist mit Projekten verbunden, die z. B. ehrenamtliche Initiativen unterstützen und Diskussionen in Vereinen motivieren. Ein „Nebenbei“-Effekt ist, Auszubildende unterschiedlicher Meinungen in respektvolle Diskussionen zu bringen. Dabei wird ihnen klar, dass *persönliches Engagement* Treibstoff für Demokratie ist. Kleine Gesten des Engagements sind ebenso wichtig wie große Demokratiebekundungen.

Gelebte Demokratie und Engagement für pflegerische Menschlichkeit sind keine abstrakten Konzepte, sondern Verantwortung für eine bessere Gesellschaft. Demokratie braucht Demokrat*innen. Sie lebt vom Mitmachen möglichst vieler, darunter auch der Auszubildenden des UK Dresden.

27.3 Ausblick und Perspektiven

Die dargestellten Initiativen zeigen, wie durch gezielte Maßnahmen eine positive Arbeitskultur im Pflegedienst gefördert werden kann. Sie sind nicht nur Antwort auf bestehende Herausforderungen wie Fachkräftemangel, Ausbildungsabbrüche oder psychosoziale Belastungen, sondern auch Grundlage für eine zukunftsfähige Pflegepraxis.

Künftig gilt es, diese Ansätze zu verstetigen, systematisch zu evaluieren und auf andere Berufsgruppen sowie weitere Einrichtungen zu übertragen. Dabei gewinnen Themen wie *interprofessionelle Zusammenarbeit, Digitalisierung, interkulturelle Kompetenz* und *Resilienzförderung* zunehmend an Bedeutung. Die Pflege steht vor der Aufgabe, strukturelle Entwicklungen aktiv mitzugestalten – mit professionellem Selbstbewusstsein, klaren Werten und einer Kultur des Mitgestaltens.

Das Pflegemanagement wird dabei nicht nur als administrative Instanz, sondern als Impulsgeber für Wandel, Dialog und Zukunftssicherung zentral sein. Denn nur durch ein starkes, wertschätzendes und demokratisches Miteinander kann die Pflege ihre unverzichtbare Rolle im Gesundheitswesen nachhaltig erfüllen.

27.4 Literatur

Duchscher, J. E. B. (2009). Transition shock: the initial stage of role adaptation for newly graduated Registered Nurses. *Journal of Advanced Nursing, 65*(5), 1103–1113. https://doi.org/10.1111/j.1365-2648.2008.04898.x

Graf, A. C., Jacob, E., Twigg, D. & Nattabi, B. (2020). Contemporary nursing graduates' transition to practice: A critical review of transition models. *Journal of Clinical Nursing, 29*(15–16), 3097–3107. https://doi.org/10.1111/jocn.15234

Labrague, L. J. & McEnroe-Petitte, D. M. (2018). Job stress in new nurses during the transition period: an integrative review. *International Nursing Review, 65*(4), 491–504. https://doi.org/10.1111/inr. 12425

Müller, B. & Teigeler, B. (2025). *Mitarbeiter erfolgreich binden*. Hogrefe.

Pasila, K., Elo, S. & Kääriäinen, M. (2017). Newly graduated nurses' orientation experiences: A systematic review of qualitative studies. *International Journal of Nursing Studies, 71*, 17–27. https://doi.org/10.1016/j.ijnurstu.2017.02.021

Weiterführende Literatur

Duchscher, J. B. (2012). *From Surviving to Thriving: Navigating the First Year of Professional Nursing Practice* (2nd ed). Nursing the Future.

Hegney, D., Chamberlain, D., Harvey, C., Sobolewska, A., Knight, B. & Garrahy, A. (2019). From incomer to insider: The development of the TRANSPEC model – A systematic review of the factors influencing the effective rapid and early career TRANsition to a nursing SPECiality in differing contexts of practice. *PLOS ONE, 14*(5), Article e0216121. https://doi.org/10.1371/journal.pone.0216121

Ho, S., Stenhouse, R. & Snowden, A. (2021). ‚It was quite a shock': A qualitative study of the impact of organisational and personal factors on newly qualified nurses' experiences. *Journal of Clinical Nursing, 30*(15–16), 2373–2385. https://doi.org/10.1111/jocn.15777

Jones-Bell, L. J., Halford-Cook, C. & Weaver Parker, N. (2018). Transition to Practice – Part 3: Implementing an Ambulatory Care Registered Nurse Residency Program: RN Residency and Transition to Professional Practice Programs in Ambulatory Care – Challenges, Successes, and Recommendations. *Nursing Economic$, 36*(1), 35–45.

Missen, K., McKenna, L. & Beauchamp, A. (2014). Satisfaction of newly graduated nurses enrolled in transition-to-practice programmes in their first year of employment: a systematic review. *Journal of Advanced Nursing, 70*(11), 2419–2433. https://doi.org/10.1111/jan.12464

Müller, B. (2020). Vom Honeymoon in die Realität: Der Übergang der Young Professionals in die berufliche Pflegepraxis. *PADUA, 15*(4), 195–201. https://doi.org/10.1024/1861-6186/a000566

28 Pflegemanagement – zufriedene Mitarbeitende in der Langzeitpflege

Constanze Peil

Abstract. Der Beitrag aus Rheinland-Pfalz thematisiert die Situation in der Langzeitpflege und zeigt die Notwendigkeit auf, schon in der Ausbildung und Einarbeitung mit Qualifikationskonzepten und einer Willkommenskultur für zukünftige zufriedene Mitarbeitende in der Pflege zu sorgen.

Feindseliges Verhalten unter Pflegenden findet auch im Setting der stationären Langzeitpflege statt. Individuelle einrichtungsbezogene Faktoren und Ursachen müssen in den Blick genommen werden, um Feindseligkeit unter Pflegenden entgegenzutreten. Der Pflegefachpersonenmangel erscheint als ein Schlüsselfaktor im professionellen Miteinander, verbunden mit Versorgungsqualität für die oftmals nicht kranken, aber gebrechlichen Menschen in diesem Setting. Für genügend qualifiziertes Personal wird die Pflegeausbildung zum Aushängeschild der stationären Versorgungseinrichtungen. Den Praxisanleitenden kommt eine zentrale Rolle zu. Sie sind Anlaufstelle für die „internen" Pflegeauszubildenden und motivieren bzw. reflektieren mit diesen insbesondere die Einsätze in der stationären Akutpflege. Sie sind auch Schlüsselfiguren, die die Willkommenskulturen der stationären Langzeitpflegeeinrichtungen vertreten, wenn „externe" Auszubildende ihre Pflichtpraktika ableisten. Vergleichbare Aufgaben auf anderen Verantwortungsebenen übernehmen Heim-, Pflege- und Wohnbereichsleitungen für eine wertschätzende, konstruktive und vertrauensvolle Zusammenarbeit auf intra- und interdisziplinärer Ebene. Ein großer Teil der Menschen wird im Alter von beruflicher Pflege abhängig sein, ein Teil davon im stationären Langzeitpflegebereich. Professionelles Verhalten unter Gesundheitsmitarbeitenden bedingt sich nicht zuletzt – wechselseitig – durch professionellen Umgang mit den Bewohner*innen und ihren Bezugspersonen. Es ist eine gemeinschaftliche Aufgabe, diese Bedeutung in die Gesellschaft hineinzutragen und zu verdeutlichen.

Schlüsselbegriffe

- Führungspersonen
- Ausbildung
- Kommunikation
- Praxisanleitendenqualifizierung
- Einarbeitung.

28.1 Einleitung

Feindseliges Verhalten ist in den unterschiedlichen Settings im Bereich der beruflichen Pflege allgegenwärtig – so auch im Setting der stationären Langzeitpflege. Trotz dieser vorhandenen Präsenz wird dem Thema bisher wenig Aufmerksamkeit geschenkt. Das liegt u.a. daran, dass die begünstigenden Faktoren für ein solches Verhalten zwar bekannt sind, diese jedoch nicht zwingend mit feindseligem Verhalten in Zusammenhang gebracht werden. Faktoren wie die Auflösung der Fachkraftquote in den Einrichtungen der Langzeitpflege, der Druck der Einführung eines neuen Personalbemessungsinstruments, fehlende Nachwuchskräfte, die Fluktuation von Fachpersonal sowie die enorm steigenden Ausfallzeiten und der dadurch resultierende Einsatz von Leiharbeitsfirmen wirken sich negativ auf die Arbeitsatmosphäre aus und sind in den Einrichtungen bereits deutlich spürbar. Als Konsequenz der genannten Faktoren nehmen Mitarbeitende in der stationären Langzeitpflege die unterschiedlichsten Formen von feindseligem Verhalten wahr. Die Praxis muss sich aus diesem Grund dringend mit den *individuellen einrichtungsbezogenen Faktoren* und *Ursachen* auseinandersetzen und im Rahmen einer Reflexion präventive Instrumente und Interventionen integrieren.

28.2 Feindseliges Verhalten in der Langzeitpflege

Im Praxisalltag begegnen beruflich Pflegende immer wieder feindseligem Verhalten, so auch im Setting der stationären Langzeitpflege. Dies geschieht bewusst oder unbewusst – entweder als selbst Betroffene *(Opfer)*, als selbst feindseliges Verhalten Ausübende *(Täter*innen)* oder als bei anderen Pflegepersonen oder Professionen Beobachtende *(Zuschauende)* (**Abb. 4.3**, S. 68). Der Begriff des feindseligen Verhaltens ist in der Langzeitpflege kein häufig genutztes Vokabular. Den Mitarbeitenden ist nicht bewusst, dass bestimmte Verhaltensweisen im täglichen Miteinander typischen Formen davon darstellen. Das liegt u.a. daran, dass dem Thema bisher nicht die nötige Aufmerksamkeit geschenkt wird, obwohl es von enorm großer Bedeutung für alle Pflegeeinrichtungen ist, besonders in Bezug auf die derzeitige Entwicklung der Situation in der Pflege. In den Einrichtungen findet man unterschiedliche Formen, meist findet das Verhalten verbal statt und zeigt sich sowohl in verdeckten als auch in offenen Verhaltensweisen (Bartholomew, 2009). Es gibt derzeit unzählige Faktoren, welche ein solches feindseliges Verhalten in der Langzeitpflege begünstigen, teilweise sogar bestärken. Diese reichen von der bereits benannten Auflösung der Fachkraftquote in den Einrichtungen bis zur fehlenden Anerkennung der Profession.

Kasten 28-1: Pflegefachpersonenmangel in der stationären Langzeitpflege

In der stationären Langzeitpflege ist das Defizit an Pflegefachpersonen deutlich spürbar. Einzelne Wohnbereiche können nicht mehr in allen Schichten mit einer Pflegefachperson besetzt werden. Pflegefachpersonen müssen häufiger Fachaufsichten auf anderen Wohnbereichen übernehmen und Alten- und Krankenpflegehelfende müssen ihrer Qualifikation entsprechend mehr Verantwortung auf den eigenen Bereichen übernehmen, besonders dann, wenn Ausfälle von Teammitgliedern kompensiert werden müssen. Laut dem Institut der deutschen Wirtschaft Köln (Flake et al., 2018) ist der Fachkräftemangel in der ambulanten und stationären Altenpflege in Deutschland seit 2015 signifikant erkennbar. Er könnte bis 2030 auf insgesamt 461.320 fehlende Pflegefachpersonen anwachsen (Flake et al., 2018, S. 34).

Diese Faktoren beeinflussen den Alltag der stationären Langzeitpflege enorm und die Auswirkungen auf die Atmosphäre innerhalb der Einrichtungen sind deutlich spürbar. Die Konsequenzen zeichnen sich im feindseligen Umgang untereinander und miteinander ab. Eine typische Situation verläuft z.B. während einer Dienstübergabe. Neben der fachlichen Weitergabe von Patient*inneninformationen sind hier bestimmte Verhaltensmuster von horizontalen Feindseligkeiten finden. Diese zeigen sich durch nonverbale Anspielungen (Augenbrauen hochziehen, Gesicht verziehen), verbalen Äußerungen und Kränkungen, abweisende Antworten, das Zurückhalten von wichtigen Informationen (Patient*inneninformationen oder über Arbeitsabläufe) oder interne Streitigkeiten (Kriesten & Becker, 2022). Im Setting der stationären Langzeitpflege zeigt sich, dass feindseliges Verhalten in allen Bereichen, unabhängig von Rolle, Profession oder

Hierarchieebne und auf unterschiedlicher Art und Weise existiert. Laut NEXT-Studie findet feindseliges Verhalten am häufigsten in der Beziehung zwischen Pflegenden und Pflegedienstleitung statt und gilt als mögliche Ursache für einen vorzeitigen Berufsausstieg (Simon et al., 2005). An diesen Ergebnissen wird deutlich, dass Feindseligkeiten nicht nur auf *horizontaler,* sondern auch auf *vertikaler* Ebene in den Einrichtungen stattfinden und von großer Bedeutung sind. Eine feindselige Atmosphäre innerhalb einer Einrichtung geht mit einem massiven Anstieg von Arbeitsunzufriedenheit einher (vgl. dazu das Interview mit Cynthia Clark). Der DAK-Pflegereport (Klie, 2024) zeigt, dass mit den Jahren die durchschnittliche Anzahl der arbeitsunfähigen Tage in der Langzeitpflege von 47 Tagen im Jahre 2017 auf 54 Tage in Jahr 2022 steigt – das sind etwa drei Monate pro Mitarbeitendem. Im Vordergrund stehen zwei Diagnosegruppen: Erkrankungen des Muskel-Skelett-Systems und psychische Verhaltensstörungen (Klie, 2024). Krankheitsbedingte Ausfälle bei Mitarbeitenden wirken sich wiederum negativ auf die Arbeitsatmosphäre in den Teams und der Institution aus. Dort entstehen neue bzw. mehr interpersonelle Konflikte. Diese beeinflussen die Arbeitszufriedenheit der einzelnen Mitarbeitenden enorm. Es kommt zu weiteren Krankheitstagen bei bestehenden Erkrankungen oder Neuerkrankungen. Betriebswirtschaftlich betrachtet schnellen die Kosten in die Höhe durch u.a. der Fluktuation von Mitarbeitenden, Kompensation von langen Ausfallzeiten der Mitarbeitenden, für geleistete Mehrarbeit, Leihfirmen sowie den Einsatz von Recruiting Agenturen zur Mitarbeitergewinnung. Es handelt sich um einen „Teufelskreis", wobei das Problem nicht im *Teufel,* sondern im *Kreis* steckt (Göpel, 2022). Feindseligkeit in der Pflege ist ein Thema, das unbedingt mehr Aufmerksamkeit benötigt. Es betrifft jede Institution und jeden einzelnen Mitarbeitenden in dieser Branche.

28.3 Wertschätzung und Anerkennung

Die Verfasserin des vorliegenden Buchkapitels ist Altenpflegerin, die parallel zur Ausbildung den Weg des ausbildungsintegrierten, dualen Bachelorstudiengangs „Gesundheit und Pflege" (B.Sc.) beschritten und einen Masterstudiengang für Management in Gesundheit und Pflege (M.A.) angeschlossen hat. Berufliche Pflege für ältere Menschen, die nicht unbedingt von Krankheit, aber von entwicklungsbedingten, insbesondere altersbezogenen Pflegephänomenen, insbesondere von *Frailty* (engl. Gebrechlichkeit) betroffen sind, sind ihr mitsamt ihren pflegerischen Handlungsanlässen aus der Berufspraxis vertraut. Vor Jahren bereits ist sie auf die Seite der Pflege- und mittlerweile Heimleitung gewechselt und hat Führungsverantwortung für mehrere Berufsgruppen in der stationären Langzeitpflege. Die Gruppe der beruflich Pflegenden bildet nach wie vor die größte darin. Versorgungsqualität ergibt sich aus einer Organisationskultur, die insbesondere einen wertschätzenden und transparenten Umgang miteinander in den Mittelpunkt stellt. Nachfolgend werden Aspekte aufgezeigt, die die Verfasserin als Heimleitung unterstützt und selbst forciert.

28.3.1 Ausbildung als Aushängeschild

Für die Aufwertung des Pflegeberufs ist die *Ausbildung in Einrichtungen der stationären Langzeitpflege* eines der bedeutendsten Aufgaben, um dem Fachkräftemangel entgegenzusteuern. Im Rahmen der generalistischen Ausbildung hat die Verantwortung und Bedeutung für die Ausbildung bei den Praxisanleitenden zugenommen. *Die Praxisanleitung stellt mit ihren Aufgaben ein zentrales Element der Pflegeausbildung dar.* Neben Anleitungssituationen steht besonders die Unterstützung der Auszubildenden im Bereich der *Kommunikation* im Vordergrund. Aufgabe im *gesamten* kollegialen Umfeld ist die

Einbindung zukünftiger Pflegefachpersonen durch *situative Praxisanleitung* (Klein et al., 2021). In der praktischen Ausbildung ist wichtig, sensibel für das Phänomen der horizontalen Feindseligkeit zu sein. *Auszubildende erleben beides:* besondere Fürsorge durch Teammitglieder und Praxisanleitende, aber auch deutliche Verhaltensmuster von Feindseligkeit durch Akteur*innen des jeweiligen Felds. Sie erleben Lästereien, Demütigungen oder Beleidigungen (Martach & Völkel-Söte, 2016). Auszubildende, die ihre Arbeitsverträge mit einer Träger*in der Langzeitpflege haben und zu Pflichtpraktika nach Anlage 7 PflAPrV in die Akutpflege wechseln, berichten häufig den Praxisanleitenden „heimischer" Langzeitpflegeeinrichtungen nach Ablauf dieser Praktika Erfahrungen mit Feindseligkeit. Selten, so die Kenntnis der Verfasserin, geht dieses Verhalten von Praxisanleitenden im eigenen Ausbildungsbetrieb aus. Die Auszubildenden beschreiben dies häufig im Zusammenhang mit *externen Pflichteinsätzen* und dort v.a. in der täglichen Arbeit mit Kolleg*innen. Sie entwickeln Angst, emotionale Betroffenheit und Unsicherheiten während der Dienste. Mit Vorurteilen und negativer Erfahrungserwartung wird auf die nächsten externen Praktika zugegangen. Was hilft, um diesen Kreis zu durchbrechen, sind folgende Erfahrungen:

- sich als Auszubildende an Vertrauenspersonen wenden bzw. den Lernort „Schule" als Anlaufstelle zu nutzen
- am Lernort „Schule" und am Lernort „Betrieb" zukünftige Fachpersonen während der Ausbildung für das Phänomen „Feindseligkeit in der Pflege" sensibilisieren
- in die Qualifizierungsmaßnahmen der Praxisanleitenden genanntes Thema aufgreifen, mit Ursachen, Symptomen, Wirkung, Folgen, Maßnahmen der Prävention, Linderung und Beseitigung des Phänomens und Befähigung zu sensibler Kommunikation
- regelmäßiger Austausch zwischen den Lernorten „Betrieb" und „Schule" für eine Kultur des wertschätzenden Miteinanders.

Auszubildende sehen den Lernort „Schule" häufig als eine der ersten Anlaufstellen bei Sorgen und Ängsten, besonders auch in den langen Zeiträumen der Pflichteinsätze. Aus diesem Grund müssen die Lernorte kooperieren, im Rahmen der Ausbildung nach PflBG eng zusammenarbeiten und eine gegenseitige Unterstützung ermöglichen. Alle Praxisanleitenden unabhängig ihrer Trägerschaft sollen als kooperierende Partner*innen der praktischen Ausbildung jederzeit die Möglichkeit haben, an den *Austauschtreffen* teilzunehmen. In der Praxis zeigt sich dies stets als positive Rückmeldung, besonders die Vernetzung mit anderen Praxisanleitenden.

28.3.2 Kommunikationskultur

Die Kommunikation spielt in den Pflegeeinrichtungen der stationären Langzeitpflege eine bedeutsame Rolle. Feindseliges Verhalten zeigt sich häufig dann, wenn es zu Defiziten im Bereich der Kommunikationskompetenz kommt. Aus diesem Grund ist es wichtig, dass alle Mitarbeitenden im multiprofessionellen Team einer Einrichtung in thematisch passenden Weiterbildungen in Bezug auf feindseliges Verhalten geschult und sensibilisiert werden. Neben der Sensibilisierung können zahlreiche Interventionen genutzt werden, feinseliges Verhalten zu verhindern. Dazu werden in der Praxis *teambildende Maßnahmen, Kommunikationsregeln* und *Feedbackrunden* eingesetzt (Tewes, 2023). Die Erfahrungen der Verfasserin zeigen, dass all die genannten Interventionen in regelmäßigen Abständen wiederholt und aufgefrischt werden müssen. *Es ist eine Führungsaufgabe der Pflegedienst- und Wohnbereichsleitung, die Teammitglieder für Fort- und Weiterbildungen zu motivieren, Feedbackrunden anzuregen und immer wieder auf die im Team vereinbarten Kommunikationsregeln hinzuweisen.* Reicht dies nicht aus, zeigt sich aus der Erfahrung heraus, dass in bestimmten Situationen *externe Unterstützung* nötig ist, für Teambuildingmaßnahmen oder

Supervisionen. Von großer Bedeutung für eine erfolgreiche Umsetzung der Maßnahme ist in diesem Zusammenhang die *Bereitschaft des Teams.* Ziel dieser Interventionen ist u.a. die Entwicklung einer transparenten und offenen Gesprächskultur im Team, durch die eine *wertschätzende Sprach-* und *Fehlerkultur* in den einzelnen Teams möglich ist. Wichtig ist, dass neben alltäglichen Übergabezeiten zeitliche Ressourcen für Teamgespräche möglich sind, um einen adäquaten Raum für gemeinsame Interaktion im Team zu schaffen. Ein weiteres wesentliches Instrument der Personalentwicklung stellen die *jährlichen Mitarbeitendengespräche* in den Einrichtungen auf vertikaler und horizontaler Ebene dar. Das Gespräch zwischen Führungsperson und Mitarbeiter*in dient dazu, sich gegenseitig Feedback zu geben, Entwicklungsmöglichkeiten und -wünsche zu besprechen und gemeinsam individuelle Zielvereinbarungen für das kommende Jahr zu formulieren. Die Mitarbeiter*in hat die Möglichkeit, ihre Erwartungen an die Führungskraft zu konkretisieren. Zudem wird die gemeinsame Zusammenarbeit von beiden Gesprächspartner*innen anhand festgelegter Kriterien reflektiert. Diese Kriterien sind v.a. Engagement, Bereitschaft zur Übernahme von Verantwortung, Arbeitsqualität und -quantität, Flexibilität, Kritikfähigkeit, Kommunikationsfähigkeit, Teamfähigkeit und Identifikation mit dem Leitbild der Einrichtung. Dieses beschriebene Vorgehen der konstruktiven Rückmeldung kann zur Verbesserung der Arbeitsatmosphäre in den unterschiedlichen Settings führen (Bartholomew, 2009; Tewes, 2023). Es soll in jeder Institution Anwendung finden.

28.3.3 Einarbeitungsprogramme

Onboarding ist es ein wichtiges Instrument, um feindselige Verhaltensweisen von Beginn an in den Einrichtungen der Langzeitpflege zu vermeiden. Es soll als zentrale Aufgabe genutzt werden, um eine Integration der neuen Mitarbeitenden oder Auszubildenden zu fördern. Das führt zu Akzeptanz im Team, persönliche Arbeitszufriedenheit, Engagement und letztendlich zu Verbleib in der Organisation (Lichtenschopf & Schwarz, 2023). Häufig ist das neue Arbeitsumfeld zu Beginn von großen Herausforderungen und Unsicherheiten geprägt. Bereits ab dem ersten Kontakt mit einer/einem neuen Mitarbeiter*in spielen Kommunikation, Wertschätzung und Transparenz eine bedeutende Rolle und prägen den gemeinsamen weiteren Weg in der Einrichtung. Fehlt ein *Onboarding*-Prozess, sinkt die Qualität in der Einrichtung und in der Folge nimmt die Fluktuation von Mitarbeitenden zu. Es ist demnach zwingend erforderlich, in einen *Onboarding*-Prozess und die dafür nötige Zeit zu investieren. Im Ergebnis kommt es zu einer hohen Arbeitszufriedenheit bei den Mitarbeitenden. Sie identifizieren sich mit der Institution und verbleiben so häufig in diesem Bereich (Ackermann, 2023). Es ist wichtig, den geplanten *Onboarding*-Prozess abzuschließen, auch wenn in der Langzeitpflege dafür oft die zeitlichen Ressourcen fehlen. In der Langzeitpflege wird zur Orientierung häufig ein *einrichtungsindividueller Leitfaden* mit Einarbeitungscheckliste genutzt. Diese Checkliste hat zum Ziel, die Einrichtung, den Einsatzbereich, bestimmte Arbeitsabläufe, die Organisation und das Team kennenzulernen. Der Prozess beinhaltet gleichzeitig mehrere Einarbeitungsgespräche und wird mit einem Gespräch zum Ende der Probezeit abgeschlossen. Die Begleitung des *Onboarding*-Prozesses ist zumeist zentrale Aufgabe der Wohnbereichsleitungen. Ziel ist es, den Mitarbeitenden von Beginn an in die Einrichtung zu integrieren und bei diesem Prozess wertschätzend zu begleiten.

28.4 Fazit und Ausblick

Durch die dargestellten Erfahrungen und Herausforderungen im Bereich der Langzeitpflege ergeben sich unterschiedlichste Perspektiven, um feindseligen Verhaltensweisen entgegenzuwirken. Die Erfahrungen zeigen, dass das Setting der Langzeitpflege besonders von feindseligem Verhalten betroffen ist. Aus diesem Grund gilt es, Instrumente und Interventionen in den Praxisalltag zu integrieren, um die begünstigenden Faktoren und Ursachen von feindseligem Verhalten zu reduzieren. Die stationäre Langzeitpflege ist besonders vulnerabel für Anfeindungen von außen und von innen. Zum einen genießt sie, oft medial bedingt, ein niedriges Ansehen in der Bevölkerung, zum anderen wird für die verschiedenen Berufsgruppen und insbesondere für die berufliche Pflege zunehmend auf Menschen aus dem Ausland zugegriffen. Es begegnen sich so viele unterschiedliche Kulturen. Sprachen und Wertvorstellungen treffen aufeinander, sodass Kommunikation jeglicher Art von hoher Bedeutung ist und wertschätzend geschehen muss. Viele Menschen in Deutschland werden nicht in ihren eigenen Wänden ihren Lebensabend verbringen. Ein anderer Blick auf die Langzeitpflege und auf ihre Mitarbeitenden ist dringend notwendig. Es gilt wertzuschätzen, was dort geleistet wird und die dortigen Akteur*innen zu unterstützen, den Wert ihrer Arbeit selbst anzuerkennen und sorgsam mit sich und miteinander umzugehen.

28.5 Literatur

Ackermann, M. (2023). Strukturiertes Onboarding-Konzept. *Im OP, 13*(2), 96–100. https://doi.org/10.1055/a-1987-1770

Bartholomew, K. (2009). *Feindseligkeit unter Pflegenden beenden* (R. Müller, Hrsg.; H. Bröger, Übers.). Huber.

Flake, R., Kochskämper, S., Risius, P. & Seyda, S. (2018). *Fachkräfteengpass in der Alten- pflege: Staus Quo und Prespektiven* (No. 3; IW-Trends 2018). Institut der deutschen Wirtschaft. https://www.iwkoeln.de/fileadmin/user_upload/Studien/IW-Trends/PDF/2018/IW-Trends_2018-03-02_Pflegefallzahlen.pdf

Göpel, M. (2022). *Wir können auch anders: Aufbruch in die Welt von morgen*. Ullstein Taschenbuch Verlag.

Klein, Z., Peters, M., Dauer, B. & Garcia González, D. (2021). *Empfehlungen für Praxisanleitende im Rahmen der Pflegeausbildung nach dem Pflegeberufegesetz (PflBG)*. Bundesinstitut für Berufsbildung. https://www.bibb.de/dienst/publikationen/download/17241

Klie, T. (2024). *Pflegereport 2024: Die Baby-Boomer und die Zukunft der Pflege – Beruflich Pflegende im Fokus* (No. 47; Beiträge zur Gesundheitsökonomie und Versorgungsforschung). DAK-Gesundheit. https://caas.content.dak.de/caas/v1/media/64750/data/42a02e597e07646cc80c0ddbd1382a8f/dak-pflegereport-2024-ebook.pdf

Kriesten, U. & Becker, M. (2022). *Kommunizieren und Führen in der Pflege – gewusst wie: Stärken erkennen, Kompetenzen schärfen, Verhaltensmuster durchbrechen: spielerisch einfach kommunizieren – nie wieder Psycho-Spielchen*. Schlütersche.

Lichtenschopf, P. & Schwarz, J. (2023). Berufseinstieg – motivationsförderlich durch Onboarding. *#schuleverantworten, 3*(1), 46–53. https://doi.org/10.53349/sv.2023.i1.a311

Martach, D. & Völkel-Söte, C. (2016). „Bist du blöd, oder was?“: Feindseligkeit in der Pflegeausbildung. *Die Schwester Der Pfleger, 55*(8), 26–30.

Simon, M., Tackenberg, P., Hasselhorn, H.-M., Kümmerling, A., Büscher, A. & Müller, B.H. (2005). *Auswertung der ersten Befragung der NEXT-Studie in Deutschland*. Universität Wuppertal.

Tewes, R. (2023). *Wie bitte?: Kommunikation in Gesundheitsberufen* (3. Aufl.). Springer. https://doi.org/10.1007/978-3-662-66738-5

29 Pflegemanagement – ein unterstützendes Arbeitsumfeld gestalten

Michaela Key

Abstract. Feindseligkeiten im Pflegealltag stellen eine ernstzunehmende Belastung für Pflegende und Auszubildende dar. Basierend auf Erfahrungen aus der Schweiz im Universitätsspital Zürich zeigt dieser Beitrag, wie durch gezielte Maßnahmen ein unterstützendes Arbeitsumfeld entstehen kann. Wie lassen sich hierarchische Barrieren vermeiden – durch Laufbahnplanung, Bildungskonzepte (z. B. Lern- und Arbeitsgemeinschaft) und Methoden (z. B. „Working Out Loud")? Die Bedeutung von Leadership und aktiver Laufbahngestaltung findet Aufmerksamkeit. Ziel ist es, Feindseligkeiten zu reduzieren, Wohlbefinden zu fördern sowie eine Kultur der Partizipation und der psychologischen Sicherheit zu etablieren. Die Ergebnisse der STRAIN-Studie und weitere aktuelle Forschungsergebnisse bieten wertvolle Erkenntnisse zur Stressprävention und Organisationsentwicklung.

Schlüsselbegriffe
- Skill-Grade-Mix
- unterstützendes Arbeitsumfeld
- Laufbahnplanung
- hierarchiefreies Lernen.

29.1 Einleitung

„Auf unserer Station ist ‚Lästern' ein großes Thema. Selbst Personen mit einer ‚höheren' Stellung gehören dazu. Das Vertrauen gegenüber den Teammitgliedern, Berufsbildnern und Vorgesetzten ist somit heruntergesetzt und bremst die Lust am Arbeiten deutlich. Unter uns Lernenden ist das ein großes Thema. Daher weiß ich, dass ich nicht einfach nur ‚sensibel' bin."

Diese Aussage einer Lernenden „Fachfrau Gesundheit" im dritten Ausbildungsjahr wirft ein Licht auf das Arbeitsklima, das sie auf einer Abteilung in einem Akutspital im Kanton Zürich wahrgenommen hat. Leider sind „Feindseligkeiten" in der professionellen Pflege auch in der Schweiz nach wie vor ein relevantes Thema. Unangemessene Verhaltensweisen können nicht nur die Gesundheit und das Wohlbefinden der betroffenen Pflegenden beeinträchtigen, sondern auch erhebliche Auswirkungen auf die Auszubildenden haben.

Feindseligkeiten im Pflegesetting treten in verschiedenen Formen auf, darunter verbale und nonverbale Angriffe, soziale Ausgrenzung und Verbreiten von Gerüchten. Wie in vielen anderen Ländern, sind Pflegende auch in der Schweiz verschiedenen Belastungen ausgesetzt, die Feindseligkeiten begünstigen können. Dazu gehören Arbeitsüberlastung, hohe Stressbelastung und Spannungen in Bezug auf Hierarchie und Ressourcenknappheit (Peter et al., 2021). In der Pflegebranche existiert eine komplexe Hierarchie, die sich aus verschiedenen beruflichen Rollen und Verantwortungsbereichen zusammensetzt. Diese Hierarchie beeinflusst die Arbeitsdynamik, das Wohlbefinden der Mitarbeitenden und letztlich die Qualität der Pflege, die den Patient*innen zuteil wird. Es ist wichtig, diese Strukturen zu verstehen, um die Probleme zu erkennen und Lösungen zu entwickeln, die das Arbeitsumfeld verbessern können.

Dieser Beitrag zeigt zunächst die „Konfliktarena" im Kontext der Schweiz auf: Welche Fachpersonen mit welchen Abschlüssen und welchen Tätigkeitsprofilen sind beteiligt? Welche Hierarchieproblematik ergibt sich in dieser Zusammenarbeit? Nach Sichtung der Datenlage und nach einem Blick in die Forschung sollen mögliche Lösungsansätze im Vordergrund stehen.

Im Universitätsspital Zürich besteht das Anliegen, dem Phänomen der Feindseligkeiten gezielt entgegenzuwirken – durch Lernen im sozialen Kontext und durch das Hineinwachsen in eine möglichst hierarchiefreie *Community of Practice*. Das pädagogische Konzept der „Lern- und Arbeitsgemeinschaft“, ein Laufbahnmodell, partizipative Kommunikationsformen, Resilienzförderung und die „Working Out Loud“-Methode sind Beispiele für positive Erfahrungen. Sie tragen dazu bei, Feindseligkeiten bestmöglich vorzubeugen.

29.2 Die Beteiligten des Geschehens – die Konfliktarena

In der Schweiz sind Fachpersonen auf drei unterschiedlichen Bildungsniveaus in der pflegerischen Versorgung tätig. Das Bildungssystem für Gesundheitsberufe bietet eine klar strukturierte Ausbildungslandschaft. Sie umfasst verschiedene Qualifikationsebenen, um den Bedarf an hochqualifizierten Fachpersonen im Gesundheitswesen zu decken: Fachfrauen/Fachmänner Gesundheit (FaGe), diplomierte Pflegefachpersonen und Absolvent*innen eines Studiums zum „Bachelor of Science in Pflege“. Die **Abbildung 29-1** veranschaulicht das Bildungssystem für Gesundheitsberufe in der Schweiz.

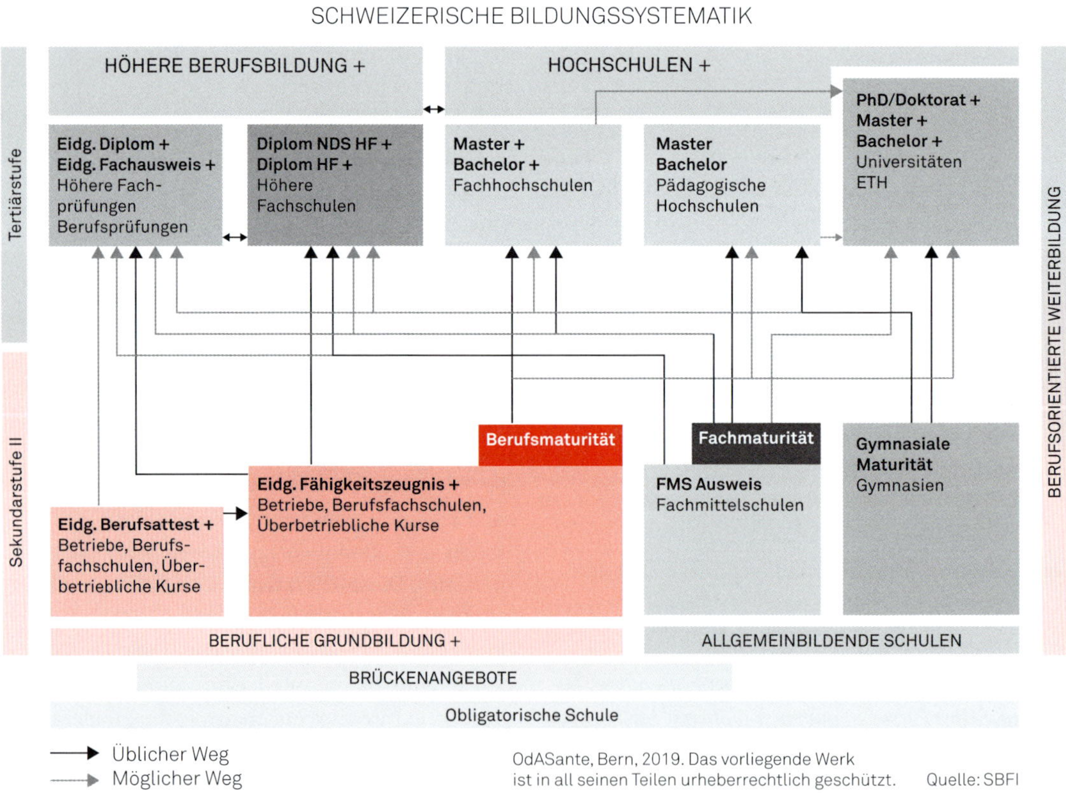

Abbildung 29-1: Bildungssystematik der Gesundheitsberufe in der Schweiz (OdASanté, o.J.; mit freundlicher Genehmigung)

Kasten 29-1: Pflegeausbildung in der Schweiz

Fachfrauen und -männer Gesundheit (FaGe). Die Ausbildung zur Fachfrau bzw. zum Fachmann Gesundheit erfolgt auf der Sekundarstufe II und dauert in der Regel drei Jahre. Sie umfasst eine Kombination aus theoretischem Unterricht an einer Berufsfachschule und praktischer Ausbildung in verschiedenen Gesundheits- und Pflegeeinrichtungen. Die Ausbildungsinhalte decken Themen wie Krankenpflege, Hygiene, Ernährung, medizinische Grundlagen, Kommunikation und Betreuung ab. Nach Abschluss der Ausbildung erhalten die Absolvent*innen das eidgenössische Fähigkeitszeugnis als Fachfrau/Fachmann Gesundheit. Sie können in verschiedenen Bereichen des Gesundheitswesens eigenständig tätig werden. Gemeinsam mit Pflegefachpersonen betreuen und pflegen sie Patient*innen.

Diplomierte Pflegefachpersonen Höhere Fachschule (HF). Die Ausbildung zur diplomierten Pflegefachperson erfolgt auf der Tertiärstufe B und dauert in der Regel drei Jahre. Sie umfasst eine fundierte theoretische Ausbildung an einer Höheren Fachschule sowie praktische Einsätze in Spitälern, Pflegeheimen und anderen Gesundheitseinrichtungen. Die Ausbildungsinhalte decken ein breites Spektrum an Themen ab, darunter Anatomie, Krankheitslehre, Pflegepraxis, Ethik, Kommunikation und Management. Nach erfolgreichem Abschluss der Ausbildung erhalten die Absolvent*innen das Diplom als diplomierte Pflegefachpersonen und können eigenverantwortlich in der Pflege und Betreuung von Patient*innen arbeiten.

Bachelorabsolvent*innen. „Bachelor of Science in Pflege“ (BSc) ist ein akademischer Studiengang auf der Tertiärstufe A. Er wird an Fachhochschulen oder Universitäten angeboten und dauert in der Regel drei bis vier Jahre. Der Studiengang vermittelt vertiefte Kenntnisse in Pflegewissenschaft, Forschungsmethoden, Pflegepraxis, Ethik, Management und Führung. Die Studierenden absolvieren sowohl theoretische Lehrveranstaltungen als auch praktische Einsätze in verschiedenen Gesundheits- und Pflegeeinrichtungen. Nach erfolgreichem Abschluss des Studiums erhalten die Absolvent*innen den akademischen Grad „Bachelor of Science in Pflege“. Sie sind qualifiziert, um eigenständig komplexe Pflegeprobleme zu analysieren, evidenzbasierte Pflegeinterventionen durchzuführen und in leitenden Positionen im Gesundheitswesen tätig zu werden.

Insgesamt bietet das Bildungssystem auf diesen drei Stufen (**Kasten 29-1**) eine solide Grundlage für die Ausbildung von hochqualifizierten Pflegepersonen, die den komplexen Anforderungen im Gesundheitswesen gewachsen sind. Die Zusammenarbeit zwischen den Fachpersonen Gesundheit (FaGe), diplomierten Pflegefachpersonen und Bachelorabsolvent*innen im Rahmen von Skill-Grade-Mix ist entscheidend für eine effiziente und qualitativ hochstehende Patient*innenversorgung.

Definition: Skill-Grade-Mix. Der Begriff bezieht sich auf die Zusammenarbeit von Fachpersonen mit unterschiedlichen Kompetenzen in einem interprofessionellen Team, um den Bedürfnissen der Patient*innen gerecht zu werden. Die Kompetenzen und Aufgaben der einzelnen Berufsgruppen sind in Stellenbeschreibungen festgelegt. In der Schweiz ist das Versorgungssystem relativ hierarchisch strukturiert, wobei die Hierarchie je nach spezifischem Versorgungskontext variieren kann. Im Allgemeinen gibt es jedoch eine klare Hierarchie der Berufsgruppen, die für die Pflege der Patient*innen zuständig sind. Die unterschiedlichen Aufgaben und Kompetenzen führen immer wieder zu Konflikten und Feindseligkeiten.

29.3 Forschungsstand

Generell lässt sich sagen, dass Daten zur Thematik nur vereinzelt vorhanden sind. Repräsentative Längsschnittstudien fehlen. Die wichtigste, nachfolgend vorgestellte ist die STRAIN-Studie (Work-related stress among health professionals in Switzerland) (Peter et al., 2020) (**Kasten 29-2**).

Im deutschsprachigen Raum haben Ehegartner und Autor*innenteam (2020) eine Studie zur *Arbeitsfähigkeit* von Pflegefachpersonen durchgeführt. Sie zeigen, dass Präventionsmaßnahmen erforderlich sind, um die Herausforderungen in diesem thematischen Kontext zu adressieren. Die Studie gibt Einblicke in die spezifischen Probleme von Pflegefachpersonen und unterstreicht die Dringlichkeit der Umsetzung von Unterstützungsmaßnahmen (Ehegartner et al., 2020). Darüber hinaus wurde die *betriebliche Gesundheitsförderung* in der Pflege untersucht (Mojtahedzadeh et al., 2021). Auch diese Studie trägt zum Verständnis von Strategien zur Unterstützung des Wohlbefindens von Pflegefachpersonen bei und befasst sich mit Feindseligkeiten im Pflegeumfeld (Mojtahedzadeh et al., 2021).

Etwas breiter gefasst sind die Publikationen aus der Zeit der COVID-19-Pandemie und den Jahren danach. Hierbei liegt der Fokus insbesondere auf der *Organisationsentwicklung*. Brenner und Lobnig (2022) resümieren, dass „flachere Hierarchien, intensivere Kommunikation und verstärkte interprofessionelle Zusammenarbeit (...)" (Brenner & Lobnig, 2022, S. 379) möglich werden. Die Übertragung der Erfahrungen aus der Zusammenarbeit während der Pandemie auf den Regelbetrieb ist eine unbeantwortete Frage. Sie haben aber sicherlich Einfluss auf die Gestaltung der zukünftigen Zusammenarbeit (Brenner & Lobnig, 2022).

Kasten 29-2: Projekt „STRAIN – work-related stress among health professionals in Switzerland"

Die „STRAIN-Studie" – „work-related stress among health professionals in Switzerland" – (Peter et al., 2020) untersucht arbeitsbedingten Stress bei Beschäftigten des Gesundheitswesens in der Schweiz.

Sie zielt darauf ab, die Auswirkungen auf die Gesundheit und das Wohlbefinden von Gesundheitsfachpersonen zu verstehen. Es zeigt sich, dass arbeitsbedingter Stress, schlechte Arbeitsbedingungen und Entlohnungsfrustration eine wichtige Rolle spielen. Diese Faktoren stehen in Zusammenhang mit der Absicht von Gesundheitsfachpersonen, ihre berufliche Laufbahn vorzeitig zu beenden (Peter et al., 2021). Darüber hinaus verdeutlicht die Studie die Notwendigkeit eines unterstützenden Arbeitsumfelds, um arbeitsbedingten Stress und seine möglichen Folgen zu reduzieren. Wichtig sind insbesondere Aufgaben, Rollen und das Streben nach gemeinsamen Zielen. Die Empfehlungen der STRAIN-Studie zu sozialen Beziehungen und Führung thematisieren Rollenklarheit, Rollenkonflikte, Führungsqualitäten, Wertschätzung, Feedback und Fehlerkultur sowie soziale Beziehungen am Arbeitsplatz.

Das Verhalten einer Führungsperson hat das Potenzial, Stress am Arbeitsplatz entweder zu verhindern oder zu verursachen. Mangelnde Führungsqualitäten des Managements werden in der STRAIN-Studie mit der Unzufriedenheit der Mitarbeitenden und mit der häufigeren Absicht, ihre Organisation und ihren Beruf zu verlassen, in Verbindung gebracht. Daher sind gute Führungs- und Managementfähigkeiten nicht nur wichtig, um arbeitsbedingtem Stress vorzubeugen und ihn zu reduzieren. Sie können auch dazu beitragen, Feindseligkeiten zu reduzieren bzw. vor einer Eskalation zu bewahren.

Allerdings wirft diese Befragung (Peter et al., 2021) keinen gezielten Blick auf innerberufliche, horizontale Feindseligkeiten. Die Problematik kann nur anekdotisch eingeschätzt und als vorhanden bzw. relevant bewertet werden. Dies gilt besonders für das wahrgenommene Machtverhältnis zwischen den Berufsprofilen und für die daraus resultierende Hierarchie.

White und Langer (1999) haben das Konzept „horizontaler Feindseligkeit" und seine Implikationen für die Beziehungen zwischen ähnlichen *Minderheitengruppen* untersucht und ein Erklärungsmodell entwickelt. Obwohl der Schwerpunkt auf Minderheiten liegt, bieten die Untersuchungen von Feindseligkeiten und Intergruppendynamik Einblicke in die organisatorische Verantwortung im Umgang mit horizontaler Feindseligkeit (White & Langer, 1999).

Definition: Horizontale Feindseligkeit. „Horizontale Feindseligkeit ist ein Vorurteil, das von Mitgliedern einer Minderheitengruppe gegenüber Mitgliedern einer ähnlichen Minderheitengruppe gezeigt wird, die als stärker mainstream-orientiert wahrgenommen wird" (White & Langer, 1999, S. 538, Übers. d. Aut.). (**Kap. 2.1**)

Es ist erstaunlich, dass horizontale Feindseligkeit, entstanden durch die beschriebenen Überlegenheitsüberzeugungen immer noch wirksam sind. Pflegefachpersonen sind die größte Berufsgruppe in der Patient*innenversorgung bzw. in den meisten Akutkrankenhäusern in der Krankenhausleitung vertreten.

29.4 Laufbahnen und Perspektiven

Die *Laufbahnplanung* spielt für Pflegefachpersonen in der Schweiz eine entscheidende Rolle. Sie ermöglicht ihnen, ihre berufliche Entwicklung zu steuern, ihre Karriereziele zu erreichen und ihr Potenzial voll auszuschöpfen (Twigg & McCullough, 2014; Van Den Heede et al., 2013). Das Bildungssystem der Gesundheitsberufe ist sehr durchlässig und basiert auf dem Prinzip „Kein Abschluss ohne Anschluss". Dies ermöglicht eine Weiterqualifikation, die für viele Berufsanfänger*innen bedeutsam ist. Insbesondere FaGe streben häufig eine tertiäre Pflegeausbildung an (Trede & Schweri, 2013) und stellen damit einen *Zubringerberuf* zu den Diplomausbildungen dar. Laufbahnmodelle sind in vielen Gesundheitseinrichtungen implementiert und legen den Grundstein für die persönliche und berufliche Entwicklung. Eine strukturierte Laufbahnplanung ermöglicht den Berufsangehörigen, ihre persönlichen bzw. beruflichen Ziele zu identifizieren und Strategien zu entwickeln, um diese Ziele zu erreichen. Dies kann kurz- bzw. langfristige Ziele umfassen, z. B. die Spezialisierung in einem bestimmten Pflegebereich, die Übernahme von Führungspositionen, die Tätigkeit als Ausbilder*in oder die Weiterbildung auf akademischem Niveau. Auf diese Weise können Pflegende ihre Karrierechancen maximieren und potenzielle Aufstiegsmöglichkeiten erkennen. Neben der fachlichen Spezialisierung sind die Karrierewege im Management und in der beruflichen Bildung gleichwertig – im Sinne von *„Shared Governance":* Mitarbeiter*innen sind das Wichtigste in einer Organisation und es ist unerlässlich, in ihre Entwicklung zu investieren (Anthony, 2004).

Professionelle Autonomie, Empowerment und *Partizipation* als Grundelemente des *„Shared Governance"*-Konzepts sollen zur Kultur der Mitwirkung und Mitgestaltung führen. Das Laufbahnmodell soll Funktionen und Verantwortlichkeiten klären. Hierbei steht nicht das Hierarchiedenken im Vordergrund. *Es ist wichtig, die Zusammenarbeit zwischen Pflegeexpertise, Bildung und Management zu entwickeln.* Die Möglichkeit, die *eigene berufliche Entwicklung aktiv zu gestalten* und eigene Ziele zu verfolgen, kann die Arbeitszufriedenheit der Pflegenden erhöhen und ihre Motivation erhalten. Eine *klare berufliche Perspektive* kann dazu beitragen, das Gefühl von Erfüllung und Sinnhaftigkeit in der Arbeit zu fördern. Insgesamt ist die Laufbahnplanung für Pflegende in der Schweiz von großer Bedeutung. Sie ermöglicht ihnen, ihre berufliche Entwicklung zu steuern, ihre Kompetenzen zu erweitern und ihre Karriereziele zu erreichen. Durch eine kontinuierliche und strukturierte Laufbahnplanung können Pflegende ihr berufliches Potenzial voll ausschöpfen und einen wertvollen Beitrag zur Gesundheitsversorgung leisten.

29.5 Erster Stellhebel zur Prävention

Eine Organisation hat wesentliche Aufgaben in Bezug auf die Vorbeugung von Feindseligkeiten. Führungspersonen spielen eine Schlüsselrolle in der Organisationskultur und -atmosphäre. Sie können eine *hierarchiefreie Arbeitsumgebung* schaffen, indem sie *Verantwortung und Steuerung sinnvoll verteilen* und die *Möglichkeit der Mitarbeitenden verbessern, Informationen zu erhalten* und *Entscheidungskompetenzen zu stärken*. Dies geschieht beispielsweise durch den kompetenzorientierten Einsatz der Pflegenden in der Patient*innenversorgung und die tägliche Durchführung von *„Huddle-Boards“* (Brand & Rüegg, 2016). *Huddle-Boards* beinhalten die transparente und hierarchiefreie Kommunikation zwischen Teammitgliedern, organisieren und priorisieren die Arbeitsaufgaben, können Probleme aufzeigen und Raum für deren Lösung bieten. Durch regelmäßige Teammeetings vor dem *Board* (sog. *„Huddles“*) werden alle Mitarbeitenden über den aktuellen Stand informiert und können ihre Fragen und Anmerkungen einbringen. Durch die ständige Aktualisierung des *Boards* sind alle Teammitglieder immer auf dem neuesten Stand. Dies schafft Transparenz und Vertrauen innerhalb des Teams. Die Anerkennung von Erfolgen und die Sichtbarmachung individueller Leistungen tragen zur Motivation der Pflegenden bei (Hämmig & Vetsch, 2021).

29.6 Bildung – Zweiter Stellhebel zur Prävention

Eine weitere wichtige Zielgruppe für ein *gesundes Arbeitsumfeld* sind die Auszubildenden in der beruflichen Pflege. Auszubildende, die in einem Umfeld mit Feindseligkeiten und ablehnenden Verhaltensweisen arbeiten, haben ein erhöhtes Risiko für psychische Belastungen und Erkrankungen wie Depressionen und Angststörungen (Litzcke, 2003; Verkuil et al., 2015). Dies kann ihre Lernfähigkeiten und ihre berufliche Entwicklung beeinträchtigen, ihr Vertrauen in die Arbeitsumgebung erschüttern und sich negativ auf ihre berufliche Entwicklung auswirken (**Kap. 5.2, 5.3**). Prävention und Intervention sind entscheidend, um eine gesunde und unterstützende Arbeitsumgebung zu schaffen. Im Universitätsspital Zürich wird gezielt darauf geachtet, dass die Auszubildenden der verschiedenen Bildungsniveaus in der Praxis als Gruppe *hierarchiefrei lernen*. Dieses Lernen im sozialen Kontext und das Hineinwachsen in eine *„Community of Practice“* (Egan & Jaye, 2009; Wenger, 1998) dienen dem Erwerb der in Expert*innengemeinschaften gültigen Denkweisen und Problemlösemechanismen. Sozialisation in der Arbeitswelt ist somit als Bewältigung sowohl persönlicher als auch beruflicher Herausforderungen zu verstehen. Bereits zu Beginn aller Ausbildungsgänge in der beruflichen Pflege ist die Lern- und Arbeitsgemeinschaft als Organisationsform zentral und wird als didaktisches Konzept in der Ausbildung umgesetzt:

„Die Organisationsstruktur der Lern- und Arbeitsgemeinschaft (LAG) ermöglicht ein kontinuierliches situiertes Lernen, das Lernen von fachlichen und sozialen Kompetenzen bei gleichzeitiger Versorgung von Patienten, das selbstverständliche Arbeiten im Skill-Grade-Mix, interdisziplinäres Lernen und Arbeiten, kollaboratives sowie intergenerationelle Lernen“ (Panfil et al., 2017, S. 257).

In der LAG betreuen Lernende/Studierende aus unterschiedlichen Ausbildungsphasen und Ausbildungsprogrammen gemeinsam mit Praxisanleitenden die Patientent*innen auf der Grundlage des Modells „*Cognitive Apprenticeship*“ – d.h. das Sichtbarmachen von kognitiven Prozessen für Lernende – und des Bezugspflegesystems (Küng et al., 2018). Ansätze von *Peer-Teaching* ermöglichen, das Gelernte zu vertiefen (Field et al., 2004) sowie durch noch nicht gefestigte Rollenbilder (Solomon & Crowe, 2001) hierarchiefrei zu lernen. Das bedeutet beispielsweise, dass eine Lernende FaGe im ersten Lehrjahr einen Bachelorstudenten im dritten Praktikum, der das erste Mal in der Akutsomatik arbeitet, in der Blutentnahme anleitet. Es geht nicht um vermeintliche Hierarchien, sondern um Kompetenzen (vgl. dazu **Kap. 23.3.2**).

Ein begleitendes Programm zur Resilienzförderung für Auszubildende hat sechs Ziele:

- unter-, überfordernde und belastende Situationen wahrnehmen
- physischen und psychischen Stress erkennen
- eigene Fähigkeiten und Kompetenzen kennenlernen und die eigene Resilienz entdecken
- Copingstrategien für das Lösen von Stresssituationen kennen und ausprobieren
- sich den Wert von Erholung bewusstmachen und eigene Strategien mit anderen Lernenden teilen
- einen Work-Life-Balance-Plan für den Start ins Berufsleben erarbeiten.

Die Lernenden entwickeln anhand des Programms ihre eigenen Fähigkeiten und die Bildungsfachpersonen moderieren den Austausch. *„Kennst du das? Hast du so etwas schon mal erlebt? Wie hast du dich gefühlt? Wie hast du das geschafft? Konntest du das schon immer? Was musstest du dafür lernen?“* Parallel dazu erfolgen Schulungen für Berufsbildende, welche die Lernenden in der täglichen Patient*innenversorgung begleiten. Somit werden die Lernenden über das gesamte Kontinuum ihrer Ausbildungszeit in der täglichen Arbeit dabei unterstützt, Bewältigungsstrategien zu erlernen. Sie sollen die Herausforderungen der Arbeitswelt meistern sowie flexibel, belastbar und widerstandsfähig sein.

29.7 Working Out Loud

Wie lässt sich die Arbeitsplatzkultur verändern? Klassische Trainingsangebote zu Konfliktmanagement erzielen oft nicht die gewünschte Wirkung, da der Transfer in die Teamkultur nicht trivial ist (Weinbauer-Heidel, 2018). Daher sind beziehungsfördernde Methoden wie *„Working Out Loud“* (WOL, engl., sichtbares Arbeiten) eine geeignete Variante, um eine Kompetenz oder ein neues Thema zu erkunden. WOL ermöglicht *informelles Lernen, Vernetzung* und v.a. *selbstorganisiertes* und *stärkenorientiertes Lernen* – unabhängig von der Stellung in der Organisation. Durch Orientierung und Fokussierung auf das Mögliche lassen sich Ziele erreichen. Das Wissen wächst. *Die Zukunft wird aus der Mitte der Belegschaft gestaltet.* Ziel ist es, Kommunikations- und Arbeitsweisen zu verändern und nachhaltig zu lernen. Schorlemmer et al. (2022) fassen in ihrer Begleitforschung zusammen:

„Das Programm dient der Verhaltensprävention und bewirkt durch die Befähigung des Einzelnen eine arbeitsplatzbezogene Verhältnisprävention am Arbeitsplatz. Die Intervention folgt einem Bottom-up-Prinzip und ist ein Ansatz der Gesundheitsförderung im Gesundheitswesen, der die Patientensicherheit stärken kann“ (Schorlemmer et al., 2022, S. 531).

Die Teilnahme an WOL Healthcare führt – gemäß der Autorin – zu signifikanten und praxisrelevanten Veränderungen:

- Veränderungsmotivation und Bereitschaft zum kooperativen Lernen steigen.
- Die psychische Flexibilität wird gestärkt, indem sich durch Akzeptanz und Achtsamkeit den eigenen Werten zugewendet und nach ihnen gelebt wird.
- Die Teilnehmenden erheben eher ihre Stimme im Arbeitskontext *(voice behavior)*.
- Teilnehmende erleben mehr psychologische Sicherheit in ihrem Team.

Ein Teilnehmer empfand es als sehr wertvoll, *„viele Strategien gelernt und angewendet zu haben, um ‚positiv' zu bleiben"*.

29.8 Resümee und Perspektiven

Die Verfasserin hat mit Kolleg*innen am Universitätsspital Zürich die Erfahrung gemacht, dass Feindseligkeiten unter Pflegenden nicht gänzlich zu vermeiden sind. Es lohnt sich, in präventive und begleitende Maßnahmen in der Ausbildung und Zusammenarbeit zu investieren. Das Ziel ist eine Reduzierung von Feindseligkeiten und das Verhindern von Eskalation. Die persönlichen Erfahrungen der Verfasserin sind:

1. Bereits in der Ausbildung ist es wichtig, *Hierarchien* nicht als Hindernis, sondern als *Organisationsform* zu vermitteln und zu verstehen. Im Skill-Grade-Mix steht die professionelle Pflege der Patient* innen im Fokus. Es geht um die Kompetenzen der verschiedenen Berufsprofile im Sinne einer guten Patient*innenversorgung.
2. Die Grundlage der Prävention ist eine *klare Aufgaben-* und *Kompetenzverteilung* und der Gestaltung einer verzahnten Versorgung.
3. *Gezielte Kommunikation* am Arbeitsplatz ist Aufgabe von Fach-, Führungs- und Bildungspersonen.
4. *Kollaborative Lernformate,* die insbesondere auch beziehungsfördernden Aspekte beinhalten, eigenen sich, um „Feindseligkeiten" in der Pflege zu reduzieren.

In Zukunft werden sich die Führungspersonen der Pflege im Universitätsspital Zürich noch forcierter für ein unterstützendes Arbeitsumfeld einsetzen. Dabei ist es essenziell, darauf zu achten, dass Hierarchie als Mittel der Organisationsstruktur begriffen wird, nicht als Machtinstrument. Pflegefachpersonen aller Bildungsniveaus sollen befähigt werden, ihre Expertise aktiv einzubringen und weiterzuentwickeln. Der Verfasserin ist dabei wichtig, dass Respekt, Zusammenarbeit auf Augenhöhe und eine kontinuierliche berufliche Entwicklung die tragenden Prinzipien des Arbeitsumfelds bleiben.

29.9 Literatur

Anthony, M. (2004). Shared Governance Models: The Theory, Practice, and Evidence. *OJIN: The Online Journal of Issues in Nursing, 9*(1).

Brand, T. & Rüegg, K. (2016). Huddle-Board. In A. Angerer (Hrsg.), *LHT-BOK : lean healthcare transformation body of knowledge* (S. 167–170). ZHAW – School of Management and Law.

Brenner, G. & Lobnig, H. (2022). Das Krankenhaus als lernende Organisation während der Pandemie: Herausforderungen und Learnings. Gruppe. Interaktion. Organisation. *Zeitschrift für Angewandte Organisationspsychologie (GIO), 53*(3), 379–387. https://doi.org/10.1007/s11612-022-00640-x

Egan, T. & Jaye, C. (2009). Communities of clinical practice: the social organization of clinical learning. *Health: An Interdisciplinary Journal for the Social Study of Health, Illness and Medicine, 13*(1), 107–125. https://doi.org/10.1177/1363459308097363

Ehegartner, V., Kirschneck, M., Frisch, D., Schuh, A. & Kus, S. (2020). Arbeitsfähigkeit von Pflegekräften in Deutschland – welchen Präventionsbedarf hat das Pflegepersonal: Ergebnisse einer Expertenbefragung. *Das Gesundheitswesen, 82*(05), 422–430. https://doi.org/10.1055/a-0905-3007

Field, M., Burke, J., Lloyd, D. & McAllister, D. (2004). Peer-assisted learning in clinical examination. *The Lancet, 363*(9407), 490–491.

Hämmig, O. & Vetsch, A. (2021). Stress-Buffering and Health-Protective Effect of Job Autonomy, Good Working Climate, and Social Support at Work Among Health Care Workers in Switzerland. *Journal of Occupational & Environmental Medicine, 63*(12), e918–e924. https://doi.org/10.1097/JOM.0000000000002404

Küng, R., Staudacher, D. & Panfil, E.-M. (2018). Ein zentrales pädagogisches Modell für die Praxisausbildung: „Cognitive Apprenticeship": Das Potenzial des CAS-Modells im Kontext der Kriterien für „guten Unterricht". *PADUA, 13*(2), 115–123. https://doi.org/10.1024/1861-6186/a000424

Litzcke, S. M. (2003). Sozialer Stress durch Mobbing: Möglichkeiten zur Stressbewältigung. In S. Seibold & H. Schuh, *Belastungen am Arbeitsplatz: Stra-*

tegien gegen Stress, Mobbing und Burn-out (2. Aufl.). Deutscher Instituts-Verlag.

Mojtahedzadeh, N., Neumann, F. A., Rohwer, E., Augustin, M., Zyriax, B.-C., Harth, V. & Mache, S. (2021). Betriebliche Gesundheitsförderung in der Pflege. *Prävention und Gesundheitsförderung, 16*(2), 163–169. https://doi.org/10.1007/s11553-020-00800-1

OdASanté. (o. J.). *Bildungssystematik* [[Überblick über die eidgenössisch reglementierten Gesundheitsberufe in der Schweiz]]. Bildungssystematik. Abgerufen 12. November 2025, von https://www.odasante.ch/gesundheitsberufe/bildungssystematik/

Panfil, E.-M., Küng, R., Zürcher, B. & Key, M. (2017). Die Lern- und Arbeitsgemeinschaft als Ausbildungsstation: Die Lern- und Arbeitsgemeinschaft: ein Konzept für situiertes, interdisziplinäres, kollaboratives und intergenerationelles Lernen und Arbeiten in der Praxisausbildung. *PADUA, 12*(4), 257–264. https://doi.org/10.1024/1861-6186/a000389

Peter, K. A., Hahn, S., Schols, J. M. G. A. & Halfens, R. J. G. (2020). Work-related stress among health professionals in Swiss acute care and rehabilitation hospitals—A cross-sectional study. *Journal of Clinical Nursing, 29*(15–16), 3064–3081. https://doi.org/10.1111/jocn.15340

Peter, K. A., Halfens, R. J. G., Hahn, S. & Schols, J. M. G. A. (2021). Factors associated with work-private life conflict and leadership qualities among line managers of health professionals in swiss acute and rehabilitation hospitals – a cross-sectional study. *BMC Health Services Research, 21*(1). https://doi.org/10.21203/rs.2.17661/v3

Schorlemmer, J., Jung, B. & Zeller, C. (2022). Collaboration and health promotion for the health care system – evaluation of the WOL healthcare. *European Journal of Public Health, 32*(Supplement_3), ckac131.296. https://doi.org/10.1093/eurpub/ckac131.296

Solomon, P. & Crowe, J. (2001). Perceptions of student peer tutors in a problem-based learning programme. *Medical Teacher, 23*(2), 181–186. https://doi.org/10.1080/01421590020031101

Trede, I. & Schweri, J. (2013). *Laufbahnentscheidungen von Fachfrauen und Fachmännern Gesundheit: Zusammenfassende Erkenntnisse und Bewertung*. Eidgenössisches Hochschulinstitut für Berufsbildung EHB.

Twigg, D. & McCullough, K. (2014). Nurse retention: A review of strategies to create and enhance positive practice environments in clinical settings. *International Journal of Nursing Studies, 51*(1), 85–92. https://doi.org/10.1016/j.ijnurstu.2013.05.015

Van Den Heede, K., Florquin, M., Bruyneel, L., Aiken, L., Diya, L., Lesaffre, E. & Sermeus, W. (2013). Effective strategies for nurse retention in acute hospitals: A mixed method study. *International Journal of Nursing Studies, 50*(2), 185–194. https://doi.org/10.1016/j.ijnurstu.2011.12.001

Verkuil, B., Atasayi, S. & Molendijk, M. L. (2015). Workplace Bullying and Mental Health: A Meta-Analysis on Cross-Sectional and Longitudinal Data. *PLOS ONE, 10*(8), Article e0135225. https://doi.org/10.1371/journal.pone.0135225

Weinbauer-Heidel, I. (mit Ibeschitz-Manderbach, M.). (2018). *Was Trainings Wirklich Wirksam Macht: 12 Stellhebel der Transferwirksamkeit*. tredition Verlag.

Wenger, E. (1998). *Communities of Practice: Learning, Meaning, and Identity*. Cambridge University Press. https://doi.org/10.1017/CBO9780511803932

White, J. B. & Langer, E. J. (1999). Horizontal Hostility; Relations Between Similar Minority Groups. *Journal of Social Issues, 55*(3), 537–559. https://doi.org/10.1111/0022-4537.00132

30 Blick von der Bundesebene: die Sache ist komplex

Christine Vogler

Abstract. Das deutsche Gesundheitssystem ist durch vielschichtige Machtstrukturen geprägt, die stark von Selbstverwaltung und Dominanz der Medizin beeinflusst werden. Die Pflegeberufe befinden sich in einem Spannungsfeld, das für sie durch begrenzte formelle Macht und Einflussmöglichkeiten gekennzeichnet ist. Gesetzliche Rahmenbedingungen und Verordnungen geben die hierarchischen Strukturen und Aufgabenverteilungen im deutschen Gesundheitswesen vor. Diese Vorgaben tragen zur vertikalen und damit auch zur horizontalen Feindseligkeit bei, sie manifestieren sie geradezu. Während das Auftreten horizontaler Feindseligkeit in der Berufsgruppe selbst liegt und damit auch durch sie beeinflusst werden kann, ist die pflegerische Berufsgruppe mangels Einflussmöglichkeit bei der Vermeidung vertikaler Feindseligkeit auf Dritte angewiesen. Denn die Hierarchisierung der Berufsgruppen im System kommt zustande durch Zuschreibungen von Rollen und Verantwortlichkeit – auch durch die Gesetzgebung (Busse et al., 2017). Zur Lösung von horizontaler Feindseligkeit braucht es demnach den Gesetzgeber, der Rahmenbedingungen schafft, in denen Kompetenzen der Mitarbeitenden im Gesundheitswesen und Bedarfe der Pflegebedürftigen und Kranken einen zentralen Punkt einnehmen und sich die aktiven im Gesundheitssystem auf Augenhöhe begegnen können. Denn nur, wenn Menschen vertikale Feindseligkeit vermeiden, können sie dauerhaft horizontale Feindseligkeit vermeiden. Oder einfach ausgedrückt – nur, wenn Strukturen stimmen, wird sich auf operativer Ebene umfangreich etwas verändern.

Schlüsselbegriffe
- Selbstverwaltung
- Ausübung von Heilkunde
- Reformen im Gesundheitssystem.

30.1 Einführung

Die Verfasserin erlaubt sich zunächst einen persönlichen Blick zur Thematik des feindseligen Verhaltens (**Kasten 30-1**). Darin wird deutlich: Mit einem Moment ist alles erlebt – vertikale und horizontale Feindseligkeit gepaart mit Bevormundung und Geringschätzung (Hutchinson et al., 2008; Rowe & Sherlock, 2005). Seit dem Jahr ihres Ausbildungsbeginns – 1989 – geschehen jeden Tag ähnliche Momente feindseligen Verhaltens zwischen Pflegenden, Ärzt*innen und Gesundheitsfachberufen. Sie sind auch davor geschehen. Alle Menschen, die im Gesundheitssystem arbeiten, kennen diese Mechanismen. Sie üben Feindseligkeit aus und erleben sie. Menschen im Gesundheitswesen atmen das System der „Feindseligkeit" quasi vom ersten Tag der Ausbildungen und Studiengänge ein. *In den stark hierarchisierten Berufen im Gesundheitswesen gibt es klare und oft rigide Machtstrukturen.* Diese Hierarchien definieren Rollen, Verantwortlichkeiten und Status der Mitarbeitenden in einer Weise, die oft wenig Raum für Mitbestimmung und gleichberechtigte Zusammenarbeit lässt (Hutchinson et al., 2008). Soll das Schicksal sein und bleiben? Nein. Der nachfolgende Blick richtet sich auf die (berufspolitische) Bundesebene, die dafür

Sorge trägt, dass Dinge, die (scheinbar) so sind, wie sie sind, sich verändern können.

Beispiel: Negative Erfahrung

Im Jahr 1989 in die Ausbildung zur Krankenschwester (damalige Berufsbezeichnung) gegangen, begegnete mir bereits im ersten praktischen Einsatz die Situation, dass ich Dinge, die ich gelernt habe, nicht umsetzen durfte. Ich wollte zur Lagerungserleichterung einer Patientin eine Schaumstoffschiene anbieten. Im Vorfeld wurde ich über diese standarisierte Vorgehensweise durch meine Anleiterin eingewiesen und habe zwei Patienten am Vortrag damit versorgt. Als ich diesen Vorgang selbständig wiederholen wollte, wies mich die zuständige Pflegefachperson darauf hin, dass ich *„nicht einfach irgendetwas in die Betten stellen“* dürfe und gefälligst zu fragen habe. Im weiteren Verlauf kam es zu einer Rüge des diensthabenden Arztes. Am nächsten Morgen sah ich aufgrund der Dokumentation, dass die diensthabende Kollegin im Nachtdienst der Patientin die Schiene verabreicht hatte und der am Morgen kommende Stationsarzt unterschrieb die Anordnung kommentarlos und ohne Rückfrage.

30.2 Zum System des deutschen Gesundheitswesens

Es ist wichtig, zu verstehen, warum es für die berufliche Pflege kaum möglich ist, sich systematisch einzubringen. Dazu muss das Wesen des deutschen Gesundheitssystems verstanden werden. Die Selbstverwaltung ist ein zentraler Pfeiler des deutschen Gesundheitssystems. Hierzu gehören gesetzlich verankerte Körperschaften, z. B. die Kassenärztlichen Vereinigungen, Kranken- und Pflegekassen, der Gemeinsame Bundesausschuss und die Ärztekammern (Bundesministerium für Gesundheit, 2024). Diese Institutionen haben erhebliche Macht und Einfluss, da sie im Auftrag des Staates maßgeblich die Gesundheitsversorgung der Bevölkerung gestalten. So bestimmen sie z. B. über Versorgungsrichtlinien, Forschungsinhalte und -gelder, Zulassungen, Honorare und Qualitätsstandards und haben damit einen direkten Einfluss auf die medizinische und pflegerische Versorgung. Mit der Selbstverwaltung wird die Gesundheitsversorgung außerhalb von politischen Legislaturen und Haushaltsentscheidungen gesichert (Simon, 2021). Grundsätzlich existieren zwei Ebenen der Macht:

- **Selbstverwaltung.** In keiner der Selbstverwaltungsorgane auf Bundesebene ist berufliche Pflege als gleichberechtigte und mitbestimmende Partnerin eingebunden. Unabhängig davon, ob es die Versorgung in der ambulanten oder stationären Akut- oder Langzeit pflege betrifft – Entscheider*innen über pflegerische Versorgungsstrukturen sind u. a. Kranken- und Pflegekassen, ärztliche Standesvertretungen oder der Gemeinsame Bundesausschuss (G-BA). Die Kompetenz der Pflegenden, die Perspektiven und Bedarfe der pflegerischen Versorgung finden bis heute keinen systematischen Eingang in die Gesetzgebung oder die Organe der Selbstverwaltung. Die Auswirkungen für die Pflege und die pflegerische Versorgung sind immens (Vogler, 2023). Der Deutsche Pflegerat (**Kasten 30-1**) hat allein in den letzten zehn Jahren 104 Pressemitteilungen bzw. Positionspapiere veröffentlicht, in der die Selbstverwaltung der Pflegenden eingefordert und begründet wird (abrufbar auf der Website des Deutschen Pflegerats unter den Rubriken https://deutscher-pflegerat.de/profession-staerken/pressemitteilungen, bzw. /positionspapiere). Die Verweigerung der Politik, über die letzten Jahre in den Bundesländern Pflegekammern zu installieren und damit Pflege gleichberechtigt in das System „Gesundheit“ zu integrieren, erleben die aktiven und engagierten Pflegenden in den letzten Jahren als – um in der Begrifflichkeit zu bleiben – vertikale Feindseligkeit. Das Festhalten an Machtstrukturen der Selbst-

Kasten 30-1: Was macht der Deutsche Pflegerat e.V.?

Der Deutsche Pflegerat e.V. ist satzungsgemäß der Dachverband der bedeutendsten Verbände des deutschen Pflege- und Hebammenwesens. Er steht für eine nachhaltige und qualitativ hochwertige Gesundheitsversorgung. In diesem Sinne koordiniert der Deutsche Pflegerat e.V. die Positionen seiner Mitglieder. Er setzt sich für die Interessen der Berufsgruppen ein und fordert und fördert die berufliche Selbstverwaltung. Ein ganz besonderes Anliegen ist die Verbesserung der Bildungs- und Karrierechancen sowie Arbeits- und Rahmenbedingungen in der Pflege und im Hebammenwesen. Aus Sicht des Deutschen Pflegerats ist dies wesentlich für einen attraktiven Pflege- und Hebammenberuf. Die Arbeit des Deutschen Pflegerates erfolgt im Ehrenamt.

verwaltungsorgane ohne pflegeberufliche Beteiligung führt – verkürzt dargestellt – in der Berufsgruppe und ihren Organisationen zu Unzufriedenheit, Fluktuation, Stress und Rückgang von Arbeitsleistung.

- **Ausübung von Heilkunde.** Die Ausübung der Heilkunde durch Ärzt*innen ist im Sozialgesetzbuch V (SGB 5, 1988) in § 15 und § 27 geregelt. Diese Paragraphen beschreiben die Krankenbehandlung, die von den gesetzlichen Krankenkassen finanziert wird. Sie legen fest, dass die Behandlung nur durch zugelassene Ärzt*innen erfolgen kann und muss. Das bedeutet, dass seit Beginn der Sozialversicherung in der Bundesrepublik Deutschland die Heilkunde nur von Ärzt*innen ausgeübt werden darf bzw. unter deren Aufsicht. Verheerend für die Anerkennung von Kompetenzen der Pflege- und Therapieberufe in Deutschland und auf Dauer verheerend für die Versorgung der Bevölkerung. Selbstständige Handlungsrahmen für Gesundheitsfachberufe im Rahmen der Heilkunde gibt es nicht. Sie sind immer gebunden an (Strukturgebung) von der Ärzteschaft an die Pflege- und Therapieberufe. Die klare Abgrenzung der ärztlichen Tätigkeiten schafft eindeutige berufliche Hierarchien und Zuständigkeiten und ignoriert die Kompetenz und Möglichkeiten beruflicher Pflege.

30.3 Der Gesetzgeber könnte es richten

Mit der *fehlenden Selbstverwaltung beruflicher Pflege* im Gesundheitssystem und der *Heilkundefixierung auf die Medizin* existieren auf Handlungs- und struktureller Ebene vorgegebene Hierarchien und Abhängigkeiten. Wenn bekannt ist, dass Berufe mit starker Hierarchisierung, wenig Autonomie und starken Abhängigkeiten, besonders anfällig sind für horizontale Feindseligkeit (Bensch, 2022; Leiper, 2005) und diese Hierarchisierungen von gesetzlichen Vorgaben abhängen, kann der Gesetzgeber eine wichtige Rolle einnehmen. Denn nur er kann am Ende die Gesetze so verändern, dass berufliche Pflege:

- in ihrer Kompetenz wahr- und ernst genommen wird,
- als Mitentscheiderin in den Selbstverwaltungsorganen agieren und
- Aufgaben des Staates im Rahmen der Gesundheitssicherung der Bevölkerung übernehmen und entwickeln kann.

In den vorhergehenden Ausführungen ist erkennbar: Die strukturellen Gegebenheiten sind so gestaltet, dass vertikale Feindseligkeit durch Ausgrenzung bei Mitsprache und -gestaltung entsteht und durch Vorenthalten der autonomen Berufsausübung für die Pflegeprofession das hierarchische Gefüge zwischen Ärzt*innen und Pflegenden zementiert wird. Die Lösungen liegen auf der Hand:

- Berufliche Pflege benötigt *eigene Selbstverwaltungsstrukturen,* die profund, selbstbestimmt und durch staatliche Aufgabenüber-

tragung gestärkt, Kompetenz und Wissen in das Gesundheitssystem einsteuern kann und muss. Diese Selbstverwaltungsstrukturen können nur in den Bundesländern umgesetzt werden – hier braucht es entsprechende Gesetze bzw. Gesetzesänderungen.
- Es benötigt *Reformen in der Selbstverwaltung des Gesundheitssystems,* z. B. beim G-BA, um im System Mitsprache zu bekommen. Diese Reformen können nur auf der Bundesebene angestoßen und umgesetzt werden – hier braucht es ebenfalls entsprechende Gesetze.
- Berufliche Pflege muss gemäß ihrer Kenntnisse *Heilkunde ausüben* und entsprechend agieren können. Dazu braucht es auch die Möglichkeit, pflegerische Hilfsmittel und situationsbezogene Medikamente selbständig verschreiben zu können (ExpertInnenrat „Gesundheit und Resilienz“, 2024) Das bedarf neben der Anpassung des Sozialrechtes zusätzlich einer Veränderung des Leistungsrechtes (Ayerle et al., 2020).

Was hier so folgerichtig dargestellt und seit Jahrzehnten immer wieder diskutiert wird – pflegeberufliche Kompetenzausweitung und pflegerische Selbstverwaltung – hat sich bis heute nicht durchgesetzt. Das Gesundheitssystem mit seinen Selbstverwaltungspartner*innen zeigt sich behäbig und unveränderbar (Gerlinger & Rosenbrock, 2023). Es existiert ein Teufelskreis. Das Problem liegt dabei nicht im

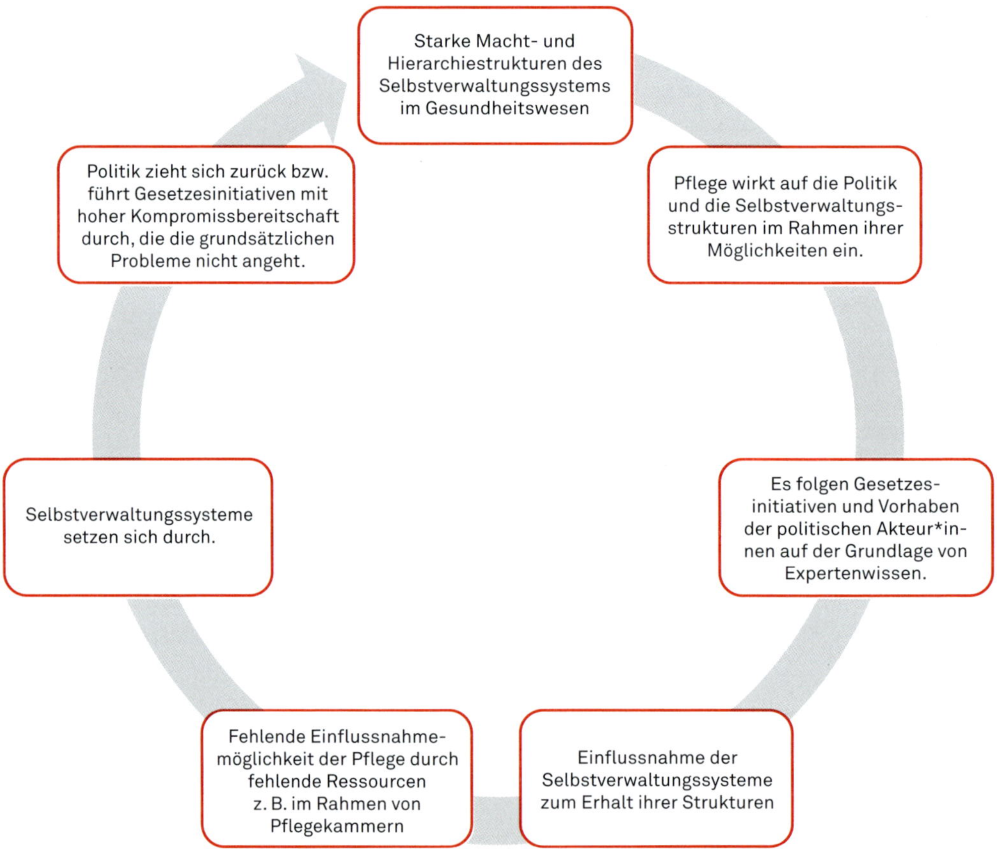

Abbildung 30-1: Strukturelle Kreisläufe in der Selbstverwaltung des deutschen Gesundheitssystems (Eigendarstellung)

Teufel, sondern im Kreis (Göpel, 2022). Die **Abbildung 30-1** veranschaulicht die strukturellen Kreisläufe in der Selbstverwaltung des deutschen Gesundheitssystems.

30.4 Ausblick und Perspektiven

In der Bundesrepublik Deutschland ist die demografische Entwicklung mit einem Fachkräftemangel verbunden und durch einen massiven Anstieg an Pflegebedürftigen begleitet. Das eröffnet der beruflichen Pflege Möglichkeiten zur Entwicklung: Das erste Mal in der Geschichte der beruflich Pflegenden erhält der Deutsche Pflegerat zeitlich (2022–2025) begrenzte finanzielle Unterstützung durch die Bundesebene (sog. Bundeshaushaltsgesetz, BHH) (Haushaltsgesetz 2022, 2022). Der Gesetzgeber hat erkannt, dass berufliche Pflege eine andere Rolle im Gesundheitswesen einnehmen muss, um Gesundheitsversorgung für die Zukunft zu sichern. Dazu hat er z.B. ein Pflegekompetenzgesetz für den Herbst 2024 angekündigt. Die Eckpunkte dazu wurden bereits im Dezember 2023 vorgestellt (Bundesministerium für Gesundheit, 2023). Dies ist mittlerweile in den Koalitionsvertrag der Bundesregierung der 21. Legislaturperiode aufgenommen (Koalitionsvertrag zwischen CDU, CSU und SPD, 2025). Es scheint, als ob der Gesetzgeber die Zeichen erkannt hat. Für die Pflegeverbände und Landespflegekammern heißt es nun, zusammen weiter an den jahrelangen Forderungen festzuhalten:

- Berufsautonomie
- selbständige Ausübung von Heilkunde
- Handlungskompetenzerweiterung,
- bundeseinheitliche Pflegebildung und
- gute Arbeitsbedingungen.

Es braucht immer die Betrachtung beider Ebenen, vertikal und horizontal. Nur durch *Verschiebungen von Macht- und Einflussverhältnissen* lassen sich vertikale Feindseligkeiten verringern. Das wiederum schafft Möglichkeit der nachhaltigen Eindämmung horizontaler Feindseligkeiten. Es braucht *bundesweit Pflegekammerstrukturen in den Ländern.* Bis dahin kann nur über die Verbände des Deutschen Pflegerates e.V. und den beiden Pflegekammern in Rheinland-Pfalz und Nordrhein-Westfalen mit vorhandenen Ressourcen agiert werden, um politische Entscheider*innen auf Bundesebene zu erreichen und zu überzeugen. *Nur, wenn sich vertikale Strukturen verbessern, können horizontale nach vorne gebracht werden.* Feindseliges Verhalten unter Pflegenden ist nur ein Teil des Entwicklungsbedarfs, aber wesentlich für gegenseitige Anerkennung in und zwischen Gesundheitsfachberufen und damit für eine exzellente Gesundheitsversorgung und den damit verbundenen demografischen bzw. gesellschaftlichen Herausforderungen in der Bundesrepublik Deutschland.

30.5 Literatur

Ayerle, G., Langer, G. & Meyer, G. (2020). Selbstständige Ausübung von Heilkunde durch Pflegekräfte. In K. Jacobs, A. Kuhlmey, S. Greß, J. Klauber, & A. Schwinger (Hrsg.), *Pflege-Report 2019* (S. 179–188). Springer. https://doi.org/10.1007/978-3-662-58935-9_14

Bensch, S. (2022). Horizontale Feindseligkeit in der Pflege: Steig' aus (oder fang' gar nicht erst damit an). *PADUA, 17*(4), 203–208. https://doi.org/10.1024/1861-6186/a000689

Bundesministerium für Gesundheit. (2023). *Kurzpapier: Vorläufige Eckpunkte Pflegekompetenzgesetz.* https://www.bundesgesundheitsministerium.de/fileadmin/Dateien/3_Downloads/P/Pflegekompetenzreform/Kurzpapier_Vorlaeufige_Eckpunkte_PflegekompetenzG.pdf

Bundesministerium für Gesundheit. (2024, Februar 15). *Das Prinzip der Selbstverwaltung.* https://www.bundesgesundheitsministerium.de/gesundheitswesen-selbstverwaltung.html

Busse, R., Blümel, M. & Spranger, A. (2017). *Das deutsche Gesundheitssystem: Akteure, Daten, Analysen* (2. Aufl.). Medizinisch Wissenschaftliche Verlagsgesellschaft. https://doi.org/10.32745/9783954662623

ExpertInnenrat „Gesundheit und Resilienz". (2024). *2. Stellungnahme des ExpertInnenrats „Gesundheit und Resilienz": Resilienz, Innovation und Teilhabe.* https://www.bundesregierung.de/resource/blob/975196/2299664/547bb80c349fd4a46b74d17928eba02d/2024-07-18-expertinnenrat-stellungnahme-2-data.pdf

Gerlinger, T. & Rosenbrock, R. (2023). *Gesundheitspolitik: Eine systematische Einführung* (4. Aufl.). Hogrefe.

Göpel, M. (2022). *Wir können auch anders: Aufbruch in die Welt von morgen.* Ullstein Taschenbuch Verlag.

Haushaltsgesetz 2022 (2022). https://www.bundeshaushalt.de/static/daten/2022/soll/BHH%202022%20gesamt.pdf

Hutchinson, M., Wilkes, L., Vickers, M. & Jackson, D. (2008). The development and validation of a bullying inventory for the nursing workplace. *Nurse Researcher, 15*(2), 19–29. https://doi.org/10.7748/nr2008.01.15.2.19.c6326

Koalitionsvertrag zwischen CDU, CSU und SPD. (2025). [Koalitionsvertrag für die 21. Legislaturperiode des Deutschen Bundestages: Verantwortung für Deutschland]. CDU-Bundesgeschäftsstelle. https://www.spd.de/fileadmin/Dokumente/Koalitionsvertrag2025_bf.pdf

Leiper, J. (2005). Nurse against nurse: How to stop horizontal violence. *Nursing, 35*(3), 44–45. https://doi.org/10.1097/00152193-200503000-00037

Rowe, M. & Sherlock, H. (2005). Stress and verbal abuse in nursing: do burned out nurses eat their young? *Journal of Nursing Management, 13*(3), 242–248. https://doi.org/10.1111/j.1365-2834.2004.00533.x

SGB 5 (1988). https://www.gesetze-im-internet.de/sgb_5/BJNR024820988.html

Simon, M. (2021). *Das Gesundheitssystem in Deutschland: eine Einführung in Struktur und Funktionsweise* (7. Aufl.). Hogrefe.

Vogler, C. (2023, Mai 12). Planlos, kopflos, international abgehängt [offener Brief von Hedwig Francois-Kettner, Martina Hasseler, Bernadette Klapper, Irene Maier und Christine Vogler]. *Tagesspiegel Background.* https://background.tagesspiegel.de/gesundheit-und-e-health/briefing/planlos-kopflos-international-abgehaengt

31 Pflegerat NRW: Wege zu Wertschätzung

Ludger Risse

Abstract. Es erscheint paradox, dass es ausgerechnet in einem sozialen Beruf, der von Fürsorge und Verantwortung gegenüber Menschen geprägt ist, Feindseligkeiten inklusive Gewalt gibt. Das ist zunächst schwer zu verstehen. Wenn sich dies sogar gegenüber denjenigen zeigt, die sich für Verbesserung und Weiterentwicklung des Berufes engagieren, wird es sehr schädlich für den eigenen Berufsstand. Am Beispiel der Entwicklung der Pflegekammer in Nordrhein-Westfalen wird dieses sehr deutlich. Löst die Pflegekammer Feindseligkeiten aus und ist sie gleichzeitig auch eine Möglichkeit, genau diese zu reduzieren? Eine Analyse aus der Erfahrung von über 25 Jahren berufspolitischer Arbeit im Landespflegerat.

Schlüsselbegriffe
- Kammer
- konstruktiver Widerstand
- Grenzverletzung
- Organisationsgrad.

31.1 Einleitung

Als Begründung, einen sozialen, helfenden Beruf ergriffen zu haben, wird regelhaft der Wunsch genannt, mit Menschen zu arbeiten und diesen zu helfen. Diese Beschreibung der intrinsischen Motivation beinhaltet somit eine grundsätzlich positive Einstellung anderen Menschen gegenüber. Bekannt ist aber auch, dass es eine Vielzahl weiterer Motivationsfaktoren gibt wie Ansehen und Arbeitsbedingungen. Mit Fokus auf die menschliche Interaktionsbasis ist durchaus die Annahme gerechtfertigt, dass sich diese positive Einstellung zum Menschen auch auf die Interaktion mit Kolleg*innen auswirkt. Dennoch lässt sich feststellen, dass es nicht selten aggressives Verhalten zwischen den Berufstätigen gibt. 41 % der Beschäftigten aus Pflege- und Behinderteneinrichtungen geben 2017 an, in den letzten zwölf Monaten psychische Aggressionen wie z. B. Verleumdungen oder Lästern durch Kolleg*innen erlebt zu haben (Berufsgenossenschaft für Gesundheitsdienst und Wohlfahrtspflege, 2020). Die Ursachen für diese doch recht häufige Gewaltausübung werden an anderer Stelle differenzierter erläutert. Hier soll nur auf die Faktoren wie Überforderung und das Gefühl von Hilf- oder Machtlosigkeit eingegangen werden. Hierin liegen vermutlich die Ursachen für aggressives Handeln im berufspolitischen Kontext.

31.2 Pflege und Berufspolitik

Beruflich Pflegende übernehmen ein sehr hohes Maß an Verantwortung gegenüber anderen Menschen. Sie haben aber nur eine sehr geringe Bereitschaft, Verantwortung für die eigenen beruflichen Belange zu übernehmen und dafür zu kämpfen, Verbesserungen zu erreichen. Etwa zehn bis zwölf Prozent der Pflegefachpersonen sind laut Schätzung des Verfassers in einer Gewerkschaft und/oder einem Berufsverband organisiert. Die gewählten Vertreter*innen der Berufsverbände sind in der Berufsgruppe oftmals nur rudimentär bekannt. Regelmäßige

Befragung von Weiterbildungsteilnehmenden durch den Verfasser zeigen, dass nur deutlich unter zehn Prozent der Befragten der/die jeweilige Vorsitzende des Deutschen Pflegerates e. V. oder des zuständigen Landespflegerates bekannt sind. Dem gegenüber sind nahezu 100 Prozent dieser Befragten der Ansicht, dass sich in der beruflichen Pflege dringend einiges ändern müsse. Die Ursachen dieser Situation sollen an dieser Stelle nicht ergründet werden. Daraus lässt sich bei einem nicht unerheblichen Anteil beruflich Pflegender in Deutschland die Haltung schließen, dass *„Andere" die Situation der beruflichen Pflege zu verantworten und diese demzufolge auch zu ändern haben.* Aber wer sind die „Anderen"? Die beruflich Pflegenden nennen dem Verfasser als Verantwortliche Pflege- und/oder Hausleitung oder auch Geschäftsführung, seltener Kostenträger*innen oder Politiker*innen.

31.3 Freundlichkeit und Feindseligkeit im berufspolitischen Kontext

Das Reflektieren von etwa 30 Jahren berufspolitischen Engagements bringt sehr viele, unterschiedliche Erfahrungen hervor, insbesondere aus Alltag, Seminaren und Bildungsveranstaltungen. Zur Sprache kommen pflegepolitische Themen jeder Art. Vor der Entscheidung einer Pflegekammergründung in Nordrhein-Westfalen waren diese aus Sicht des Verfassers geprägt von Anerkennung, Skepsis, Hilflosigkeit, Aufklärung über Zusammenhänge, Diskussion und Zuhören. Die Haltung, *„Es ist gut, dass das jemand macht!"*, war nahezu der Regelfall. Oft war diese damit verbunden, Gründe für die geringe eigene Beteiligung, wie Zeitmangel und Schichtdienst, anzuführen. Mit der Entscheidung zur Gründung einer Pflegekammer in Nordrhein-Westfalen sind neue Qualitäten der Begegnungen hinzugekommen. Waren bis dahin Feindseligkeiten oder Aggressionen aus Erfahrungen des Verfassers faktisch nicht vorhanden, änderte sich dieses. Ausgerechnet ein großer berufspolitischer Erfolg, der Beschluss des Landtages vom 24. Juni 2020, eine Pflegekammer in Nordrhein-Westfalen auf den Weg zu bringen, führte dazu, dass sich Einzelpersonen und Gruppen als Kammergegner*innen oder Kammerskeptiker*innen öffentlich positionierten. Das ist selbstverständlich absolut legitim. Die Diskussion über Sinn und Zweck der Pflegekammer und über die Konsequenzen für die Mitglieder ist sogar dringend geboten. Diese dient zur Information und Meinungsbildung. Gerade auch kritische Sichtweisen können wichtige Beiträge zur Ausgestaltung der Pflegekammer leisten. Voraussetzungen sind, dass fair mit unterschiedlichen Meinungen umgegangen wird und als Basis jeder Auseinandersetzung Sachlichkeit, gegenseitiges Zuhören und damit auch Wertschätzung gelebt wird. Das wurde in der Wahrnehmung des Verfassers im Kontext der Diskussion um die Pflegekammer an sehr vielen Stellen nicht mehr erfüllt. Die Beschreibung des Widerstandes ist an dieser Stelle begrenzt auf die Erfahrungen in Nordrhein-Westfalen. Berichte über sehr ähnliche Erfahrungen gibt es insbesondere aus Niedersachsen und Schleswig-Holstein. Interessanterweise sind viele Grenzverletzungen im Internet, vorwiegend in sozialen Medien durch Personen aus anderen Bundesländern, d.h. nicht selbst Betroffenen, geschehen. Aus dieser Erfahrung lässt sich das Verhalten berufspolitischer Kritiker*innen und Gegner*innen in vier Kategorien beschreiben, wie in **Tabelle 31-1** zu lesen ist (s. auch **Abb. 4-1**).

Tabelle 31-1: Verhalten berufspolitischer Kritiker*innen und Gegner*innen bezogen auf die Gründung einer Landespflegekammer, unterteilt in Kategorien aus den Erfahrungen des Verfassers (Eigendarstellung)

Kategoriename	Einordnung in Grenzverletzung	Kategoriebeschreibung
Legitimer Widerstand	Konstruktiv, keine Grenzverletzung	Zum legitimen Widerstand gehören sachliche Äußerungen in Wort und Schrift, öffentliche Proteste wie Demonstrationen, Mahnwachen oder Plakate. Jedes Wahrnehmen des Rechts auf freie Meinungsäußerungen ohne andere Menschen zu diskreditieren oder persönlich anzugreifen ist legitim. Eine große Gruppe der kritischen Kolleg*innen sind der legitimen Skepsis oder Ablehnung zuzuordnen. Ein persönlich freundlicher und auch gegenseitig wertschätzender Umgang kennzeichnet den Umgang mit diesen Kolleg*innen. Gemeinsame Planung, Organisation und Durchführung kontroverser Diskussionsveranstaltungen wie dem „Kammerdialog“ sind möglich.
Falschbehauptungen	Destruktiv, Kategorie 1 von Grenzverletzungen	Von Beginn an war die Kammerdiskussion davon geprägt, dass zahlreiche Falschbehauptungen publiziert und beständig wiederholt wurden. Insbesondere in den sozialen Medien wurde das Prinzip der ständigen Wiederholung mit dem Ziel der Beeinflussung, nahezu massenhaft eingesetzt. Zu den Falschbehauptungen gehörten sehr hohe Kammerbeiträge, Beitragszahlung auf Lebenszeit und Entziehung der Berufserlaubnis durch die Kammer. Diese Falschbehauptungen wurden mit voller Absicht eingesetzt, um eine Anti-Kammer Stimmung zu erzeugen. Diese Falschinformationen und Stimmungsauswirkungen halten bis heute an. Ganz offenbar ist es gelungen, Einfluss auszuüben. Viele Kolleg*innen informieren sich via Internet bzw. Social-Media, vermutlich ohne die Seriosität der Informationen zu prüfen.

Tabelle 31-1: Fortsetzung

Kategoriename	Einordnung in Grenzverletzung	Kategoriebeschreibung
Absprechen von Kompetenzen	Destruktiv, Kategorie 2 von Grenzverletzungen	Zu Absprechen von Kompetenzen gehört: *„Sie wissen ja gar nicht mehr, was in der Praxis läuft!“* Solche und ähnliche Äußerungen begegnen berufspolitisch aktiven Kolleg*innen nahezu täglich. Das ist aus Sicht des Verfassers noch keine Grenzverletzung. Die sendende Person beschreibt mit dieser Botschaft zunächst ihren Eindruck, fühlt sich vielleicht unverstanden oder nicht ernstgenommen. Anders einzuordnen ist es, wenn diese oder ähnliche Aussagen dazu dienen, entweder die Kompetenz in der beruflichen Pflege infrage zu stellen oder die Legitimation, für die Berufsgruppe zu sprechen, damit abgesprochen wird. Das kann gruppendynamisch weitreichende Folgen haben, v. a. bei Diskussionen ohne persönlichen Kontakt. Es expliziert sich in Botschaften wie, *„Der ist ja keiner von der Basis, also was berechtigt ihn für uns zu sprechen und uns gar in die Kammer zu zwingen?“* Ignoriert wird z. B., dass ein Pflegeratsvorsitzender, wie der Verfasser, von allen Pflegeverbänden gewählt und daraus legitimiert wird, für Pflege zu sprechen.
Aufstellen von diskreditierenden Behauptungen	Destruktiv, Kategorie 3 von Grenzverletzungen	Beim Aufstellen von diskreditierenden Behauptungen über Gruppen oder Einzelpersonen werden z. B. persönliche Interessen unterstellt wie einen vermeintlich guten Posten zu suchen oder Geld auf Kosten der Beitragszahlenden zu verdienen. Gegen dieses Misstrauen hilft kaum das Offenlegen der Entschädigungsordnung für die ehrenamtlich Tätigen. Wesentlich gravierender sind öffentliche Behauptungen des unberechtigten Einsatzes öffentlicher Mittel mit Folge von Strafantragstellung gegen den Errichtungsausschuss. Ein berechtigter Verdacht der Untreue legitimiert, eine Strafanzeige zu stellen. Allerdings gehört aus Sicht des Verfassers nicht dazu, einen solchen Verdacht öffentlich zu kommunizieren und in Folge Kolleg*innen zu motivieren, Strafanträge zu stellen. Nicht kommuniziert wird von den Initiator*innen, wenn sich diese Vorwürfe juristisch als haltlos erweisen. In diesem Teil von Grenzverletzung geht es darum, Personen im Ansehen und/oder in ihrer Vertrauenswürdigkeit zu schädigen.

Tabelle 31-1: Fortsetzung

Kategoriename	Einordnung in Grenzverletzung	Kategoriebeschreibung
Verbale und körperliche Drohungen	Destruktiv, Kategorie 4 von Grenzverletzungen	Verbale und körperliche Drohungen hat eine andere Qualität als die Stufen 1 bis 3. Bei direkter verbaler oder gar körperlich Drohung geht es darum, jemanden einzuschüchtern, um ihn auf diese Weise zu bewegen, etwas zu tun oder zu unterlassen. Zwar selten passiert, ist es dennoch geschehen – aus den Reihen der beruflichen Pflege als helfende Berufsgruppe. Vertreter*innen von Pflegerat und Errichtungsausschuss wurden bei Demonstrationen durch Äußerungen bedroht sowie öffentlich aufgefordert, den Platz zu verlassen. Die Drohung, das Auto zu beschädigen, gab es mehrfach.
Tätlichkeiten	Destruktiv, Kategorie 5 von Grenzverletzungen	In der fünften Stufe finden sich Tätlichkeiten. Tätlichkeiten mit körperlichen Verletzungsfolgen sind zwar die Ausnahme, sollen aber dennoch benannt werden. Dazu gehört lautstarkes Anbrüllen und Nutzen von Trillerpfeifen in unmittelbarer Nähe bei Anti-Kammer-Demonstrationen. Im Kontext der Pandemiesituation passierte dabei auch das deutliche Unterschreiten des körperlichen Abstands auf wenige Zentimeter. Das ist sicher juristisch als Tätlichkeit zu bewerten.

31.4 Berufspolitik: Feindseligkeit aus der eigenen Berufsgruppe

Es ist eine besondere Qualität, ausgerechnet von Angehörigen der Berufsgruppe, für welche man sich über Jahrzehnte ehrenamtlich engagiert hat, Feindseligkeiten (**Tab. 31-1**) zu erleben. In der Situation selbst, z. B. bei Demonstrationen gegen die Kammer, löst dies zunächst eine ganze Mischung von Gefühlen aus. Angesichts von einigen hundert Kolleg*innen, welche gegen ein Vorhaben protestieren, von dem man selbst zutiefst überzeugt ist, verursacht zunächst deutliche Verunsicherung. Die Demonstration als Protest und Meinungsbekundung ist selbstverständlich legitim. *Wichtig ist, dass Demonstrationen fair verlaufen und Redebeiträge gleich verteilt sind.* Wenn sich allerdings das Plenum durch gezielte Falschbehauptungen emotional an- und aufheizen lässt, ist als Kammer-Befürworter*in ein Richtigstellen in einem solchen Kontext so gut wie unmöglich. Kommen Feindseligkeiten wie persönliche Diffamierung oder Gewaltandrohungen hinzu, wird eine solche Situation nahezu unerträglich. Das Wissen, dass die Protestierenden bezogen auf die Gesamtheit der Kolleg*innen nur einen Bruchteil darstellen, hilft im Nachhinein, das Erlebte einzuordnen. In der Situation gilt im besten Fall die Option „standhaftes Aushalten". Das trifft auch auf Feindseligkeiten aus den sozialen Medien zu. Gleichwohl sind diese sehr viel schwerer zu ertragen. Die Tatsache, dass es Menschen gibt, die nicht selbst betroffen sind, aber keine Gelegenheit auslassen, gegen Pflegekammern zu agieren, gibt Rätsel auf. Die Motivation dieser Kammergegner*innen scheint sich aus Zuspruch im digitalen Netz zu nähren. Sie erzielen Wirkung, insbesondere durch den geschickten Einsatz von Algorithmen für Reaktionen und Beachtung.

31.5 Horizontale Feindseligkeit im berufspolitischen Kontext

Für Lösungswege zu gegenseitiger Anerkennung und Wertschätzung ist die Identifikation möglicher Ursachen von Feindseligkeit unter Pflegenden erforderlich. Die Entwicklung der Pflegekammern bietet hier zumindest die Möglichkeit, einige Erkenntnisse zu generieren und zu reflektieren. Das soll im Folgenden anhand einiger Beispiele versucht werden:

- **Phänomen der Nichtinformiertheit.** Das Kammerwesen ist in den Gesundheitsfachberufen seit Jahrzehnten etabliert. In der Pflege-Fachliteratur wird das Thema seit etwa 20 Jahren beleuchtet. Die Gründung der Pflegekammern in Rheinland-Pfalz, Niedersachsen und Schleswig-Holstein sowie Rückabwicklung der beiden letztgenannten sind präsente Themen. In Nordrhein-Westfalen gibt es seit über zehn Jahren Informationsveranstaltungen zur Pflegekammer. Besonders intensiv waren diese in den Jahren 2018 und 2019. Infolge der repräsentativen Befragung von 2019 wurde der Gesetzesentwurf in den Landtag eingebracht, welcher mit großer Mehrheit am 24.6.2020 vom Landtag verabschiedet wurde. Allerdings haben diese, auch medial begleiteten Schritte, offensichtlich nicht dazu geführt, dass sich halbwegs flächendeckend Kolleg*innen mit der Bedeutung einer Selbstverwaltung (**Kap. 15.3, 30.3**) auseinandergesetzt haben. Widerstand war kaum zu spüren, die Pflegebündnisse gegen die Kammern haben sich erst nach der jeweiligen Landtagsentscheidung gegründet.
- **Bildung von Mythen als Grundlage von Ablehnung und Feindseligkeit.** Mythen bilden sich in nahezu rasender Geschwindigkeit auf der Basis von Falschbehauptungen. Aufgrund der zahlreichen und hartnäckigen Wiederholungen im Internet werden viele dieser Mythen als Wahrheiten angenommen und verbreitet. Ein Beispiel im Rahmen der Kammer-Vorbereitungsveranstaltungen: Lange hielt sich hartnäckig das Gerücht, der Kammerbeitrag würde etwa 60 € pro Monat betragen. Einige Kolleg*innen hätten diese schließlich mehrfach gelesen und berichtet. Das führte zu feindseligem Empfang bzw. Ablehnung von Vertreter*innen des Errichtungsausschusses, die bei Veranstaltungen über die Aufgaben einer Pflegekammer informieren wollten. Oft ist man zu sehr damit beschäftigt mit den Mythen aufzuräumen und kommt aufgrund der zeitlichen Begrenzungen nicht dazu, die wirkliche Bedeutung herauszustellen. Hier braucht es geschicktes Vorgehen und teilweise auch etwas Glück.
- **Demokratie versus Zwangsmitgliedschaft** *(„Ich bin gar nicht gefragt worden!“)*. Grundsätzlich werden gesetzliche Entscheidungen, welche fast immer Einfluss auf die Bürger*innen haben, demokratisch akzeptiert. Im Fall der Pflegekammer ist dieses bei den Betroffenen vielfach anders. Nach langjähriger Initiative der Berufsverbände haben die vom Volk gewählten Parlamentarier*innen mit großer Mehrheit das Gesetz beschlossen. Dem gingen zahlreiche Informationskampagnen, Anhörungsverfahren und eine repräsentative Befragung der Berufsgruppe mit eindeutiger Zustimmung von 68 Prozent voraus. Dennoch wird mit der Behauptung, die Kammer wäre undemokratisch entstanden, hartnäckig und andauernd eine ablehnende Stimmung erzeugt. Vielfach ist damit der Ruf nach einer Vollbefragung verbunden, immer allerdings von der Hoffnung getriggert, damit die Kammer verhindern zu können.

- **Verunsicherung durch Veränderungen und Gefühl von Machtlosigkeit.** Der berufliche Alltag ist geprägt durch wiederkehrende Tätigkeiten, oft auf Anordnung Dritter. Klare Abläufe und Routinen geben Sicherheit. Patient*innen, die nicht gut in diese Abläufe passen bereiten Schwierigkeiten. Das ist in Situationen von Personalunterbesetzungen und Zeitdruck sehr verständlich. Veränderungen, auch wenn sie der Verbesserung dienen, verunsichern und werden daher oft zunächst abgelehnt. Gleichzeitig besteht vielfach ein Gefühl von Ohnmacht, ausgedrückt durch Aussagen wie *„Daran können wir ohnehin nichts ändern"*. Berufliche Pflege ist ganz und gar nicht machtlos.

Wie kann eine gesellschaftlich unersetzliche Berufsgruppe machtlos den eigenen beruflichen Belangen gegenüberstehen? Die wichtigste Antwort darauf ist die geringe *Fähigkeit der Pflege, sich zu organisieren, um die Stärke der Gemeinschaft zu nutzen.* Beide von beruflich Pflegenden erlebte Grundursachen – Gefühl der Machtlosigkeit durch fehlendes Erleben gemeinsamer Stärke sowie fehlendes Verständnis für notwendige Veränderungen durch fehlende Informationen in der Breite der Berufsgruppe – beeinflussen und potenzieren sich gegenseitig. Wenn Vertreter*innen der Berufsverbände im politischen Kontext agieren, werden sie durch die geringen Organisationsgrade der beruflichen Pflege deutlich ausgebremst. Für die Gesamtheit der beruflichen Pflege kann vorläufig niemand Einzelnes sprechen und agieren (Beispiel).

Beispiel: Fehlende Bundespflegekammer

Präsident*innen der Kammern können für die Gesamtheit der beruflichen Pflege in den jeweiligen Ländern sprechen. Das sind derzeit zwei von 16 möglichen Präsident*innen, da es in Deutschland 16 Bundesländer, aber davon derzeit (Stand: Frühjahr 2025) nur zwei Bundesländer mit Pflegekammern gibt (Rheinland-Pfalz, Nordrhein-Westfalen). Der Präsident der Bundesärztekammer spricht für die Gesamtheit der Ärzt*innen in Deutschland. Kein Arzt bzw. keine Ärztin würde dieses öffentlich anzweifeln. Das erzeugt eine Stärke, welche aus gemeinsamer Organisation begründet ist. Der Weg zu einer ebenso bedeutungsvollen Bundespflegekammer ist in Deutschland noch weit.

Aus der langjährigen berufspolitischen Erfahrung des Verfassers ist es für die berufliche Pflege daher unverzichtbar, eine *Organisation mit Pflichtmitgliedschaft* zu gründen. Diese muss sehr viel in das Entstehen eines Grundgefühls der gemeinsamen Stärke investieren. Das muss mit Eintritt in Ausbildung und Prüfung vor der Kammer beginnen. Prüfung meint dabei vielerlei, z. B. die Sicherstellung der gesetzlich festgelegten Ausbildungsziele nach § 5 PflBG, die Sicherstellung der Einhaltung der *Berufsordnung* nach jeweiliger Landespflegekammer oder gar eine NCLEX (engl., *National Council Licensure Examination*), wie in den USA. Die Weiterentwicklung im Pflegeberuf muss von der Kammer gelenkt und begleitet sein. Auch aus dem Grund sind *Fort-* und *Weiterbildungsordnungen* sowie *Prüfungen durch die Kammer* wichtig. Durch laufende Information entsteht Verständnis für notwendige Veränderungen. Ein politisch starker Berufsstand beendet die Fremdbestimmung des Berufes.

31.6 Ausblick und Perspektiven

Berufliche Solidarität entsteht durch gemeinsam getragene Organisationen. Beispiele dafür gibt es genügend. Die Gewerkschaft der Lokomotivführer*innen, der Marburger Bund oder die Ärztekammern sind solche. Bei diesen gibt es Gemeinsamkeiten: öffentliche Proteste sind zu finden, Feindseligkeiten gegenüber den eigenen Vertreter*innen jedoch nicht. Diese Organisationen haben nahezu eine Garantenstellung gegenüber den Berufsangehörigen. Entscheidungen mit Einfluss auf den Berufsstand gegen die Interessen dieser Organisationen sind kaum durchsetzbar. Mitglieder zu informieren ist bedeutend leichter, als nichtorganisierte Kolleg*innen zu erreichen. Der *hohe Organisationsgrad* eines Berufs ist eine deutliche Stärkc. Die abschließende These klingt paradox: *Die Gründung von Pflegekammern erzeugt horizontale Feindseligkeiten, gleichzeitig sind Pflegekammern ein wirksames Mittel dagegen.* Pflegende merken nun, dass sich etwas in ihren Reihen entwickelt. Sind sie für Abschaffung oder Nicht-Gründung von Pflegekammern, z. B. in Niedersachsen und Schleswig-Holstein bzw. Baden-Württemberg und Hessen, wird die inhaltliche Ausgestaltung des Berufs, die Vertretung des Berufsstands auf politischer Bühne und die Aufwertung des Pflegeberufs in der Gesellschaft durch Anerkennung als (an wissenschaftlichen Fakten messbares) Gemeinwohl weiterhin fehlen. Gegen etwas zu sein, hat Konsequenzen. Die Frage ist, wofür es sich für berufliche Pflegende zu kämpfen lohnt. Selbst wenn alle beruflich Pflegenden statt in Berufsverbände in Gewerkschaften gehen, ist bereits viel gewonnen. Sie entscheiden sich zum einen *für* etwas und erkennen relativ schnell, dass Gewerkschaften andere Ziele verfolgen und inhaltliche Aufgaben haben als Berufsverbände und Kammern als Anstalten öffentlichen Rechts. Politische Informiertheit ist das „A und O“.

31.7 Literatur

Berufsgenossenschaft für Gesundheitsdienst und Wohlfahrtspflege. (2020). *Gewalt und Aggression in den Branchen der BGW: Forschungsergebnisse und Unfalldaten der BGW aus den Jahren 2015 bis 2019.* https://www.bgw-online.de/resource/blob/20880/8f32d1c03f7da25850b413bfac076a28/bgw-55-83-006-gewalt-aggression-in-bgw-branchen-data.pdf

32 Strukturell begünstigte Feindseligkeit

Beatrice Haberger und Markus Mai

Abstract. Es ist überfällig und notwendig, dass horizontale Feindseligkeit in der Pflege mehr Aufmerksamkeit erhält. Dieses Phänomen ist keines der einzelnen Teams oder Institutionen, sondern erstreckt sich auf unterschiedliche Berufsfelder und Ebenen der Berufsgruppe. Bisherige Studien legen nahe, dass diese Feindseligkeiten mit Unterdrückung und starker Hierarchisierung zusammenhängen. Das macht das Phänomen zu einem systemischen Problem, das auch systemisch angegangen werden muss. Historisch gesehen war die Konstruktion der Krankenpflege zum bürgerlichen Frauenberuf eng verwoben mit geschlechts- und klassenspezifischer später auch rassifizierender Marginalisierung. Daraus entstanden Spaltungen und Uneinigkeit auf organisationaler Ebene. Sie wirken bis heute nach und spiegeln sich in aktuellen berufspolitischen Debatten wie der Akademisierung oder der Verkammerung wider. Anhand der Covid-19-Pandemie wird beispielhaft gezeigt, wie Politik und Strukturen neue Spannungen und innerberufliche Konflikte in der beruflichen Pflege hervorrufen und verstärken können. Die Bekämpfung horizontaler Feindseligkeit im Pflegeberuf gehört zu den gesetzlich vorgegebenen Aufgaben der Landespflegekammer Rheinland-Pfalz. Auch wenn sie nicht unmittelbar bei Feindseligkeiten und Konflikten unter Kammermitgliedern eingreifen kann, kann sie strukturell auf unterschiedlichen Ebenen wirken:

- politisch bei der Mitgestaltung der gesetzlichen Rahmenbedingungen und Unterstützung von Projekten, die die Stärkung der Autonomie der beruflich Pflegenden zum Ziel haben,
- bei der Beratung und Information ihrer Mitglieder, um sie zur Mitgestaltung ihrer Berufsausübung vor Ort zu befähigen sowie
- durch Mitwirkungs- und Mitgestaltungsmöglichkeiten innerhalb der Kammer, um Autonomie und Selbstwirksamkeitserleben der Berufsangehörigen zu stärken und zu einem besseren kollegialen Miteinander beizutragen.

Schlüsselbegriffe

- Zersplitterung und Unterdrückung
- Coronakrise
- kollegiales Miteinander
- Kammeraufgaben
- Dreiklang.

32.1 Einleitung

Seit einiger Zeit findet horizontale Feindseligkeit in der beruflichen Pflege auch im deutschsprachigen Raum mehr Beachtung. Dies ist längst überfällig und notwendig. Das Phänomen scheint unter Pflegefachpersonen derart verbreitet zu sein, dass sämtlichen Berufsangehörigen bei seiner Erwähnung sofort klar sein dürfte, worum es geht. Es fällt schwer, feindseliges Verhalten nicht als typisch für die Berufsgruppe anzusehen. Schließlich zeigt es sich nicht nur innerhalb einzelner Teams, sondern über Einrichtungen hinaus: *alt vs. jung, ausgebildet vs. studiert, gewerkschaftlich vs. berufsverbandlich organisiert, Kammerbefürworter*innen* *vs. Kammergegner*innen, Kinderkrankenpflege vs. Erwachsenenkrankenpflege, Akutpflege vs. Langzeitpflege, Psychiatrische Pflege vs. Somatische Pflege, Leiharbeitende vs. Stammpersonal, Intensivstationen und Funktionsdienste vs. Normalstationen, vollzeitbeschäftigt vs. teilzeitbeschäftigt und so weiter.* Zudem ist das Phänomen alles andere als neu: „Feindseligkeit unter Pflegenden beenden" erschien bereits vor über zehn Jahren in Deutschland (Bartholomew, 2009) (das englischsprachige Original erschien drei Jahre zuvor). Davor erwähnen Buresh und Gordon (2006) dieses Phänomen in „Der Pflege eine Stimme geben" (im englischsprachigen Original bereits 2000). Das Schlagwort *„Nurses eat their young"* geht zurück auf einen Aufsatz aus dem Jahr 1986 (Samman, 2021). Schmidbauer beschrieb bereits 1979 in „Hilflose Helfer" Aggressionen zwischen und innerhalb von Helferberufen (Schmidbauer, 1979). Bisherige Analysen deuten auf einen Zusammenhang zwischen Feindseligkeit innerhalb einer Gruppe und dem Gefühl von Machtlosigkeit und Unterdrückung sowie starker Hierarchisierung hin (Bartholomew, 2009; Bensch, 2022). Das macht horizontale Feindseligkeit auch zu einem systemischen Problem, bei dem neben der *individuellen* und *kollegialen Ebene* auch die *Strukturen* zu betrachten sind. Der vorliegende Beitrag legt daher den Fokus auf die strukturellen Bedingungen, die nach Meinung der Verfasser*innen zur horizontalen Feindseligkeit im Pflegeberuf beitragen. Dabei werden sowohl historische als auch aktuelle Konflikte und Entwicklungen in den Blick genommen, aber auch Lichtblicke, die zu einer Verbesserung der Situation führen können. Darüber hinaus soll die Rolle der Landespflegekammer Rheinland-Pfalz (LPflK RLP) beleuchtet werden.

32.2 Unterdrückt und gespalten – ein historischer Abriss

Bisherige Untersuchungen horizontaler Feindseligkeit gehen davon aus, dass es sich hierbei um ein Phänomen unterdrückter Gruppen handelt. Es erscheint unangemessen – angesichts aktueller Debatten über unterschiedliche Diskriminierungsformen – ausgerechnet die *größte* und politisch bedeutsamste *Berufsgruppe* im Gesundheitswesen als *„unterdrückt"* zu bezeichnen. Ihr wurde zu Beginn der Covid-19-Pandemie sogar noch applaudiert (Haberger & Falahat, 2021; Reiber et al., 2021). Dennoch zeigt Bartholomew (2009), dass sich Freires (1972) Unterdrückungstheorie auf den Pflegeberuf anwenden lässt (**Kap. 2.4.2**). Eine etwas neuere Arbeit zeigt, dass auch die „Fünf Formen der Unterdrückung" nach Young beim Pflegeberuf greifen (Giese, 2019). Beide Arbeiten verweisen insbesondere auf die *geschlechtsspezifische Unterdrückung.* Der Pflegeberuf wurde im 19. Jahrhundert als bürgerlicher Frauenberuf konstruiert, der sich der „männlichen Medizin" unterordnen sollte (Bischoff, 1997; Rübenstahl, 2011; Steppe, 1996). Dies ging einher mit dem Herausdrängen von Männern aus der Krankenpflege, aber auch einer deutlichen Abgrenzung zu Lohnwärter*innen aus ärmeren und proletarischen Schichten (Bischoff, 1997; Rübenstahl, 2011; Steppe, 1996). Unterdrückung hat demnach eine *klassenspezifische Dimension.* Im weiteren Verlauf entstand neben den Schwesternschaften in Orden und Mutterhäusern eine „freie Krankenpflege", die nicht an Schwesternschaften gebunden war und deren Angehörige für Lohn arbeiteten und daher diskriminiert und diffamiert wurden (Bischoff, 1997; Steppe, 1996; Wolff & Wolff, 2022). Aus ihren Bemühungen, sich zu organisieren und ihre Gleichwertigkeit bzw. Ebenbürtigkeit mit den mutterhausgebundenen Schwesternschaften zu beweisen, ging die Berufsorganisation der Krankenpflegerinnen Deutschlands (B.O.K.D.) als Gründungsmitglied des Internationalen Council of Nursing (ICN) und Vorläuferorganisation des Deutschen Berufsverbandes für Pflegeberufe (DBfK) und Deutschen Pflegeverbandes (DPV) hervor (Rübenstahl, 2011). Parallel dazu kam es zu den ersten gewerkschaftlich orientierten Zusammenschlüssen von Pflege- und Wartepersonal sowie dem Massage- und Badepersonal (Wolff & Wolff, 2022). Der frühe Krankenpflegeberuf war strukturell nicht als *ein* Beruf verankert, sondern unübersichtlich in Mutterhäusern, Verbänden und Gewerkschaften organisiert. Deren ideologische Unterschiede führten zu einer *Zersplitterung der Berufsgruppe*. Das setzte sich bis in die Weimarer Republik fort (Steppe, 1996). Unabhängig ihrer Organisationform war allen gemein, dass sie sich der *ärztlichen Dominanz* sowie der *Verwaltung der Krankenhäuser* unterordnen mussten (Kuhn, 2016; Rübenstahl, 2011). Bereits zu diesem Zeitpunkt gab es zwischen den Gruppen, die beruflich Pflege leisteten, eine *große Zerstrittenheit* in berufspolitischen Themen, z. B. zu Professionalisierung, beruflicher Selbstverwaltung oder Regelungen für bessere Arbeitsbedingungen wie dem Acht-Stunden-Tag (Kuhn, 2016; Steppe, 1996). Die Verberuflichung der Altenpflege setzte ungefähr ab den 1950er Jahren aufgrund großer Personalnot ein, da durch die Modernisierung der Krankenhäuser die Arbeit in den Altenheimen unattraktiver wurde. Das neue Berufsbild „Altenpflege" wurde in starker Abgrenzung zur Krankenpflege konzipiert und entwickelte sich in einem ambivalenten Verhältnis zur Krankenpflege fort (Eylmann, 2015). Diese Spaltung wirkt ebenfalls bis zum heutigen Tag nach. Spätestens mit Anwerbung von tausenden Krankenschwestern und Pflegehelferinnen aus Südkorea nach West-Deutschland ab den 1960er Jahren zeigte sich auch *rassifizierende Unterdrückung*. Damalige Probleme und Konflikte scheinen sich mit der heutigen Anwerbung von ausländischen Pflegefachpersonen zu wiederholen: unzureichende Vorbereitung auf die Arbeit in Deutschland insbesondere des Spracherwerbs, Diskriminierung am Arbeitsplatz durch das deutsche Kollegium, Einsatz als Lückenfüller ohne Berücksichtigung von vorhandener Qualifikation und Berufserfahrung sowie unterschiedliche Vorstellungen und Ansprüche an den Pflegeberuf. Heute (noch) kaum vorstellbar: Wenn die Pflegefachpersonen aus dem Ausland nicht mehr gebraucht werden, müssen sie für ihr Bleiberecht in der Bundesrepublik Deutschland kämpfen, so wie den koreanischen Pflegefachpersonen bereits in Vergangenheit geschehen (Cho-Ruwwe, 2016).

32.3 Aktuelle berufspolitische Entwicklungen und Konflikte

Einige der im vorherigen Kapitel skizzierten strukturell bedingten Spaltungen und Konflikte der Berufsgeschichte sind heute noch aktuell. Das ambivalente Verhältnis zwischen Alten- und Krankenpflege ist nicht überwunden und wird durch die unterschiedlichen Finanzierungen und Sektorengrenzen (SGB V und SGB XI) sogar verstärkt. Die „Konkurrenz" zwischen den unterschiedlichen beruflichen Organisationsformen kann als Vorläufer zur aktuellen Leiharbeits-Debatte betrachtet werden (Landespflegekammer Rheinland-Pfalz, 2023). Darüber hinaus zeigen sich auch heute noch Konflikte zwischen berufsständischer und gewerkschaftlicher Organisation (Zieger, 2019). Sie scheinen insbesondere in den kontroversen Debatten zu Verkammerung und Akademisierung auf, wie beim Verkammerungsvorhaben in Baden-Württemberg (dpa Baden-Württemberg, 2024) oder der Verabschiedung vom Pflegestudiumstärkungsgesetz (PflStudStG) (DPR kritisiert Verdi-Äußerungen scharf, 2023). Mit den Bemühungen, erneut Pflegefachpersonen aus dem Ausland anzuwerben, wiederholen sich nicht nur einige Probleme und Konflikte aus den 1960ern (Millich, 2024). Ausländische Pflegefachpersonen sind, insbesondere während des Anerkennungsverfahrens und des damit verbundenen Abhängigkeitsverhältnisses, in besonderem Maße horizontaler Feindseligkeit ausgesetzt (Bensch, 2022).

Die Pandemiepolitik zeigt beispielhaft auf, wie Strukturen und politische Entscheidungen Konflikte und damit auch horizontale Feindseligkeit innerhalb der Berufsgruppe hervorrufen können (**Kasten 32-1**). Eine Aufarbeitung der Corona-Pandemie muss den politischen und gesellschaftlichen Umgang mit der beruflichen

Kasten 32-1: Corona-Krise als Katalysator der Zersplitterung

Die Covid-19-Krise und die mit ihr zusammenhängenden politischen Entscheidungen brachten der beruflichen Pflege Aufmerksamkeit und neue Konflikte. Insbesondere *Intensiv-* und *stationäre Langzeitpflege* wurden in den Fokus der Öffentlichkeit gerückt. Andere Berufsfelder gerieten aus dem Blick, wie die psychiatrische Pflege, in der die Belastung während der Pandemie am stärksten zugenommen hat (Institut für Demoskopie Allensbach, 2021). Die gut gemeinten Corona-Prämien entpuppten sich im Laufe der pandemischen Krise mehrmals als *„Spaltpilz"* innerhalb der Berufsgruppe. Niemals sollten alle Pflegefachpersonen eine Prämie erhalten. Sie beschränkten sich auf Beschäftigte in Pflegeeinrichtungen sowie in bestimmten Kliniken (Sell, 2022b). Dies führte zu Unmut bei all jenen Kolleg*innen, die ebenfalls unter hoher Belastung Menschen mit Pflegebedarf versorgten, ohne Bonus oder Prämie dafür zu erhalten. Diskussionen über ungeimpftes Pflegepersonal sowie die im Verlauf eingeführte *einrichtungsbezogene Impfpflicht* (in Medien oft fälschlicherweise als „Impfpflicht in der Pflege" bezeichnet) schürte neue Konflikte innerhalb der Berufsgruppe. Sie konnte vielerorts nicht durchgesetzt werden (Sell, 2022a). In Bezug zur Covid-19-Impfung wurde oft an die besondere Verantwortung von Pflegefachpersonen appelliert. Die besondere Belastung der Pflegefachpersonen in der Corona-Krise, inklusive der Stigmatisierung aufgrund von Ansteckungsgefahr (Institut für Demoskopie Allensbach, 2021) wurde so gut wie gar nicht thematisiert.

Pflege in den Blick nehmen. Einige positive Entwicklungen sind in den vergangenen Jahren ebenfalls zu verzeichnen. Sie laufen unter dem Bestreben zur *Einigung der Berufsgruppe.* Dazu gehört die Reform zu einer generalistischen Pflegeausbildung der bislang geteilten Berufsgruppe, trotz aller Schwierigkeiten in Umsetzung und Ausgestaltung. Auch Pflegekammern haben das Potenzial, die zersplitterte Berufsgruppe unabhängig des einzelnen Berufsabschlusses oder des Arbeitsbereiches zu einem Berufsstand zusammenzuführen. Zudem ist die Mehrheit der Pflegestudiengänge in Deutschland bereits seit 1990ern generalistisch gedacht. Dies sind allerdings nur erste Ansätze, die ausgebaut und weiterentwickelt werden müssen. Die Pläne für ein Pflegekompetenzgesetz (PKG) können einen Beitrag dazu leisten, die Autonomie der Pflegefachpersonen zu stärken und damit auch eine wichtige Ursache für feindseliges Verhalten innerhalb der Berufsgruppe zu bekämpfen (Bundesministerium für Gesundheit, 2023). Daneben stellt die Empfehlung aus dem Gutachten 2024 des Sachverständigenrates Gesundheit und Pflege hinsichtlich der Etablierung einer *bundesweiten berufsgruppenübergreifenden Personalplanung* eine mögliche Grundlage dar, um die professionsübergreifenden Differenzen konstruktiv zu überwinden und auch im Praxisfeld die unterschiedlichen Berufsfelder mehr auf Augenhöhe zu verorten (Sachverständigenrat zur Begutachtung der Entwicklung im Gesundheitswesen und in der Pflege, 2024).

32.4 Die Rolle der Pflegekammer

Die LPflK RLP kann nicht unmittelbar und direkt in Arbeitsverhältnisse und in das Teamgeschehen eingreifen. Jedoch gehört zu ihren gesetzlich übertragenen Aufgaben für „Wahrung des Ansehens des Berufsstands einzutreten" sowie „für ein kollegiales Verhältnis der Kammermitglieder untereinander" zu sorgen (Hauptsatzung der Landespflegekammer Rheinland-Pfalz, 2022, S. 1).

Die 2020 in Kraft getretene *Berufsordnung* hat u.a. zum Ziel, das Vertrauen zwischen Kammermitgliedern und den Menschen mit Pflegebedarf herzustellen und zu fördern, das

Ansehen des Pflegeberufs zu wahren, auf berufswürdiges Verhalten hinzuwirken und berufsunwürdiges Verhalten zu verhindern sowie die Kooperation in der Berufsgruppe zu fördern (Landespflegekammer Rheinland-Pfalz, 2019). *Die Verhinderung von horizontaler Feindseligkeit gehört zu ihren Aufgaben.* Die berufsständische Vertretung spielt eine wichtige Rolle bei politischen und strukturellen Bedingungen. Sie kann wichtige Beiträge leisten, damit sich das Gefühl von Machtlosigkeit und mangelnder Autonomie als eine wichtige Ursache für das Entstehen von feindseligem Verhalten unter Pflegefachpersonen reduziert.

32.4.1 Politische Ebene

Auf politischer Ebene bedeutet das, die notwendigen Prozesse anzustoßen, um berufliche Pflege zu einem *autonomen* und *freien Heilberuf* weiterzuentwickeln. Dabei müssen jeweils die Grenzen von Landes- und Bundesgesetzgebung berücksichtigt werden, weshalb die LPflK RLP auch in Zusammenarbeit mit der Bundespflegekammer sowohl auf landes- als auch bundespolitischer Ebene in verschiedenen *Gremien* tätig ist, wie etwa der Fachkräfte- und Qualifizierungsinitiative des Landes Rheinland-Pfalz oder der Konzertierten Aktion Pflege (Bundesministerium für Gesundheit, 2021; Ministerium für Arbeit, Soziales, Transformation und Digitalisierung Rheinland-Pfalz, 2022). Daneben bringt sie sich durch *Stellungnahmen* und Gespräche in relevante Gesetzgebungsverfahren ein, beispielsweise beim derzeit geplanten PKG. Darüber hinaus unterstützt die LPflK RLP *Projekte* wie FAMOUS (Fallbezogene Versorgung multimorbider Patientinnen und Patienten in der Hausarztpraxis durch Advanced Practice Nurses) und BRIDGE (Behaviorale und körperliche Aktivierung für multimorbide, ältere Patient*innen mit depressiven Symptomen beim stationär-ambulanten Übergang). Darin werden Möglichkeiten und Voraussetzungen für eigenverantwortliches und unabhängiges Arbeiten in der beruflichen Pflege wissenschaftlich begleitet und erforscht, mit dem Ziel, dies dauerhaft in der Gesundheitsversorgung zu implementieren.

32.4.2 Mitgliederebene

Neben der politischen Arbeit müssen die Kammermitglieder in ihrer Autonomie gestärkt werden bzw. sich selbst stärken (**Kasten 32-2**). Hierzu liefert die LPflK RLP ihren Mitgliedern *Informationen* über verschiedene Kanäle wie Kammermagazin, Facebook, Instagram, Kammer vor Ort zu berufspolitischen, rechtlichen und fachlichen Neuigkeiten. Jedes Mitglied hat Anspruch auf individuelle *Beratung* zu rechtlichen und fachlichen Angelegenheiten ihrer Berufstätigkeit. Je nach Anliegen können die Mitglieder so befähigt werden, einige Bedingungen ihrer Berufsausübung vor Ort aktiv mitzugestalten. Darüber hinaus kann die LPflK RLP bei

Kasten 32-2: Power of „Dreiklang“ – Kammer unterstützt

Die LPflK RLP unterstützt die Idee des *Dreiklangs*. Nach dem organisieren sich Pflegefachpersonen nicht nur in einer *Heilberufekammer*, sondern auch in *Gewerkschaften* und *Berufsverbänden*, um ihre Interessen zu formulieren und politisch zu vertreten. Diese Zusammenschlüsse und die aktive Beteiligung in diesen Organisationen stärken das Selbstwirksamkeitserleben und damit auch die eigene wahrgenommene Autonomie der Beteiligten. Innerhalb der LPflK wird dies wirksam durch die regelmäßige Wahl der Vertreter*innenversammlung und Mitwirkungsmöglichkeiten in Ausschüssen und Arbeitsgruppen. Themen können formlos zur Mitgliederfragestunde der regelmäßig stattfindenden Vertreter*innenversammlung in Mainz (Rheinland-Pfalz) eingebracht bzw. Diskussionen angestoßen werden.

Konflikten mit anderen Kammermitgliedern zur *Mediation* hinzugezogen werden. Besonders schwerwiegende Fälle von feindseligem Verhalten einzelner Kammermitglieder können von der LPflK RLP als *Disziplinarverfahren* i. S. e. Berufspflichtverletzung geahndet werden. Durch die Regelungsbefugnis der *Weiterbildung* in Rheinland-Pfalz ermöglicht die LPflK RLP Weiterbildungsteilnehmenden sich mit horizontaler Feindseligkeit auseinanderzusetzen, wirksame Mechanismen dagegen zu erlernen und sich davor zu schützen.

32.5 Perspektiven und Ausblick

Horizontale Feindseligkeit zeigt sich nicht nur innerhalb von einzelnen Teams und Belegschaften in der Pflege, sondern als systemisches Problem. Es sind Ausdrücke von Zersplitterung und Unterdrückung einer Berufsgruppe, die historisch gewachsen sind und aus denen sie sich bislang noch nicht gelöst hat. Aktuelle Entwicklungen zeigen, dass historische Konflikte heute noch bestehen bzw. neu aufflammen. Die Pandemiepolitik von 2020 bis 2023 zeigt, wie Struktur und Politik zu Spaltungstendenzen führen und das Gefühl von Machtlosigkeit verstärken können. *Analysen der Berufsgeschichte* und *der Corona-Pandemie* können einen wertvollen Beitrag zur grundsätzlichen Behebung dieser Konflikte leisten. Feindseliges Verhalten innerhalb eines Teams oder einer Einrichtung muss *kurzfristig* und unmittelbar durch das *Management* angegangen werden. Die LPflK RLP kann auf Anfrage Beratung und Unterstützung leisten, z. B. im Rahmen von Mediation bzw. Hinweisen auf Berufsordnung oder Weiter- bzw. Fortbildungen zur Thematik. *Langfristig* müssen jedoch die Strukturen betrachtet werden, die Macht- und Hilflosigkeit als wichtige Faktoren von horizontaler Feindseligkeit in der Berufsgruppe verursachen. Hierfür braucht es *Unterstützung der Entscheider*innen auf landes- und bundespolitischer Ebene* (**Kap. 30.3**). Die *berufliche Autonomie* und der *Zusammenhalt des Pflegeberufs* muss im Gesundheitssystem und Leistungsrecht gestärkt werden. Einige politische Entwicklungen wie PKG oder PflStudStG geben Anlass zur Hoffnung. Institutionen wie die LPflK RLP richten ihre politische Arbeit darauf aus. Zudem verfolgt die Pflegekammer ihre Aufgabe weiter, horizontale Feindseligkeit unter Pflegefachpersonen zu verhindern. Als Körperschaft des öffentlichen Rechts (KdöR), die alle berufstätigen Pflegefachpersonen in Rheinland-Pfalz vertritt, hat die LPflK RLP verschiedene Möglichkeiten, im Rahmen ihrer politischen Arbeit und im (un)mittelbaren Mitgliederkontakt *kollegiales Miteinander* zu fördern und *berufspolitisches Engagement* ihrer Mitglieder in Berufsverbänden, Gewerkschaften und der Kammerarbeit selbst zu unterstützen.

32.6 Literatur

Bartholomew, K. (2009). *Feindseligkeit unter Pflegenden beenden* (R. Müller, Hrsg.; H. Bröger, Übers.). Huber.

Bensch, S. (2022). Horizontale Feindseligkeit in der Pflege: Steig' aus (oder fang' gar nicht erst damit an). *PADUA, 17*(4), 203–208. https://doi.org/10.1024/1861-6186/a000689

Bischoff, C. (1997). *Frauen in der Krankenpflege : zur Entwicklung von Frauenrolle und Frauenberufstätigkeit im 19. und 20. Jahrhundert* (3. Aufl.). Campus-Verlag.

Bundesministerium für Gesundheit. (2021). *Konzertierte Aktion Pflege: Zweiter Bericht zum Stand der Umsetzung der Vereinbarungen der Arbeitsgruppen 1 bis 5.* https://www.bundesgesundheitsministerium.de/fileadmin/Dateien/3_Downloads/K/Konzertierte_Aktion_Pflege/KAP_Zweiter_Bericht_zum_Stand_der_Umsetzung_der_Vereinbarungen_der_Arbeitsgruppen_1_bis_5.pdf

Bundesministerium für Gesundheit. (2023). *Kurzpapier: Vorläufige Eckpunkte Pflegekompetenzgesetz.* https://www.bundesgesundheitsministerium.de/fileadmin/Dateien/3_Downloads/P/Pflegekompetenzreform/Kurzpapier_Vorlaeufige_Eckpunkte_PflegekompetenzG.pdf

Buresh, B. & Gordon, S. (2006). *Der Pflege eine Stimme geben: was Pflegende wie öffentlich kommunizieren müssen.* Huber.

Cho-Ruwwe, K.-N. (2016). Koreanische Krankenpflegerinnen in Deutschland – Erfahrungen aus fünf Jahrzehnten. In Friedrich-Ebert-Stiftung, Korea Verband, Koreanische Frauengruppe in Deutschland, & Vereinte Dienstleistungsgewerkschaft – ver.di (Hrsg.), *Ankommen, Anwerben, Anpassen?* (S. 13–20). Friedrich-Ebert-Stiftung. https://library.fes.de/pdf-files/wiso/13373.pdf

dpa Baden-Württemberg. (2024, Januar 10). Verdi kritisiert Weg zur Pflegekammer: „Nicht ganz fair". *DIE ZEIT*. https://www.zeit.de/news/2024-01/10/verdi-kritisiert-weg-zur-pflegekammer-nicht-ganz-fair

DPR kritisiert Verdi-Äußerungen scharf. (2023, Oktober 19). *Springer Pflege*. https://www.springerpflege.de/politik/pflegerat/dpr-kritisiert-verdi-aeusserungen-scharf/26199570

Eylmann, C. (2015). *Es reicht ein Lächeln als Dankeschön: Habitus in der Altenpflege*. V&R Unipress. https://doi.org/10.14220/9783737005104

Freire, P. (1972). *Pädagogik der Unterdrückten* (2. Aufl.). Kreuz-Verlag.

Giese, C. (2019). Antinomie statt Autonomie: Iris Marion Youngs Theorie der „Fünf Formen der Unterdrückung" als Beitrag zum Verständnis der Widersprüche der Pflege- und Pflegebildungspolitik. *Ethik in der Medizin, 31*(4), 305–323. https://doi.org/10.1007/s00481-019-00546-1

Haberger, B. & Falahat, S. (2021). Die Bedeutung der Pflege in der Pandemie. In M. Mai (Hrsg.), *Die Pflege und die Coronapandemie in Deutschland: Folgen für Profession und Versorgung* (S. 11–25). Kohlhammer.

Hauptsatzung der Landespflegekammer Rheinland-Pfalz (2022). https://pflegekammer-rlp.de/download/hauptsatzung-2022_landespflegekammer-rheinland-pfalz-pdf/

Institut für Demoskopie Allensbach. (2021). *Die Situation von Pflegefachpersonen in der Corona-Pandemie: Ergebnisse einer Online-Umfrage unter Mitgliedern der Landespflegekammer Rheinland-Pfalz*. Landespflegekammer Rheinland-Pfalz. https://pflegekammer-rlp.de/download/landespflegekammer-rheinland-pfalz-allensbach-umfrage-zur-situation-von-pflegefachperson-in-der-pandemie-pdf-2/?wpdmdl=5725

Kuhn, A. (2016). *Die Errichtung einer Pflegekammer in Rheinland-Pfalz*. Springer. https://doi.org/10.1007/978-3-658-12541-7

Landespflegekammer Rheinland-Pfalz. (2019). *Berufsordnung*. https://pflegekammer-rlp.de/download/berufsordnung-pdf/?wpdmdl=5786

Landespflegekammer Rheinland-Pfalz. (2023). *Leiharbeit in der Pflege – Hintergrund, Risiken, Maßnahmen: Positionspapier*. https://pflegekammer-rlp.de/download/positionspapier-leiharbeit-in-der-pflege-hintergrund-risiken-massnahmen/?wpdmdl=50419

Millich, N. (2024, Februar 20). Warum philippinische Pflegekräfte nicht (mehr) nach Deutschland wollen. *Bibliomed Pflege*. https://www.bibliomed-pflege.de/news/warum-philippinische-pflegekraefte-nicht-mehr-nach-deutschland-wollen

Ministerium für Arbeit, Soziales, Transformation und Digitalisierung Rheinland-Pfalz. (2022). *FQI Pflege 2.1: Vereinbarung zur Fachkräfte- und Qualifizierungsinitiative Pflege 2.1 (Update)* 2018–2024. https://mastd.rlp.de/fileadmin/06/Pflege/Pflege_Dokumente/2022_Fachkraefte_2.1_Pflege_webb_.pdf

Reiber, K., Fischer, G. & Lämmel, N. (2021). Lauter Beifall für stilles Heldentum – Ambivalenzen der Anerkennung für den Pflegeberuf (nicht nur in Pandemiezeiten). *Pflege & Gesellschaft, 26*(3), 197–208. https://doi.org/10.3262/PUG2103197

Rübenstahl, M. (2011). *„Wilde Schwestern": Krankenpflegereform um 1900* (3. Aufl.). Mabuse.

Sachverständigenrat zur Begutachtung der Entwicklung im Gesundheitswesen und in der Pflege. (2024). *Nachhaltiger Einsatz einer knappen Ressource – Gutachten 2024 Fachkräfte im Gesundheitswesen* [Application/pdf]. https://repository.publisso.de/resource/frl:6473488

Samman, E. (2021). The Origins of Incivility in Nursing: How Reconstruction-Era Policies and Organizations Impacted Social Behavior within the Nursing Profession. *Creative Nursing, 27*(1), 66–70. https://doi.org/10.1891/CRNR-D-20-00085

Schmidbauer, W. (1979). *Die hilflosen Helfer: über die seelische Problematik der helfenden Berufe* (2. Aufl.). Rowohlt.

Sell, S. (2022a, Februar 3). „Wasch mir den Pelz, aber mach mich nicht nass"-Gesetzgebung? Die „einrichtungsbezogene Impfpflicht" als ein weiteres Lehrbuchbeispiel. *Aktuelle Sozialpolitik*. https://aktuelle-sozialpolitik.de/2022/02/03/einrichtungsbezogene-impfpflicht/

Sell, S. (2022b, Dezember 2). Und wieder einmal – der „Pflegebonus", neue Folge. Wenn eine am Anfang sicher gut gemeinte Anerkennung zu einem toxischen Spaltpilz mutiert ist. *Aktuelle Sozialpolitik*. https://aktuelle-sozialpolitik.de/2022/12/02/pflegebonus-neue-folge/

Steppe, H. (Hrsg.). (1996). *Krankenpflege im Nationalsozialismus* (8. Aufl.). Mabuse.

Wolff, H.-P. & Wolff, J. (2022). *Krankenpflege: Einführung in das Studium Ihrer Geschichte*. Mabuse.

Zieger, B. (2019). Dreiklang mit Misstönen. *Die Schwester Der Pfleger, 58*(8), 44–47.

33 Beziehungsgestaltung Pflegender und ICN-Ethikkodex

Bernadette Klapper

Abstract. Dieses Kapitel thematisiert die Beziehungsgestaltung Pflegender mit der Orientierung am ICN-Ethikkodex aus Sicht des DBfK-Bundesverbands. Der International Council of Nurses (ICN) vertritt rund 130 nationale Pflegeberufsverbände und ist die Stimme für etwa 28 Millionen beruflich Pflegende weltweit. Seine Kernaufgaben sind: die Professionalisierung der Pflege voranzutreiben, für das Wohlbefinden der Pflegenden einzutreten und sich für Gesundheit in allen Politikbereichen einzusetzen. Eines der größten Erfolge des ICN ist die Erstellung des Ethikkodex für die berufliche Pflege. Er wird kontinuierlich überarbeitet und besteht aus vier Dimensionen mit Leitsätzen, die sich auf die Empfänger*innen von beruflicher Pflege, die Pflegefachperson selbst und ihre Kolleg*innen beziehen. Die Aussagen des Ethikkodex beziehen sich u.a. auf den Schutz der Menschen mit Pflegebedarf, auf Handeln nach Wissen und Werten sowie auf die Sicherstellung globaler Gesundheit. Hierfür werden die beruflich Pflegenden auf Praxis-, Leitungs-, Bildungs-, Forschungs- und Berufspolitikebene angesprochen. Der ICN-Ethikkodex gilt als zentraler Baustein der Professionalisierung beruflicher Pflege und wird in Berufsordnungen, z.B. der Landespflegekammer Rheinland-Pfalz, umgesetzt. Herausforderungen bzw. Widersprüche zwischen Anspruch und Wirklichkeit ethisch angemessenen beruflichen Pflegehandelns führen bestenfalls dazu, dass sich beruflich Pflegende aktiv für die Verbesserung von pflegeberuflichen Rahmenbedingungen bzw. der Gesundheitsversorgung einsetzen. Mithilfe des ICN-Ethikkodex kann es Pflegefachpersonen gelingen, sich stellvertretend für die Interessen von Menschen mit Pflegebedarf einzusetzen und positive Beziehungsgestaltung in den Mittelpunkt ihrer Arbeit zu stellen. Pflegeprofessionelles Handeln im Sinne des Ethikkodex ist gebunden an die positive Haltung der Pflegefachperson sich selbst und ihren Kolleg*innen gegenüber. Dadurch werden positive Resonanz erzeugt und die Beteiligten gestärkt.

Schlüsselbegriffe

- Ethikkodex
- berufliche Verantwortung
- Berufsorganisation
- Beziehungsarbeit
- Resilienz.

33.1 Einleitung

Der International Council of Nurses (ICN) wurde 1899 gegründet und ist die Stimme für etwa 28 Millionen beruflich Pflegende weltweit. Seine Mitglieder sind 130 nationale Pflegeberufsverbände. Seinen Auftrag sieht der ICN wesentlich in der weltweiten Vertretung der beruflich Pflegenden und darin, die Professionalisierung der Pflege voranzutreiben, ebenso darin, für das Wohlbefinden der Pflegenden einzutreten und sich für Gesundheit in allen Politikbereichen einzusetzen. 1953 hat der ICN zum ersten Mal den ICN-Ethikkodex für Pflegefachpersonen veröffentlicht, der seitdem kontinuierlich überarbeitet wurde; die aktuelle Fassung ist aus dem Jahr 2021. Eine Übersetzung ins Deutsche wurde von den Pflegeverbänden vorgenommen und abgestimmt, die für ihre Länder Mitglieder des ICN sind: Deutscher Berufsverband für Pflegeberufe (DBfK), Österreichischer Gesundheits- und Krankenpflegeverband (ÖGKV), Schweizer Berufsverband der Pflegefachfrauen und Pflegefachmänner (SBK-ASI).

33.2 ICN-Ethikkodex

Der ICN-Ethikkodex ist die weltweite Referenz für das aus der Berufsgruppe der Pflegenden formulierte berufliche Selbstverständnis. Er ist für die Pflege in Deutschland relevant. Es existiert kein eigens für Deutschland erstellter Pflege-Ethikkodex. Seine Zielsetzung lautet: „Der *ICN-Ethikkodex für Pflegefachpersonen* bietet ethische Leitlinien in Bezug auf die Rollen, Pflichten, Verantwortlichkeiten, Verhaltensweisen, das professionelle Urteilsvermögen und die Beziehungen von *Pflegefachpersonen* zu Patientinnen und anderen Menschen mit Pflegebedarf, zu Kolleginnen und zu Fachpersonen anderer Berufe. Der Kodex dient zusammen mit den Gesetzen, Vorschriften und Berufsstandards der Länder, die die Pflegepraxis regeln, als Fundament“ (ICN, 2021, S. 3) (Hervorhebungen im Original). Er bezieht sich auf vier grundsätzliche Aufgaben der beruflichen Pflege:

- Gesundheit fördern,
- Krankheiten verhüten bzw. vorbeugen,
- Gesundheit wiederherstellen sowie
- Leiden lindern und ein Sterben in Würde unterstützen.

Kasten 33-1: Universeller Geltungsbereich des ICN-Ethikkodex

In der Präambel wird deutlich gemacht, dass die Achtung der Menschenwürde der beruflichen Pflege innewohnend ist. Dazu gehört die Achtung der kulturellen Rechte, des Rechts auf Leben und Wahlfreiheit, des Rechts auf Würde und respektvolle Behandlung. Es wird präzisiert, dass berufliche Pflege „(…) Alter, Hautfarbe, Kultur, kulturelle Zugehörigkeit, Behinderung oder Krankheit, Geschlecht, sexuelle Orientierung, Nationalität, Politik, Sprache, ethnische Zugehörigkeit, religiöse oder spirituelle Überzeugungen, rechtlichen, wirtschaftlichen und sozialen Status (respektiert) und (…) ohne Einschränkungen aufgrund dieser Merkmale (erfolgt)“ (ICN, 2021, S. 4). Allgemeine Werte wie Respekt, Gerechtigkeit, Empathie, Verlässlichkeit, Fürsorge, Mitgefühl, Vertrauenswürdigkeit und Integrität gehören ebenso zum Berufsstand der Pflege und sind im Kodex benannt.

Der ICN-Ethikkodex gilt für alle Formen pflegerischer Versorgung und für alle pflegerischen Rollen, auch wenn sich für das konkrete Handeln je nach Rolle und Bereich jeweils unterschiedliche Zugänge und Ableitungen ergeben. Der Kodex ist in *vier Dimensionen* ausgelegt mit jeweils *sieben* bis *zwölf Leitsätzen:*

- Pflegefachpersonen und Patient*innen sowie andere Menschen mit Pflegebedarf
- Pflegefachpersonen und Praxis
- Pflegefachpersonen und ihre Profession
- Pflegefachpersonen und globale Gesundheit.

In den Leitsätzen wird eine Vielfalt von Einzelaspekten angesprochen, die die Empfänger*innen von beruflicher Pflege, die Pflegefachperson selbst oder ihre Kolleg*innen betreffen. So wird die *primäre berufliche Verantwortung* von Pflegefachpersonen gegenüber den Menschen verortet, die jetzt oder in Zukunft Pflege benötigen. Etliche Aussagen beziehen sich auf das Sorgen für Sicherheit für die gepflegten Personen, sei es durch den *Respekt der Privatsphäre,* den *Schutz vor Missbrauch* oder die *Gestaltung der Pflegeumgebung.* Andere Aussagen nennen die Verantwortung für die *eigene pflegerische Kompetenz* und die *Weitergabe von Wissen* und Expertise sowie für die Verbesserung der Pflegepraxis durch Forschung und Standards. Außerdem erfolgen Aussagen zum Verständnis von Gesundheit wie die Anerkennung der Bedeutung der sozialen Determinanten von Gesundheit und zum Erhalt der natürlichen Umwelt. Es werden Bezüge zu grundlegenden und übergreifenden Konzepten wie der *Würde des Menschen,* der *Menschenrechte* und den Zielen für nachhaltige Entwicklung der Vereinten Nationen hergestellt. Für jede der Dimensionen werden für *Pflegefachpersonen* und *Führungspersonen* in der beruflichen Pflege, für *Lehrende* und *Forschende* sowie für *nationale Berufsverbände* einige Anwendungsbeispiele und Vorschläge für konkretes Handeln bereitgestellt.

33.3 Bedeutung und Nutzen des ICN-Ethikkodex

Der ICN-Ethikkodex stellt einen zentralen Baustein für die *Professionalisierung des Pflegeberufs* dar (**Kasten 33-2**). Eine spezifische Berufsethik gehört neben berufseigenen Wissensbeständen, der Kontrolle der Inhalte sowie der Rahmenbedingungen der Tätigkeit zu den herausragenden Merkmalen einer Profession. Er verdeutlicht, dass der Kern pflegerischen Handelns *weltweit geteilt* wird und einen gemeinsamen, von jeweils nationalen Einzelregularien und Auslegungen *unabhängigen Berufsstand* begründet. *Gleichwohl ist der ICN-Ethikkodex juristisch nicht bindend.* Als Ausdruck des Berufsethos basiert er auf einer moralisch gerechtfertigten Grundhaltung und definiert die typische sittliche Haltung und Verhaltensweise einer Gruppe (Rabe, 2017), die die Gruppe selbst für angemessen hält, in diesem Fall die beruflich Pflegenden. Er kann jedoch zur Ausfertigung von *Berufsordnungen* herangezogen werden, um Berufspflichten festzulegen und Fehlverhalten juristisch sanktionierbar zu machen. So beruft sich die Berufsordnung der Landespflegekammer Rheinland-Pfalz in § 3 Absatz 5 auf den ICN-Ethikkodex (Landespflegekammer Rheinland-Pfalz, 2019) (**Kap. 33.4**).

Mit dem ICN-Ethikkodex werden *hohe Ansprüche an das berufliche Handeln* formuliert. Das ist jedoch in der Praxis jeweils unterschiedlichen Rahmenbedingungen ausgesetzt, sei es zum Beispiel in der Zurverfügungstellung und dem Vorhandensein von Ressourcen für die pflegerische Versorgung, der nationalen Auslegung der Menschenrechte oder dem kulturellen Verständnis von Würde. Die daraus womöglich resultierende Diskrepanz von persönlich-professionellem Anspruch der Pflegefachperson und den mehr oder weniger begrenzten Möglichkeiten ihres Handelns kann Gefühle der Dissonanz erzeugen. *Ihre Bewältigung ist Teil professionellen Handelns und professioneller Kompetenz.* Sie kann im Einzelfall dadurch erfolgen,

Kasten 33-2: Bedeutung des ICN-Ethikkodex

Der ICN-Ethikkodex

- versteht sich als Leitfaden, der seine Wirkung vor allem durch die Anwendung im pflegerischen Handeln entfaltet,
- bietet ausgehend vom beruflichen Selbstverständnis Orientierung für die Ausrichtung des Verhaltens in der konkreten Handlungssituation. Angesichts der Myriade an denkbaren Situationen, ihrer unterschiedlichen Komplexität und der verschiedenen Anwendungsbereiche wie Praxis, Lehre oder Berufspolitik entsteht hoher Nutzen durch diese orientierende Funktion,
- hilft in seinem normativen Gehalt, komplexe Pflegesituationen zu entschlüsseln und Lösungen für Widersprüche zu finden,
- bietet keine Universalrezepte, sondern ist darauf angewiesen, dass er durch kontinuierliche Reflexion und daraus abgeleiteten Entscheidungen der Pflegefachpersonen deren Handeln steuert und so in der jeweiligen Situation Wirksamkeit entfaltet,
- prägt und stärkt durch Verinnerlichung und stete Anwendung die berufliche Haltung der Pflegefachpersonen. Dadurch wird er zum kraftvollen Instrument der Berufsausübung.

dass sich die Pflegefachperson *aktiv für die Änderungen der Rahmenbedingungen* einsetzt. Eine Möglichkeit für diesen Ansatz ist die *Organisation* und das *Engagement in Berufsverband, Gewerkschaft* und *Selbstverwaltung.* Andere Wege sind denkbar und werden unter dem Begriff „*advocacy*" verstanden.

Definition: Advocacy (engl. Anwaltschaft). Die Pflegefachperson setzt sich an geeigneter Stelle dafür ein, die Rahmenbedingungen der gesundheitlichen Situation der von ihr betreuten Menschen zu verbessern. Sie vertritt stellvertretend deren Interessen.

Der ICN-Ethikkodex formuliert zwar hohe Ansprüche; er ist aber durch seine *haltungsprägende Wirkung* gleichzeitig ein Instrument, Situationen der Dissonanz zu bewältigen bzw. besser auszuhalten. Er vermittelt berufliche Identität und im Zusammenspiel mit zunehmender Berufserfahrung berufliches Selbstbewusstsein. Er unterstützt somit die Pflegefachpersonen, Resilienz zu entwickeln.

33.4 ICN-Ethikkodex und Beziehungsgestaltung Pflegender

Der ICN-Ethikkodex prägt eine grundsätzlich *positive Haltung* (**Kasten 33-3**). In ihm wird deutlich, dass der Pflegeberuf durch eine zutiefst lebensbejahende Einstellung konstituiert wird, die den *Menschen und seine Selbstbestimmung* ins Zentrum stellt. Dabei erkennt er an, dass Menschen mit Pflegebedarf Sicherheit und Schutz bedürfen und in ihrer gesundheitlichen Situation von ihrem Umfeld abhängig sind. *(Positive) Beziehungsgestaltung in der Pflege ist essenziell.* Etliche Vertreter*innen der Berufsgruppe machen deutlich, dass berufliche Pflege im Kern *Beziehungsarbeit* ist. Ein herausragendes Beispiel für diese Sichtweise ist der Expertenstandard „Beziehungsgestaltung in der Pflege von Menschen mit Demenz", der die Beziehung als notwendige Grundlage für die Pflege von Menschen mit Demenz postuliert (Deutsches Netzwerk für Qualitätsentwicklung in der Pflege, 2019). Der Medizin- und Pflegeethiker Giovanni Maio argumentiert ebenfalls, dass die ureigene Aufgabe der Pflege in der *Interaktion* begründet ist. In seinem Verständnis ist Pflege „körperbezogene interpersonale Interaktion" (Maio, 2016, S. 6), die von dem Ziel herrührt, der gepflegten Person das Gefühl von körperlicher Integrität zurückzugeben. Pflege vollzieht stellvertretend an der gepflegten Person etwas, was diese selbst nicht mehr kann, und hat damit tagtäglich mit Grenzüberschreitungen in Tabuzonen zu tun (Maio, 2016). Zudem sind grundsätzlich die Beziehungen von Pflegefachpersonen und der von ihnen gepflegten Personen als Abhängigkeitsbeziehungen zu sehen, die von der Pflegefachperson einen *situativ verantwortungsbewussten Umgang* erfordern.

Kasten 33-3: Wertschätzung und gegenseitige Anerkennung im ICN-Ethikkodex

Bemerkenswert am ICN-Ethikkodex ist, dass er außerdem die Einsicht beinhaltet, dass pflegeprofessionelles Handeln im Sinne des Kodex nur gelingen kann, wenn Pflegefachpersonen dieselbe *positive Haltung sich selbst* und *ihren Kolleg*innen* gegenüber entgegenbringen und dafür sorgen, dass das Arbeitsumfeld dies unterstützt. *Feindseliges Verhalten läuft dem ICN-Ethikkodex zuwider.* Es hat die Tendenz, die Entwicklung eines positiv konnotierten beruflichen Selbstbewusstseins, wie es der Kodex prägen würde, zu stören und damit die Ausbildung von Resilienz zu erschweren, gar zu unterlaufen. Ziel muss es daher sein, eine *Positivspirale* in Gang zu setzen, damit positives Beziehungsverhalten *positive Resonanz* erzeugen kann. So werden die Beteiligten gestärkt und können ihrerseits Kolleg*innen, positive Resonanz und der Positivspirale weiteren Auftrieb geben.

Definition: Feindseligkeit. Sie wird hier verstanden als Reaktion auf Stress, Überforderung und Angst, als ein Verhalten der Abwehr und des Selbstschutzes, entweder aufgrund eines Gefühls einer mehr oder weniger akuten Bedrohung oder aber auch aufgrund eines chronischen Gefühls des Zu-kurz-Kommens oder eines – sei es berechtigt oder unberechtigt – Eindrucks des Benachteiligtwerdens. Letzteres muss nicht unbedingt mit der persönlichen Situation verbunden sein, sondern kann auch in der Wahrnehmung liegen, dass die Belange der beruflichen Pflege in der eigenen Einrichtung oder darüber hinaus zu wenig Berücksichtigung finden.

Feindseligkeit in der beruflichen Pflege kann leicht als Verhalten gefördert werden, bei zu wenig Möglichkeiten, Beziehungsgestaltung in der beruflichen Pflege zu erlernen und ein positiv professionelles Selbstbewusstsein zu entwickeln. Sie entsteht auch, wenn für Pflegefachpersonen zu wenig Handlungsspielraum da ist, um die Pflegebeziehung konstruktiv zu gestalten, sei es aufgrund mangelnder zeitlicher Ressourcen oder aufgrund eingeschränkter Befugnisse. Schließlich gilt, dass feindseliges Verhalten tendenziell weiteres feindseliges Verhalten erzeugen wird („Negativspirale"), weil sich die betroffenen Personen zu schützen versuchen und womöglich zu wenig Ressourcen zur Verfügung haben, um darauf professionell souverän zu antworten und die Situation positiv zu wenden. *Ausbildung* und *Management* sind gefragt, den ICN-Ethikkodex von Anfang an und kontinuierlich zum Gegenstand beruflicher Reflexion zu machen und Raum dafür zu geben. Ab der Ausbildung sollen Teilnehmende Schritt für Schritt die Beziehungsgestaltung in der Pflege erlernen, um sich als Pflegefachpersonen sicher in der Anwendung und selbstwirksam erleben zu können. Nur so können in der beruflichen Entwicklung ein positives berufliches Selbstbewusstsein und eine klare berufliche Identität entstehen, die genug Resilienz hervorbringt für besonders schwierige Situationen und Veränderungsprozesse (**Kasten 33-4**).

Kasten 33-4: Bedeutung von Resilienz für positive Beziehungsresonanz

Resilienz wird im beruflichen Pflegealltag in hohem Ausmaß gebraucht. Das stete *positive Ausbalancieren der Abhängigkeitsbeziehungen* und die *Grenzüberschreitungen in intime Tabuzonen,* die den ganz normalen Pflegealltag ausmachen, stellen tagtäglich deutlich höhere Anforderungen an Interaktionsleistungen, als sie der übliche zwischenmenschliche Austausch erfordert bzw. in diesem erbracht werden kann. Zu den ohnehin überdurchschnittlichen, alltäglichen Interaktionsleistungen kommen für Pflegefachpersonen zusätzliche Herausforderungen hinzu, z.B., wenn von zu pflegenden Personen aufgrund der Krankheitssituation feindseliges Verhalten entgegengebracht wird. Das kann mitunter in der Psychiatrie, aber auch in vielen anderen Situationen der Fall sein.

33.5 Ausblick und Perspektiven

Feindseliges Verhalten kann abgewehrt werden. Ein wichtiger Schritt ist gemacht, wenn verstanden wird, dass berufliche Pflege wesentlich *in der Beziehung* zur gepflegten Person erbracht wird und sich an die Gestaltung dieser Beziehung grundsätzlich höhere Anforderungen richten als an Alltagsbeziehungen und nicht selten weitere Herausforderungen hinzutreten können. Zur konstruktiven Bewältigung und zur Stärkung ihrer Resilienz benötigen Pflegefachpersonen ein *positives Selbstbewusstsein* und eine *positive berufliche Identität.* Der ICN-Ethikkodex gibt dazu eindeutige Orientierung und ist ein kraftvolles Instrument, Sicherheit in der eigenen Berufsrolle zu gewinnen und zu erhalten und beruflich so zu wirken, wie es der Kodex für Pflegefachpersonen vorsieht. Darüber hinaus hat der ICN-Ethikkodex eine große Bedeutung für den Umgang mit aktuellen Themen in der pflegerischen Arbeitswelt. Die zunehmende Gewalt gegen Vertreter*innen der Gesundheitsberufe und damit auch gegen Pflegende, über die berichtet wird wie bei Giesecke (2024), schließt an die Diskussion feindseligen Verhaltens an. Sie stellt eine zusätzliche Belastung in einer Situation dar, in der Pflegefachpersonen ohnehin häufig eine Diskrepanz zwischen persönlichem Anspruch und Möglichkeiten der Umsetzung empfinden. *Rassismus und Benachteiligung wegen einer bestimmten Religions- oder ethnischen Zugehörigkeit sind mit dem ICN-Ethikkodex nicht vereinbar* (**Kap. 27.2.6**). Darauf gilt es aufzubauen, um für Patient*innen und Kolleg*innen aus anderen Herkunftsländern – oder vermeintlich anderen Herkunftsländern – *sichere Pflege-* und *Berufssituationen* zu ermöglichen und diesen Menschen positiv und einfühlsam zu begegnen. Das Verständnis für die *Verbindung von globaler Gesundheit und beruflicher Pflege* steht noch weitgehend am Anfang, wird aber im Lauf der kommenden Jahre zunehmend an Bedeutung gewinnen. Auch dazu kann der ICN-Ethikkodex Pflegefachpersonen sensibilisieren. Die professionelle Pflege teilt eine Reihe von Eigenschaften mit den Bemühungen um eine *gesunde Erde,* allen voran einen *sorgsamen Umgang* mit lebenswichtigen Ressourcen.

33.6 Literatur

Deutsches Netzwerk für Qualitätsentwicklung in der Pflege. (2019). *Expertenstandard Beziehungsgestaltung in der Pflege von Menschen mit Demenz* [Auszug aus der Veröffentlichung zum Expertenstandard]. Hochschule Osnabrück. https://www.dnqp.de/fileadmin/HSOS/Homepages/DNQP/Dateien/Expertenstandards/Demenz/Demenz_AV_Auszug.pdf

Giesecke, S. (2024, Februar 27). Gewalt gegen Pflegepersonal: Tausende Fälle jedes Jahr. *AOK-Forum Gesundheit und Gesellschaft: Thema Pflege.* https://www.aok.de/pp/gg/pflege/gewalt-gegen-pflegepersonal/

International Council of Nurses. (2021). *Der ICN-Ethikkodex für Pflegefachpersonen.* DBfK, ÖGKV, SBK [Übersetzung & Herausgabe]. https://www.dbfk.de/media/docs/newsroom/publikationen/ICN_Code-of-Ethics_DE_WEB.pdf

Landespflegekammer Rheinland-Pfalz. (2019). *Berufsordnung.* https://pflegekammer-rlp.de/download/berufsordnung-pdf/?wpdmdl=5786

Maio, G. (2016). Das Besondere der Pflege: Aus Sicht der Ethik und der Gesellschaft. *ProCare, 21*(4), 6–9. https://doi.org/10.1007/s00735-016-0627-6

Rabe, M. (2017). *Ethik in der Pflegeausbildung* (2. Aufl.). Hogrefe. https://doi.org/10.1024/85741-000

34 Feindseligkeit unter Pflegenden: Rechts(bei)stand

Friedrich Sartorius

Abstract. Der Gesetzgeber möchte Feindseligkeiten am Arbeitsplatz vorbeugen und bestehende Feindseligkeiten und deren Folgen beseitigen. Im Folgenden sollen die einzelnen rechtlichen Grundlagen kurz vorgestellt und ihre Voraussetzungen genannt werden. Die rechtlichen Grundlagen sind vielfältig gestaltet, sie verpflichten im Wesentlichen den Arbeitgeber und denjenigen, der die Feindseligkeit ausübt. Die Ansprüche gegen die Arbeitgeber entspringen vor allem dem Vertragsrecht. Sie können u.a. auf die Herstellung eines von Feindseligkeiten freien Umfelds gerichtet sein und diesen sogar zur Zahlung von Schadensersatz verpflichten. Ebenso bestehen Ansprüche auch gegen den/die Schädigende/n.

Im Weiteren wird dargestellt, an welche Stellen sich Pflegende wenden können, die Opfer von Feindseligkeiten am Arbeitsplatz werden. Dies ist v.a. die betriebliche Personalvertretung. Diese hat – gemeinsam mit dem/r Arbeitgeber*in – darüber zu wachen, dass alle im Betrieb tätigen Personen nach den Grundsätzen von Recht und Billigkeit behandelt werden.

Neben den betrieblichen Anlaufstellen kann auch die Antidiskriminierungsstelle des Bundes oder, sofern eine solche eingerichtet ist, die Antidiskriminierungsstelle des Landes kontaktiert werden. Hier erhalten beruflich Pflegende neben Beratungsleistungen zur Frage, ob und wann eine Diskriminierung vorliegt, und welche rechtlichen Schritte ergriffen werden können, auch Informationen zu aktuellen rechtlichen Entwicklungen und Stellungnahmen.

Schlüsselbegriffe

- Personalvertretung und Arbeitgeber
- Antidiskriminierung
- Unterlassung und Schadensersatz
- Mobbing.

34.1 Einleitung

Beruflich Pflegende, die Feindseligkeiten ausgesetzt sind, haben die Möglichkeit, gegen diese rechtlich vorzugehen. Welcher rechtliche Beistand in Anspruch genommen werden kann, muss im Einzelfall betrachtet werden. Es ergeben sich dementsprechend unterschiedliche Konsequenzen.

34.2 Gesetzliche Grundlagen zum Schutz vor Feindseligkeit

Die gesetzlichen Grundlagen zum Schutz vor Feindseligkeiten findet man u.a. im *Europarecht*, den *Grundrechten*, dem *Strafrecht* und *Arbeitsrecht*. Die unterschiedlichen Gesetze liefern unterschiedliche Perspektiven auf den Begriff der Feindseligkeit, sodass *eine einheitliche begriffliche Bestimmung nicht möglich ist.* Eine Diskriminierung im Sinne des Allgemeinen Gleichbehandlungsgesetzes unterliegt also einer anderen Definition als eine Strafbarkeit wegen Beleidigung. Es existieren mehrere Möglichkeiten bzw. Bereiche, an die sich Arbeitnehmende, in diesem Fall Pflegende, bei erfahrener Feindseligkeit wenden können.

34.2.1 Personalvertretung

Sofern eine Personalvertretung (Personalrat, Betriebsrat oder Mitarbeitervertretung) besteht, haben Menschen, die sich von Arbeitgeber*in oder anderen Arbeitnehmenden benachteiligt fühlen, die Möglichkeit, eine Beschwerde an diese zu richten. Die Personalvertretung und die Arbeitgeber*in haben die Aufgabe, gemeinsam darüber zu wachen, dass alle im Betrieb Tätigen nach den Grundsätzen von *Recht und Billigkeit* behandelt werden. Die rechtlichen Grundlagen gelten dem Grunde nach auch für Leiharbeitnehmende (Richardi, 2022) (**Kasten 34-1**).

Kasten 34-1: Besondere Rolle des Betriebsrats

Insbesondere der Betriebsrat hat die gesetzliche Aufgabe – gemeinsam mit der Arbeitgeber*in – dafür zu sorgen, dass jede *Benachteiligung* von Personen aus Gründen ihrer Rasse oder wegen ihrer ethnischen Herkunft, ihrer Abstammung oder sonstigen Herkunft, ihrer Nationalität, ihrer Religion oder Weltanschauung, ihrer Behinderung, ihres Alters, ihrer politischen oder gewerkschaftlichen Betätigung oder Einstellung oder wegen ihres Geschlechts oder ihrer sexuellen Identität unterbleibt (§ 75 Betriebsverfassungsgesetz, BetrVG). Außerdem besteht die Verpflichtung, die freie Entfaltung der Persönlichkeit zu achten. Da die Liste der oben genannten Merkmale nicht abschließend ist, stellt auch *das Verulken, das Schabernacktreiben oder das Verlegen der Arbeitskleidung oder der Werkzeuge* eine Benachteiligung im oben genannten Sinne dar. Auch die *Isolierung einer Arbeitnehmer*in von ihren Mitarbeitenden* und die *Unterbesetzung einer Abteilung und die damit verbundene Arbeitsüberlastung der Mitarbeitenden,* können beschwerdefähig sein (Richardi, 2022). Der Betriebsrat hat dann, sofern er die *Beschwerde* für berechtigt erachtet, bei der Arbeitgeber*in darauf hinzuwirken, dass diese Maßnahmen ergreift, die den Konflikt auflösen. Trifft die Arbeitgeber*in Maßnahmen zur Beseitigung der Benachteiligung, die sich als nicht ausreichend erweisen, kann als Ultima Ratio auch das Landesamt für Arbeitsschutz als zuständige Behörde kontaktiert werden (Kollmer et al., 2016). Der vorrangige Weg ist aber der betriebliche (Kollmer et al., 2016). In jedem Fall gilt, dass im Rahmen einer Beschwerde zu den zuständigen Stellen des Betriebs bzw. zum Betriebsrat den Arbeitnehmenden keine Nachteile entstehen dürfen (Richardi, 2022). Im Falle eines gesetzwidrigen Verhaltens oder einer groben Verletzung der oben genannten Rechte (§ 75 BetrVG), insbesondere durch rassistische oder fremdenfeindliche Betätigung, kann der Betriebsrat unter hohen Voraussetzungen auch die *Versetzung* oder sogar die *Kündigung* des/der Arbeitnehmenden verlangen.

34.2.2 Arbeitgeber*in

Zunächst ist wichtig, zu wissen, dass Arbeitnehmende einen *Anspruch* auf Herstellung eines von Feindseligkeiten freien Umfelds haben. Die Arbeitgeber*in ist somit verantwortlich für *Maßnahmen gegen Diskriminierung am Arbeitsplatz.* Konkret heißt das: Erfahren Arbeitnehmende eine Benachteiligung oder eine Feindseligkeit am Arbeitsplatz durch Mitarbeitende, so kann der/die Arbeitnehmende von der Arbeitgeber*in verlangen, dass diese ein benachteiligungsfreies Umfeld schafft. Dies kann sich aus dem Arbeitsvertrag bzw. aus dem Allgemeinen Gleichbehandlungsgesetz (AGG) ergeben (Schleusener et al., 2013) (**Kasten 34-2**).

Kasten 34-2: Verantwortung der Arbeitgebenden

Die Arbeitgeber*in hat auf das Wohl und die berechtigten Interessen ihrer Arbeitnehmenden Rücksicht zu nehmen. Sie trifft die Fürsorgepflicht (Looschelders, 2022). Der Arbeitsvertrag stellt ein Schuldverhältnis dar, das beide Seiten zur Rücksichtnahme auf die Interessen des anderen verpflichtet. Der Arbeitgeber*in obliegt es, Arbeitnehmende vor Benachteiligungen, Feindseligkeiten bzw. Mobbing (**Kasten 34-3**) durch andere Arbeitnehmende und Vorgesetzte zu schützen. Eine ähnliche Perspektive ergibt sich auch aus dem AGG, das den Begriff der Belästigung als eine Verletzung der Würde der betroffenen Person bzw. als ein Umfeld charakterisiert, das von Einschüchterungen, Anfeindungen, Erniedrigungen, Entwürdigungen oder Beleidigungen geprägt ist (Waltermann, 2018). Die Auflistungen der genannten Handlungen sind nicht abschließend. Der Schutz kann über die hier genannten Anknüpfungspunkte hinausgehen (BAG Urteil vom 25.10.2007 – 8 AZR 593/06).

Kasten 34-3: Der besondere Fall „Mobbing" – Pflicht der/des Arbeitgeber*in

Liegt eine Benachteiligung oder ein Fall von Mobbing vor, ist zunächst erforderlich, dass die/der Arbeitgebende darüber benachrichtigt wird, damit er reagieren und den Konflikt beenden kann. Die Benachrichtigung der Arbeitgeber*in sollte schriftlich erfolgen. Es bietet sich an, den Erhalt durch die Arbeitgeber*in bestätigen zu lassen. Sie hat ab dem Zeitpunkt der Kenntnis besonders darauf zu achten, dass auf die Rechte „ihrer" Arbeitnehmenden Rücksicht genommen wird und diese vor schädlichen Einwirkungen, auch vor Benachteiligung durch andere Arbeitnehmende, geschützt werden.

Definition: Mobbing. Das Bundesarbeitsgericht definiert Mobbing als „das systematische Anfeinden, Schikanieren oder Diskriminieren von Arbeitnehmern untereinander oder durch Vorgesetzte." (BAG Beschluss vom 15.01.1997 – Az.: 7 ABR 14/96).
Beispiele für Mobbing sind:

- Sabotage (z.B. Verstecken von notwendigen Arbeitsmitteln),
- Erzeugen von künstlichen Störungen, welche die Abwicklung der normalerweise gestellten Aufgaben behindern oder infrage stellen,
- systematisches Aufbürden von Tätigkeiten, die mengenmäßig oder angesichts von Terminvorgaben nicht zu schaffen sind (gezielte quantitative Überforderung) kombiniert mit Drohungen oder destruktiver Kritik,
- regelmäßige Anordnung von sinnlosen, minderwertigen oder unterfordernden Tätigkeiten (Esser & Wolmerath, 2015).

Die Arbeitgeber*in wird durch das *Allgemeine Gleichbehandlungsgesetz* (AGG) verpflichtet, Maßnahmen zu ergreifen, die dem Schutz vor Benachteiligungen dienen bzw. die bereits eingetretene Benachteiligungen wieder beseitigen (Däubler & Beck, 2018). Das AGG hat das Ziel, Benachteiligungen aus Gründen der Rasse oder wegen der ethnischen Herkunft, des Geschlechts, der Religion oder der Weltanschauung, einer Behinderung, des Alters oder der sexuellen Identität zu verhindern bzw. zu beseitigen und knüpft damit an Diskriminierungsverbote wegen persönlicher Merkmale an (Preis & Temming, 2020). Als präventive Maßnahmen zur Vermeidung von Feindseligkeiten und Benachteiligungen kommen beispielweise in Betracht:

- Aushänge zum Thema „Diskriminierungsschutz"
- Schulung von leitenden Mitarbeiter*innen in Fragen des Gleichbehandlungsrechts
- Rundschreiben an Mitarbeitende
- Einführung eines betrieblichen Verhaltenskodex oder Vereinbarung einer Vertragsstrafe zur besseren Ahndung von Benachteiligungen.

Die bauliche Gestaltung des Arbeitsplatzes, beispielsweise durch Anbringen eines Sichtschutzes, kann ebenfalls als Maßnahme gelten (Schleusener et al., 2013).

Das AGG sieht aber auch repressive Maßnahmen vor. Zu diesen gehören bspw. die Abmahnung, Umsetzung, Versetzung oder sogar die Kündigung des/der Arbeitnehmenden, von dem/der die Benachteiligungen ausgehen. Welche Maßnahme die Arbeitgeber*in ergreift, muss diese im Rahmen einer *Verhältnismäßigkeitsabwägung* ermitteln. Der/die Betroffene kann verlangen, dass bei der Verhältnismäßigkeit alle erheblichen Umstände berücksichtigt werden.

34.2.3 Ansprüche auf Schadensersatz und Schmerzensgeld

Die *Arbeitgeber*in* kann sich wegen Verletzung einer Fürsorgepflicht **schadensersatzpflichtig** machen, wenn sie trotz Kenntnis keine Maßnahmen durchführt, die dazu geeignet sind, Schäden von den Rechten ihrer Arbeitnehmenden abzuwenden. Das gilt auch, wenn sie gegen das Benachteiligungsverbot verstößt (Bieszk & Sadtler, 2007). Ebenfalls kann ein Anspruch auf *Schmerzensgeld* infrage kommen. Zu beachten bleibt, dass für einen Anspruch auf Schadensersatz ein Schaden entstanden sein muss. Für die Bemessung einer Entschädigung können etwa Art und Schwere der Benachteiligung, aber auch ihre Dauer und Folgen eine Rolle spielen (Schleusener et al., 2013).

Gegenüber der *Schädiger*in* können ebenfalls Ansprüche geltend gemacht werden. Zwar besteht mit ihr keine vertragliche Verbindung und sie trifft auch nicht die Fürsorgepflichten, die die Arbeitgeber*in treffen. Dennoch kann sich auch gegen die Schädiger*in, die die Feindseligkeiten ausübt, ein Anspruch auf Schadensersatz oder Schmerzensgeld ergeben. Hierfür ist erforderlich, dass *Körper, Gesundheit,* das *allgemeine Persönlichkeitsrecht* oder ein *Schutzgesetz* rechtswidrig und schuldhaft *verletzt* werden bzw. worden sind. Als Schutzgesetz kommt jedes Gesetz infrage, das Personen gegen die Verletzung eines Rechts schützen soll (Wandt, 2019). Das sind beispielsweise Straftatbestände.

Beispiel: Geht feindseliges Verhalten mit sexueller Belästigung (Kap. 3.3, 4.2, 6.2.3.2) einher … – Beispiel für Recht auf Leistungsverweigerung

Sofern die Arbeitgeber*in keine oder offensichtlich ungeeignete Maßnahmen zur Unterbindung einer Benachteiligung oder sexuellen Belästigung am Arbeitsplatz ergreift, sind die betroffenen Beschäftigten berechtigt, ihre Tätigkeiten ohne Verlust des Arbeitsentgelts einzustellen, soweit dies zu ihrem Schutz erforderlich ist. Im Zentrum dieser Vorschrift aus dem AGG steht der *Schutz vor Belästigungen und sexuellen Belästigungen.* Maßnahmen gelten als offensichtlich ungeeignet, wenn ein neutraler mit den Umständen vertrauter Dritter ohne weiteres die Untauglichkeit der Maßnahmen erkennen kann. Hierbei gilt, *je schwerer die Belästigung wiegt, desto höher sind die Anforderungen an die zu ergreifenden Maßnahmen* (Schleusener et al., 2013). Zu beachten ist, dass die Leistungsverweigerung *verhältnismäßig* sein muss. Fortdauer- oder Wiederholungsgefahr und die Frage, welche anderen Möglichkeiten zur Beendigung der Belästigungen in Frage kommen sowie die Interessen der Arbeitgeber*in und Dritter, spielen hierbei eine Rolle.

Für einen Schadensersatzanspruch muss auch hier ein Schaden bestehen, der auf der Verletzung der hier genannten Rechte beruht. Die betroffene Person muss bei Ansprüchen grundsätzlich die Feindseligkeiten oder die Mobbinghandlungen gegen andere Arbeitnehmende beweisen. Es bietet sich an, ein *Tagebuch* zu führen, in dem Zwischenfälle protokolliert werden (**Kasten 34-4**).

Daneben können von Feindseligkeiten Betroffene fordern, dass diese zukünftig unterlassen werden, sofern eine Wiederholungsgefahr besteht, in bestimmten Fällen kann sogar der *Widerruf einer Tatsachenbehauptung* gefordert werden, sofern diese unwahr ist (Wolmerath, 2019).

Kasten 34-4: Tagebuch zur Erfassung feindseligen Verhaltens

Im Tagebuch kann beispielsweise erfasst werden:

- Was ist heute unter Angabe des Datums und der Uhrzeit genau geschehen?
- Welche Äußerungen Bedingungen/Umstände lagen vor?
- Welche Gefühle oder Reaktionen wurden bei mir ausgelöst (Esser & Wolmerath, 2015)?
- Gibt es Zeug*innen, die die Vorfälle bestätigen können? (**Kap. 4.3**)
- Wie und wann habe ich die Arbeitgeber*in darum gebeten, Feindseligkeiten, Benachteiligungen oder Mobbing zu unterbinden?

34.2.4 Strafrechtliche Perspektiven

Feindseligkeiten können nicht nur zu Schadensersatzansprüchen führen, sondern auch *Straftaten* sein. Die Straftatbestände der §§ 185 StGB bis 187 StGB schützen die Ehre. Geschützt wird hier der *innere Ehranspruch*, aber auch die *Darstellung einer Person nach außen*, die oftmals als der „gute Ruf" in der Öffentlichkeit verstanden wird. Grundsätzlich können Straftaten bei der Polizei, der Staatsanwaltschaft oder den Amtsgerichten zur Anzeige gebracht werden, es muss hierbei jedoch beachtet werden, dass es wegen der Menge an Fällen, der Kosten und der im Verhältnis zu anderen Straftaten geringen Schuld, selten zu gerichtlichem Erfolg kommt (Fischer, 2023) (**Kasten 34-5, 34-6**).

Kasten 34-5: § 185 – Beleidigung

Die *Beleidigung* ist grundsätzlich eine Äußerung, die wörtlich, schriftlich, bildlich oder durch schlüssige Handlung erfolgen kann (Fischer, 2023). Eine Beleidigung wird im Allgemeinen definiert als die Kundgabe der eigenen *Missachtung*, *Geringschätzung* oder *Nichtachtung* (Rengier, 2023). Zudem muss die Äußerung für den Betroffenen in ihrem beleidigenden Sinn verständlich sein (Fischer, 2023). Ob eine Äußerung tatsächlich als beleidigend gilt, muss im Einzelfall bewertet werden. Hierbei kann der soziale Hintergrund, die soziale Stellung der betroffenen Personen, des Mediums und des Umfelds, in dem die Äußerung getätigt wurde, einbezogen werden. Auch die persönliche Beziehung der Personen zueinander kann hierbei zu berücksichtigen sein. Herausfordernd kann zudem die Abgrenzung einer Beleidigung zu einer bloßen Unhöflichkeit sein, die nicht Teil der strafrechtlichen Sanktion sein soll (Schmidt, 2021).

Kasten 34-6: § 186 StGB – Üble Nachrede und § 187 StGB – Verleumdung

An der *Verleumdung* oder *üblen Nachrede* sind im Gegensatz zur Beleidigung stets *drei Personen* beteiligt, die sich äußernde Person, die die Äußerung empfangende Person und die betroffene Person, deren guter Ruf bzw. dessen Ehre verletzt wird. Eine üble Nachrede oder eine Verleumdung liegen vor, wenn eine *ehrverletzende Äußerung* über eine außenstehende Person (dritte Person) behauptet oder verbreitet wird. Die Aussage ist ehrverletzend, wenn diese geeignet ist, den/die Dritte/n verächtlich zu machen oder herabzuwürdigen.
Unter einer *Behauptung* ist eine Tatsache zu verstehen, die nach eigener Überzeugung als wahr hingestellt wird, selbst wenn man sie nur von einer anderen Person erfahren hat. Eine Verbreitung ist die Weitergabe einer fremden Äußerung (Lackner et al., 2023). Auch die Weitergabe eines *Gerüchts* kann zu einer Strafbarkeit führen. Nicht strafbar soll es sein, wenn derjenige, der das Gerücht verbreitet, klar vom Wahrheitsgehalt des Gerüchtes Abstand nimmt. (Fischer, 2023). Die beiden Straftatbestände ähneln sich, unterscheiden sich jedoch hinsichtlich der Unwahrheit der Äußerung.

34.2.5 Rechtsbeistand durch die Antidiskriminierungsstelle

Das AGG hält fest, dass von Diskriminierung Betroffene sich an die *Antidiskriminierungsstelle des Bundes* wenden können. Die Antidiskriminierungsstelle des Bundes ist Teil des Bundesministeriums für Familie, Senioren, Frauen und Jugend (BMFSFJ) und wird von der unabhängigen Bundesbeauftragten für Diskriminierung geleitet, die vom Bundestag gewählt wird. Sie unterstützt auf unabhängige Weise Personen bei der Durchsetzung ihrer Rechte zum Schutz vor Benachteiligungen. Die Antidiskriminierungsstelle kann über Ansprüche und die Möglichkeiten des rechtlichen Vorgehens im Rahmen gesetzlicher Regelungen informieren, Beratung durch andere Stellen vermitteln oder eine Beilegung zwischen den Beteiligten anstreben. Nähere Informationen hierzu sind im Internetauftritt der Antidiskriminierungsstelle des Bundes zu finden. Neben der Antidiskriminierungsstelle des Bundes gibt es in Baden-Württemberg, Berlin, Brandenburg, Rheinland-Pfalz, Hessen, Sachsen, Schleswig-Holstein und Thüringen auch *Antidiskriminierungsstellen der Länder.*

34.3 Fazit

Berufliche Pflegenden stehen starke Abwehrrechte gegen Feindseligkeiten am Arbeitsplatz zur Seite. Dabei sind die vertraglichen Ansprüche gegen die Arbeitgebenden zu bevorzugen. Sie unterliegen niedrigeren Anforderungen und es kann nicht immer sicher festgestellt werden, wer überhaupt feindselig gehandelt hat. Schlussendlich gilt: Feindseliges Verhalten ist kein Kavaliersdelikt. Potenzielle Opfer oder Pflegende, die Erfahrungen mit feindseligem Verhalten gemacht haben, sollen und können sich davor schützen. Täter*innen und Zuschauenden (**Kap. 4.3**) soll gewahr werden, dass sie für ihr Verhalten auf verschiedene Weisen belangt werden können. Berufliche Pflege benötigt Berufsmitglieder, die sich ihrer besonderen Verantwortung von professionellen Verhalten bewusst sind.

34.4 Literatur

Bieszk, D. & Sadtler, S. (2007). Mobbing und Stalking: Phänomene der modernen (Arbeits-)Welt und ihre Gegenüberstellung. *Neue Juristische Wochenschrift, 60*(47), 3382–3387.

Däubler, W. & Beck, T. (Hrsg.). (2018). *Allgemeines Gleichbehandlungsgesetz: Handkommentar* (4. Aufl.). Nomos.

Esser, A. & Wolmerath, M. (2015). *Mobbing und psychische Gewalt: der Ratgeber für Betroffene und ihre Interessenvertretung* (9. Aufl.). Bund-Verlag.

Fischer, T. (2023). *Strafgesetzbuch: StGB mit Nebengesetzen* (70. Aufl.). C.H.Beck.

Kollmer, N., Klindt, T. & Schucht, C. (Hrsg.). (2016). *Arbeitsschutzgesetz: mit BetrSichV, BaustellV, BildscharbV, LasrhandhabV, PSA-BV, BiostoffV, MuSchArbV, LärmVibrationsArbSchV, OStrV, ArbMedVV, ArbStärrV, EMFV: Kommentar* (3. Aufl.). C.H. Beck.

Lackner, K., Kühl, K. & Heger, M. (2023). *Strafgesetzbuch. StGB: Kommentar* (30. Aufl.). C.H. Beck.

Looschelders, D. (2022). *Schuldrecht, Besonderer Teil* (17. Aufl.). Verlag Franz Vahlen.

Preis, U. & Temming, F. (2020). *Arbeitsrecht – Individualarbeitsrecht: Lehrbuch für Studium und Praxis* (6. Aufl.). Verlag Dr. Otto Schmidt KG.

Rengier, R. (2023). *Strafrecht Besonderer Teil II: Delikte gegen die Person und die Allgemeinheit* (24. Aufl.). C.H. Beck. https://doi.org/10.17104/9783406795084

Richardi, R. (Hrsg.). (2022). *Betriebsverfassungsgesetz: mit Wahlordnung* (17. Aufl.). C.H.Beck.

Schleusener, A., Suckow, J. & Voigt, B. (2013). *AGG: Kommentar zum Allgemeinen Gleichbehandlungsgesetz* (4. Aufl.). Luchterhand.

Schmidt, R. (2021). *Strafrecht Besonderer Teil I: Straftaten gegen die Person und die Allgemeinheit* (22. Aufl.). Verlag Rolf Schmidt.

Waltermann, R. (2018). *Arbeitsrecht* (19. Aufl.). C.H. Beck.

Wandt, M. (2019). *Gesetzliche Schuldverhältnisse: Deliktsrecht, Schadensrecht, Bereicherungsrecht, GoA* (9. Aufl.). Vahlen.

Wolmerath, M. (2019). *Mobbing: Rechtshandbuch für die Praxis* (5. Aufl.). Nomos.

35 Praxis – Bildung – Management – Wissenschaft verknüpfen: so geht's

Sabine Brase

Abstract. Die Pflegebranche in Deutschland steht vor großen Herausforderungen: Fachkräftemangel, demografischer Wandel und steigende Anforderungen an die Versorgung. Es sind innovative und zukunftsorientierte Ansätze in der Pflege notwendig. Der Artikel zeigt auf, wie Gesundheitseinrichtungen zukunftssichere Innovations- und Bildungsmöglichkeiten schaffen können, um die Pflege der Zukunft zu gestalten. Dabei werden sowohl interne als auch externe Faktoren analysiert, die für Veränderungsprozesse in Gesundheitsinstitutionen relevant sind.

Sehr praxisorientiert wird das Modell der „Praxisentwicklung in der Pflege" vorgestellt, das als Bezugsrahmen für die inhaltliche Weiterentwicklung der Pflege- und Gesundheitsberufe im Krankenhaus dient. Dieses Konzept beinhaltet wesentliche Einflussfaktoren, die eine Professionalisierung und Akademisierung fokussieren.

Des Weiteren wird auf die Bedeutung von Organisationsdiagnostik hingewiesen, um Gelingensbedingungen für eine Neustrukturierung der Pflegefachberufe abzuleiten. Es wird eine strukturierte Analyse interner und externer Kontextfaktoren des Betriebs empfohlen, um Arbeitssituation, Unternehmenskultur und organisationales Berufsverständnis der Gesundheitsfachberufe besser zu verstehen und relevante Entwicklungspotenziale zu identifizieren.

Ein weiterer Schwerpunkt liegt auf der Notwendigkeit von Empowerment durch Management, Pflegewissenschaft und -bildung. Ein erfolgreiches Top-Management erkennt und nutzt die Chancen des Einsatzes akademisch qualifizierter Pflegefachpersonen, um die Profession der Pflegenden für eine Optimierung der Versorgungspraxis stetig weiterzuentwickeln.

Der Artikel schließt mit einer Evaluation und einem Ausblick auf die Zukunft der Pflege. Es gibt kein allgemein gültiges Konzept, das Organisationsentwicklung, Praxisentwicklung und Bildungsinnovation gleichermaßen abbildet. Die Notwendigkeit, Innovationsbereitschaft zu fördern und eine Lernkultur zu etablieren, wird hervorgehoben. Insgesamt plädiert der Artikel für einen ganzheitlichen Ansatz, der die verschiedenen Aspekte der Pflegeentwicklung berücksichtigt und die Zusammenarbeit zwischen allen Beteiligten fördert. Nur so kann die Pflege der Zukunft erfolgreich gestaltet werden.

Schlüsselbegriffe
- Pflege der Zukunft
- Professionalisierung & Akademisierung
- Organisationsdiagnostik
- Empowerment.

35.1 Einführung: Zukunft braucht Mut

Eine aktuelle besondere Herausforderung an das Top-Management in Gesundheitseinrichtungen besteht darin, in den bestehenden Kontexten des bundesdeutschen Gesundheitswesens Innovations- und Bildungsbedingungen in ihren Betrieben strukturell zu ermöglichen bzw. sogar einzufordern. Es gilt, organisationsentwicklungsspezifische Schritte für den Unternehmenserfolg umzusetzen (Brase, 2022a, b).

Diese Voraussetzungen treffen Kliniken und Gesundheitseinrichtungen gleichermaßen, unabhängig der Trägerschaft, der regionalen Lage oder des Organisationsalters. „Klamme“ Kassen, zu wenig Investitionen in Personal und Ausstattung und stets „auf Kante genähte“ Finanzierungsmöglichkeiten kennzeichnen das deutsche Gesundheitswesen bereits seit Jahrzehnten. Dazu kommen in den letzten Jahren die Auswirkungen des demografischen Wandels verbunden mit:

- weiterer Zunahme notwendiger Gesundheitsleistungen,
- umfassendem Wertewandel bezüglich gesellschaftlicher Normen und
- weiterer Verknappung an Arbeitskräften, insbesondere an Fachpersonal.

Mit dem Wandel der Arbeitswelt zeigt sich ein Wegfall von traditionellen Berufsprofilen. Es kommt zur Herausbildung ganz neuer Arbeitsanforderungen – insbesondere zur digitalen Transformation durch den technologischen Fortschritt – und der weiteren Internationalisierung und Globalisierung. Damit steigen die Anforderungen an Mitarbeitende und Führungspersonen gleichermaßen. Insgesamt sind das hochkomplexe Veränderungen, die auf die Organisation, auf das betriebliche Umfeld und auf Management und Belegschaft wirken.

35.1.1 Die Pflegepraxis heute

Die aktuelle Pflegepraxis in deutschen Kliniken und Gesundheitseinrichtungen ist trotz vergleichbarer Rahmenbedingungen heterogen aufgestellt. Es zeigen sich große Unterschiede in den Organisationsstrukturen von Kliniken, z. B. an *Anzahl von Pflegefachpersonal,* hundertprozentiger Fachkraftbesetzung oder hohem *Qualifikationsmix* mit Pflegeassistenz und Servicepersonal, *Etablierung von akademisch qualifizierten Pflegefachpersonen* mit Bachelor- und Masterabschlüssen sowie *Stabilität in den Schichtbesetzungen.* Gibt es Missverhältnisse in diesen Punkten, braucht es tragfähige Ausfallregelungen bzw. es kommt zu einem hohen personellen und zeitlichen Kompensationsaufwand. Damit gehen ein hohes Maß an psychischem Druck bei Dienstplan- bzw. Schichtverantwortlichen und eine negative Beeinflussung des Betriebsklimas einher, v. a., wenn Pflegende zu ungeplanten, spontanen Dienstübernahmen gedrängt werden. Einige Kliniken überzeugen mit *stabilen Konzeptionen* und Regelungen, die einen *wertschätzenden Umgang* mit dem Personal pflegen und sich in entsprechenden Rekrutierungszahlen, *nachhaltigen Stellenbesetzungen* und Karrierewege sowie *geringen Retentionskosten* widerspiegeln.

35.1.2 Berufspolitischer Rahmen der Pflege

Neben den verschiedenen Umsetzungsgraden im Pflegemanagement gibt es große Varianz bei der nachhaltigen Umsetzung von Implementierungsvorhaben zur Professionalisierung- und Akademisierung der beruflichen Pflege und Therapieberufe (**Kap. 12, 13**). Der Entwicklungsstand der Pflegefachberufe und ihre Bedeutung in der Gesundheitsversorgung ist im internationalen Vergleich *abgeschlagen* und wird jahrzehntelange Bemühungen brauchen, um die Anschlussfähigkeit wiederherzustellen (**Kasten 35-2**). Dazu sind grundsätzlichen politische Weichenstellungen und grundlegende Neuverteilungen der Befugnisse von Gesundheitsberufen nötig, die auch von den professionell Pflegenden selbst eingefordert werden müssen, mit mehr strukturierten Bestrebungsbemühungen als in den vergangenen Jahren. *Die Gesellschaft selbst muss reflektieren, was professionelle Pflege in Deutschland jeder einzelnen Person wert ist.*

35.1.3 Organisationsdiagnostik zur beruflichen Pflege

Um Gelingensbedingungen für eine *Neustrukturierung der Pflegefachberufe* abzuleiten, empfiehlt sich für das Management eine strukturierte Ana-

Tabelle 35-1: Analyse interner und externer Kontextfaktoren für Veränderungsprozesse in Gesundheitsinstitutionen, insbesondere im pflegeberuflichen Kontext (Eigendarstellung)

Externe Faktoren	• Image der Organisation durch externe Stakeholder und Kund*innen • Arbeitsmarkt für Pflegefachpersonal und Pflegelernende der berufsfachschulischen und hochschulischen Pflegeausbildung • Gesetzgebung und rechtliche Rahmenbedingungen • Ziele und Vorgehensweisen von Bewerbenden – Generationsspezifik • Analyse des Branchen- und Arbeitgeber*innenimages: Prüfen der Eigenreputation und Analyse der Attraktivität der Konkurrenzorganisationen • Tragfähige Kooperationen und gegenseitige bzw. einseitige Abhängigkeiten zu anderen
Interne Faktoren	• Analyse von Fehlzeiten und Fluktuation in der aktuellen Belegschaft, Ergebnisse von (auch vergangenen) Befragungen der Mitarbeitenden, Auswertungen zur Pflegequalität und Regelungen zu Führungsmaximen • Kostenanalyse und Erfolgskontrolle der durchgeführten Maßnahmen im Personalmarketing und -rekrutierung • Analysen von Kompetenzprofilen (inkl. Soll- bzw. Ist-Vergleich), Fortbildungs- und Personalentwicklungsstrategien und Qualifizierungsnachweise • Verantwortungsübernahme und Volition zur Problemlösung der einzelnen Mitarbeitenden und des Führungspersonals • Intrapreneurship und Innovationsfähigkeit des Unternehmens • Atmosphäre, Wir-Gefühl und Binnenarchitektur der Arbeitsbeziehungen sowie organisationales Commitment im Betrieb • Praxisbegleitungen und Prozessanalysen in den operativ tätigen Bereichen

lyse zu internen und externen Kontextfaktoren des Betriebes, bezogen auf die zugeordneten Gesundheitsfachberufe. In der **Tabelle 35-1** ist eine strukturierte Analyse beschrieben.

Definition: Entrepreneurship. Der Begriff (s. **Tab. 35-1**) benennt den „unternehmerischen Prozess der Identifikation, Evaluierung und Nutzung (Umsetzung in marktfähige Produkte und Dienstleistungen) von unternehmerischen Gelegenheiten. Entrepreneurship schließt das Erkennen und die Umsetzung in Aktionen unternehmerischer Gelegenheiten in schon bestehenden Organisationen (...) sowie in neuen Organisationen (...) mit ein" (Blöcher, 2018a).

Eine umfassende Erstanalyse ermöglicht konkrete Ableitungen für das Pflegemanagement, um die Organisation und ihre Mitglieder intensiver kennenzulernen und professionell einzuschätzen, sowie Steuerungsansätze und notwendige Entwicklungspotenziale zu entwickeln. *Vertrauen ist eine der wichtigsten Voraussetzungen, um zukunftsfähige Lösungen miteinander auf den Weg zu bringen.* Organisationsanalyse-Tools wie SWOT-Analyse, Ishikawa-Diagramm, Prozessanalysen, Soziogramme oder Umfeld-, Kund*innen- & Mitarbeiter*innenbefragungen bieten sich dafür an.

Definition: SWOT-Analyse und Ishikawa-Diagramm. Die *SWOT-Analyse* ist eine „Stärken-Schwächen-Chancen-Risiken-Analyse stellt eine Positionierungsanalyse der eigenen Aktivitäten gegenüber dem Wettbewerb dar" (Blöcher, 2018b).

Ein *Ishikawa-Diagramm* ist ein grafisches Mittel, das „primär nicht die Bewertung von Risiken, sondern die Ermittlung von Einflussgrößen und

Ursachen zum Ziel hat. Diese Methode nennt sich Ishikawa-Diagramm oder auch Fischgräten-Diagramm." (Blöcher, 2018a).

35.2 Bezugsrahmen „Praxisentwicklung in der Pflege"

Als Bezugsrahmen für inhaltliche Weiterentwicklung der Pflege- und Gesundheitsberufe im Krankenhaus nutzt die Autorin in verschiedenen Kliniken das *Modell „Praxisentwicklung in der Pflege"* von McCormack et al. (2004/2009). In diesem Konzept sind wesentliche Einflussfaktoren aufgegriffen, die eine Professionalisierung und Akademisierung fokussieren. Ziele sind Effektivitätssteigerung in der patient*innenzentrierten Versorgung und professionelles Verhalten bzw. Rechenschaftspflicht zur Versorgungsqualität von Pflegefachpersonen. Dies dient dazu, weitere strukturelle Verbesserungspotenziale zu initiieren (McCormack et al., 2004/2009). Es ist zielführend und hat sich bewährt, Umsetzungsziele zu operationalisieren und auch auf prozessuale, personale und ökonomische Potenziale zu prüfen, diese zu bewerten und für eine Beschlussvorlage in den Aufsichtsgremien für deren Unterstützung und Verbindlichkeit zu nutzen. **Abbildung 35-1** zeigt das Modell der Praxisentwicklung, welches die Autorin für ihre Führungspraxis modifizierte und im Krankenhaus erfolgreich umsetzte.

Das *Commitment* der obersten Managementebene inklusive Aufsichtsgremien ist unabdingbar als Voraussetzung für eine umfassende, mittel- bis langfristige Neuausrichtung des Pflegedienstes. Dieser kann innerhalb der eigenen Profession, aber auch an allen Schnittstellen zu Reibungsverlusten durch Emanzipation der Beteiligten führen. Dieses Empowerment ist notwendig, um strukturelle Veränderungen in die Organisation zu implementieren und zu verstetigen. In bisherigen Umsetzungsprojekten führte die Professionalisierung der Pflege zumeist zu einem *Organisationsentwicklungsschritt* für das gesamte Krankenhaus. Herkömmliche Routi-

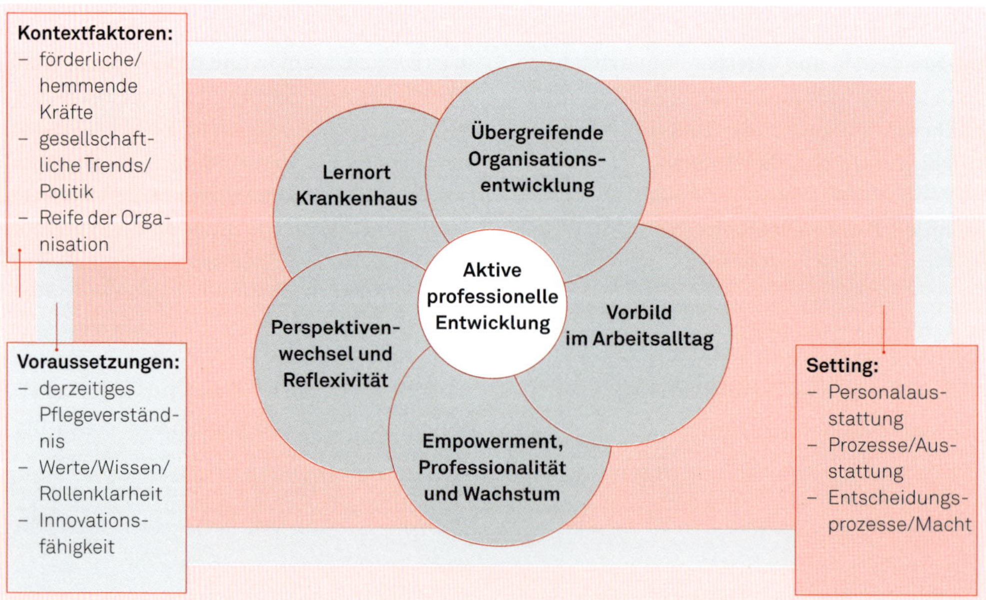

Abbildung 35-1: Modell der Praxisentwicklung, Klinikum Ernst von Bergmann, Potsdam (Eigendarstellung in Anlehnung an McCormack et al., 2004/2009)

nen wurden hinterfragt und neue entwickelt. Das Klinikmanagement braucht Zeit, Mut und Entschlossenheit bei der Realisierung, darf sich durch einzelne Konfliktfelder nicht irritieren lassen und an der Entscheidung zur Umsetzung festhalten (Brase, 2022a).

35.2.1 Start des Veränderungsprozesses

Das Pflegemanagement startet nach Commitment der Aufsichtsgremien den Transformationsprozess mit *Verstehen, Verständnis* und *Unterstützung der nachgeordneten Führungsriege.* Diese muss durch *Reflektion, Empowerment* und *Wissenszufuhr* auf Wandel, Neuausrichtung der Strategie und damit verbundenen Widerständen vorbereitet werden. Das Ausmaß des Gelingens ist abhängig von:

- Innovations- und Veränderungserfahrungen,
- Teamleistung und -kompetenz,
- Aktualität des Führungswissens,
- Standing der Führungspersonen im Betrieb und bei ihren Nachgeordneten und
- vom fachlichem Kompetenzniveau der betroffenen Führungspersonen.

Der Raum für persönliche Begegnung mit einzelnen Mitarbeitenden oder Teams lassen Rückschlüsse auf Problemlösungskompetenz, Verhalten und Unternehmenskultur zu. *Je veränderungserfahrener Führungsverantwortliche sind, desto schneller werden Artefakte im Arbeitsalltag erkannt werden, die eine Einschätzung zum Reifegrad der Organisation und zu den Teams zulassen.* Die Auswertungen dieser Analysen erlaubt eine erste Bewertung der Organisationsstruktur und dem derzeitigen IST-Zustand. Ableitungen zu ersten konkreten Annahmen sind nun möglich, Kontextfaktoren wie Führungsmaximen, Krisen- bzw. Lösungserfahrungen oder kommunalpolitische Einflüsse sind erkennbar und Arbeitshypothesen des Managements bestätigen sich, sind zu verwerfen und neu zu entwickeln.

35.2.2 Eine Vision entsteht

Mit Vorliegen von Daten kann ein erster *Entwurf einer Vision* entwickelt werden. Idealerweise wird das *Team einbezogen.* Es kann eigene Ideen einbringen und den Innovationsprozess mitgestalten. Es wird ein *iteratives Vorgehen* mittels *agiler Methoden* empfohlen. Das Team entwickelt gemeinsam, selbstorganisiert eine Vision, testet diese und passt sie bis zur Zufriedenheit an. Für diesen Entwicklungsprozess ist es dienlich, diesen nicht im eigenen, normalen Arbeitsumfeld vorzunehmen. Schon ein *Ortswechsel* regt dazu an, alte Vorgehensweisen, geübte Muster und betriebliche Vorbehalte beiseitezuschieben und neue Ideen gemeinsam zu entwickeln. Eine *Moderation,* die nicht an die Vorgesetztenfunktion gebunden ist, erleichtert diesen Prozess. Agile Methoden zur Ideenfindung sind Design Thinking, Kanban oder Scrum. (s. nachfolgende Definitionen). Diese *Entwicklungsarbeit* dauert einige Zeit und ist nicht nach einem einmaligen Termin abgeschlossen. Auch Widerstand im Team gegenüber der ungewohnten Vorgehensweise oder gar der neuen Führungsperson gegenüber kann das Vorankommen blockieren. Diese Widerstände zu erkennen, anzunehmen und zu moderieren, wird eine der vorrangigsten Aufgaben der Führungsperson im Wandel, da sonst Konflikte entstehen und die Teamdynamik negativ beeinflussen. Hier kann die Führungsperson durch *souveränen* und *wertschätzenden Umgang* mit ihrem Team überzeugen und die Basis für ein vertrauensvolles Miteinander entsteht.

Definition: Design Thinking, Kanban und Scrum.
Design Thinking als … „eine spezielle Herangehensweise zur Bearbeitung komplexer Problemstellungen verstanden. (…) Design Thinking ist dabei zugleich eine Methode, ein Set an Prinzipien, eine spezielle Denkhaltung und ein Prozess mit einer Vielzahl von unterstützenden Tools. Wesentliches Kennzeichen ist die fokussierte Anwenderorientierung“ (Poguntke, 2018).

Kanban ist ein „Kunstwort, das aus *Kan* (Signal) und *Ban* (Karte) – beides japanische Worte – zusammengesetzt ist, und folglich ‚Signalkarte' heißt. Es geht darum, dass das Automobilunternehmen Toyota als Erfinder dieser Organisationprinzips in den 1960er-Jahren, festgestellt hat, dass die Arbeit zügiger, stressärmer und präziser abläuft, wenn die Produktionseinheiten so zusammenarbeiten, dass sie nicht mit Aufgaben zugeschüttet werden, sondern erst dann den nächsten Arbeitsabschnitt angehen mussten, wenn sie per Signalkarte angezeigt haben, dass sie wieder Kapazität dafür frei hatten" (Merkle, 2020, S. 9).

Scrum ist eine agile Projektmanagementmethode, ein Rahmenwerk, mit dem Teams komplexe adaptive Aufgabenstellungen angehen, und durch das Menschen in die Lage versetzt werden, produktiv und kreativ Produkte mit dem höchstmöglichen Wert auszuliefern. Die Grundidee von Scrum ist, Projekte nicht zu starr durchzuplanen, eher auf Änderungen agil einzugehen. Scrumteams managen sich selbst und ist ergebnisverantwortlich (Schwaber & Sutherland, 2020).

Kasten 35-1: „Future Skills" im Pflegemanagement

„Future Skills" sind Kompetenzen, die in den nächsten fünf Jahren in allen Berufsfeldern deutlich wichtiger werden. Dazu gehören berufsspezifisches Wissen und Können sowie digitales Anwendungswissen, aber auch berufsübergreifende Kompetenzen wie Prozess- und Systemverständnis sowie Kommunikations- und Teamfähigkeit (Spath & Esser, 2019; Kirchherr et al., 2018).

Die aufgeführten Entwicklungsschritte im Transformationsprozess bedürfen einer Reihe von Kompetenzen (**Kasten 35-1**). Bestenfalls bringen die Teammitglieder eine Vielzahl davon mit und ergänzen sich gegenseitig. Anfangs kann auf eine *externe Prozessbegleitung* zurückgegriffen werden. Hier ist zu beachten, dass die *Themen aus dem Arbeitsteam heraus* und *passend für die Organisation* entwickelt werden. Eine „Blaupause" aus einem anderen Betrieb ohne Prüfung der Gelingensbedingungen ist wenig sinnvoll. Erfolgsversprechende Faktoren sind *vertrauensvolle, kooperative Zusammenarbeit* zwischen klinisch tätigen Pflegenden und Pflegemanagement sowie ein *transformationaler und werteorientierter Führungsansatz* mit Ansprache der Mitarbeitenden auf emotionaler Ebene, um sie für die gemeinsamen Ziele zu begeistern und ihnen Sinn und Orientierung zu vermitteln (Brase, 2022a, 2022b).

Nachdem die gemeinsame Vision steht, ist die Ableitung der Umsetzungsstrategie möglich. Dazu werden die Kategorien der Vision für den Transfer an weitere Beteiligte operationalisiert und praxistauglich aufbereitet. Eine klare Zielsetzung und die daran orientierte Kommunikation schaffen die notwendige Transparenz. Die verschiedenen strategischen Konzeptionen zu *medizinischem Portfolio,* strukturellen *Vorgaben durch die Gesetzgebung, Professionalisierungsansätzen* in der beruflichen Pflege und Therapie sowie *ökonomischer Strategie* sind als Gesamtstrategie der Unternehmung zusammenzuführen.

35.2.3 Empowerment durch Management – Pflegewissenschaft und -bildung

Ein erfolgreiches TOP-Management hat die Chance für den *Einsatz akademisch qualifizierter Pflegefachpersonen* erkannt, geprüft und realisiert. Diese beruflichen Karrierewege lassen sich in den meisten Fällen noch immer als Alleinstellungsmerkmal in den Regionen erkennen. Gleichzeitig trägt deren Einsatz zur Gewinnung von Pflegefachpersonen bei und sichert die Zukunft der Einrichtung.

Die strategische Hauptaufgabe des Pflegemanagements ist es, Handlungsfelder, Empowerment und damit die Profession der Pflegenden stetig weiterzuentwickeln. Die enge *Einbindung* und *Partizipation der Pflegefachper-*

sonen und die *Etablierung der Pflegewissenschaft* im Krankenhaus sind dabei wesentlich (Brase, 2022a). Dadurch gelingt eine Verankerung u.a. evidenzbasierter Pflegestrategien in der klinischen Pflegepraxis. Zudem werden Vorbehalte zwischen Pflegefachpersonen unterschiedlicher Qualifikationsniveaus in der *gemeinsamen Patient*innenversorgung* abgebaut. Berührungsängste sinken und anfallende Fragen der Praxis können auf kollegialer Ebene geregelt werden. Mitarbeitende der Pflegewissenschaft sind zugleich *Rollenvorbilder* für Pflegefachpersonen, die ein Pflegestudium anstreben und in der Praxis verbleiben möchten. Durch Beratungsangebote im Rahmen der betrieblichen Personalentwicklung haben diese Einflussmöglichkeiten auf individuelle *Berufskarrieren in der Klinik* und tragen zur mittelfristigen organisationalen Bindung der Mitarbeitenden bei. Klinische Versorgungsforschung, intra- und interdisziplinär, sowie die Durchführung der Journal Clubs und Lehrtätigkeiten für Kooperationseinrichtungen und Hochschulen runden das Profilbild ab. Sie erfordern von den akademischen Pflegefachpersonen Kompetenz, Verantwortlichkeit und Leadership (**Kasten 35-2**).

Zu den Journal Clubs: Im Journal Club kommt eine Gruppe von Fachexpert*innen regelmäßig zusammen, liest und diskutiert für die eigene Praxis relevante externe Evidenz (z.B. Publikationen, Leitlinien), um daraus Empfehlungen für die eigene Arbeit abzuleiten und Impulse für die Praxisentwicklung zu geben (Ritter-Herschbach et al., 2022).

Kasten 35-2: „Vergessene" Akademisierung der beruflichen Pflege in Deutschland

Der Akademisierung der beruflichen Pflege ist besondere Aufmerksamkeit zu schenken. Ihre Rate ist allgemein und besonders in der klinischen Pflege in Deutschland zu niedrig. Für die Versorgungspraxis liegt sie laut Wissenschaftsrat (2023) bei 2,5 Prozent. Dieser hat bereits mehrmals eine Akademisierungsquote für die berufliche Pflege in Deutschland angeregt, zuletzt eine von 20 Prozent (Wissenschaftsrat, 2023). Obwohl mehr akademisch qualifizierte Pflegefachpersonen an den Hochschulen und Universitäten ausgebildet werden, zeigt sich das nicht signifikant in den Qualifikationsmodellen der pflegerischen Versorgungsteams in der Pflegepraxis. Zudem halten sich in der Versorgungspraxis bei den berufsschulisch qualifizierten Pflegefachpersonen hartnäckig die Vorbehalte gegenüber den akademisch qualifizierten Pflegefachpersonen: Sie wollten nur „weg vom Bett". Die Einmündung in die Pflegepraxis ist noch immer ein Hindernis für akademisch qualifizierte Pflegefachpersonen. Es bietet ein Konfliktfeld innerhalb der Pflegeteams, wenn das Pflegemanagement nicht geeignete Interventionen umsetzt (Brase, 2024). Auch das Pflegemanagement kommt mit Vorbehalten wie *„besser qualifiziert als die Pflegedienstleitung selbst"*, und auch Stationsleitungen mit: *„sind Konkurrenz zur Leitung meiner Abteilung"*. Weniger Konfliktpotential gibt es im ärztlichen Dienst. Dort wird gefragt: *„Welche ärztlichen Aufgaben können an Bachelor delegiert werden, um unsere Ärzte zu entlasten?"* bzw. werden Aussagen getätigt wie *„Studierte Pflegefachpersonen kennen wir aus dem Ausland."* Der kaufmännische Bereich zeigt sich skeptisch: *„Was bringen uns studierte Pflegende – sind nur teurer."* Bei allem ist wichtig, ins Gespräch zu gehen. Im kaufmännischen Bereich gilt es, Äußerungen zu entkräften und *Amortisationsansätze* transparent zu machen wie signifikante Reduktionen von Verweildauer, Komplikationen, Folgekosten für Einrichtung und Gesellschaft sowie Steigerung der Patient*innenzufriedenheit und ihrer Bezugspersonen, Fachkompetenz im Behandlungsteam mittels gestärkter Interprofessionalität, gemeinsamer Forschungsprojekte sowie Weiterentwicklung von Therapien und damit Qualität im Versorgungsprozess.

Für die professionelle Berufsausübung unter der stetigen Weiterentwicklung der wissenschaftlichen Bezugsdisziplinen „Medizin", „Pflege", „Psychologie" und anderen Sozialwissenschaften benötigen beruflich Pflegende die Möglichkeit, *berufliches Wissen stetig zu aktualisieren*. Dafür sind lernförderliche Maßnahmen im Betrieb notwendig. Zum Beispiel durch Vorgesetzte, die als *Lern-Coaches* agieren. Diese setzen v.a. durch Inspiration und Zeit neue Impulse zum Lernen. *Digitale Lehr- und Lernformate* erlauben einen kontinuierlichen Wissenserwerb und einen nationalen bzw. internationalen fachlichen Austausch. Wirksamer Transfer in die Praxis erzeugt *Selbstwirksamkeit* und *Selbstvertrauen* der Mitarbeitenden und damit auch Mut zur Bewältigung der aktuellen und zukünftigen Herausforderungen in der beruflichen Pflege (Brase, 2022b). Dies wiederum steigert die Mitarbeitendenzufriedenheit und fördert deren organisationale Bindung.

35.3 Evaluation und Ausblick

Die heutige Welt ist hochgradig volatil. Megatrends wie Demografie, Globalisierung, Singularisierung und Digitalisierung beeinflussen das Leben aller (Zukunftsinstitut, 2023). Die Dynamik in der Informationsbeschaffung nimmt zu. Die Haltbarkeit von Informationen und Wissen nimmt ab. Diese disruptiven Veränderungen beeinflussen Berufstätigkeiten und -identitäten aller.

Es gibt aus Sicht der Autorin kein allgemein gültiges Konzept, das Organisationsentwicklung, Praxisentwicklung und Bildungsinnovation gleichermaßen abbildet. Umsetzungshemmnisse sind vielfältig und multifaktoriell. Es ist immer Aufgabe des Managements, die Notwendigkeit, Dringlichkeit und Aufwand ins Verhältnis zu setzen und abzuwägen. Eine grundsätzliche *Innovationsbereitschaft* zu fördern und eine *Lernkultur* zu etablieren ermöglichen sukzessive Umsetzungen. Hierzu braucht es ein *ermöglichendes, wertschätzendes Management*, das auch mittel- und langfristig den Unternehmenserfolg mit lösungsorientierten und professionell arbeitenden Mitarbeitenden gewährleisten will. Die Wirksamkeit dieses Vorgehens zeigt sich an der steigenden Anzahl an Pflegefachpersonal auf einem leeren Arbeitsmarkt, Zunahme von Verbesserungsvorschlägen zur kontinuieren Weiterentwicklung, Verantwortungsübernahme durch berufliche Pflege im multiprofessionellen Team und Stärkung des organisationalen Commitment der Belegschaft – in Verbundenheit zu ihrem Krankenhaus.

35.4 Literatur

Blöcher, A. (2018a). Corporate Entrepreneurship. In *Gabler Wirtschaftslexikon*. Springer Gabler Verlag. https://wirtschaftslexikon.gabler.de/definition/corporate-entrepreneurship-54513/version-277542

Blöcher, A. (2018b). SWOT-Analyse. In *Gabler Wirtschaftslexikon*. Springer Gabler Verlag. https://wirtschaftslexikon.gabler.de/definition/swot-analyse-52664/version-275782

Brase, S. (2022a). Innovative Personalgewinnung und -bindung in der Pflege. In N. Roeder & N. Kasper (Hrsg.), *Ihr Krankenhaus 2030 – sicher und stark für die Zukunft: zukünftige Rahmenbedingungen sowie praktische Hilfestellung für eine erfolgreiche Neuausrichtung* (S. 186–196). Kohlhammer.

Brase, S. (2022b). Institutionelles und individuelles Management von Lehr- und Lernprozessen in der Aus-, Fort und Weiterbildung am Beispiel der Pflege. *mdi, 24*(1), 18–21.

Brase, S. (2024). Einfluss auf die Ausbildungsqualität im Gesundheitswesen und Akademisierung der Pflege als Profession. In Match (Hrsg.), *Internationale Pflegefachkräfte: ein Praxisleitfaden für Gesundheitseinrichtungen*. medhochzwei.

Kirchherr, J., Klier, J., Lehmann-Brauns, C. & Winde, M. (2018). *Future Skills: welche Kompetenzen in Deutschland Fehlen* [Diskussionspapier]. Stifterverband für die Deutsche Wissenschaft e.V. https://www.future-skills.net/download/file/fid/118

McCormack, B., Manley, K. & Garbett, R. (Hrsg.). (2009). *Praxisentwicklung in der Pflege*. Huber. (Ursprünglich erschienen 2004)

Merkle, W. (2020). *Agiles Prozessmanagement im Krankenhaus: Mit Kanban-Tools Prozesse vereinfachen.* Springer. https://doi.org/10.1007/978-3-658-29874-6

Poguntke, S. (2018). Design Thinking. In *Gabler Wirtschaftslexikon.* Springer Gabler Verlag. https://wirtschaftslexikon.gabler.de/definition/design-thinking-54120/version-277174

Ritter-Herschbach, M., Vogt, B. & Mai, T. (2022). Journal Clubs in der Pflegepraxis: Eine Onlinebefragung deutscher Universitätskliniken. *Pflege, 35*(5), 279–288. https://doi.org/10.1024/1012-5302/a000877

Schwaber, K. & Sutherland, J. (2020). *Scrum Team.* ScrumGuides.org. https://scrumguides.org/scrum-guide.html#scrum-team

Spath, D. & Esser, F.H. (2019). Digitalisierung und künstliche Intelligenz – die Zukunft von Arbeit und Bildung: acatech-Präsident Prof. Dr. Dieter Spath im Gespräch mit BIBB-Präsident Prof. Dr. Friedrich Hubert Esser. *Berufsbildung in Wissenschaft und Praxis BWP, 48*(3), 6–8.

Wissenschaftsrat. (2023). *Perspektiven für die Weiterentwicklung der Gesundheitsfachberufe | Wissenschaftliche Potenziale für die Gesundheitsversorgung erkennen und nutzen.* https://www.wissenschaftsrat.de/download/2023/1548-23.html

Zukunftsinstitut (Hrsg.). (2023). *Zukunftsreport 2024.* Zukunftsinstitut GmbH.

36 Stärkung von Pflegebewusstsein durch soziale Medien

Alexander Bluhm

Abstract. Der vorliegende Beitrag führt Erkenntnisse zusammen, die für die Stärkung von Pflegebewusstsein durch soziale Medien relevant erscheinen. Dabei wird die Eigen- und Fremdwahrnehmung der Pflegeprofession beleuchtet und ihre mediale Darstellung reflektiert. Der Prozess der individuellen Meinungsbildung und die diesbezüglichen Einflussfaktoren werden näher betrachtet. Mit einem Blick auf die gegenwärtige Medienlandschaft sollen die relevantesten Angebote und deren Einfluss auf die Meinungsbildung identifiziert werden. Individuelle Entwicklungspotenziale zur digitalen Nachrichten- und Informationskompetenz werden angesprochen und mögliche Lehr- und Lernangebote aufgezeigt. Eine rechtliche Verortung und nützliche Hinweise geben einen Rahmen für das eigene Handeln in sozialen Medien. Das Nachschärfen von kommunikativen Kompetenzen und die Sensibilisierung für das Phänomen *„Frames und Framing"* schließen den Beitrag ab, der in seiner Gesamtheit nützliche Erkenntnisse zur Verfügung stellt, um einen eigenen Beitrag zur Stärkung von Pflegebewusstsein durch soziale Medien zu leisten.

Schlüsselbegriffe

- berufliche Identität
- Meinungsbildung
- digitale Nachrichten- und Informationskompetenz
- Kommunikationskompetenz
- Rahmenbedingungen.

36.1 Berufliche Identität und öffentliche Wahrnehmung

Die Theorie der sozialen Identität nach Tajfel und Turner besagt, dass die Identität einer Gruppe von deren öffentlicher Wahrnehmung abhängig ist (Tajfel & Turner, 1986, zit. n. Hoeve et al., 2014). Wenn die *öffentliche Wahrnehmung positiv* ist, wirkt sich dies auch *positiv* auf die *Identität* aus. Wenn Pflegende glauben, dass ihre Profession keinen guten Ruf hat, besteht die Gefahr, dass sich dies wiederum negativ auf ihre Identität auswirkt und sie mit ihrem negativen Selbstbild und der damit einhergehenden nachteiligen öffentlichen Darstellung die öffentliche Wahrnehmung beeinflussen (Hoeve et al., 2014). Aus diesem Grund scheint es zunächst einmal wichtig, wie sich Wahrnehmungen der Akteur*innen in Deutschland gestalten. Eine Befragung beruflich Pflegender ergab, dass drei Viertel der 1.272 Teilnehmenden ihrer Arbeit gerne nachgehen, der Pflegeberuf ihnen Freude bereitet und sie erfüllt. Die Zufriedenheit mit der beruflichen Situation ist allerdings gering. Die meisten fühlen sich durch ihre Tätigkeit stark belastet, wobei der Zeitdruck und der hohe Verwaltungsaufwand als größte Belastungsfaktoren genannt werden. Nahezu ein Drittel der Befragten glauben, dass sie den Anforderungen ihres Berufs nicht genügen. Die Autor*innen der Studie vermuten hinter diesem Anteil einen bestimmten Menschentypus, der ein geringes Selbstbewusstsein in Bezug auf seine beruflichen Fähigkeiten hat. Er entspricht wahrscheinlich nicht dem Ausmaß an tatsächlichen Defiziten (Institut für Demoskopie Allensbach, 2023). Selbst, wenn viele Kolleg*innen stolz auf den eigenen Beruf sind, stehen wenige öffentlich für ihre Profession ein. Das korreliert vermutlich mit der angenommenen Geringschätzung des Pflegeberufs in der Öffentlichkeit. Sie hadern nach Ansicht des Verfassers zudem mit der wahrgenommenen Außendarstellung ihrer Profession und beklagen, dass kein realistisches Bild der Arbeitsbedingungen gezeichnet wird. Ihre Tätigkeit wird, nach eigenen Angaben, viel zu häufig auf das Begleiten von Toilettengängen reduziert. Pflegende haben das Gefühl, dass die notwendige Professionalität unzureichend vermittelt wird und glauben, dass ihr Beruf deshalb als unattraktiv gilt. Aussagen wie *„das könnte ich nicht"*, fassen Pflegende als Mitleidsbekundung auf und weniger als positive Anerkennung (IEGUS et al., 2022, S. 354).

36.1.1 Wie nimmt die Öffentlichkeit berufliche Pflege wahr?

Der Pflegeberuf gehört laut einer GfK-Studie zu den vertrauenswürdigsten Berufen in Deutschland (Gesellschaft für Konsumforschung, 2018) und genießt ein sehr hohes Ansehen in der Bevölkerung (dbb beamtenbund und tarifunion, 2023). Viele sind der Meinung, dass Pflegende einen wichtigen Beitrag für die Gesellschaft leisten, jedoch stimmen nur 21 Prozent von 2.008 Befragten der Aussage zu, dass der Beruf angesehen und geachtet ist (Deutsche Angestellten-Krankenkasse, 2024). Offensichtlich scheint es zwischen der individuellen Meinung und der kollektiven Wahrnehmung eine Diskrepanz zu geben. Der Pflegeberuf gilt aus den Erfahrungen des Verfassers für viele Nicht-Pflegende als Beruf mit hoher körperlicher Belastung, viel Zeitdruck und ungünstigen Arbeitszeiten. Dieser ist aber auch *erfüllend, sinnstiftend, interessant* und *anspruchsvoll*. Dies können sich nur wenige vorstellen. Eine Ausnahme stellen Personen dar, die selbst Pflegende kennen.

Kasten 36-1: Image beruflicher Pflege bei Schüler*innen allgemeinbildender Schulen

Vor dem Hintergrund der *Fachkräftegewinnung* ist das Image beruflicher Pflege unter Schüler*innen allgemeinbildender Schulen besonders interessant. Schüler*innen fällen ihre Berufswahl vor allem darauf, ob der gewählte Beruf den sozialen Status stärkt oder schwächt (**Kap. 9.2**). Das geschieht aus ihrer Sicht dann, wenn ein Beruf gewisse Attribute wie Intelligenz, Bildung, Vermögen, Ansehen und Fleiß vermittelt. Aus der Sicht der Schüler*innen sind Pflegende sehr fleißig. Die Einkommenssituation schätzen sie als schlecht ein. Das spricht gegen die Wahl des Pflegeberufs. Schüler*innen der unteren Bildungsniveaus verorten Attribute wie Bildung, Intelligenz und Ansehen bei der beruflichen Pflege deutlich stärker als Schüler*innen der höheren Bildungsniveaus (Ebbinghaus, 2022). Es scheint ein *geteiltes Bild der beruflichen Pflege* unter Schüler*innen zu geben. Würden sich nur noch Personen mit niedrigem Bildungsabschluss für die berufliche Pflege entscheiden, könnte das den Effekt auf die oberen Bildungsschichten verstärken (Ebbinghaus, 2022). Die Pflegeausbildungen nach Teil 2 (Berufsschule) und Teil 3 (Hochschule) PflBG scheinen daher als Ausgleichssteuerung geeignet, um die *Ausbildung an beide Bildungsniveaus zu adressieren* und den Fachkräftebedarf zukünftig gemeinsam zu sichern.

36.1.2 Berufliche Pflege in Medien

Wenn in Medien von „der Pflege" gesprochen wird, ist nicht immer klar, was genau gemeint ist und welche Vertreter*innen gerade zu Wort kommen. Handelt es sich um Beiträge aus der sozialen Pflegeversicherung oder aus der Berufsgruppe? Sind beruflich Pflegende gemeint oder eher pflegende Angehörige? Spricht eine Vertreter*in der Arbeitgeber*innenseite oder eine Vertreter*in eines Berufsverbands? Das Wort „Pflege“ wird in den Medien häufig synonym verwendet. Das birgt wiederum die Gefahr, ein öffentliches Bild zu kreieren, das nicht der Wahrheit entspricht. Zu diesem *uneinheitlichen Bild* reihen sich in der Boulevardberichterstattung Kernängste der Rezipient*innen ein und erzeugen entsprechende Emotionen, die meist negativer Natur sind (Isfort, 2013). Selbst wenn unter dem Begriff der Pflege auch professionell Pflegende gemeint sind, leidet die Profession, wie sich die Erfahrung des Verfassers zeigt, unter einer äußerst heterogenen medialen Darstellung. Immer noch wird auf ein historisch gewachsenes Portfolio von Stereotypen zurückgegriffen, wie aufopfernde Heilige, Sexobjekt, Kaffee trinkende Arzthelferin oder „Schwester Rabiata“. Jede einzelne, auch noch so überalterte Darstellung bleibt dem kollektiven Gedächtnis erhalten, da die jeweiligen Quellen entweder als Wiederholung ausgestrahlt werden wie „Schwarzwaldklinik“, immer noch in Buchhandlungen liegen wie „Die Schwestern vom Waldfriede“ oder wider besseres Wissen in Videoclips reproduziert werden wie „Ehrenpflegas“.

Das deutsche Gesundheitssystem gibt oft Anlass zu Kritik und findet sich entsprechend häufig in den Medien wieder. Im Zuge der SARS-CoV-2-Pandemie nahm die Aufmerksamkeit sprunghaft zu und die *Berufsgruppe der Pflege* als eine *Repräsentantin des Gesundheitssystems* gewann an Bedeutung für die Medien. Die Berichterstattung konzentrierte sich während dieser Zeit weitestgehend auf altbekannte Probleme wie Personalmangel und schlechte Bezahlung. Probleme wie zu wenig Schutzausrüstung und limitierte Behandlungskapazitäten kamen dazu. Die eigentliche Arbeit beruflicher Pflege, was professionelles pflegerisches Handeln beinhaltet, wurde viel zu selten beleuchtet. Vielmehr war die Darstellung eher emotional geprägt und bediente alte Stereotypen (Labonte, 2022, zit. n. Maier et al., 2023). Bis heute halten sich in der Öffentlichkeit Narrative wie kurze Verweildauer im Beruf, schlechte Bezahlung und hohe Berufsflucht, obwohl es dafür keine empirischen Beweise gibt (Deutsche Angestellten-Krankenkasse, 2024).

Kasten 36-2: Meinungsfreiheit in Medien in der Bundesrepublik Deutschland

Medien haben in der Gesellschaft einen wichtigen Auftrag. Neben reiner Unterhaltung sind sie für die Verbreitung von Nachrichten und Informationen zuständig. *Informationen sind Basis für Meinungsbildung.* Medien können und sollen Kritik äußern und Missstände aufzeigen. Diese Kontrollfunktion ist sogar verfassungsrechtlich in Artikel 5 des deutschen Grundgesetzes (GG) geschützt. Aufgrund dieser Aufgabe werden Medien als „Vierte Gewalt“ bezeichnet.

36.2 Meinung, Meinungsklima und Meinungsbildung

Bevor auf die Bedeutung sozialer Medien und auf eine öffentlichkeitswirksame Verbesserung des Bildes beruflicher Pflege eingegangen wird, findet ein Exkurs darüber statt, was Meinung ist bzw. ihre Konstruktion beeinflusst.

36.2.1 Meinung

Grundsätzlich können Menschen zu jeder Sache und Person in der beruflichen Pflege bzw. im Gesundheitssystem eine Meinung haben, z. B. zur generalistischen Pflegeausbildung, dem scheidenden Bundesgesundheitsminister bzw. der designierten Bundesgesundheitsministerin [Stand Frühjahr 2025, Anm. d. Hrsg.], Zeitarbeit oder Anwerbung ausländischer Pflegefachpersonen. Meinungen sind schnell veränderliche Ansichten, die sich vornehmlich auf *konkrete Bewertungsobjekte* beziehen. Wenn diese Objekte abstrakter werden, handelt es sich eher um

Tabelle 36-1: Subjektiv wichtigstes Informationsmedium nach Demografie (Eigendarstellung in Anlehnung an die medienanstalten – ALM GbR, 2023a, S. 23)

Subjektiv wichtigstes Informationsmedium	Gesamtbevölkerung	14–29-Jährige	30–49-Jährige	50+
Internet	41,8 %	72,8 %	57,6 %	20,7 %
Fernsehen	29,8 %	8,3 %	19,0 %	44,4 %
Radio	8,4 %	5,3 %	10,8 %	8,3 %
Tageszeitung	15,2 %	7,3 %	8,0 %	22,3 %

Werte oder *Einstellungen,* welche sich wiederum recht langsam verändern und eine längere Zeit überdauern (Schweiger, 2017). Meinungsbildung erfolgt nie isoliert von anderen. Menschen binden ihr soziales Umfeld mit ein und lassen sich durch die Meinung anderer beeinflussen. Was Menschen selbst über einen Sachverhalt wissen oder glauben zu wissen, spielt bei der Meinungsbildung ebenso eine Rolle. *Nimmt Wissen um eine Sache ab, treten Emotionen in den Vordergrund und prägen das eigene Meinungsbild.* Sind Menschen zu schneller Meinung gezwungen oder verfügen nur über begrenztes Wissen, neigen sie zu *Heuristiken* und greifen auf kognitiv leicht verfügbare Informationen oder Inhalte zurück. Vorurteile, Stereotype oder ein gerade gelesener Artikel vereinfachen die Meinungsbildung, allerdings können sie auch fehlerbehaftet sein und Menschen auf eine „falsche Fährte locken". Wenn sich Wissen und Meinung widersprechen, meiden Menschen oft „unliebsame" Quellen, anstatt Meinung an Wissen, d.h. Fakten, anzupassen. Zudem neigen sie dazu, nach Informationen zu suchen, die die bisherige Meinung bestätigen (Schweiger, 2017). Das wahrgenommene Meinungsklima im sozialen Umfeld hat großen Einfluss auf die individuelle Meinungsbildung. Menschen fürchten sich oft davor, wegen ihrer Meinung ausgegrenzt zu werden. Deshalb neigen sie dazu, ihre Meinung dem empfundenen Meinungsklima anzupassen und dem *Konformitätsdruck* nachzugeben (Schweiger, 2017).

36.2.2 Meinungsklima

Wie entsteht Wahrnehmung von Meinungsklima, das so bedeutend für individuelle Meinungsbildung und eigene Meinungsäußerung ist? Der Ursprung jeder Meinung sind Fakten, diese sind nicht immer bekannt, aber immer vorhanden. Sie werden in unterschiedlicher Art und Weise aufbereitet, an Menschen herangetragen und entsprechend zum subjektiven Meinungsklima verstoffwechselt. Es kommt auf die *Quellen* von Informationen an und welche Güte diese aufweisen. Das *Internet* ist laut Mediengewichtungsstudie (die medienanstalten – ALM GbR, 2023a) das subjektiv wichtigste Informationsmedium der deutschen Bevölkerung. Es hat das höchste potenzielle Gewicht für die Meinungsbildung. Dabei herrschen zwischen den jeweils befragten Alterskohorten erhebliche Unterschiede. Die **Tabelle 36-1** führt das wichtigste Informationsmedium nach Demografie auf. Die Dominanz des Internets wird erst durch die Kohorte 50+ gebrochen. Ab da übernimmt das Fernsehen als subjektiv wichtigstes Informationsmedium. Bei den „Digital natives" (14 bis 29 Jahre) erklären über 70 % das Internet als wichtigste Informationsquelle und favorisieren soziale Medien als Hauptzugang zu Informationen die medienanstalten – ALM GbR, 2023a).

Soziale Netzwerke, Instant-Messaging Dienste, Suchmaschinen und Videoportale werden als *Medienintermediäre* zusammengefasst. Als solche erschließen sie für Nutzende Inhalte aus

Tabelle 36-2: Informierende Nutzung Medienintermediäre (Eigendarstellung in Anlehnung an die medienanstalten - ALM GbR, 2023b, S. 15)

Informierende Nutzung Intermediäre	ab 14 Jahren	14–29-Jährige
Google	23,3 %	26,1 %
Youtube	11,2 %	25,7 %
Facebook	9,5 %	8,1 %
Instagram	9,8 %	30,9 %
TikTok	3,3 %	11,7 %

zahlreichen unterschiedlichen Quellen, filtern sie unter Zuhilfenahme von Algorithmen und bündeln sie zu personalisierten Informationsangeboten (die medienanstalten – ALM GbR, 2023b). Immer mehr Menschen nehmen diese Angebote für sich in Anspruch. So gewinnt diese Mediengattung an Einfluss bei der Meinungsbildung. Der meistgenutzte Akteur zur Informationsbeschaffung im Bereich der Medienintermediären ist *Google,* gefolgt von *Youtube, Facebook* und *Instagram.* Die Altersgruppe der 14- bis 29-Jährigen, zu der die meisten Pflegeauszubildenden gehören, nutzen Instagram auf Platz 1 als informierendes Intermediär, gefolgt von Google und Youtube. TikTok als vergleichsweise neues Angebot belegt Platz vier, noch vor Facebook. Das Internet hat sich als wichtigste Quelle für Informationen in der Bevölkerung etabliert. Die Zahlen der jüngeren Alterskohorten lassen erahnen, dass sich dieser Trend weiter fortsetzen wird. Soziale Netzwerke wie Instagram und TikTok scheinen immer mehr an Relevanz zu gewinnen. Die **Tabelle 36-2** gibt einen Überblick zu der informierenden Nutzung von Medienintermediäre.

Die Medienlandschaft befindet sich im Wandel. Früher übernahmen *Medienschaffende* eine Art *Wächterfunktion.* Ihre Arbeit orientierte sich an Werten wie dem *Pressekodex* und war z. T. nur über ein vorher erfolgtes Hochschulstudium zugänglich. Nur durch sie gelang es, sich Gehör zu verschaffen und die Sicht der Dinge in der Öffentlichkeit zu tragen. Heute kann jeder Mensch ein Buch schreiben und im Selbstverlag publizieren, mit dem Handy ein Video aufnehmen und über Videoportale ausstrahlen oder eine Sprachmemo aufzeichnen und etwas später als Podcast veröffentlichen. Diese gewonnene Freiheit führt zu einer unendlichen Anzahl an Nachrichten und Informationen. Dabei variiert die *Qualität* der verfügbaren Erzeugnisse deutlich. Die Rezipient*innen sind gefordert, die vorliegenden Informationen auf ihre Qualität zu prüfen. Dafür liegen jedoch die notwendigen (digitalen) Informations- und Nachrichtenkompetenzen nur unzureichend in der Bevölkerung vor. Mit zunehmendem Alter und abnehmenden Bildungsgrad sinken diese Kompetenzen sogar (Meßmer et al., 2021).

36.2.3 Medienkompetenz schaffen

Es benötigt unterschiedliche Kompetenzen, um sich sicher in dieser neuen Medienwelt zu bewegen. In ihrem *Policy Paper* beschreiben Meßmer und Sängerlaub (2020) sechs *Skill-Sets,* um diesen neuen Anforderungen zu begegnen.

- **Journalist*innen.** Sind in der Lage, die Güte von Informationen zu bewerten.
- **Fact-Checker*innen.** Beherrschen die grundsätzlichen Lateral Reading Skills und können Informationen prüfen.
- **Debatteur*innen.** Bringen sich reflektiert in den digitalen politischen Diskurs ein.

- **Kommunikationswissenschaftler*innen.** Haben ein basales Verständnis davon, wie digitale Plattformen funktionieren und wissen, welche digitalen Mechanismen und Plattform-Logiken hinter digitalen Öffentlichkeiten stehen.
- **Citoyen.** Wissen um die Bedeutung von Meinungsfreiheit, freien Medien und Journalismus in der Demokratie (Meßmer & Sängerlaub, 2020).

Mögliche Lehr- und Lernangebote existieren vom Grimme-Institut und dem German-Austrian Digital Media Observatory (GADMO). Das Projekt DINA (Digitale Informations- und Nachrichtenkompetenz aktivieren) beispielsweise offenbart hilfreiche Materialien, um die eigenen Kompetenzen zu steigern (Grimme-Institut & Grimme-Akademie, 2022). Bei GADMO existieren umfangreiche Angebote (German-Austrian Digital Media Observatory, o. J.).

36.2.4 Regeln kennen, verstehen und befolgen

Beruflich Pflegende können Empfänger*innen und Sender*innen von Informationen sein. Unachtsames Verhalten in sozialen Medien kann schnell zu finanziellen und rechtlichen Konsequenzen führen, daher ist es wichtig, die Regeln zu kennen, welche das *digitale Miteinander* gestalten. Für den Bereich der sozialen Medien sind Gesetze relevant wie Strafgesetzbuch (StGB), Gesetz über Ordnungswidrigkeiten(OWiG), Netzwerkdurchsetzungsgesetz (NetzDG), Digitale-Dienste Gesetz (DDG) und Datenschutzgrundverordnung (DSGVO). Neben dem rechtlichen Rahmen erarbeiten Fachverbände Empfehlungen für ihre Angehörigen. Der International Council of Nurses (ICN) besitzt ein Positionspapier namens „Pflegefachpersonen und Soziale Medien" (ICN, 2015). Beschrieben sind Hinweise, wie sich beruflich Pflegende im Zusammenhang mit sozialen Medien verhalten sollten. Darüber hinaus bietet der ICN-Ethikkodex für Pflegefachpersonen eine gute Orientierung (**Kap. 33**). Weitere wichtige Hinweise kommen von der *American Nurses Association* (ANA) im Umgang mit sozialen Medien (ANA, 2024) (**Kasten 36-3**).

Kasten 36-3: Dos and Don'ts im Umgang mit sozialen Medien (ANA, 2024)

a) Dos:

Die Social-Media-Richtlinien der eigenen Organisation kennen und befolgen.
Die meisten Organisationen haben eigene Richtlinien. Bringen Sie diese für sich in Erfahrung. Unwissenheit schützt vor Strafe nicht.

Datenschutzeinstellungen nutzen.
Man sollte die Datenschutzeinstellungen der genutzten Netzwerke kennen, verstehen und anwenden. Allerdings garantiert dies keine hundertprozentige (Daten-)Sicherheit.

Bleiben Sie stets professionell, online wie offline, Sie bewegen sich in öffentlichen Räumen.
Verunglimpfen Sie keine Patient*innen, Ihre Arbeitgeber*in oder Kolleg*innen. Selbst, wenn man Sie nicht erkennen kann, ist das keine gute Art, egal, ob *online* oder *offline*.

Erwägen Sie einen Hinweis in Ihrer „Bio".
Bei Aussagen über die Arbeitgeber*in sollte der Satz ergänzt werden, dass es sich hier um die eigenen Ansichten handelt und sich nicht die Ansichten der Arbeitgeber*in widerspiegeln.

b) Don'ts:

Inhalte über Patient*innen veröffentlichen.
Mit den besten Absichten könnten Sie aus Versehen vertrauliche Daten veröffentlichen und gegen die Schweigepflicht verstoßen.

Posten während der Arbeit/am Arbeitsplatz.
Selbst, wenn es sich nur um ein lustiges Foto mit den Kolleg*innen handelt, könnten sich Patient*innen, Angehörige oder eine Tafel mit sensiblen Daten im Hintergrund befinden. Wenn die hauseigenen Regeln es erlauben,

dass man auf der Arbeit Fotos oder Videos erstellen kann, sollte man seine Umgebung vorher sorgfältig überprüfen. Am besten überprüft man alles, was man veröffentlichen möchte, doppelt und dreifach, bevor man die Persönlichkeitsrechte anderer verletzt. Gegebenenfalls ziehen Sie Kolleg*innen zu Rate.

Sich mit Patient*innen oder Angehörigen online vernetzen.
Das Teilen von sensiblen Daten über soziale Medien ist niemals sicher. Wenn Sie eine Ihnen aus anderen Kontexten im Vorfeld bekannte Person pflegerisch betreuen, sollten Sie es vermeiden, *online* über die Behandlung zu sprechen oder sensible Daten zu teilen.

Sich über die eigenen Arbeitgeber*innen beschweren.
Gehen Sie auf Nummer sicher. Sie halten sich an etwaige Arbeitgeberrichtlinien, wenn Sie Ihren Arbeitsplatz gar nicht erst erwähnen und vermeiden dadurch mögliche Konflikte.

Etwas veröffentlichen, was der Pflegeprofession schadet.
Die Pflege ist einer der vertrauenswürdigsten Berufe. Dementsprechend gelten für beruflich Pflegende andere und zwar höhere Maßstäbe, *online* wie *offline*.

36.3 Kompetent und selbstbewusst kommunizieren

Neben digitalen Informations- und Nachrichtenkompetenzen und rechtlichen Rahmenbedingungen sind kommunikative Fähigkeiten beim Einsatz sozialer Medien wichtig.

36.3.1 Projekt KoWeP

Die Auswertung der Befragungsaktion „Mehr Pflege Kraft“ mit 1.233 ausgewählten Antworten offenbart, dass sich beruflich Pflegende eine Verbesserung des Berufsimages wünschen. Diesbezüglich sollen Maßnahmen entwickelt werden (Institut für Sozialforschung und Sozialwirtschaft e.V., 2020). Das Projekt „Kompetenzkommunikation und Wertschätzung in der Pflege (KoWeP)“ ist ein Projekt, das vom Bundesministerium für Gesundheit gefördert und von der Deutschen Angestellten-Akademie DAA Westfalen, der Dienstleistung, Innovation, Pflegeforschung GmbH und MA&T Sell & Partner GmbH durchgeführt wurde. Es soll den oben genannten Forderungen nach einem verbesserten Berufsimage begegnen und mittels verbesserter Kommunikationskompetenzen der Rezipient*innen das Bild der beruflichen Pflege in der Öffentlichkeit verbessern (Müller et al., 2023). Auf der Basis eines eigenen Wirkungsmodells wurden entsprechende Materialien und Schulungskonzepte erstellt und zur Anwendung gebracht, veranschaulicht in **Abbildung 36-1**.

Das dargestellte Modell von Fuchs-Frohnhofen und Autor*innenteam (2023) verbindet zwei Ebenen, die individuelle Perspektive der beruflich Pflegenden im oberen Teil und die gesellschaftliche Perspektive im unteren Teil der **Abbildung 36-1**. Es stellt einen Zusammenhang zwischen *Kommunikation* und *Selbstwert* her. *Wer sich kompetent ausdrückt, dem werden Kompetenzen zugeschrieben.* Daraus resultiert *gesellschaftliche Aufwertung*, die wiederum Einfluss auf *Berufsstolz* hat. Wer stolz auf seinen Beruf ist, der wird selbstbewusst. Die Person redet über ihren Beruf und es entsteht ein Kreislauf (**Kasten 36-4**).

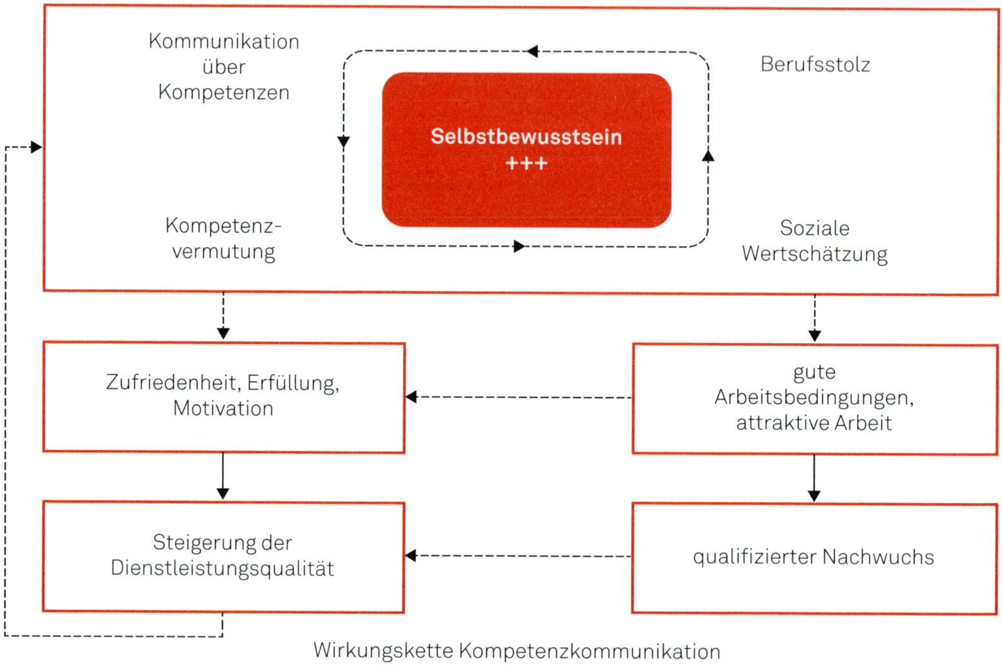

Abbildung 36-1: Wirkungskette Kompetenzkommunikation (Fuchs-Frohnhofen et al., 2023, S. 6; mit freundlicher Genehmigung)

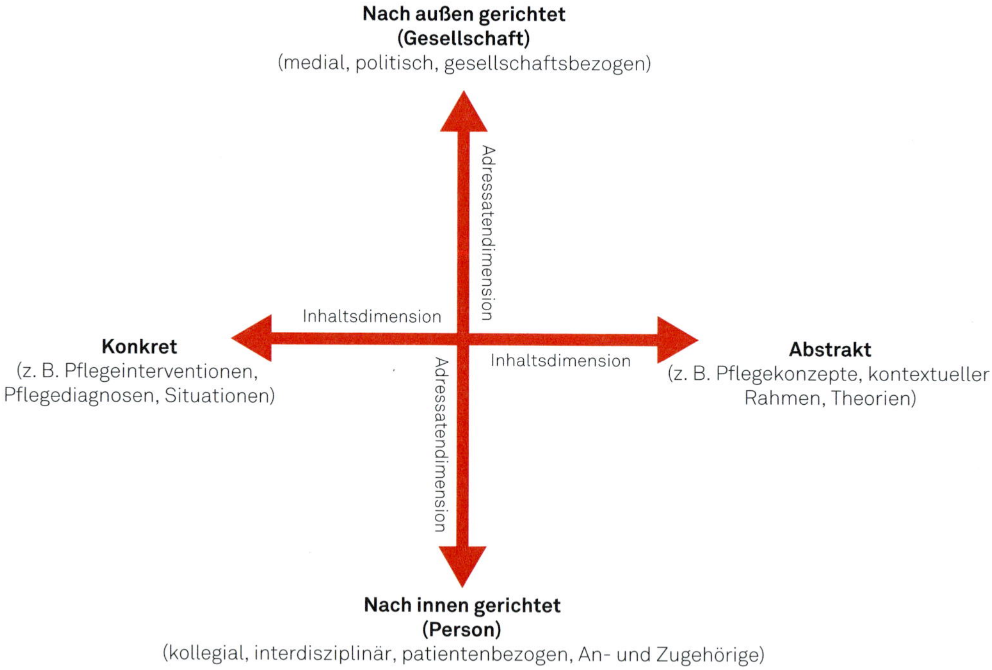

Abbildung 36-2: Ebenen der Kommunikation (Müller et al., 2023, S. 5; mit freundlicher Genehmigung)

Kasten 36-4: Kompetente Kommunikation in der beruflichen Pflege

Der berufliche Alltag einer Pflegefachperson offenbart unterschiedliche Kommunikationsszenarien, die ein entsprechendes Sprachniveau erfordern. Es ist wichtig, die jeweilige Gesprächssituation einzuschätzen und sein Vokabular anzupassen, um den Gesprächspartner*innen zu entsprechen. Die Pflegefachperson ist in der Lage, *Menschen verbal dort abzuholen,* wo sie sich befinden und nicht von da, wo sie diese haben will. Entsprechend wichtig ist die Vermittlung von Fachsprache. Es ist für eine Pflegefachperson stets möglich, sich auf ein niedrigeres Sprachniveau zu begeben, nur eben nicht ohne Weiteres auf ein höheres. Kompetente Kommunikation zeigt sich darin, dass die Pflegefachperson mit der jeweiligen Adressat*in stattfindende Kommunikation und die damit verbundenen Inhalte reflektiert und ggf. anpasst. Ebenen der Kommunikation zeigt die **Abbildung 36-2**.

36.3.2 Frames und Framing

Der „Pflegestudie 2.0" zufolge denken 38,6 % der 1010 befragten Pflegefachpersonen darüber nach, ihren Beruf aufzugeben (Institut für Betriebliche Gesundheitsberatung, 2023). Die Verarbeitung von Fakten ist vom jeweiligen Blickwinkel abhängig. Blickwinkel (engl.: *Frames*) haben einen selektiven Charakter. Sie heben einzelne Aspekte vor und lassen andere Aspekte eher unbeleuchtet (Wehling, 2016). Angewendet auf das Ergebnis der oben genannten Studie werden Absichten eines Berufsausstiegs in den Vordergrund gestellt. Allerdings hegt ein größerer Anteil der Befragten (43,3 %) gar keine Gedanken an einen Ausstieg (Wehling, 2016). Das wird nicht mittransportiert. Zudem bedeutet ein Darüber-Nachdenken nicht, dass diese Person geht. Geht es demzufolge darum, etwas mitzuteilen, ist es wichtig zu überlegen, was die sendende Person transportieren möchte und welche Assoziationen es wecken soll. Sprache verläuft linear, sodass es darauf ankommt, was als Erstes kommuniziert wird. *Das Erstgenannte dominiert die Gedanken der Gesprächsbeteiligten* (Thibodeau & Boroditsky, 2011, zit. n. Wehling 2016). Der *Frame* wird aktiviert und verfestigt. Das gilt auch bei Verneinungen von *Frames* (Wehling, 2016), wie: *„Es ist nicht so, dass alles gut ist ..."*. Die Häufigkeit der Wiederholungen bestimmter Worte oder Sätze assoziieren bestimmte Ideen miteinander. Diese Assoziation wird zum selbstverständlichen Teil des alltäglichen Denkens und formt langfristig Wahrnehmung *(Framing)*.

36.4 Ausblick und Perspektiven

Soziale Medien sind aus dem Alltag der meisten Menschen nicht mehr wegzudenken. Die Hälfte der Gesamtbevölkerung der Bundesrepublik Deutschland nutzt sie mindestens einmal wöchentlich, ein Drittel sogar täglich, Tendenz steigend (ARD/ZDF-Forschungskommission, 2023). Heute reicht ein Klick, wofür Menschen früher aus dem Haus mussten, für Treffen mit Freund*innen und Bekannten. Pflegefachpersonen können Meinungen von Nicht-Pflegenden zum Pflegeberuf beeinflussen, indem sie Menschen einen (digitalen) Einblick in ihre berufliche Arbeit geben. Sie transportieren u. a., dass medizinische Höchstleistungen berufliches Pflegehandeln auf höchstem Niveau benötigen. Das bedeutet z. B. für eine hochkomplexe Operation eine perioperative professionell-pflegerische Versorgung, d. h. mit strukturierter Aufnahme, professioneller OP-Vorbereitung inkl. Patient*innen-Erwärmung vor der OP, Nachsorge im Aufwachraum bzw. auf Station mit mindestens den Patient*innenoutcomes: Bewusstseinsklarheit, Schmerz- und Infektionsfreiheit. Dem DAK-Pflegereport (Deutsche Angestellten-Krankenkasse, 2024) zufolge nehmen Personen, die beruflich Pflegende kennen, den Beruf positiver wahr und raten Interessierten deutlich häufiger dazu, diesen auszuüben (Deutsche Angestellten-Krankenkasse, 2024). Wer keinen beruflich Pflegenden kennt, der bildet sich seine Meinung zum Pflegeberuf über das Meinungsklima, das im näheren Umfeld verspürt wird und reichert mit Fakten aus dem individuellen Medienkonsum an. Dabei führen u.a. Informationen über Missstände im Gesundheitswesen, zu deren Berichterstattung der Journalismus verpflichtet ist, zu Aversionsfaktoren. Das sind Faktoren bei der Wahl gegen einen Beruf. Stehen sie im Vordergrund der Berichterstattung, entfalten sie ihre Wirkung auf *Attraktionsfaktoren* des Pflegeberufs (Matthes, 2019). Sinnvoll ist es, *Good News* zur professionellen Pflege in der allgemeinen Presse zu verbreiten. Diese kommen in der Fachwelt oft vor und müssen nach außen in die Medienberichterstattung der Gesellschaft. In *Trainings der Aus-, Fort- und Weiterbildung* in der beruflichen Pflege müssen die Entwicklung von Informations- und Nachrichtenkompetenzen mit praktischen Übungen und Ergebnissen aufgegriffen werden. Auf berufsständischer Grundlage und im gesetzlich vorgeschriebenen Rahmen können entsprechende Berichterstattungen aus der beruflichen Pflege durch Pflegefachpersonen ein Hebel sein, um die öffentliche Wahrnehmung der beruflichen Pflege zu verändern. Dadurch stärkt sich *Bewusstsein für berufliche Pflege* durch soziale Medien. Feindseliges Verhalten untereinander hat hierin keinen Platz und schadet der Professionalisierung der Pflege! Es ist wichtig, beruflich Pflegenden, die andere beruflich Pflegende diffamieren oder Sachverhalte erkennbar einseitig wiedergeben (**Tab. 36-1**) nicht so viel Aufmerksamkeit zu schenken, sondern selbst zu recherchieren und zu überlegen, wie viel Einfluss diese Personen auf das Image der beruflichen Pflege evtl. damit haben. Die *Berufsordnung* der Landespflegekammer Rheinland-Pfalz (**Kap. 32.4**) fordert auf, Fehlverhalten und Missstände zu melden, ohne ihnen gleichzeitig mediale Aufmerksamkeit zu geben. Konflikte unter beruflich Pflegenden gehören nicht in die Öffentlichkeit, sondern in geschützte Rahmen zu ihrer Bearbeitung. *Alle beruflich Pflegenden zählen für die Sichtbarkeit des professionell-pflegerischen Handelns,* in alltäglichen Kontakten zu Angehörigen und Patient*innen, bei Kongressen, in Publikationen, Bildungssituationen, Personalgesprächen oder Ordnungen der Selbstverwaltungen bzw. Verbänden.

36.5 Literatur

American Nurses Association. (2024, März 8). Social Media Do's and Don'ts for Nurses. *ANA Nursing Resources Hub*. https://www.nursingworld.org/content-hub/resources/workplace/social-media-dos-and-donts-for-nurses/

ARD/ZDF-Forschungskommission. (2023). *ARD/ZDF-Onlinestudie 2023*. ARD/ZDF. https://archiv.ard-zdf-medienstudie.de/files/Download-Archiv/Onlinestudie/2023/ARD_ZDF_Onlinestudie_2023_Publikationscharts.pdf

dbb beamtenbund und tarifunion. (2023). *dbb Bürgerbefragung Öffentlicher Dienst 2023 Einschätzungen, Erfahrungen und Erwartungen der Bürger*. https://www.dbb.de/fileadmin/user_upload/globale_elemente/pdfs/2023/forsa_2023.pdf

Deutsche Angestellten-Krankenkasse. (2024). *DAK-Pflegereport 2024: Die Baby-Boomer und die Zukunft der Pflege – beruflich Pflegende im Fokus*. https://caas.content.dak.de/caas/v1/media/64750/data/42a02e597e07646cc80c0ddbd1382a8f/dak-pflegereport-2024-ebook.pdf

die medienanstalten – ALM GbR. (2023a). *Mediengewichtungsstudie 2023/1*. https://www.die-medienanstalten.de/fileadmin/user_upload/die_medienanstalten/Forschung/Mediengewichtungsstudie/Mediengewichtungsstudie_2023_I.pdf

die medienanstalten – ALM GbR. (2023b). *Mediengewichtungsstudie 2023/1 Intermedieäre und Meinungsbildung*. https://www.die-medienanstalten.de/fileadmin/user_upload/die_medienanstalten/Forschung/Intermediaere_und_Meinungsbildung/Intermediaere_Meinungsbildung_2023-I.pdf

Ebbinghaus, M. (2022). *Pflege? Damit kann ich mich (nicht) sehen lassen ... Zum Image von Pflege- berufen und seiner Bedeutung für die Berufswahl Jugendlicher: BIBB Report 1*. https://www.bibb.de/dienst/publikationen/download/17936

Fuchs-Frohnhofen, P., Ciesinger, K.-G. & Scheen, S. (2023). Ausgangspunkt des Projektes: Das Wirkungsmodell zur Kompetenzkommunikation. *transfær, 10*(1), 6–7.

German-Austrian Digital Media Observatory. (o.J.). *Unsere Angebote: Medienkompetenz*. German-Austrian Digital Media Observatory. Abgerufen 22. Mai 2025, von https://gadmo.eu/medienkompetenz/unsere-angebote/

Gesellschaft für Konsumforschung. (2018). *Trust in Professions 2018 – eine Studie des GfK Vereins Von Feuerwehrleuten bis zu Politikern*. https://www.nim.org/fileadmin/PUBLIC/3_NIM_Publikationen/NIM_Studies/2018_-_trust_in_professions_-_deutsch.pdf

Grimme-Institut & Grimme-Akademie. (2022). *DINA – Digitale Informations- und Nachrichtenkompetenz aktivieren*. https://www.grimme-akademie.de/fileadmin/Grimme_Nutzer_Dateien/Akademie/Dokumente/DINA_Materialien_zum_Download.zip

Hoeve, Y.T., Jansen, G. & Roodbol, P. (2014). The nursing profession: public image, self-concept and professional identity. A discussion paper. *Journal of Advanced Nursing, 70*(2), 295–309. https://doi.org/10.1111/jan.12177

IEGUS, WifOR, & contec. (2022). *Endbericht – zur Studie „Arbeitsplatzsituation in der Akut- und Langzeitpflege und Ermittlung sowie modellhafte Implementierung von Indikatoren für gute Arbeitsbedingungen in der Langzeitpflege“: Los 1*. Bundesministerium für Gesundheit. https://www.bundesgesundheitsministerium.de/fileadmin/Dateien/3_Downloads/K/Konzertierte_Aktion_Pflege/Abschlussbericht_Studie_Arbeitsplatzsituation_in_der_Akut-_und_Langzeitpflege_Los-1_barrierefrei.pdf

Institut für Betriebliche Gesundheitsberatung. (2023). *Pflegestudie 2.0: Wiederholte Ressourcen- und Belastungsanalyse bei Pflegekräften*. https://www.barmer.de/resource/blob/1143786/e3a9ef7c4d619ff45699bfdb32233fbe/pflegestudie-coronabezogene-ressourcen-und-belastungsanalyse-bei-pflegekraeften-data.pdf

Institut für Demoskopie Allensbach. (2023). *Die berufliche Situation von Pflegefachkräften 2023: Ergebnisse einer Online-Umfrage unter Mitgliedern der Landespflegekammer Rheinland-Pfalz*. Landespflegekammer Rheinland-Pfalz. https://pflegekammer-rlp.de/download/allensbach-studie_die-berufliche-situation-von-pflegefachkraeften-2023_ergebnisse/?wpdmdl=50971

Institut für Sozialforschung und Sozialwirtschaft e.V. (2020). *Abschlussbericht zur operativen Vorauswertung der Antworten der Aktion „Mehr-Pflege-Kraft“ an das Bundesministerium für Gesundheit*. https://www.iso-institut.de/wp-content/uploads/2020-06-22_Abschlussbericht_Vorauswertung_final.pdf

International Council of Nurses. (2015). *Pflegefachpersonen und die Sozialen Medien* (Deutscher Berufsverband für Pflegeberufe, Übers.) [Position Statement]. https://www.dbfk.de/media/docs/newsroom/internationales/ICN_deutsch_Pflege-und-die-Sozialen-Medien_2015.pdf

Isfort, M. (2013). Der Pflegeberuf im Spiegel der Öffentlichkeit. *Bundesgesundheitsblatt – Gesundheitsforschung – Gesundheitsschutz, 56*(8), 1081–1087. https://doi.org/10.1007/s00103-013-1747-9

Maier, C.B., Ludwig, M., Köppen, J., Kleine, J. & Busse, R. (2023). Das „Image“ der Pflege: das Ansehen des Pflegeberufs in der Öffentlichkeit und bei Pflegefachpersonen. In J. Klauber, J. Wasem, A. Beivers, & C. Mostert (Hrsg.), *Krankenhaus-Report 2023* (S. 49–57). Springer. https://doi.org/10.1007/978-3-662-66881-8_4

Matthes, S. (2019). *Warum werden Berufe nicht gewählt? Die Relevanz von Attraktions- und Aversionsfaktoren in der Berufsfindung*. Bundesinstitut für Berufsbildung. https://www.bibb.de/dienst/publikationen/download/9795

Meßmer, A.-K. & Sängerlaub, A. (2020). *Verstehen, was ist: Auf dem Weg in die nachrichten- kompetente Gesellschaft*. Stiftung Neue Verantwortung e.V. https://www.interface-eu.org/storage/archive/files/verstehen_was_ist_nachrichtenkompetente_gesellschaft.pdf

Meßmer, A.-K., Sängerlaub, A. & Schulz, L. (2021). *„Quelle: Internet“? Digitale Nachrichten- und Informationskompetenzen der deutschen Bevölkerung im Test*. Stiftung Neue Verantwortung e.V. https://www.interface-eu.org/storage/archive/files/studie_quelleinternet.pdf

Müller, K., Isfort, M., Fuchs-Frohnhofen, P. & Ciesinger, K.-G. (2023). Für eine Anerkennung von Leistung und Kompetenz – Das Projekt KoWeP. *transfær, 10*(1), 4–5.

Schweiger, W. (2017). *Der (des)informierte Bürger im Netz*. Springer. https://doi.org/10.1007/978-3-658-16058-6

Wehling, E. (2016). *Politisches Framing: wie eine Nation sich ihr Denken einredet – und daraus Politik macht*. Herbert von Halem Verlag.

Weiterführende Literatur

Buresh, B. & Gordon, S. (2006). *Der Pflege eine Stimme geben: was Pflegende wie öffentlich kommunizieren müssen*. Huber.

37 Wertschätzungskultur – nicht nur eine Frage der Akademisierung

Susan Rux

Abstract. In den USA kommt es zu drastischen Kürzungen in den Gesundheitsausgaben, was sich auf das Arbeitsumfeld der mehr als 4 Mio. Pflegefachpersonen auswirkt. Unsicherheit und Unzufriedenheit nehmen zu und führen zu feindseligem Verhalten am Arbeitsplatz. Dies wiederum erhöht Fluktuationsraten; Stellen bleiben länger vakant. Eine nicht besetzte Stelle kostet ein Krankenhaus jährlich 56.000 US-Dollar. Die Bedeutung von Feindseligkeit beginnt oft im Pflege-College und zieht sich in die Pflegepraxis. Hochschulcurricula müssen das Thema „Feindseliges Verhalten" beinhalten. Allerdings fehlen Ausbilder*innen, um die hohe Anzahl interessierter Studierwilliger der beruflichen Pflege überhaupt ausbilden zu können. Pflegefachpersonen am Arbeitsplatz zu halten und neu auszubilden, liegt in der Verantwortung der Gesundheitsversorgungssysteme und der einzelnen Organisationen. Es braucht eine Kultur der Sicherheit und eine Kultur der Wertschätzung. Mitarbeitende müssen in Entwicklungs- und Entscheidungs(findungs)prozesse eingebunden sein und v.a. jene, die an vorderster Front arbeiten, müssen sich bei ihrer Arbeit wohlfühlen. Null-Toleranz-Politik und Null-Toleranz-Prozesse, Fürsprache durch Vorgesetzte und besondere Anerkennung von Mitarbeitenden, die wertschätzend mit Kolleg*innen umgehen sind probate Mittel für ein besseres Miteinander am Arbeitsplatz.

Schlüsselbegriffe
- Fluktuationsrate
- Bildung
- Kultur der Wertschätzung
- Unterstützungssystem
- Bindung von Mitarbeitenden.

37.1 Einleitung

Von der *Pflege als Beruf* wird seit 1854 gesprochen. Zu diesem Zeitpunkt übernahmen – damals noch als „Schwestern" bezeichnete – Pflegefachfrauen die pflegerische Verantwortung für Soldaten im Krimkrieg. Florence Nightingale, einflussreiche Begründerin der beruflichen Pflege, war bei der pflegerischen Versorgung vor Ort und sammelte bzw. dokumentierte detailliert Daten. Sie entwickelte im 19. Jahrhundert den bis heute gültigen Pflegeprozess. Allerdings sind die Rahmenbedingungen der Gesundheitsversorgung heute wesentlich komplexer.

37.2 Drohender Kollaps

Vorhersagemodelle, die die Parameter „Personalbestand" und „Personalbedarf" in der beruflichen Pflege mit einbeziehen, liefern *erschreckende Daten* für die Gesundheitsversorgung durch Pflegefachpersonen in den USA. Die nationale *Fluktuationsrate* von Pflegefachpersonen liegt bei 27 Prozent. Das geht aus einer Befragung des Nursing Solutions Inc. (2022) von mehr als 166.000 Pflegefachpersonen aus 272 Krankenhäusern hervor (Nursing Solutions Inc.,

2022). Diese Zahlen stehen in Korrespondenz mit einer Untersuchung der American Nurses Foundation (2022): Von 13.000 teilnehmenden Pflegefachpersonen ziehen in Erwägung bzw. erwägen 52 Prozent, aus ihrer derzeitigen Position in der beruflichen Pflege auszusteigen (American Nurses Foundation, 2022). Berlin und Autor*innenteam (2022) schätzen, dass 2025 bis zu 450.000 Pflegefachpersonen in der direkten Patient*innenversorgung fehlen werden (Berlin et al., 2022). Diese *Vakanzrate* wird sich jährlich weiter verschärfen.

Kasten 37-1: Fluktuation kostet Geld

Laut dem Nursing Solution Inc. (NSI) National Health Care Retention & RN Staffing Report für das Jahr 2024 liegen die durchschnittlichen *Fluktuationskosten* pro Pflegefachperson aus der direkten Patient*innenversorgung bei mehr als 56.000 US-Dollar. Ein durchschnittliches Krankenhaus investiert bzw. spart bereits bei einer Veränderung der Fluktuationsrate von Pflegefachpersonen *um ein Prozent* zusätzliche 262.500 US-Dollar pro Jahr (NSI Nursing Solution Inc., 2024, zit. n. Lal, 2024).

Die *niedrigen Verbleibquoten* resultieren nicht zuletzt aus einer unzulänglichen Personalausstattung und fehlenden Ressourcen. Diese führen bei den Pflegefachpersonen zu Unsicherheitsempfinden, Unzufriedenheit und feindseligem Verhalten gegenüber Kolleg*innen. Die Faktoren verstärken sich letztendlich gegenseitig. 60 Prozent der befragten Pflegefachpersonen in der bereits genannten Studie der American Nurses Foundation haben Erfahrungen mit feindseligem Verhalten am Arbeitsplatz (engl. *Workplace Bullying, Incivility*) gemacht. Es stammt zumeist von Patient*innen und ihren Bezugspersonen (American Nurses Foundation, 2022). Anzumerken ist, dass die Datenerhebung im Januar 2020 standfand und damit noch vor der Corona-Pandemie.

37.3 Professionalisierung fängt bei Bildung an

Über die Jahre hat sich die Pflege einen beruflichen Status erarbeitet. Sie fordert für sich Verantwortung für ihre Berufspraxis ein. Diese Verantwortung wird ihr auch von außen, d.h. durch die Gesellschaft, zugesprochen. Das Aufgabengebiet der beruflichen Pflege hat sich rapide weiterentwickelt und überdies zunehmend spezialisiert. Laut Nurse.org gibt es über 150 Fachgebiete, für die Pflegefachweiterbildungen zur Verfügung stehen (Gaines, 2025). [Anm. d. Aut.: In den USA ist damit gemeint, dass die Pflegefachpersonen erst nach ihrem obligaten Bachelorabschluss (Bachelor Science of Nursing, BSN) und der ebenfalls vorausgesetzt bestandenen NCLEX-Prüfung als Registered Nurses (RN) arbeiten dürfen und nach einer Einarbeitungszeit in der Regel in „Specialty Trainings“ gehen. Das ist in Deutschland in erster Linie mit landesrechtlich geregelten Fachweiterbildungen der Intensiv- und Anästhesiepflege oder der onkologischen Pflege vergleichbar.] Allerdings existiert kein geradliniger „Fahrplan“ für die Ausrichtung beruflicher Pflege. Inkonsistenzen in ihrer Entwicklung haben – weltweit – zu Unsicherheiten geführt. Dazu gehören insbesondere die Zuschreibungen von Aufgaben zu pflegerischen Leistungen und auch deren Komplexität erscheint teilweise unklar. Das wiederum zehrt an der Fachkräfteentwicklung und Arbeitsmarktgestaltung für berufliche Pflege. *Der derzeitige Weg in der beruflichen Pflege ist nicht nachhaltig!* Es gibt nicht genügend Menschen in Pflegepraxis und -bildung, die wiederum jene Pflegenden ausbilden würden, die für die Gesundheitsversorgung benötigt werden (**Kasten 37-2**).

Es wird angenommen, dass feindseliges Verhalten (gemeint ist *„Incivility“*, s. im Interview mit Cynthia Clark am Anfang des Buches) von Pflegefachpersonen seinen Anfang im Pflege-College nimmt (Aul, 2017; Ganske, 2010; Park & Kang, 2020; Roberts, 2024). Es gleitet aus dem akademischen Umfeld hinüber in die Be-

Kasten 37-2: „Flaschenhals" Ausbilder*innen-Mangel

Einer Meldung von NPR zufolge ist eines der größten Probleme im Feld der Mangel an Ausbilder*innen. Gibt es davon zu wenig, kommt kein Nachwuchs nach. Die akademischen Anforderungen an die Ausbilder*innen im Berufsfeld „Pflege" stehen in keinem Verhältnis zu ihrer Bezahlung (Noguchi, 2021). (Anm. d. Aut.: Alle Ausbilder*innen der beruflichen Pflege in den USA sind akademisch qualifiziert. Wer Pflegestudierende zum Bachelor- bzw. Masterabschluss ausbildet, muss selbst einen Bachelor- bzw. Masterabschluss aufweisen. Allerdings wächst das Verhältnis von Ausbildungsverantwortung und Vergütung der Ausbildungsaufgabe relational nicht mit. In Deutschland wird diese Problematik bisher nur wenig und unter „ferner liefen" angesprochen. Für den Anspruch auf akademisch qualifizierte Praxisanleitende in der Pflege in Deutschland siehe **Kapitel 22.3**). Die Bewerbungsdaten der US-amerikanischen Pflege-Colleges aus 2021 zeigen, dass fast 92.000 qualifizierte Bewerber*innen sowohl für Pflegebachelor- als auch Pflegemasterstudiengänge die Zulassung verweigert wurde, weil sie einer unzureichenden Anzahl an Lehrpersonen, Praxiseinrichtungen, Unterrichtsräumen und Ausbilder*innen in der Praxis und Budgetbeschränkungen gegenüberstanden (American Association of Colleges of Nursing, 2024).

rufspraxis der Pflege. Für die berufliche Pflege in Deutschland liegen hierfür wenig Erfahrungen vor, da sie sich gerade erst akademisiert. Für Deutschland scheint ein Großteil der Erfahrungen mit Feindseligkeit unter beruflich Pflegenden eher aus der praktischen Ausbildung zu kommen. Der Unterschied zwischen der US-amerikanischen und deutschen Pflegeausbildung ist, dass die US-amerikanischen Pflegelernenden das erste Studienjahr in der Regel nur im Pflege-College sind und theoretische bzw. fachpraktische Ausbildung im Skills-Lab haben, während die deutschen Pflegelernenden bereits spätestens nach drei Monaten Ausbildung in der Pflegepraxis arbeiten.

Für eine Abmilderung dieser Problematik ist zu empfehlen, sämtliche *Hochschul-Curricula* dahingehend zu untersuchen, dass Pflegelernende sich proaktiv mit der Thematik zum feindseligen Verhalten in der beruflichen Pflege auseinandersetzen. Damit soll sichergestellt werden, dass sie sowohl Wissen dazu erhalten als auch Techniken kennen lernen, um mit negativen Erfahrungen umgehen zu können (D'Ambra & Andrews, 2014; Kim et al., 2024; Lewis et al., 2022; Muliira et al., 2017).

37.4 Professionalität abbilden

Pflegefachpersonen sind bereits seit Längerem an der Bewertung von *Ergebnisqualität* beteiligt. Allerdings braucht es eine stärkere Zusammenarbeit zwischen der beruflichen Pflege und den weiteren an der Versorgungskette Mitwirkenden. Pflegefachpersonen gehören in die Entwicklung von insbesondere *standardisierten Qualitätsprozessen* beteiligt. Dazu sollen Gesundheitsversorgungssysteme immer wieder ermutigt werden. Es geht insbesondere darum, Systeme zu etablieren, die *Angebot und Nachfrage* an Leistungen der Gesundheitsversorgung entwickeln und damit Ergebnisqualität überprüfbar machen (O'Neill, 2025).

Pflegefachpersonen in Gespräche einzubeziehen, die darauf abzielen, anstehende Probleme der Gesundheitsversorgung zu lösen, ist von entscheidender Bedeutung. In den USA gibt es leicht zugängliche *Datenberichte*, die einen Einblick in den aktuellen Stand der beruflichen Pflege geben. Dazu gehören:

- Bureau of Labor Statistics Occupational Outlook Handbook for Registered Nurses: https://www.bls.gov/ooh/healthcare/registered-nurses.htm
- NSI National Health Care Retention & RN Staffing Report: www.nsinursingsolutions.

com/Documents/Library/NSI_National_Health_Care_Retention_Report.pdf
- American Association of Colleges of Nursing – Nursing & Faculty Shortage Resources: https://www.aacnnursing.org/news-data/nursing-faculty-shortage

37.5 Lösungen kommen aus dem System

Laut einer Studie der New York University ist der stärkste Faktor für die Bindung von Pflegefachpersonen das *Unterstützungssystem* am Arbeitsplatz. Pflegefachpersonen, die sich kollegial unterstützt fühlen, haben eine fast doppelt so hohe Wahrscheinlichkeit, an ihrem Arbeitsplatz zu verbleiben als diejenigen, die einen Mangel an Unterstützung wahrnehmen (Taylor, 2024). Ein weiterer Aspekt im Zusammenhang mit Unterstützung ist das *Verhältnis* zum/zur eigenen *Vorgesetzten.* Pflegefachpersonen möchten nicht nur einen Beitrag leisten. *Sie möchten sich auch gehört fühlen, um ein Gefühl der Zugehörigkeit zu erreichen.* Tomajan (2012) beobachtete, dass Pflegefachpersonen, die für die Einarbeitung neuer Mitarbeiter*innen zuständig sind, einen wesentlichen Einfluss auf die Rollenbildung neuer Pflegefachpersonen in der Pflegepraxis haben (Tomajan, 2012). Dabei kommt es darauf an, inwieweit sie sich als Mentor*innen verstehen und als solche fungieren. *Mentoring* trägt zu Arbeitszufriedenheit und einem gesunden Arbeitsumfeld bei (Chung et al., 2020; Dennison, 2023; Donley, 2021; Ivey & Dupré, 2022; Lee et al., 2007).

Der Aufbau einer *Kultur der Zugehörigkeit* ist von grundlegender Bedeutung und birgt die Chance, die Belegschaft insgesamt zu erreichen (Schein, 2017). Die Fähigkeit, Beziehungen aufzubauen, die sich auf berufliches Wachstum und Entwicklung fokussiert, unterstützt das Empowerment einer Organisation und ihrer Belegschaft. *Kontinuierliche Weiterbildung* ist eine Strategie, um das Pflegepersonal in seiner Praxis auf dem neuesten Stand zu halten. Das wiederum unterstützt eine *Kultur der Sicherheit* (Freedman et al., 2025). Pflegefachpersonen müssen sich weiterentwickeln, um den Bedarfen begegnen zu können, die an Arbeitskräfte in der beruflichen Pflege gestellt werden. Das erfordert zunehmend mehr Flexibilität und Autonomie (American Organization for Nursing Leadership, o. J.).

Führungspersonen, die ein Arbeitsumfeld schaffen, das alle Mitglieder des Gesundheitsteams unterstützt, erhöhen die *Verbleibswahrscheinlichkeit* der einzelnen Teammitglieder im Unternehmen. *Organisatorischer Erfolg erfordert, dass die Mitarbeitenden an „vorderster Front" sich wohlfühlen.*

Laut Pabico (2024) ist die Unternehmensstrategie, den *Menschen an erste Stelle* zu bringen, eine treibende Kraft, um bessere klinische Ergebnisse zu erzielen (Pabico, 2024). Zu den Strategien für *effektive Einbeziehung* der Kolleg*innen zählen:
- gemeinsame Entscheidungs- und Entscheidungsfindungsprozesse,
- offene Kommunikation sowie
- Unterstützung durch Führungspersonen mit Ressourcen und Fürsprache.

37.6 Ausblick

In den USA sind über vier Millionen Menschen als Pflegefachpersonen tätig. Ihnen obliegt es, ihre kollektive Stimme zu erheben, Einfluss zu nehmen und sich Wege durchs „Getöse" zu schaffen. Die Förderung von Wertschätzung und gegenseitiger Anerkennung – im Englischen kurz: *Civility* – erfordert die Verpflichtung, *selbst die Veränderung zu sein.* Das beginnt mit einer ehrlichen Bewertung des eigenen Verhaltens. Es geht auch darum, wachsam zu bleiben und eine *Null-Toleranz-Politik* bzw. *Null-Toleranz-Prozesse* einzuhalten. Das ist entscheidend in der Bekämpfung von feindseligem Verhalten. Das Hervorheben von Mitarbeitenden, die Anerkennung vorleben, unterstützt *Wertschätzungskultur.* „Ein entscheidender Maßstab für unseren Erfolg im Leben ist, wie wir einander jeden Tag unseres Lebens behandeln" (Forni, 2002, S. 4; Übers. d. Aut.).

Fragen Sie sich selbst, ob Sie bereit sind, diese riesige Herausforderung anzugehen und eine Kultur von Wertschätzung und gegenseitiger Anerkennung in Ihrer Organisation zu fördern. Wenn ja, malen Sie sich aus, wie der Erfolg aussehen wird und präsentieren Sie es, damit Ihr Team diesen Weg mitgehen kann.

37.7 Literatur

American Association of Colleges of Nursing. (2024). *Nursing Shortage* [Fact Sheet]. https://www.aacnnursing.org/Portals/0/PDFs/Fact-Sheets/Nursing-Shortage-Factsheet.pdf

American Nurses Foundation. (2022). *Pulse on the Nation's Nurses Survey Series: 2022 Workplace Survey* (Covid-19 Survey Series). https://www.nursingworld.org/globalassets/covid19/anf-2022-workforce-written-report-final.pdf

American Organization for Nursing Leadership. (o. J.). *Key Issues for Nurses*. Abgerufen 3. September 2025, von https://www.aonl.org/system/files/media/file/2026/01/AONL-Congressional-Priorities%202026.pdf

Aul, K. (2017). Who's uncivil to who? Perceptions of incivility in pre-licensure nursing programs. *Nurse Education in Practice, 27*, 36–44. https://doi.org/10.1016/j.nepr.2017.08.016

Berlin, G., Lapointe, M., Murphy, M. & Wexler, J. (2022, Mai 11). Assessing the lingering impact of COVID-19 on the nursing workforce. *McKinsey & Company Healthcare*. https://www.mckinsey.com/industries/healthcare/our-insights/assessing-the-lingering-impact-of-covid-19-on-the-nursing-workforce

Chung, H.-C., Chen, Y.-C., Chang, S.-C., Hsu, W.-L. & Hsieh, T.-C. (2020). Nurses' Well-Being, Health-Promoting Lifestyle and Work Environment Satisfaction Correlation: A Psychometric Study for Development of Nursing Health and Job Satisfaction Model and Scale. *International Journal of Environmental Research and Public Health, 17*(10), 3582. https://doi.org/10.3390/ijerph17103582

D'Ambra, A. M. & Andrews, D. R. (2014). Incivility, retention and new graduate nurses: an integrated review of the literature. *Journal of Nursing Management, 22*(6), 735–742. https://doi.org/10.1111/jonm.12060

Dennison, K. (2023, März 27). The power of mentorship: How mentors can help employees grow and succeed. *Forbes*. https://www.forbes.com/sites/karadennison/2023/03/27/the-power-of-mentorship-how-mentors-can-help-employees-grow-and-succeed/

Donley, J. (2021). The Impact of Work Environment on Job Satisfaction. *Nurse Leader, 19*(6), 585–589. https://doi.org/10.1016/j.mnl.2021.08.009

Forni, P. M. (2002). *Choosing civility: the twenty-five rules of considerate conduct*. St. Martin's Press.

Freedman, B., Li, W. W., Liang, Z., Hartin, P. & Biedermann, N. (2025). The prevalence of incivility in hospitals and the effects of incivility on patient safety culture and outcomes: A systematic review and meta-analysis. *Journal of Advanced Nursing, 81*(9), 5603–5622. https://doi.org/10.1111/jan.16111

Gaines, K. (2025, September 3). *Complete List of Common Nursing Certifications*. Nurse.org. https://nurse.org/articles/nursing-certifications-credentials-list/

Ganske, K. (2010). Moral Distress in Academia. *OJIN: The Online Journal of Issues in Nursing, 15*(3).

Ivey, G. W. & Dupré, K. E. (2022). Workplace Mentorship: A Critical Review. *Journal of Career Development, 49*(3), 714–729. https://doi.org/10.1177/0894845320957737

Kim, Y., Kim, Y. S., Nwamu, H. & Lama, A. (2024). Building Confidence, Diminishing Stress: A Clinical Incivility Management Initiative for Nursing Students. *Nursing Reports, 14*(3), 2485–2498. https://doi.org/10.3390/nursrep14030183

Lal, M. M. (2024). Nurses That Stay. *JONA: The Journal of Nursing Administration, 54*(9), 449–450. https://doi.org/10.1097/NNA.0000000000001458

Lee, A., Dennis, C. & Campbell, P. (2007). Nature's guide for mentors. *Nature, 447*(7146), 791–797.

Lewis, L. S., Rebeschi, L. M. & Hunt, E. (2022). Nursing Education Practice Update 2022: Competency-Based Education in Nursing. *SAGE Open Nursing, 8*, Article 23779608221140774. https://doi.org/10.1177/23779608221140774

Muliira, J. K., Natarajan, J. & Van Der Colff, J. (2017). Nursing faculty academic incivility: perceptions of nursing students and faculty. *BMC Medical Education, 17*(1), Article 253. https://doi.org/10.1186/s12909-017-1096-8

Noguchi, Y. (2021, Oktober 25). The U.S. needs more nurses, but nursing schools don't have enough slots. *NPR*. https://www.npr.org/sections/health-shots/2021/10/25/1047290034/the-u-s-needs-more-nurses-but-nursing-schools-have-too-few-slots

Nursing Solutions Inc. (2022). *2022 NSI National Health Care Retention & RN Staffing Report*. https://www.emergingrnleader.com/wp-content/uploads/2022/06/NSI_National_Health_Care_Retention_Report-1.pdf

O'Neill, G. (2025). *Universal Medication Solution: Health Literacy Leadership to Improve Patient Outcomes* [Webinar]. American Organization for Nursing Leadership. https://www.aonl.org/education-events/Universal-Medication-Solution-Health-Literacy-Leadership-to-Improve-Patient-Outcomes

Pabico, C. (2024). Your frontline is your bottom line. *American Nurse Journal, 19*(10), 64–64. https://doi.org/10.51256/ANJ102464

Park, E.-J. & Kang, H. (2020). Nurse educators' experiences with student incivility: a meta-synthesis of qualitative studies. *Journal of Educational Evaluation for Health Professions, 17*, Article 23. https://doi.org/10.3352/jeehp.2020.17.23

Roberts, L. (2024). The effects of incivility on student nurses in the clinical setting: A grounded theory approach. *Nurse Education in Practice, 80*, Article 104124. https://doi.org/10.1016/j.nepr.2024.104124

Schein, E. H. (2017). *Organizational culture and leadership* (5th ed.). Wiley.

Taylor, M. (2024, Juni 5). *The workplace factor determining whether nurses stay or leave*. Becker's Clinical Leadership. https://www.beckershospitalreview.com/quality/nursing/the-workplace-factor-determining-whether-nurses-stay-or-leave/

Tomajan, K. (2012). Advocating for Nurses and Nursing. *OJIN: The Online Journal of Issues in Nursing, 17*(1).

Herausgeberin und Autor*innen

Herausgeberin

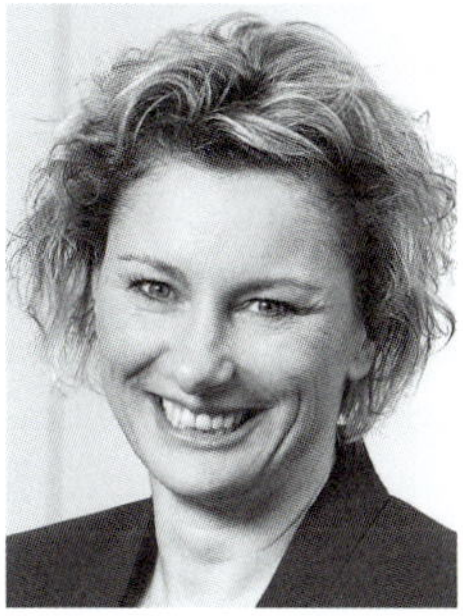

Sandra Bensch, geb. 1976, lebt in der Nähe von Mainz. Sie ist Pflegefachfrau mit mehrjähriger Berufserfahrung in der stationären neurochirurgischen Frührehabilitations- und Akutpflege bzw. akademischen Abschlüssen in Pflegepädagogik und Pflegewissenschaft. Ihre Promotion beschäftigt sich mit Konstruktvalidität von Elementen des Begutachtungsassessments zur Feststellung von Pflegebedürftigkeit. Nach Jahren als Pflegelehrende und stellvertretende Schulleitung wechselte sie 2012 in den Fachbereich „Gesundheit und Pflege" der Katholischen Hochschule Mainz. Dort hat sie eine Professur für Pflegepraxis und Pflegedidaktik inne. Sie engagiert sich u. a. in der Landespflegekammer Rheinland-Pfalz (KdöR) und ist maßgeblich an der Entwicklung der Weiter- und Fortbildungsordnung in der beruflichen Pflege beteiligt. Sie ist Herausgeberin des Sammelbandes „Feindseligkeit unter Pflegenden beenden – Wege zu Wertschätzung und gegenseitiger Anerkennung" und verfasste die Kapitel „Feindseligkeit in der Pflege – Symptome und betroffene Populationen", „Folgen von Feindseligkeit in der Pflege", „Status und Sprache", mit Caroline Körner das Kapitel „Feindseligkeit unter beruflich Pflegenden – Befragungsergebnisse in Deutschland" und mit Ramona Heister das Kapitel „(Eigen)Sprache als Form von Anerkennung".
Kontakt: sandra.bensch@kh-mz.de

Autor*innen

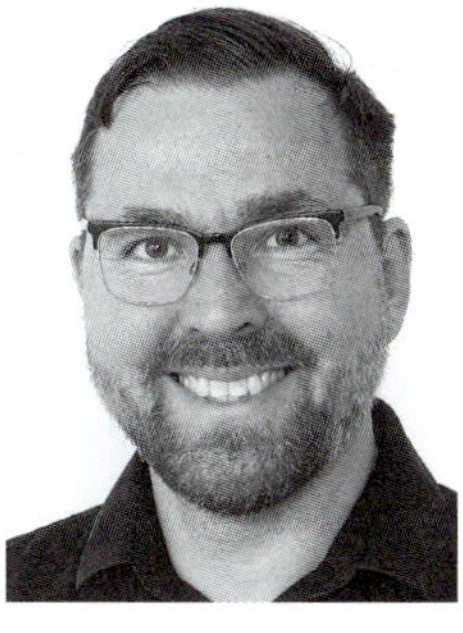

Alexander Bluhm, geb. 1984, lebt in Alzey. Er ist Gesundheits- und Krankenpfleger für Psychiatrie und Studierender im Fach „Pflegemanagement". Er beschäftigt sich seit längerem mit dem Phänomen der horizontalen Feindseligkeit und ist in den Sozialen Medien berufspolitisch aktiv. Für dieses Buch verfasste er das Kapitel zu dem Thema „Stärkung von Pflegebewusstsein durch Soziale Medien".
Kontakt: alexanderbluhm@careraising.de

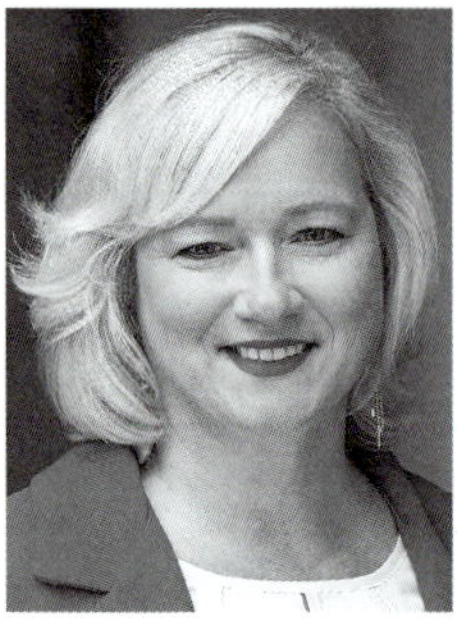

Sabine Brase, geb. 1974, lebt in Werder/Havel. Sie hat Erfahrung als Geschäftsführerin im Klinikum Ernst von Bergmann in Potsdam und verfügt seit über zwanzig Jahren über Branchenkenntnis im Gesundheitswesen. Brase studierte Pflegewissenschaft/Pflegemanagement an der Ernst-Abbe-Hochschule in Jena. Als ausgebildeter Coach (DGfC) vereint sie in der klinischen Praxis ihrer Führungstätigkeit moderne, werteorientierte Führungsansätze, aktuelle Prozess- und Personalentwicklungsmodelle sowie theoretisches Managementwissen zur Organisationsentwicklung und Zukunftsfähigkeit der Kliniken. Dafür wurde sie mit dem „Vordenker Award 2021" ausgezeichnet und ist auch „Transformation Leader 2021". Für dieses Buch schrieb sie den Beitrag „Praxis – Bildung – Management – Wissenschaft verknüpfen: so geht's".
Kontakt: sabine@brase.de

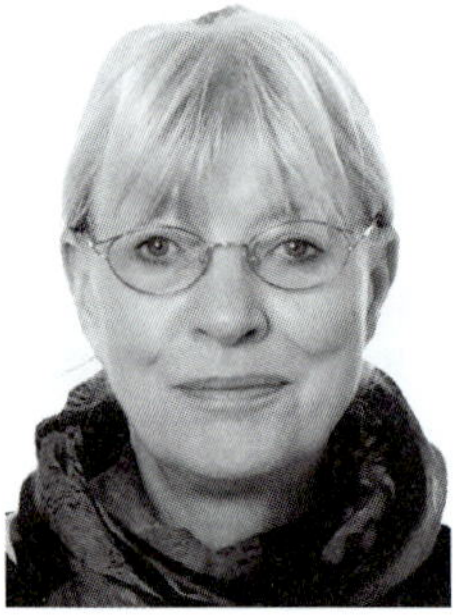

Jutta Busch, geb. 1953, lebt in Kiel. Sie ist Erziehungswissenschaftlerin und Fachkrankenschwester für Intensivpflege und Anästhesie. Als Lehrende in der beruflichen Fachweiterbildung sowie in pflegepädagogischen Studiengängen liegen ihre Themenschwerpunkte bei der Pflegeethik, der Didaktik der beruflichen Fachrichtung Pflege und der kollegialen Beratung. Im Fokus stehen dabei immer auch die Aspekte Patient*innenorientierung und Fallarbeit. Für dieses Buch verfasste sie das Kapitel „Feindseligkeit in der Pflege – Perspektiven für Bildungsprozesse am Lernort ‚Schule' (Schleswig-Holstein)".
Kontakt: juttabusch@t-online.de

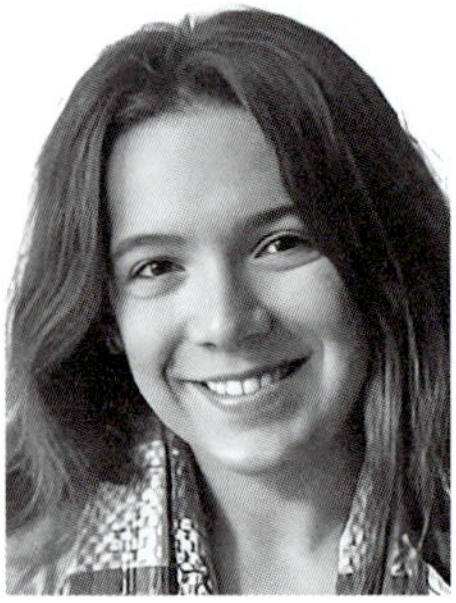

Andrea Cascales Martínez, geb. 2001, lebt in Murcia, Spanien. Sie hat einen Abschluss in Psychologie und ist Studentin des Masterstudiengangs für allgemeine Gesundheitspsychologie an der Universität von Murcia. Sie hat Praktikumserfahrungen in den Abteilungen für Verhaltenswissenschaften und Gesundheit bzw. für Psychiatrie und Sozialpsychologie der Universität Murcia gesammelt. Bisher hat sie sich insbesondere mit geschlechtsspezifischer Gewalt und mit Gewalt von Patient*innen gegenüber Gesundheitspersonal und Gewalt in der Schule beschäftigt. Gemeinsam mit weiteren Autor*innen hat sie für das vorliegende Buch das Kapitel „Wege aus der Arbeitsplatzgewalt – Berufspflege in Spanien" geschrieben.
Kontakt: andrea.cascalesm@um.es

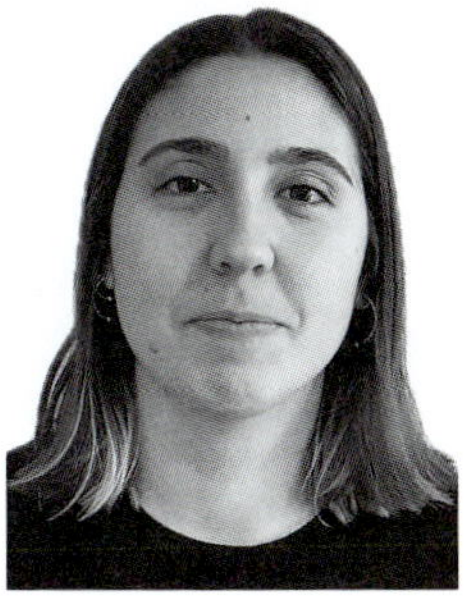

María Diaz Monge, geb. 2000, lebt in Murcia, Spanien. Sie hat einen Abschluss in Psychologie und einen Master in klinischer und Gesundheitspsychologie von der Universität Murcia. Sie war Praktikantin und Mitarbeiterin in der Abteilung für Psychiatrie und Sozialpsychologie an der Universität Murcia. Derzeit arbeitet sie bei der Diagrama-Stiftung an der Entwicklung von Projekten und beschäftigt sich in ihrer Forschung mit verschiedenen Themen der Sozialpsychologie. Gemeinsam mit weiteren Autor*innen hat sie für das vorliegende Buch das Kapitel „Wege aus der Arbeitsplatzgewalt – Berufspflege in Spanien" geschrieben.
Kontakt: mariadiazmdm0@gmail.com

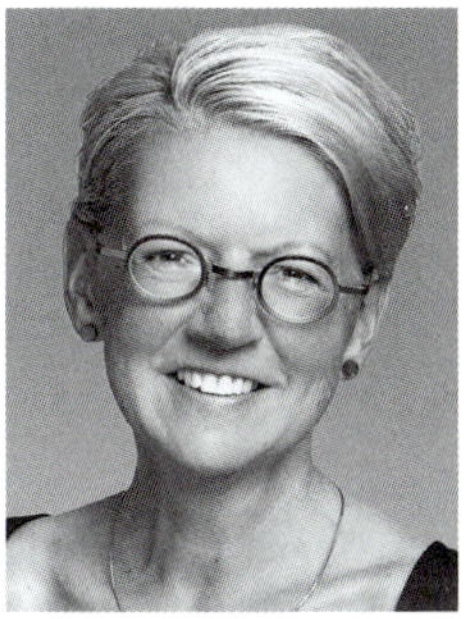

Tanja Dreischer, geb. 1970, wohnhaft in Dresden. Sie ist Krankenschwester und hat langjährige Erfahrung in der pflegerischen Praxis – zuletzt als Leitung einer Stroke Unit, Abschluss B.A. Pflegewissenschaft/Pflegemanagement, Tätigkeit als Kursleitung der Fachweiterbildungen Onkologie, Neurologie und Praxisanleitung, seit 2018 Leitung der Abteilung Praxistransfer. Sie bearbeitete im Rahmen des Buchkapitels „Beitrag von Pflegemanagement für ein starkes Miteinander in der beruflichen Pflege – stationäre Akutpflege Sachsen" das Thema „Empowerment in der Pflege: Auszubildende leiten eine Station".
Kontakt: Tanja.dreischer@ukdd.de

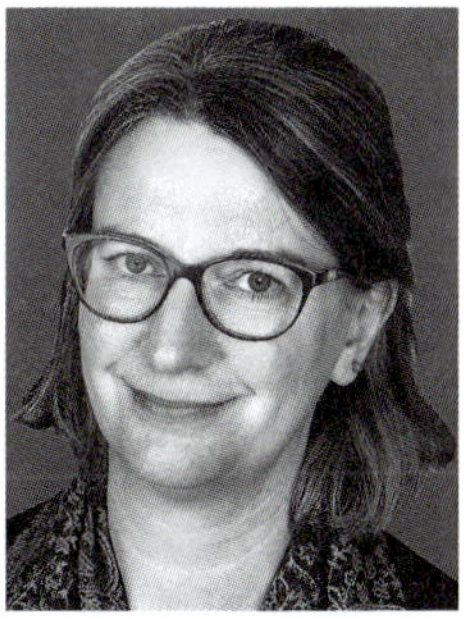

Michaela Evans-Borchers, geb. 1972, lebt in Bielefeld und ist seit 2017 Direktorin des Forschungsschwerpunktes „Arbeit und Wandel" am Institut Arbeit und Technik (IAT), Westfälische Hochschule, Gelsenkirchen. Ihre Arbeits- und Forschungsschwerpunkte sind u.a. Fachkräftestrategien für Pflegeberufe, arbeitsbezogene Präferenzmuster und Interessenhandeln von Beschäftigten in der sozialen Dienstleistungsarbeit. Für dieses Buch verfasste sie das Kapitel zum Thema „Arbeitsbezogene Präferenzen von Pflegefachpersonen".
Kontakt: evans-borchers@iat.eu

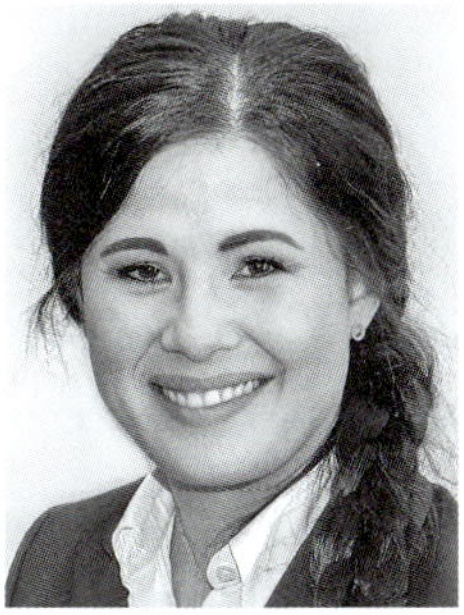

Annemarie Fajardo, geb. 1985, lebt in Holzwickede. Sie ist Wirtschaftspsychologin M.Sc., Diplom-Pflegewirtin (FH) & Altenpflegerin. Sie sammelte Erfahrungen in der stationären und ambulanten Langzeitpflege, unter anderem in verschiedenen Leitungspositionen. Neben ihrer freiberuflichen Beratungstätigkeit übernimmt sie Lehraufträge an verschiedenen Hochschulen. Von 2021 bis 2025 war sie Vizepräsidentin des Deutschen Pflegerats e.V. Für dieses Buch hat sie gemeinsam mit Cindy Steinhöfel die Kapitel „Berufspolitische Ansatzpunkte gegen Feindseligkeit in der Langzeitpflege" und „Erfordernisse gegen Feindseligkeit in der deutschen Langzeitpflege" verfasst.
Kontakt: info@fahowi.de

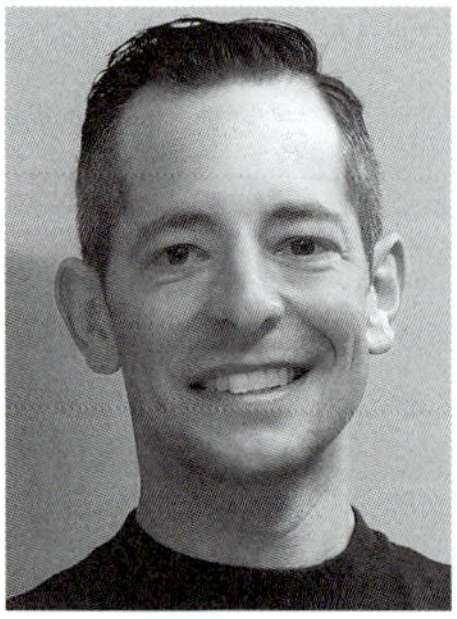

Karsten Gensheimer, geb. 1980, lebt in Landau in der Pfalz. Er ist Professor für Pflegepraxis mit Schwerpunkt Psychische Gesundheit. Sein beruflicher Werdegang zeichnet sich durch eine interdisziplinäre Ausrichtung aus, die sowohl wissenschaftliche als auch praxisorientierte Perspektiven integriert. Ein Schwerpunkt seiner Arbeit liegt auf der Förderung der Resilienz und psychischen Gesundheit von Pflegestudierenden im Kontext evidenzbasierter Praxis. Für dieses Buch verfasste er das Kapitel „Zur Komplexität horizontaler Feindseligkeit in der Pflegebildung aus hochschulischer Sicht (Bayern)".
Kontakt: karsten.gensheimer@th-deg.de

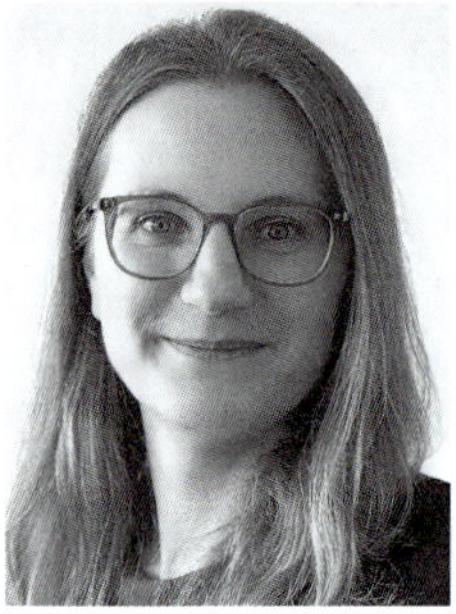

Beatrice Haberger, geb. 1986, lebt in Mainz. Sie ist: Gesundheits- und Krankenpflegerin und Pflegewissenschaftlerin M.Sc. Sie verfügt über Erfahrung als Fachreferentin für Pflegeberufsentwicklung bei der Landespflegekammer Rheinland-Pfalz. Zuvor hat sie über mehrere Jahre auf verschiedenen Intensiv- und Intermediate-Care-Stationen tätig. Zusammen mit Markus Mai verfasste sie das Kapitel „Strukturelle Feindseligkeit in der Pflege – Blick von Landesebene (Rheinland-Pfalz)" in diesem Buch.
Kontakt: haberger.beatrice@gmail.com

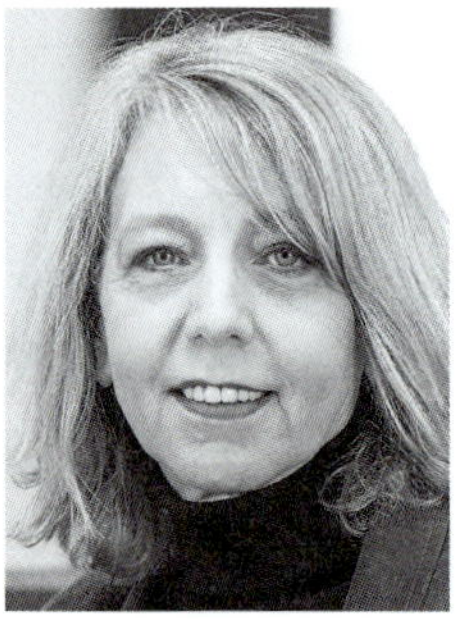

Martina Hasseler, geb. 1968. Sie ist Professorin für Gesundheits- und Pflegewissenschaften an der Fakultät Gesundheitswesen, Ostfalia Hochschule für angewandte Wissenschaften; habilitierte Rehabilitationswissenschaftlerin; Privatdozentin an der Fakultät I der Carl von Ossietzky Universität Oldenburg, Krankenschwester. Ihre Forschungsschwerpunkte liegen u.a. in der Versorgungsforschung mit thematischen Schwerpunkten in gesundheitlicher und pflegerischer Versorgung von vulnerablen Bevölkerungsgruppen (z.B. ältere Menschen, Menschen mit Beeinträchtigungen) sowie Rahmenbedingungen gesundheitlicher und pflegerischer Versorgung (z.B. Koordination u. integrierte Versorgung). Für das Buch hat sie das Kapitel „Strukturelle Ansatzpunkte gegen Feindseligkeit in der Pflege" verfasst.
Kontakt: m.hasseler@ostfalia.de

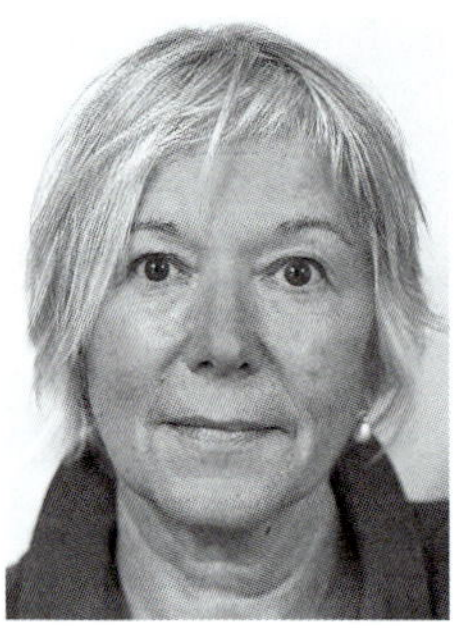

Ramona Heister, geb. 1961, lebt im Rheingau. Studium Wirtschafts- und Gesundheitswissenschaften (Dipl. Betrw./BSc. Gesundheitskommunikation). Master Erwachsenenbildung/systemische Pädagogik. Transaktionsanalytische Beraterin (DGTA). Idiolektik Dozentin (GIG). Taiji und Qigong Lehrende (DDQT). Branchenübergreifende Erfahrungen in freier Wirtschaft, Finanzdienstleister, IT, Gesundheitswesen. Freiberufliche Dozentin, Prozessbegleitung und kreative Prozessentwicklung für Gesundheitsförderung und Kommunikation. Für dieses Buch verfasste sie mit Sandra Bensch das Kapitel „(Eigen)Sprache als Form von Anerkennung".
Kontakt: info@aktivgestalten.de

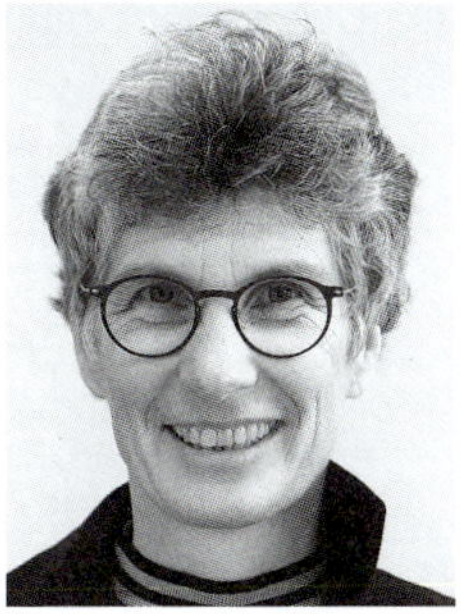

Heidrun Herzberg, geb. 1966, lebt und arbeitet in Dresden und Senftenberg. Sie ist Hochschullehrerin. Sie hat sich in ihren Forschungen zu sozialräumlichen Fragen und Professionalisierungsperspektiven in der Pflegebildung intensiv mit Anerkennungsthemen auseinandergesetzt. Für dieses Buch verfasste sie das Kapitel „Anerkennungsentzug – ein Phänomen auch innerhalb der Pflege(bildung)?"
Kontakt: heidrun.herzberg@b-tu.de

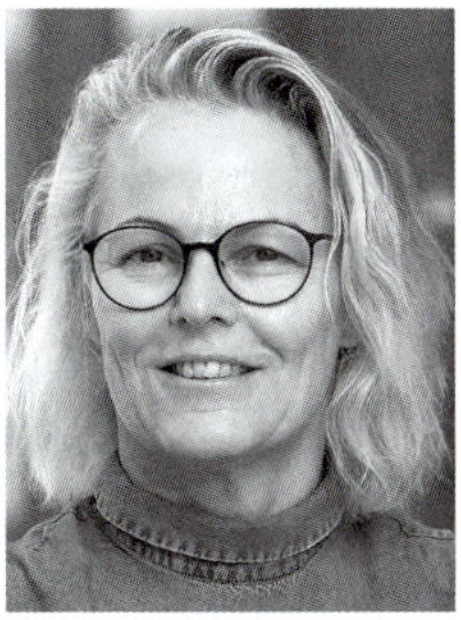

Anke Jakobs, geb. 1972, lebt in Berlin. Sie ist Akademieleiterin und Pflegeschulleiterin der Medizinischen Akademie am Unfallkrankenhaus Berlin (ukb). Sie ist Kinderkrankenschwester, Diplom-Pflegepädagogin, M.A. Schulleitungsmanagement und seit 2015 aktiv im Berufsverband der Lehrenden für Gesundheitsfachberufe (BLGS) e.V. für die pädagogischen Themen der praktischen Ausbildung aktiv. Für dieses Buch verfasste sie das Kapitel „Statement zum Umgang mit horizontaler Feindseligkeit in der praktischen Pflegeausbildung (Berlin)".
Kontakt: jakobs@blgsev.de

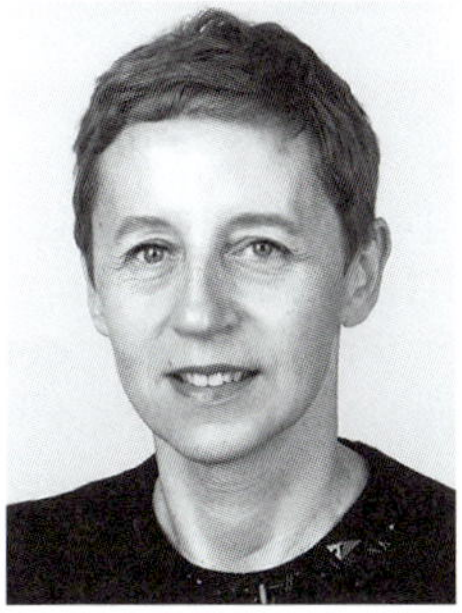

Michaela Key, geb. 1973, lebt in Dielsdorf (Schweiz). Sie ist MSc in Gesundheits- und Pflegepädagogik sowie Fachkrankenschwester für Intensivpflege und Anästhesie. Ihr beruflicher Schwerpunkt liegt in der Entwicklung und Umsetzung von Bildungsangeboten in der Pflege. Sie arbeitet seit vielen Jahren an der Schnittstelle zwischen Praxis, Lehre und Bildungsentwicklung und engagiert sich insbesondere für eine lernförderliche Ausbildungskultur in der Akutpflege. Für dieses Buch verfasste sie das Kapitel „Ein unterstützendes Arbeitsumfeld gestalten – Der Beitrag des Pflegemanagements. Erfahrungen im Universitätsspital Zürich".
Kontakt: Michaela.Key@usz.ch

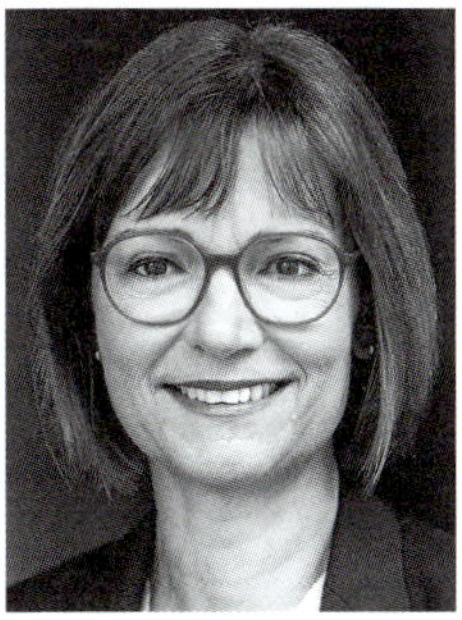

Bernadette Klapper, geb. 1965, lebt in Berlin. Sie ist Krankenschwester und Diplom-Soziologin. Tätigkeiten in der Pflegewissenschaft (Bielefeld) und der Telemedizin (Robert Bosch Healthcare GmbH). Ab 2016 Bereichsleiterin Gesundheit bei der Robert Bosch Stiftung und von Oktober 2021 bis Juli 2025 Bundesgeschäftsführerin des Deutschen Berufsverbands für Pflegeberufe e.V. Für dieses Buch verfasste sie das Kapitel zum Thema: „Pflegefachpersonen in der Beziehungsgestaltung – Orientierung am ICN-Ethikkodex (Bundesgeschäftsstelle DBfK)". Sie ist beim GKV-Spitzenverband tätig als Leiterin der Forschungsstelle «Pflegeversicherung».
Kontakt: bernadette.klapper@gkv-spitzenverband.de

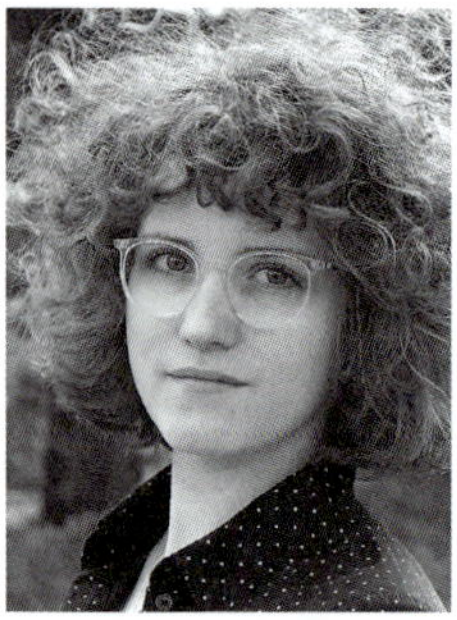

Caroline Körner, geb. 1998, lebt in Mainz. Sie ist: Gesundheits- und Krankenpflegerin, Bachelor of Science (Gesundheit und Pflege) sowie Master of Science (Public Health). Sie befasste sich im Rahmen ihres Studiums an der Katholischen Hochschule Mainz unter anderem mit dem Thema „Sexuelle Belästigung im Pflegeberuf". Derzeit promoviert sie und ist wissenschaftlich tätig. Für dieses Buch verfasste sie mit Sandra Bensch das Kapitel: „Feindseligkeit unter beruflich Pflegenden – Befragungsergebnisse in Deutschland".
Kontakt: ckoerner@posteo.de

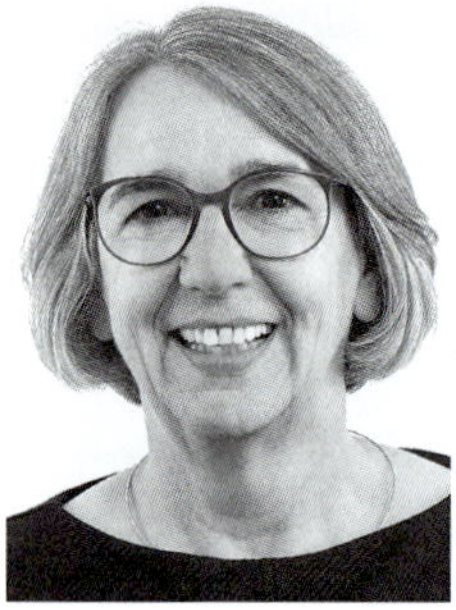

Martina Kramp, geb. 1963, lebt in Wiesbaden. 1997 Abschluss der staatlich anerkannten Weiterbildung „Leitung des Pflegedienstes und Aufgaben in der Krankenhausbetriebsleitung". Das Thema ihrer Abschlussarbeit lautete „Innerbetriebliche und zwischenbetriebliche Kooperation als Handlungsanforderung für das Krankenhausmanagement". Das Thema wurde unter betriebswirtschaftlichen und systemtheoretischen Aspekten betrachtet. 2017 schloss die Verfasserin die Weiterbildung zum Coach (FH) an der Hochschule RheinMain ab. Für dieses Buch verfasste sie das Kapitel „Beitrag von Pflegemanagement für kollegiale Zusammenarbeit – stationäre Akutpflege Hessen".
Kontakt: gergen@me.com

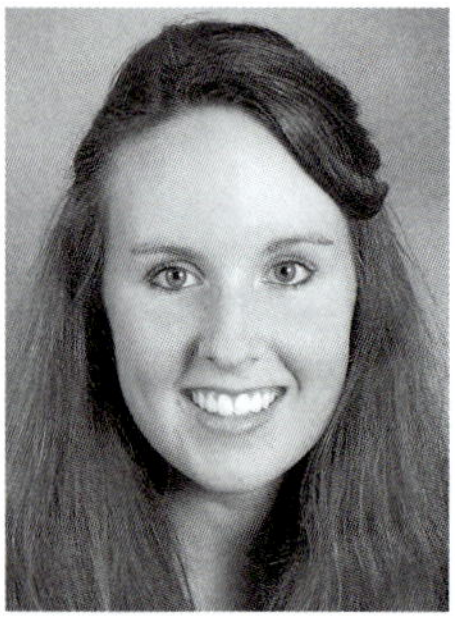

Katrin Kubina, geb. 1991, wohnhaft in Dresden. Sie ist Pflege- und Gesundheitsmanagerin (M.A. in Management in Pflege- und Gesundheitseinrichtungen) und hat umfassende praktische Erfahrungen in Initiierung, Leitung und Steuerung pflegerelevanter Projekte und der Qualitätssicherung im klinischen und pflegerischen Umfeld. Durch vielfältige Tätigkeiten in Pflege, Projektmanagement und interdisziplinärer Zusammenarbeit verfügt sie über eine ausgeprägte Expertise in der Optimierung der Versorgungsqualität und der Weiterentwicklung pflegerischer Prozesse. Sie bearbeitete im Rahmen des Buchkapitels „Beitrag von Pflegemanagement für ein starkes Miteinander in der beruflichen Pflege – stationäre Akutpflege Sachsen" die Themen „Pflegeparcours – Dein Wegweiser für die Praxis" und „Frei von Feindseligkeit und Diskriminierung: Offene Sprechstunde mit Pflegedirektorin".
Kontakt: Katrin-Bianca.Kubina@ukdd.de

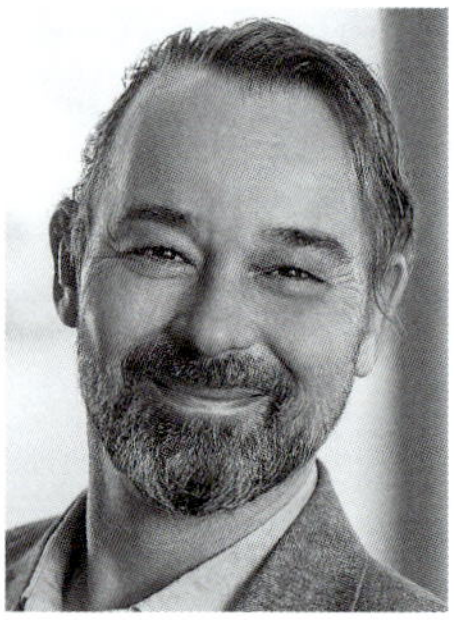

Benjamin Kühme, geb.1970, lebt in Bünde/Westfalen. Er ist Professor für Pflegewissenschaft an der Hochschule Osnabrück. Nach dem Studium der Pflegepädagogik an der KFH Norddeutschland 2014 Promotion zum Dr. phil. bei Ulrike Greb an der Universität Hamburg. Seit 2016 Studiengangbeauftragter für den Studiengang „Pflege dual". Für dieses Buch verfasste er das Kapitel: „Partizipation am hochschulischen Ausbildungssystem als Schlüssel gegen Feindseligkeit (Niedersachsen)".
Kontakt: b.kuehme@hs-osnabruck.de

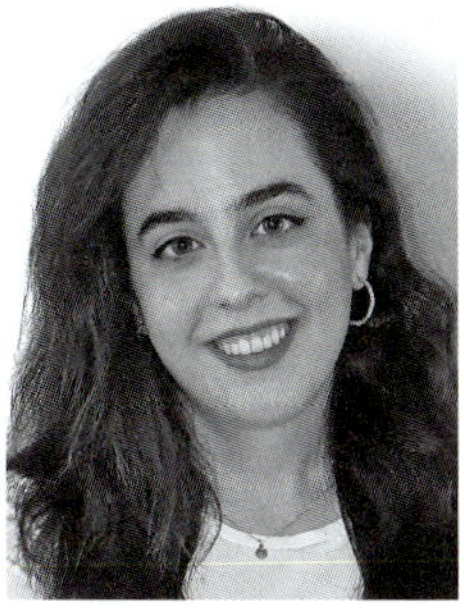

Reyes López-López, geb. 1999. Sie hat einen Abschluss in Psychologie, einen Master in klinischer und Gesundheitspsychologie und einen Master in Rechts- und Gerichtspsychologie. Ihre Erfahrung umfasst psychologische Einzel- und Gruppeninterventionen bei Erwachsenen und psychologische Gruppeninterventionen bei Kindern und Jugendlichen. Derzeit arbeitet sie als Forschungsassistentin für die Stiftung für Ausbildung und Gesundheitsforschung der Region Murcia (FFIS), wo sie Interventions- und Forschungsaufgaben in einem Projekt des Murcianischen Gesundheitsdienstes (SMS) wahrnimmt. Gemeinsam mit weiteren Autor*innen hat sie für das vorliegende Buch das Kapitel „Wege aus der Arbeitsplatzgewalt – Berufspflege in Spanien" geschrieben.
Kontakt: reyes.lopezl@um.es

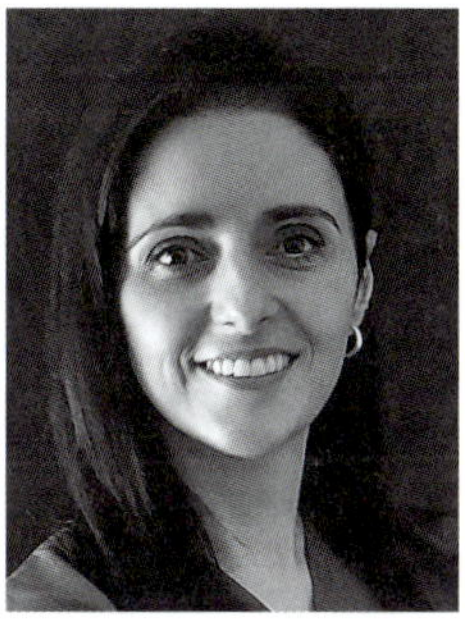

Paloma López Ros, geb. 1974. Sie hat einen PhD in Forensischen Wissenschaften, mit Auszeichnung für außergewöhnliche Promotionen und ist seit 2000 Professorin an der Miguel Hernández Universität Elche (Spanien). Mit Diplom in Podologie und Master in Primärversorgung zeichnet sie sich durch ihre Lehr- und Forschungserfahrung u. a.in pädiatrischer Podologie und Gewalt am Arbeitsplatz aus. Sie ist u. a. Leiterin des Pflegebereichs der hiesigen Universität und leitet innovative Lehrprojekte und Forschungsgruppen. Gemeinsam mit weiteren Autor*innen hat sie für das vorliegende Buch das Kapitel „Wege aus der Arbeitsplatzgewalt – Berufspflege in Spanien" geschrieben.
Kontakt: plopez@umh.es

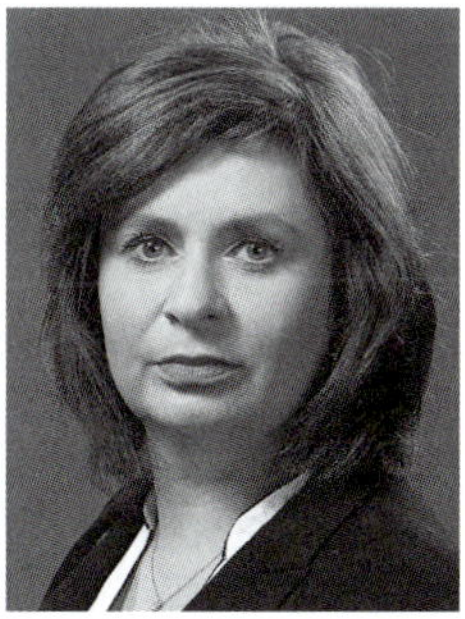

Jana Luntz, geb. 1968, wohnhaft Dresden. Sie war von 2015 bis 2025 Direktorin für Krankenpflege am Universitätsklinikums Carl Gustav Carus Dresden, stellvertretende Vorstandsvorsitzende des Verbandes der Pflegedirektorinnen und Pflegedirektoren der Universitätskliniken und Medizinischen Hochschulen Deutschlands e. V.; Pflegemanagerin des Jahres 2021 und seit 2025 Vizepräsidentin des Deutschen Pflegerats. Sie koordinierte die Zusammensetzung des Buchkapitels „Beitrag von Pflegemanagement für ein starkes Miteinander in der beruflichen Pflege – stationäre Akutpflege Sachsen". Seit Herbst 2025 ist sie Pflegevorständin der Universitätsmedizin Greifswald.
Kontakt: Jana.Luntz@med.uni-greifswald.de

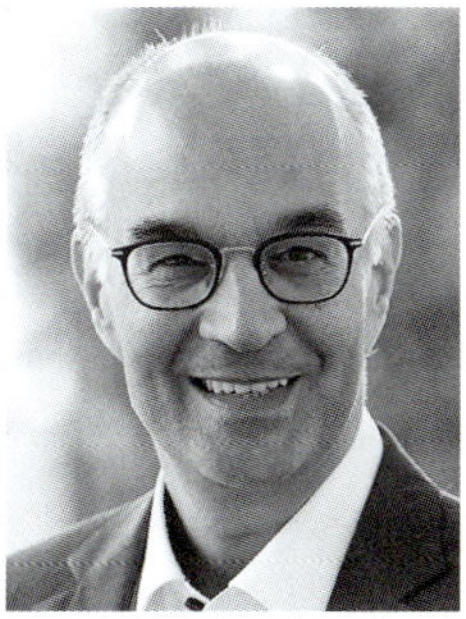

Markus Mai, geb. 1965, lebt in Osburg. Er ist Krankenpfleger und Pflegewissenschaftler M.Sc. Seit 2016 ist er Präsident der Landespflegekammer Rheinland-Pfalz. Beruflich leitet er die Bereiche Gesundheits- und Sozialpolitik sowie den Fachbereich Gesundheitsdienste in der Zentrale der BBT-Gruppe. Für dieses Buch verfasste er das Kapitel zu dem Thema „Strukturelle Feindseligkeit in der Pflege".
Kontakt: markus.mai@pflegekammer-rlp.de

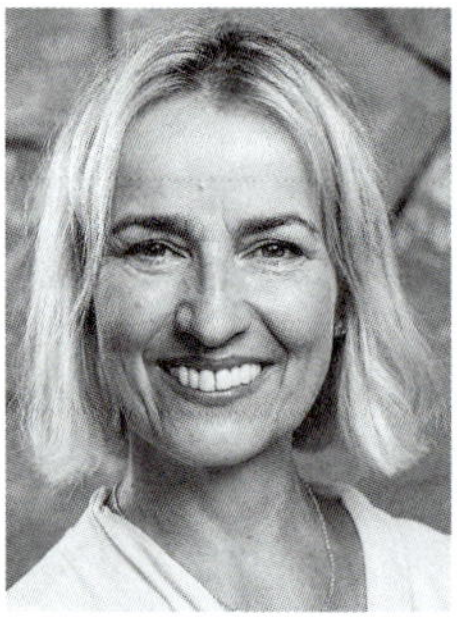

Sandra Mantz, auch: SandriLa, geb. 1968. Sie ist Gesprächstherapeutin, Unternehmerin, Top Speakerin und Podcasterin und Autorin für werteorientierte zwischenmenschliche Kommunikation und Gesprächskunst. Im Ursprungsberuf als Altenpflegerin, erlernte sie über 25 Jahre die Bedeutung, Wirkung und Transformation der Sprache von sterbenden Menschen. Bis heute gibt sie diese Erkenntnisse für ein gesundes und freudvolles Leben vieler Menschen weiter. Sie leitet Deutschlands einmalige New Worker Academy, ist CEO der Lakehouse GmbH und Inhaberin der Wortmarken SprachGUT® und Kristallgespräch® mit entsprechenden Trainings. Für dieses Buch verfasste sie das Kapitel zum Thema „Sprache im Team".
Kontakt: sandra@das-lakehouse.de; www.das-lakehouse.de

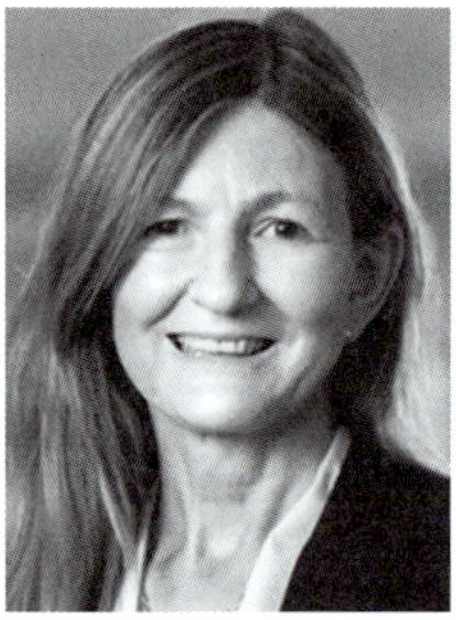

Helene Maucher, geb. 1959, lebt in Ulm. Sie ist Krankenschwester, Diplom Pflegewirtin, M.Sc.; Pflegedirektorin, RKU; Bereichsleitung Unternehmensstrategie Sana Kliniken AG, Seit 2020, Leitung der Unternehmensstrategie Pflege der Sana – Kliniken AG. Seit 2013 Pflegedirektorin der RKU – Universitäts- und Rehabilitationskliniken Ulm gGmbH, seit 2020 als Doppelspitze, zuvor über viele Jahre in verschiedenen Positionen in den Sana Kliniken Landkreis Biberach, als Krankenschwester, Stationsleitung, Pflegedienstleitung, Pflegedirektorin. Sie ist Pflegemanagerin des Jahres 2018, im Bundesverband Pflegemanagement, Stipendantin der Robert Bosch Stiftung für Hospitationen in den USA. Für dieses Buch verfasste sie das Kapitel „Beitrag von Pflegemanagement für kollegiale Zusammenarbeit – stationäre Akutpflege Baden-Württemberg".
Kontakt: helene.maucher@rku.de

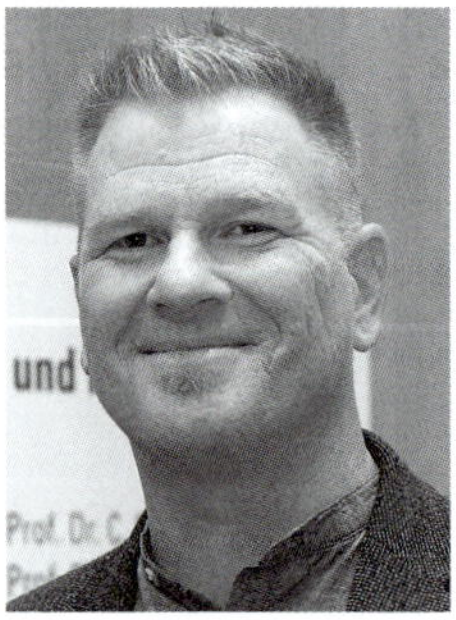

Tobias Mai, geb. 1978, lebt in Darmstadt. Er ist Pflegewissenschaftler und leitet die Stabsstelle Pflegeentwicklung an der Universitätsmedizin Frankfurt am Main. In dieser Funktion agiert er als Bindeglied zwischen Pflegemanagement, Pflegepraxis und Pflegewissenschaft. In diesem Kontext werden u.a. Fragen zu Arbeitsbedingungen und salutogener Führung untersucht und Empfehlungen für das Management aufbereitet. Zusammen mit Anna-Henrikje Seidlein verfasste er das Kapitel „Moralisches Belastungserleben in der Pflege" in diesem Buch.
Kontakt: tobias.mai@unimedizin-ffm.de

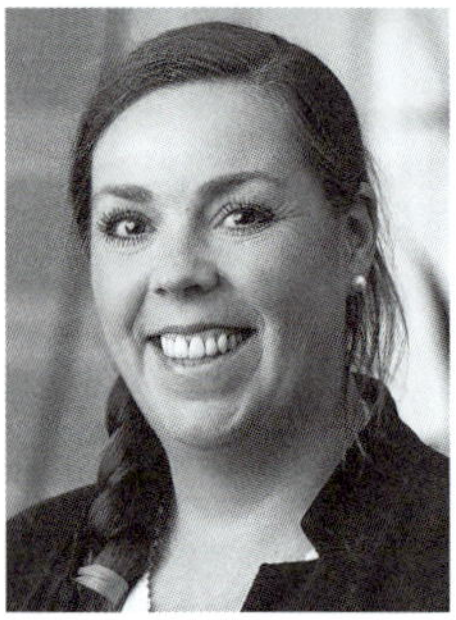

Constanze Peil, geb. 1986, lebt im Landkreis Mainz-Bingen. Sie ist Altenpflegerin, Bachelor of Science (Gesundheit und Pflege) und Master of Arts (Management in Gesundheit und Pflege). Sie ist Einrichtungsleiterin eines Altenzentrums und Mitglied der Vertreterversammlung der Landespflegekammer Rheinland-Pfalz. Für das vorliegende Buch verfasste sie das Kapitel „Beitrag von Pflegemanagement für zufriedene Mitarbeitende – stationäre Langzeitpflege Rheinland-Pfalz".
Kontakt: constanze.peil@googlemail.com

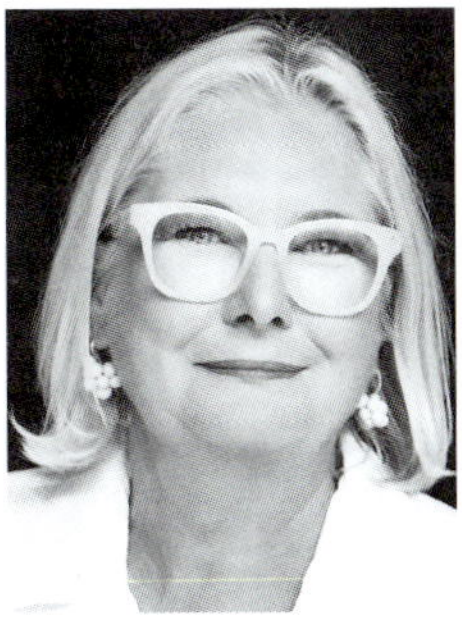

Sylvia Pfefferkorn, geb. 1964, lebt in Dresden. In Ostdeutschland geprägt, ist Demokratie für Sylvia Pfefferkorn keine Selbstverständlichkeit. Deshalb gründete sie gemeinsam mit neun weiteren Unternehmen den Verein Wirtschaft für ein Weltoffenes Sachsen, nachdem fremdenfeindliche Ausschreitungen in Sachsen 2016 zu weltweit negativer Medienberichterstattung geführt hatten. Sie ist Vize-Vorstandssprecherin von Beginn an. Die Unternehmerin studierte u.a. an der Handelshochschule Leipzig, ist verheiratet, begleitete vier Kinder ins Erwachsenwerden und lebt in Dresden. Sie verfasste themenbezogene Anteile im Buchkapitel „Beitrag von Pflegemanagement für ein starkes Miteinander in der beruflichen Pflege – stationäre Akutpflege Sachsen“.
Kontakt: spfefferkorn@welcomesaxony.de

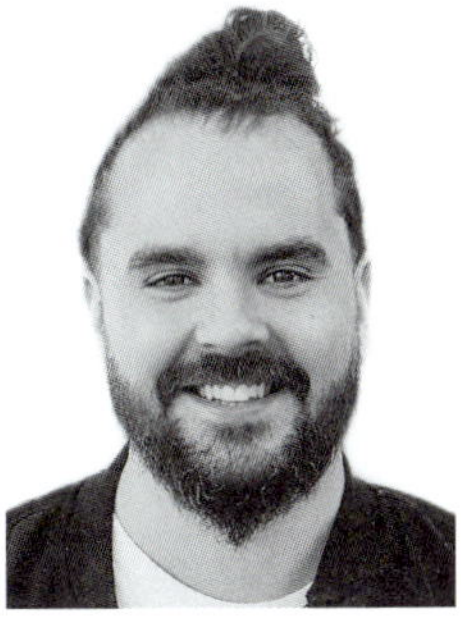

David Pina López, geb. 1987, lebt in La Rioja, Spanien. Promotion in Psychologie und Master-Abschluss in klinischer und Gesundheitspsychologie an der Universität Murcia. Er erhielt Preisauszeichnungen für Studienabschluss und Promotion bzw. ist spezialisiert auf Forschung in den Bereichen „Sozialpsychologie“, „Forensische Psychologie“ und „Methodik der Verhaltens- und Gesundheitswissenschaften“. Zu seinen Forschungsgebieten gehören u.a. Gewalt in der Schule, Gewalt am Arbeitsplatz, geschlechtsspezifische Gewalt, Gewalt in der Partnerschaft und Diskriminierung von Minderheiten. Gemeinsam mit weiteren Autor*innen hat er für das vorliegende Buch das Kapitel „Wege aus der Arbeitsplatzgewalt – Berufspflege in Spanien“ geschrieben.
Kontakt: david.pina@unirioja.es

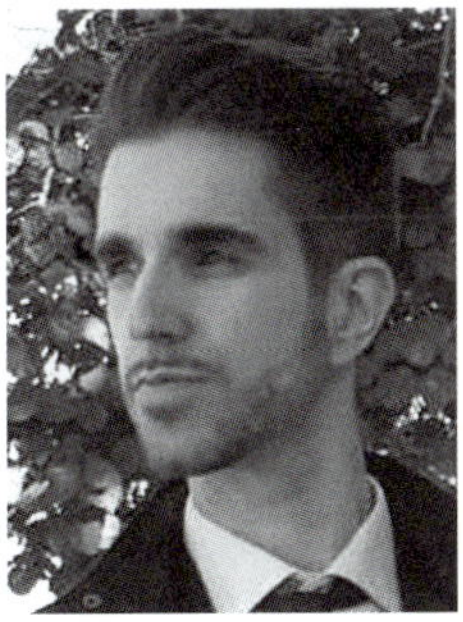

Esteban Puente López, geb. 1989. Er lebt in Valladolid, Spanien. Er hat einen Abschluss in Psychologie, Master in forensischen Wissenschaften bzw. in Methodologie der Gesundheits- und Verhaltenswissenschaften sowie PhD in forensischen Wissenschaften. Derzeit ist er Professor an der Universität von Valladolid. Er ist spezialisiert auf forensische und soziale Psychologie, Methodologie, Forschungsdesigns und Datenanalyse. Gemeinsam mit weiteren Autor*innen hat er für das vorliegende Buch das Kapitel „Wege aus der Arbeitsplatzgewalt – Berufspflege in Spanien“ geschrieben.
Kontakt: esteban.puente@uva.es

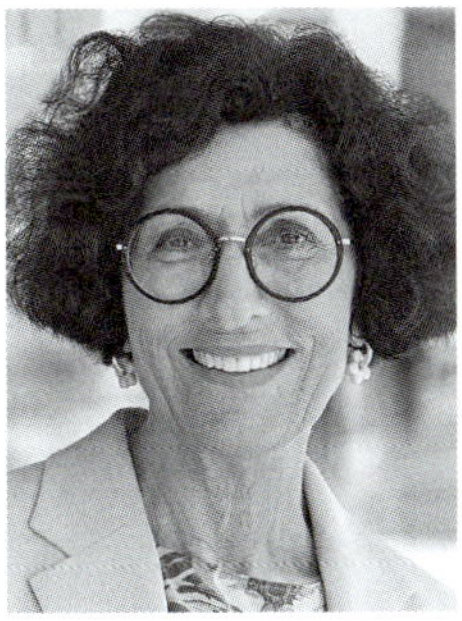

Vera Lux, geb. 1959, lebt in Köln. Sie ist Kinderkrankenschwester, Betriebswirtin mit Schwerpunkt „Gesundheitswirtschaft“, Fundraiserin, seit 2000 in verschiedenen Verbänden und Funktionen berufspolitisch aktiv und hat über 30 Jahre Erfahrung im Pflegemanagement als Pflegedirektorin bzw. Vorstandsmitglied in Akutkliniken. Seit 2024 ist sie Präsidentin des Deutschen Berufsverbands für Krankenpflege (DBfK). Für dieses Buch verfasste sie das Kapitel „Erfordernisse gegen Feindseligkeit in der deutschen Akutpflege“.
Kontakt: luxvera@web.de

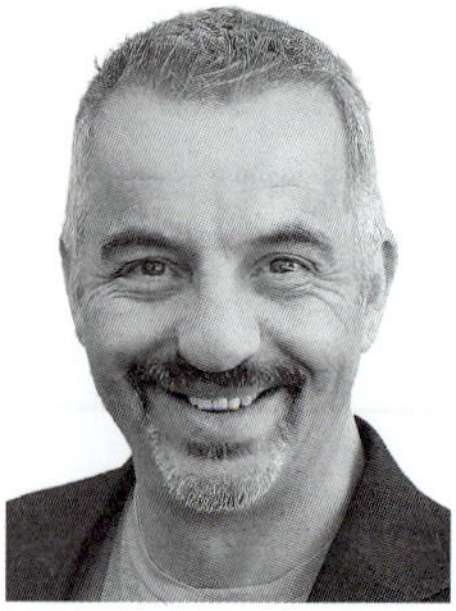

German Quernheim, geb. 1964, lebt in Montabaur. Er ist Krankenpfleger, Pflegepädagoge und Pflegewissenschaftler. Nach langjähriger Tätigkeit in Praxisanleitung und Schulleitung wechselte er 2008 in die Freiberuflichkeit. Er gründete die Anleiten2Go GmbH und arbeitet in der Fort- und Weiterbildung in Deutschland, Österreich und der Schweiz. Für dieses Buch verfasst er die Kapitel „Definition und Ursachen horizontaler Feindseligkeit" und Kapitel „Begriffsdifferenzierungen: Feindseligkeit vs. Mobbing, Bullying, Bossing".
Kontakt: gq@Anleiten2go.de

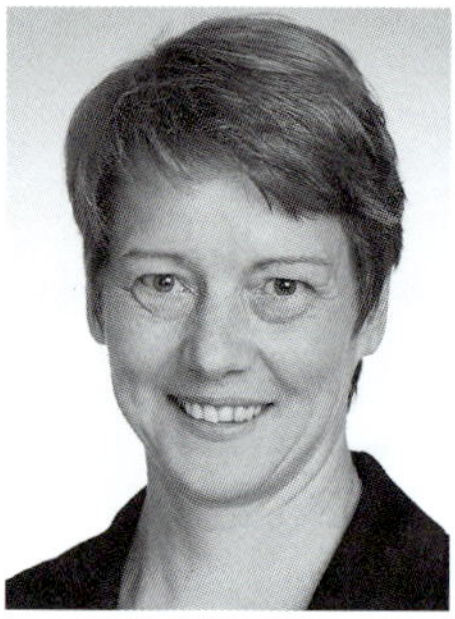

Elisabeth Rappold, geb. 1971, lebt in Österreich und ist Diplomierte Gesundheits- und Krankenpflegerin, Soziologin und Pflegewissenschaftlerin. Sie leitet die Abteilung Gesundheitsberufe und Langzeitpflege an der Gesundheit Österreich GmbH und ist Ansprechperson für Themen rund um Pflege und Gesundheitsberufe. Sie arbeitet schwerpunktmäßig an Reformvorhaben sowie Strategieprozessen mit und setzt sich mit Fragestellungen rund um Personalbedarf (Health Workforce Planning inkl. Personalprognosen) oder der Berufsbildentwicklung, Evaluierung und Entwicklung von Praxiswerkzeugen für Gesundheitsberufe (z. B. Arbeitshilfe Pflegedokumentation) auseinander. Für dieses Buch verfasste sie das Kapitel „Situation zur Feindseligkeit in der Berufspflege in Österreich".
Kontakt: elisabeth.rappold@goeg.at

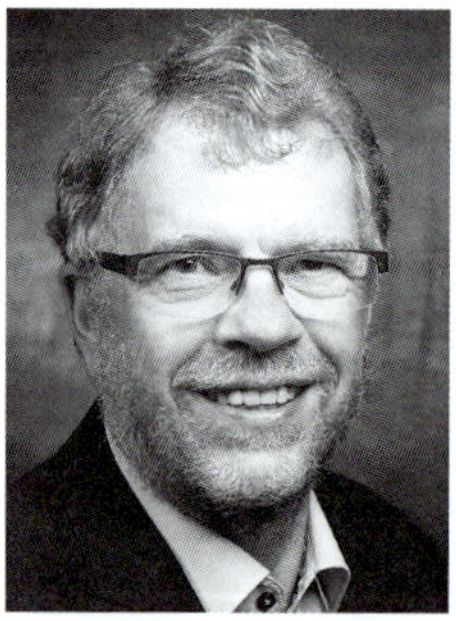

Ludger Risse, geb. 1957, lebt in Sendenhorst. Er ist: Diplom Pflegewirt (FH) und hat Erfahrungen aus über 25 Jahren berufspolitischer Arbeit auf Bundes- und Landesebene. Seit 2005 Vorsitzender des Pflegerates Nordrhein- Westfalen. Für dieses Buch verfasste er das Kapitel zum Thema: „Feindseligkeit in der Pflege – Wege zu Wertschätzung: Blick vom Pflegerat Nordrhein-Westfalen".
Kontakt: risse.ludger@gmail.com

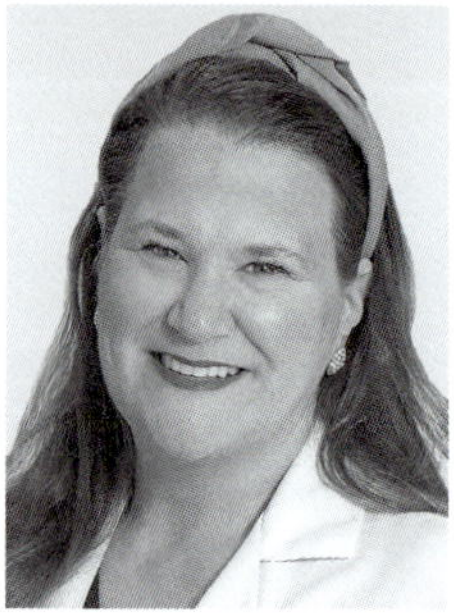

Susan Rux, geb. 1972. Sie ist Pflegefachfrau mit Diplom, Bachelor und Master of Science in Nursing, PhD und Doctor of Nursing Practice (DNP). Sie verfügt über fast 30 Jahre Erfahrung im Gesundheitswesen und ist derzeit stellvertretende Vizepräsidentin für professionelle Pflegepraxis und Pflegeforschung am Fox Chase Cancer Center in Philadelphia, PA. Zuvor war sie u.a. als Dekanin für akademische Angelegenheiten und Chief Nursing Officer tätig. Ihr sind kollegiale und vertrauensvolle Beziehungen auf Augenhöhe wichtig. Sie sieht sich als Mentorin für Pflege- und Führungspersonen. Für dieses Buch verfasste sie die Kapitel „Prävention und gute Praxis gegen Inzivilität am Arbeitsplatz in den USA" und „Wertschätzungskultur – nicht nur eine Frage der Akademisierung".
Kontakt: Susan.Rux@fccc.edu

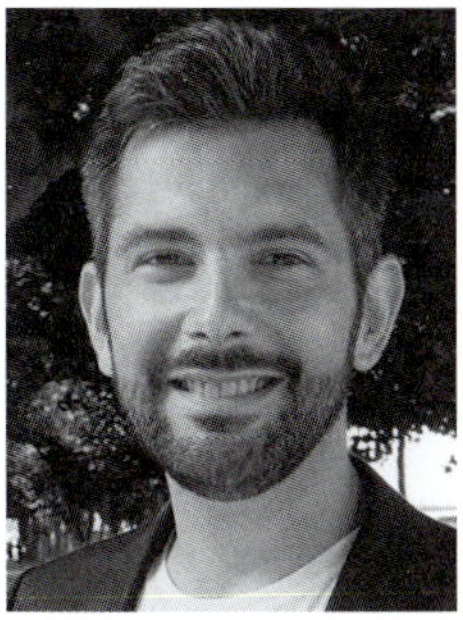

Friedrich Sartorius, geb. 1989, lebt in Mainz. Er ist Jurist (1. Staatsexamen). Im Weiteren mehrjährige Tätigkeit bei der Landespflegekammer Rheinland-Pfalz u. a. als Leiter der Stabsstelle Recht. Für dieses Buch verfasste er das Kapitel „Feindseligkeit unter Pflegenden: Rechts(bei)stand“.
Kontakt: friedrichsartorius@yahoo.de

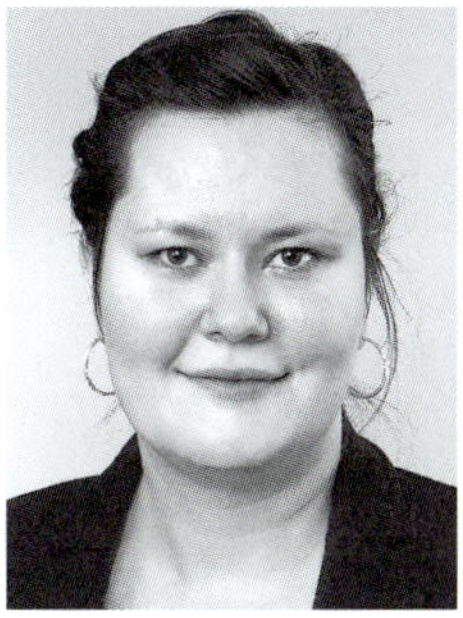

Stephanie Schierack, geb. 1985, lebt in Bautzen. Sie ist wissenschaftliche Mitarbeiterin in der Stabsstelle Gesundheits- und Pflegeforschung und MTA-F. Sie verfasste im Rahmen des Buchkapitels „Beitrag von Pflegemanagement für ein starkes Miteinander in der beruflichen Pflege – stationäre Akutpflege Sachsen“ das Thema „Einarbeitungsprogramm zum Berufsstart als Pflegefachperson“.
Kontakt: Stephanie.Schierack@ukdd.de

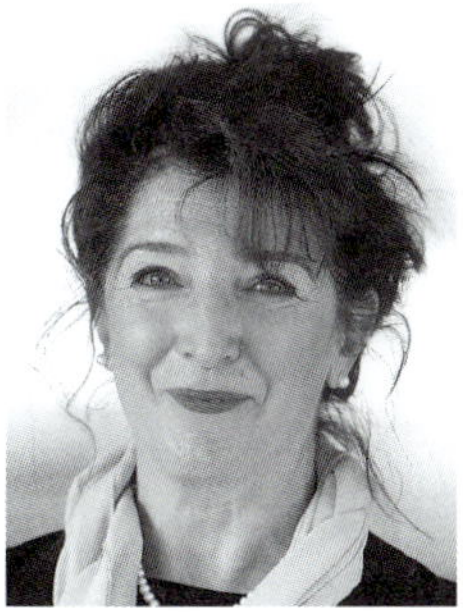

Ulrike Schleich, geb. 1967. Sie ist Krankenschwester, Dipl. Pflegepädagogin (FH) und M.A. Schulleitungsmanagement. Nach dem Examen sammelte sie Erfahrung als Krankenschwester auf Hämatologie und Onkologie. Seit 1996 ist sie als Schulleiterin an der Gesundheits- und Pflegeschule der Kliniken Ostalb Stauferklinikum Schwäbisch Gmünd tätig. Ihre Tätigkeit als wissenschaftliche Mitarbeiterin am Institut für Pflegewissenschaft an der Pädagogischen Hochschule Schwäbisch Gmünd hat sie 2023 aufgenommen. Im Rahmen der Masterarbeit hat sie das im Stauferklinikum Schwäbisch Gmünd entwickelte Verfahren PraxisAnleiterVisite (PAV) wissenschaftlich reflektiert. Für das Buch verfasste sie das Kapitel „Konzepte zu Wertschätzung und gegenseitiger Anerkennung am Lernort ‚Betrieb‘ (Baden-Württemberg)“.
Kontakt: ulrike.schleich@kliniken-ostalb.de

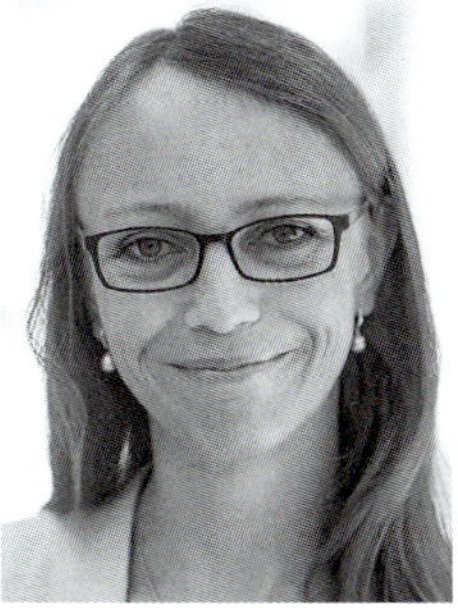

Anna-Henrikje Seidlein, geb. 1987, lebt in Greifswald. Sie ist Pflegewissenschaftlerin, Gesundheits- und Krankenpflegerin und Klinische Ethikberaterin. Ihr Arbeitsschwerpunkt liegt auf ethischen Fragen im Zusammenhang mit der pflegerischen und interprofessionellen Versorgungspraxis im Gesundheitswesen. Moralischem Belastungserleben und der moralischen Integrität von Pflegefachpersonen kommt hierbei eine Schlüsselrolle zu, der Sie sich in ihrer Forschung widmet. Für dieses Buch verfasste sie gemeinsam mit Tobias Mai das Kapitel zu dem Thema: „Moralisches Belastungserleben in der Pflege“.
Kontakt: anna-henrikje.seidlein@med.uni-greifswald.de

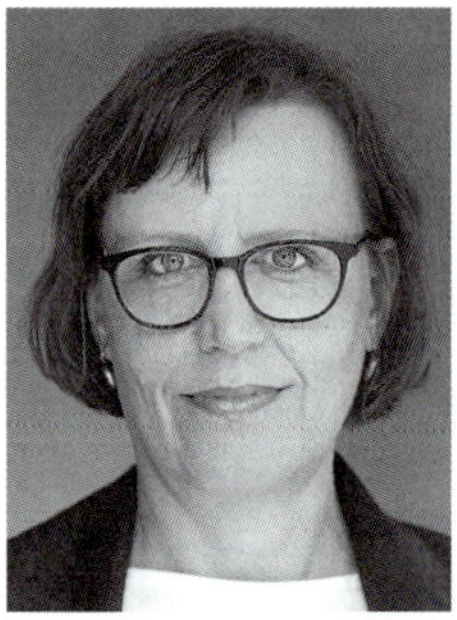

Cindy Steinhöfel, geb. 1973, lebt in Berlin. Sie ist Diplom-Pflegewirtin (FH), Pflegesachverständige & Krankenschwester (RN/RbP). Nach Tätigkeiten im Krankenhaus, in der ambulanten und stationären Langzeitpflege führte sie über ein Jahrzehnt Qualitätsprüfungen in Pflegeeinrichtungen durch. Neben ihrer Gutachtertätigkeit ist sie berufs- und klimapolitisch als Referentin beim Deutschen Pflegerat e.V. engagiert. Für dieses Buch hat sie gemeinsam mit Annemarie Fajardo die Kapitel „Berufspolitische Ansatzpunkte gegen Feindseligkeit in der Langzeitpflege" und „Erfordernisse gegen Feindseligkeit in der deutschen Langzeitpflege" verfasst.
Kontakt: cindy.steinhoefel@web.de

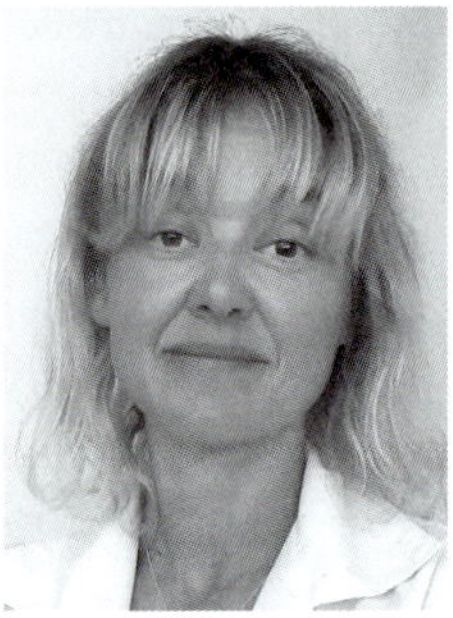

Maria Joao Vidal Alves, geb. 1977, lebt in Porto, Portugal. Promotion in Forensik an der Universität von Murcia und der Universität von Alcalá, Spanien, in Psychologie und Gesundheit. Master-Abschluss in forensischen Wissenschaften an der Universität Porto, Portugal, und Bachelor-Abschluss in Psychologie an der Universität Lusíada (Portugal). Derzeit ist sie Gastprofessorin am Universitätsinstitut für Gesundheitswissenschaften (IUCS), CESPU, CRL, und Lehrbeauftragte an der Portugiesischen Katholischen Universität für Rechtswissenschaften. Ihre Forschungsschwerpunkte sind Gewalt in Paarbeziehungen, körperlicher Missbrauch von Kindern, negative Kindheitserfahrungen, traumabewusste Pflege, Gewalt am Arbeitsplatz und Burnout._Gemeinsam mit weiteren Autor*innen hat sie für das vorliegende Buch das Kapitel „Wege aus der Arbeitsplatzgewalt – Berufspflege in Spanien" geschrieben.
Kontakt: mjalves@med.up.pt

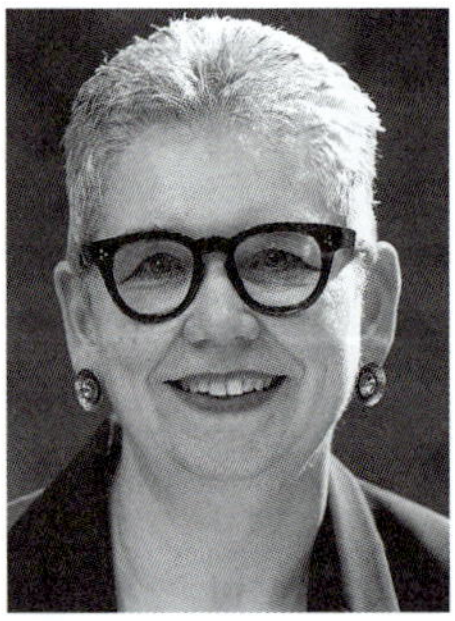

Christine Vogler, geb. 1969, lebt in Berlin. Sie ist Krankenschwester, Diplom-Pflegepädagogin, Management und Qualitätsauditorin. Sie ist die Geschäftsführerin der Berliner Bildungscampus für Gesundheitsberufe gGmbH und Präsidentin des Deutschen Pflegerates e.V. Für dieses Buch verfasste sie das Kapitel „Feindseligkeit in der Pflege – Die Sache ist komplex".
Kontakt: c.vogler@deutscher-pflegerat.de

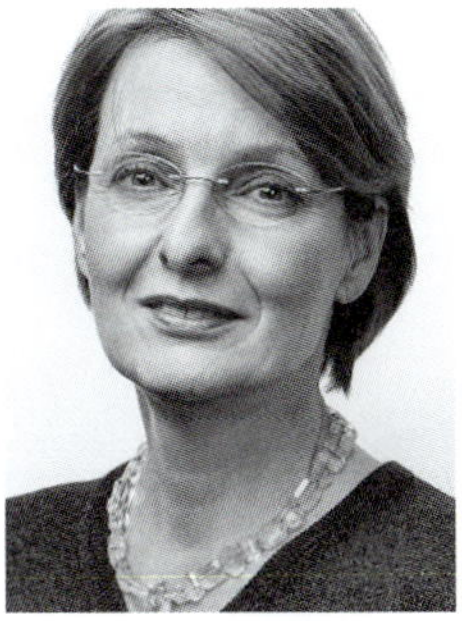

Katrin Weigelt, geb. 1960, lebt in Dresden. Sie hat ein Fachschulstudium der Kinderkrankenpflege absolviert (1979) und ein Studium FH Gesundheits- und Sozialmanagement (2012). Sie ist seit 1979 im Universitätsklinikum Dresden tätig, Pflegedienstleiterin und stellvertretende Pflegedirektorin. Sie verfasste im Rahmen des Buchkapitels „Beitrag von Pflegemanagement für ein starkes Miteinander in der beruflichen Pflege – stationäre Akutpflege Sachsen“ das Thema „Das Tandem- Konzept im UK Dresden“.
Kontakt: katrin.weigelt@ukdd.de

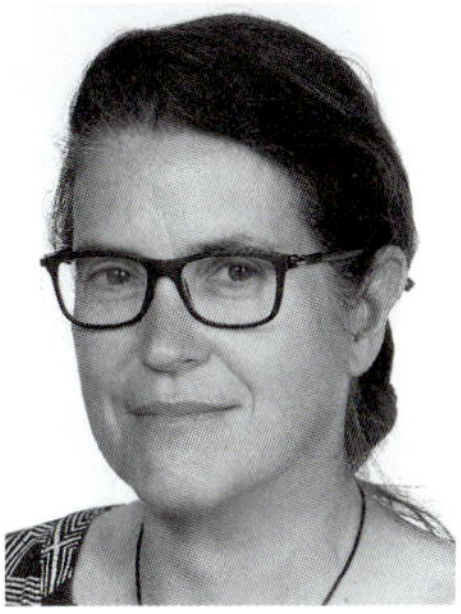

Jana Werner, geb. 1973, lebt in Brandenburg, Krankenschwester, Diplom-Pflegewirtin, Diplommedizinpädagogin, Dr.in phil. Sie hat als Lehrerin zehn Jahre an Pflegeschulen unterrichtet und dort Ausgrenzung sowie Abwertung im Klassenraum beobachtet und als pädagogische Herausforderung erlebt. Diese Erfahrungen haben sie dazu motiviert, das Thema „Diskriminierung in der Pflegeausbildung“ in einer Promotion am Fachbereich Pflegewissenschaft und Didaktik an der BTU Cottbus-Senftenberg zu untersuchen. Für dieses Buch verfasste sie das Kapitel „Sprachlos in der Pflegeschule – Umgang mit Diskrimierungsphänomenen“.
Kontakt: Jana.Werner@b-tu.de

Sachwortverzeichnis

Q

R

S

T

U

V

W

Z